Springer-Lehrbuch

Springer
Berlin
Heidelberg
New York
Barcelona
Budapest
Hongkong
London
Mailand
Paris
Singapur
Tokio

Rudolf Klußmann

Psychosomatische Medizin

Ein Kompendium
für alle medizinischen Teilbereiche

Mit einem Kapitel Psychopharmakologie,
bearbeitet von Manfred Ackenheil

4., korrigierte und aktualisierte Auflage
mit einem Geleitwort von Wolfgang Wesiack

Springer

Professor Dr. med. Rudolf Klußmann
Leiter der Psychosomatischen Beratungsstelle
Medizinische Poliklinik, Klinikum Innenstadt
Universität München
Pettenkoferstraße 8a
D-80336 München

Professor Dr. med. Manfred Ackenheil
Leiter der Abteilung für Neurochemie
Psychiatrische Klinik und Poliklinik, Klinikum Innenstadt
Universität München
Nußbaumstraße 7
D-80336 München

Sonderauflage für Weltbild Verlag GmbH, Augsburg

Springer-Verlag Berlin Heidelberg New York
ein Unternehmen der BertelsmannSpringer Science+Business Media GmbH

Printed in Italy

Einbandgestaltung: Design & Production, D-69121 Heidelberg
Satz: K+V Fotosatz GmbH, Beerfelden
Druck und Verarbeitung: Legoprint S.p.A., Lavis (Trento)

10910627 15/3111 Gedruckt auf säurefreiem Papier

Für Barbara
und unsere Kinder Georg, Carolin und Friederike

Geleitwort

Seit 150 Jahren ist die Medizin durch ein merkwürdiges Spaltungsphänomen charakterisiert: Einer hochentwickelten und hocheffizienten biotechnischen Medizin steht eine ebenfalls recht effiziente psychologische bzw. psychotherapeutische Medizin gegenüber. Zunächst entwickelten sich diese beiden „medizinischen Kulturen" – sehr zum Schaden der Patienten – völlig unabhängig voneinander. In den letzten Jahrzehnten sind jedoch zunehmend Bestrebungen erkennbar, diese beiden in der Vergangenheit getrennten „medizinischen Kulturen" unter der Bezeichnung „Psychosomatische Medizin" zusammenzuführen.
Eine sehr umfangreiche, selbst von Fachleuten kaum noch überschaubare Literatur, zeugt von diesen Bestrebungen. In dieser Flut von Publikationen, die alle Interessierten verwirrt, nimmt das vorliegende Buch Klußmanns eine besondere Stellung ein. Es ist weder ein umfangreiches Lehrbuch, das alle Phänomene ausführlich beschreibt und erklärt, noch ein kurzgefaßtes Kompendium sondern etwas Drittes, das in der medizinischen Literatur nur selten anzutreffen ist, nämlich eine kurzgefaßte sehr übersichtliche, klare und eindrucksvolle tabellarische Zusammenfassung des Wissenswerten.
Der Autor hat die hier in Buchform veröffentlichten Tabellen und Zusammenfassungen ursprünglich zur optischen Unterstützung seiner Vorlesungen benützt.
Es setzt daher bereits ein gewisses zumindest oberflächliches Vertrautsein mit dem Stoff voraus und eignet sich nicht so sehr als erste Einführung. Es ist aber ganz hervorragend geeignet, den Studenten als Repetitorium zu dienen und den Ärzten und anderen, in der Heilkunde tätigen, Personen zu helfen, sich rasch, präzise und doch umfaßend einen Überblick über den jeweils gewünschten Teilbereich der psychosomatischen Medizin zu verschaffen.
Aber nicht nur der Lernende und der praktisch Tätige wird dieses Buch mit großem Gewinn zur Hand nehmen. Auch der Erfahrene und selbst Lehrende wird dem Klußmannschen Buch manche Anregung entnehmen können und die außerordentlich

übersichtlichen und eindrucksvollen Tabellen im Studentenunterricht und bei Fortbildungsveranstaltungen gerne benützen.
Mit diesem Buch ist Klußmann ein guter Wurf und das Füllen einer Lücke in der psychosomatischen Literatur gelungen. Ich wünsche daher auch der neuen Auflage eine weite Verbreitung.

Prof. Dr. W. Wesiack

Vorwort zur 4. Auflage

Relativ kurze Zeit nach Erscheinen der 3. Auflage des vorliegenden Psychosomatikbuches wird wegen der großen Nachfrage eine weitere Auflage erforderlich. Es hat den Anschein, daß ein Kompendium in Art dieses Nachschlagewerkes auf große Resonanz stößt, weil die umfassende und gleichzeitig übersichtliche, z. T. tabellarische Darstellung den mit kranken Menschen arbeitenden Ärzten, Psychologen, Sozialarbeitern, Schwestern und Pflegern eine gute Möglichkeit bietet, Krankheitsbilder der verschiedenen medizinischen Fachrichtungen auch in ihrem psychosomatischen Anteil nachzugehen und damit den Patienten erweiterte Sichtweisen in Hinblick auf Behandlung und Genesung zu bieten. Psychotherapeuten gibt der umfassende Überblick Einsicht in vertieftes Wissen, das sie zum Verständnis des Patienten und zur Erstellung der Gutachten gebrauchen können.

Zum Grundlagenverständnis haben wir u. a. die Weise psychodynamischen Denkens und Handelns erweitert. Die Kapitel der Reproduktions- und Transplantationsmedizin mußten die neuesten Erkenntnisse, die Diskussion um den Helicobacter pylori bei Ulcus duodeni berücksichtigen. Darüber hinaus haben wir einzelne Darstellungen z. B. der infektiösen Mononukleose, des Prolaktins u. a. m. hinzugefügt.

Nach wie vor ist es unser Anliegen, das „spezifisch Menschliche", also die Fragen der zwischenmenschlichen Beziehungen, Ein-Stellungen, Haltungen, Entscheidungsfreiheiten, der Sozialisation in die Diagnostik einer jeden Krankheit – im Sinne einer Simultandiagnostik und, daraus folgend, einer Simultantherapie – zu betonen. Das wird in den Ausbildungsgängen berücksichtigt, deren Anforderungen im Rahmen der neuesten gesetzlichen Bestimmungen im Anhang korrigiert dargestellt werden. Bezüglich der Ausbildung ist es angebracht, sich bei der zuständigen Ärztekammer über Aus- und Weiterbildungsmöglichkeiten und -änderungen zu informieren.

Die (psycho-)therapeutischen Einrichtungen wurden auf die Angaben der jeweiligen Häuser von 1998 überprüft und ergänzt. Da sich das Gesundheitswesen im Umbruch befindet, haben wir die Liste der stationären- und Rehabilitationseinrichtungen nicht getrennt aufgeführt, sondern nach Orten/Postleitzahlen schematisiert aufgelistet und in Klammern die psychotherapeutische Hauptrichtung hinzugefügt, so daß der Interessierte schnell und ohne große Mühe Kontakt zu den jeweiligen Institutionen aufnehmen kann. Ebenso wird auf die wichtigste Literatur mit entsprechenden Neuerscheinungen hingewiesen.

Wir hoffen, auch mit dieser Neuauflage einen Beitrag zum besseren Verständnis des kranken Menschen zu liefern und wünschen uns deshalb eine weite Verbreitung. Herrn Professor Dr. med. Manfred Ackenheil, ein hervorragender Kenner biochemischer und pharmakologischer Zusammenhänge, sind wir zu besonderem Dank verpflichtet, weil er das von ihm geschriebene Kapitel überarbeitet hat und dem praktisch tätigen Arzt die Möglichkeit gibt, eine eventuell notwendige psychopharmakologische Behandlung gezielt durchzuführen. Frau Karoline Birnkofer hat die Ergänzungen des Manuskriptes gewissenhaft durchgesehen und schriftlich bearbeitet. Die Zusammenarbeit mit den Mitarbeitern des Springer-Verlages, insbesondere Frau Doris Engelhardt, hat sich lange bewährt und lief ohne größere Komplikationen ab – auch ihnen gilt mein ganzer Dank.

München, im Sommer 1998 R. Klußmann

Vorwort zur 1. Auflage

Eine Übersicht über die psychosomatische Medizin herauszugeben, ist ein außerordentlich zweifelhaftes Unterfangen. Psychosomatik kann nicht mit Hilfe von Tabellen gelernt und gelehrt werden. Im Mittelpunkt von Ausbildung und Ausführung steht die Empathie, d.h. das einfühlsame Mitschwingen und Eingehen auf die Persönlichkeit des Patienten und seiner Probleme. Diese Fähigkeit kann nur durch Selbsterfahrung gewonnen werden, über die Reflexion und das Erleben der eigenen Person. Kenne ich mich, meine Möglichkeiten und meine Grenzen, dann kann ich auf den anderen, den Patienten, in adäquater Weise eingehen und - vielleicht - auch einen kleinen Teil seiner inneren Problematik verstehen.
Die Übersichten sind bei der Vorbereitung der Psychosomatikvorlesung entstanden. Bei der Projektion im Hörsaal wird dieses Skelett mit „Fleisch und Blut“ umhüllt: notwendige Erklärungen, Verbindungen werden aufgezeigt, Krankengeschichten zur Verdeutlichung herangezogen, Patienten zu dem jeweiligen Thema vorgestellt. Die skizzierte Darstellung der Problematik eines „psychosomatisch Kranken“ im Anschluß an den Abriß eines Krankheitsbildes soll in diesem Buch wenigstens im Ansatz deutlich werden lassen, was gemeint ist.
Die Studenten waren von dieser Form der Darstellung begeistert und baten um Kopien der Tabellen als Gedächtnisstütze und als Nachschlagemöglichkeit. Diese Idee weitete sich aus: auch der praktisch tätige Arzt, insbesondere der Allgemeinarzt, der Internist und der Krankenhausarzt, könnte aus dieser Zusammenstellung den Gewinn ziehen, daß er bei vielen kranken Menschen, die ihm begegnen, auch an psychosomatische Zusammenhänge erinnert wird und sie in seine Überlegungen mit einbezieht. Damit könnte ihm die Entscheidung erleichtert werden, ob es für den Patienten besser ist, einen Spezialisten der Psychosomatik hinzuzuziehen, oder ob er der sich darstellenden Problematik mit den ihm selbst zur Verfügung stehenden Mitteln (hausärztliche Führung, bestimmte erlernte psychotherapeutische Techniken) begegnen und dem Patienten damit Linderung verschaffen kann.

Angesprochen sind aber auch nichtärztliche Berufsgruppen, die mit der Medizin in Berührung kommen: psychoanalytisch und auf anderen Gebieten der Psychotherapie ausgebildete Psychologen, klinische Psychologen, Sozialarbeiter, Hilfs- und Pflegepersonal. Es soll betont werden, daß eine „Psychologisierung der Medizin" – wie wir sie insbesondere in Studentenkursen immer wieder erleben – ein nicht zu unterschätzendes Problem werden könnte. So müssen bei einem Symptomangebot eines Patienten immer alle differentialdiagnostischen Möglichkeiten in Erwägung gezogen werden: die darauf ausgerichteten Tabellen scheinen deshalb besonders wichtig, insbesondere für diejenigen mit und an Patienten arbeitenden Berufsgruppen, die keine ärztliche Ausbildung genossen haben. Die klinische Psychosomatik verlangt eine fundierte Ausbildung in entwicklungspsychologischer, psychoanalytischer, psychotherapeutischer Hinsicht (in deren Mittelpunkt die Selbsterfahrung steht) ebenso wie auf medizinisch-naturwissenschaftlichem Gebiet. Das gilt für den Arzt/Psychologen, der im Bereich der *speziellen* Psychosomatik tätig ist. Die *allgemeine* Psychosomatik betreibt jeder am Patienten tätige Arzt. Für ihn ist es gut, sich im Hinblick auf die Beziehung zum Patienten über seine Grundfähigkeiten und Erfahrungen hinaus – etwa im Rahmen von Balint-Gruppen – ein offenes Auge für seine eigenen Probleme zu bewahren.

Ziel psychosomatischen Denkens und Handelns jedoch kann nur eine Integration psychischer und somatischer Daten zu einem Gesamtbild von Patient und situationsgerechtem Vorgehen des Arztes sein.

Dieser integrative Aspekt unterscheidet sich grundlegend vom biomedizinischen Modell, das nach wie vor bestimmend für Ausbildung und Praxis des Arztes ist. Im kartesianischen Denken gilt der menschliche Körper als Maschine. Diese kann man nach den Funktionen ihrer Teile analysieren. Folgerichtig gilt Krankheit als Fehlfunktion der biologischen Mechanismen, die der Arzt mit physikalischen oder chemischen Mitteln wieder in Betrieb bringen soll.

Die medizinische Wissenschaft beruht – auch 300 Jahre nach Descartes – noch immer auf der Ansicht, der Körper sei eine Maschine, Krankheit sei die Folge einer Panne in dieser Maschine, und es sei die Aufgabe des Arztes, die Maschine zu reparieren.

Descartes führte die strenge Trennung von Geist und Körper ein. Er verglich eine gesunde Person mit einer gut gemachten Uhr in perfektem mechanischen Zustand. Ein Kranker sei dagegen eine Uhr, deren Teile nicht ordentlich funktionieren. Durch dieses Denken hat die Naturwissenschaft unerhörte Erkenntnisse gewonnen, unsagbares Leid vermindert oder beseitigt. Es stellt sich jedoch die Frage, ob wir heute nicht an eine

Grenze gestoßen sind, die mit Hilfe reduktionistischen Denkens allein nicht mehr zu überschreiten ist.
Gesundheit ist „ein Gefühl des Wohlbefindens als Ergebnis dynamischer Ausgeglichenheit der physischen und psychischen Aspekte des Organismus sowie seines Zusammenwirkens mit seiner natürlichen und gesellschaftlichen Umwelt" (Capra).
Nur dynamisch-systemisch-integratives Denken wird auch dem kranken Menschen gerecht.
Kann die vorliegende Zusammenstellung diesem Denken aber Vorschub leisten? Oder ist sie – tabellarisch-fixierend, statisch-ordnend – letztendlich auch dem kartesianischen Denken verhaftet?
Das Anliegen des Autors zumindest ist es, in dem Benutzer dieses Buches Interesse zu wecken, skelettartig Darliegendes mit Fülle und Leben zu umgeben. Denn erst durch dieses Bemühen werden Kranker, Betroffener, Leidender ebenso wie Arzt, Therapeut oder Helfer Nutzen aus dem Buch ziehen können.
Den Medizinstudenten des Sommersemesters 1984 und des Wintersemesters 1984/1985 der Ludwig-Maximilians-Universität München möchte ich Dank sagen. Sie haben mir Mut gemacht, das Gerüst der Vorlesungen in dieser Weise zu veröffentlichen. Die Vorlesungen fanden im Hörsaal der Medizinischen Poliklinik der Universität München statt und gingen aus von der seit 35 Jahren dazugehörigen „Psychosomatischen Beratungsstelle für Erwachsene".
Mein Dank gilt auch Herrn Dr. Graf-Baumann und seinem Arbeitgeber, dem Springer-Verlag in Heidelberg. Sein Erfolg beruht auf fortschrittlichem Denken, das bereit ist, konservativ-rigiden Denkstrukturen der sog. „reinen Naturwissenschaft" zu begegnen.
Im voraus danke ich all den Benutzern und Kritikern, die mit positiv-aufbauenden Vorschlägen dazu beitragen, eine mögliche spätere Neuauflage abgerundeter, vollständiger, übersichtlicher, verständnisvoller und – last not least – dem Arzt-Patienten-Verhältnis dienlicher zu gestalten.

München, Dezember 1985 R. Klußmann

Inhaltsverzeichnis

Teil 2: Seelische Faktoren bei verschiedenen Krankheitsbildern aller medizinischer Disziplinen

Teil 1: Grundlagen

Begriffsbestimmung und Klassifizierung psychosomatischer Symptome und Krankheiten

Der Begriff Psychosomatik wird heute mit 3 verschiedenen Bedeutungsinhalten gebraucht:

- Die *allgemeine Psychosomatik* umfaßt ein urärztlich-selbstverständliches Anliegen, das der „gute alte Hausarzt" beherrscht hat: er berücksichtigt seelische Faktoren bei Diagnosestellung und Behandlung, ohne viel darüber nachzudenken. Es handelt sich um ein „Wissen", das in unserem technisierten Medizinbetrieb mit seiner „Apparatemedizin" weitgehend in Vergessenheit geraten und auch in den Lehrplänen der Universitäten nicht vorgesehen ist.
- Von der allgemeinen kann man *spezielle Psychosomatik* abtrennen. Sie ist eine spezifische Forschungs- und Behandlungsrichtung, die versucht, mit Hilfe physiologischer und psychologischer Methoden seelisch (mit-)bedingte Einflüsse und Ursachen körperlicher Erkrankungen zu eruieren und der Kausalkette entsprechend zu behandeln.
- Der Begriff Psychosomatik wird weiterhin in metaphysisch-philosophischer Weise gebraucht, um die Einheit der Persönlichkeit in seinen körperlichen und seelischen Dimensionen zu erfassen.

KLASSIFIZIERUNG PSYCHOSOMATISCHER SYMPTOME

Bei dem Versuch einer Klassifizierung psychosomatischer Symptome und Krankheitsbilder können 3 Gruppen körperlicher Symptomatik unterschieden werden:

1. *Konversionssymptome:* Sie wurden als erste psychosomatische Krankheitserscheinungen beschrieben. Bei der Konversionsneurose wird ein neurotischer Konflikt sekundär somatisch beantwortet und verarbeitet. Im Symptom wird eine unbewußte Phantasie dargestellt. Die krankhafte Erscheinung bekommt dadurch einen sinnbildlichen Ausdrucksgehalt. Betroffen sind meist Willkürmotorik und Sinnesorgane. „Hysterische" Lähmungen, Parästhesien, psychogene Blindheit und Taubheit gehören z. B. zu den Konversionserscheinungen.

2. *Funktionelle Syndrome:* Patienten mit diesen Beschwerden gehören häufig zu den „Problempatienten“ des Arztes, dessen Hilflosigkeit sich darin ausdrückt, daß die Krankheitserscheinungen mit einer Vielzahl von Diagnosen – wie „vegetative Dystonie“, „psychovegetative Störung“ – belegt werden. Etwa 25% aller Patienten, die den Allgemeinarzt oder Internisten aufsuchen, leiden an diesem Beschwerdekomplex. Es handelt sich um schillernde, oft diffus erscheinende Beschwerdebilder von seiten des Herz-Kreislauf-Systems, des Magen-Darm-Trakts, des Bewegungsapparats, der Atmungsorgane, des Urogenitalsystems.

3. *Psychosomatosen:* Hierbei handelt es sich um die psychosomatischen Krankheiten in engerem Sinne. Sie sind häufig Folgezustände chronisch vegetativer Spannungen bei entsprechender Disposition, dem „organischen Entgegenkommen“. Im Gegensatz zu den Konversionserscheinungen liegt hier häufig eine primäre Reaktion des Körpers auf konflikthaftes Erleben vor, die mit einem organpathologischen Befund verbunden ist. Man spricht auch von „präverbalen“ Störungen. Dabei gibt die „Körpersprache“ eine Antwort auf einen zugrundeliegenden innerseelischen Konflikt. Historisch gesehen zählen folgende 7 Krankheitsbilder („holy seven“) zu den klassischen der Psychosomatik:

- Ulcus duodeni,
- Colitis ulcerosa,
- essentielle Hypertonie,
- rheumatoide Arthritis,
- Hyperthyreose,
- Neurodermitis,
- Asthma bronchiale.

Eine strenge Unterscheidung zwischen psychischen, psychosomatischen und rein somatischen Krankheitsbildern ist nicht möglich. Krankheiten werden allgemein als ein multifaktorielles Geschehen betrachtet. Somatische wie psychische und soziale Faktoren haben dabei jeweils ein unterschiedliches Gewicht. Von diesem Faktum aus gesehen ist es schwierig, die psychosomatischen Krankheitsbilder einer Einteilung zu unterziehen. Für die Praxis jedoch ist der Versuch sinnvoll und lohnend, weil hier psychologische Zusammenhänge vermutet werden müssen und über deren Nachweis eine „umfassende Diagnose“ im Sinne Balints gestellt werden kann.
Bei einem Einteilungsversuch ergibt sich folgende Aufgliederung nach Organsystemen und Fachgebieten:

- *Herz-Kreislauf-System:* Herzphobie, Rhythmusstörungen des Herzens, synkopale Zustände, koronare Herzkrankheit, essentielle Hypertonie
- *Atmungsorgane:* Hyperventilationstetanie, Asthma bronchiale
- *Verdauungstrakt:*
  - Oberer Verdauungstrakt: Schluckstörungen, Ulcus duodeni, funktionelle Magenbeschwerden, Gallenkoliken, Erbrechen, Singultus
  - Unterer Verdauungstrakt: Colitis ulcerosa, Morbus Crohn, funktionelle abdominelle Beschwerden (Obstipation, Diarrhö), Colon irritabile
- *Bewegungsapparat:* Rheumatoide Arthritis, Weichteilrheumatismus
- *Psychoendokrinologie:* Diabetes mellitus, Hyperthyreose
- *Eßverhalten/Stoffwechsel:* Anorexia nervosa, Adipositas, Bulimia nervosa, Gicht
- *Funktionelles Syndrom*
- *Infektionskrankheiten*
- *Onkologie:* Krebs, Immunologie, Schmerz, Geriatrie
- *Psychiatrie:* Angst, Sucht, Alkoholismus, organisches Psychosyndrom, Suizid, Sexualität
- *Neurologie:* Kopfschmerzen, Schlafstörungen, Torticollis spasticus, Tic, Konversionssymptome
- *Dermatologie:* Neurodermitis, Urtikaria, Allergien
- *Urogenitaltrakt:* Gynäkologische Störungen, Prostatitis, Reizblase, Dialyse
- *HNO:* Schluckstörungen, Schwindel
- *Augenheilkunde:* Glaukom, Refraktionsanomalien, entzündliche Erkrankungen
- *Pädiatrie:* Appetit- und Eßstörungen, Erbrechen, Enuresis
- *Zahn-, Mund- und Kieferheilkunde:* Prothesenunverträglichkeit, Glossodynie, Okklusionsstörungen.

PSYCHONEUROSEN

Von den psychosomatischen Erkrankungen werden die Psychoneurosen abgegrenzt. Es handelt sich hierbei um psychische Fehlhaltungen ohne nachweisbare organische Ursache. Es sind vielmehr umschriebene Störungen auf dem Boden krankhafter Erlebnisverarbeitung. Man kann bei ihnen von – mißlungenen – Lösungsversuchen unbewußter Trieb-Abwehr-Konflikte sprechen. Frühkindliche Entwicklungsstörungen liegen ihnen zugrunde, die durch aktuelle, gleichsam an frühkindliche Traumata „erinnernde“ Konfliktsituationen reaktiviert werden. Entsprechend den Freudschen Entwicklungsphasen spricht man von schizoiden, depressiven, zwanghaften und hysterischen Neurosen. In diese Kategorie gehören ebenso die Angstneurosen, die Phobien, das hypochondrische Syndrom, aber auch

Charakterneurosen, Depersonalisationserscheinungen, Borderlinestörungen, sexuelle Fehlhaltungen. In dem Kontext dieses Buches sei besonders darauf hingewiesen, daß psychoneurotisch Kranke nicht selten mit einem somatischen Symptomangebot zu ihrem Arzt gehen. Die Grenzen zwischen Neurosen, psychosomatischen und somatopsychischem Symptomangebot sind häufig fließend und damit oft schwer voneinander abzugrenzen.

ENTSTEHUNG PSYCHOSOMATISCHER ERKRANKUNGEN

Bei einer Synopsis der Theorien und Modelle psychosomatischer Krankheitsentstehung findet sich eine entscheidende Grunderfahrung: Im psychischen Bereich treten Dauerspannungen immer dann auf, wenn innerseelisch belastende Zustände nicht beseitigt werden können. Diese Spannungen gehen oft mit somatischen Begleiterscheinungen einher. Die körperlichen Reaktionen klingen normalerweise in dem Maße ab, wie auch die psychische Erregung nachläßt. Bleibt diese jedoch erhalten, so bleiben auch die körperlich-vegetativen Antworten bestehen. Es kommt zu irreversiblen Organschädigungen, wenn diese Dauererregungen nicht abgeführt werden können und lange genug anhalten. Im weiteren Verlauf ist dann oft nicht mehr zwischen Ursache und Wirkung zu unterscheiden: ein Circulus vitiosus ist entstanden. Als Beispiel sei der Herzphobiker angeführt, der Angst hat und eine Tachykardie bekommt, die wiederum Angst zu Folge hat. Verantwortlich sind letztlich individuelle, oft spezifische unbewußte Konflikte, die nicht gelöst werden können.

ZUM „PSYCHOSOMATISCHEN SYMPTOM“

Die traditionelle Medizin stellt die Kausalverknüpfung zwischen der „Krankheit als Ursache und dem Symptom als Folge“ (Rudolf) her. Das Krankheitsverständnis ist ätiologisch. Ätiologisches Denken und ein entsprechendes Vorgehen sind in der praktischen Medizin jedoch oft schwierig. Unwissenheit und Ratlosigkeit verstecken sich hinter Begriffen wie „endogen“, „essentiell“, „idiopathisch“, manchmal behilft man sich mit einer Symptombeschreibung wie „Angina pectoris“ oder „Gelbsucht“.

Noch schwieriger ist die Situation im psychopathologischen Bereich. Hinter Symptomen wie „Depression“ oder „Angst“ verbergen sich verschiedene Ursachen, wobei Kausalverknüpfungen oft nur schwer herzustellen sind. Als ebenso problematisch erweist sich ätiologisches Denken im Bereich der psychosomatischen Medizin. Neurotische und psychosomatische Symptome sind weitgehend unspezifisch. Hinter Krankheitserscheinungen von seiten des Darmes etwa kann sich ein entzündlicher oder tumoröser Prozeß, eine Gefäß- oder Bluterkrankung ebenso verbergen wie eine spezifische Konflikt- und/oder Streßreaktion im Rahmen einer momentanen oder chronischen Belastungssituation.

Dabei sei darauf hingewiesen, daß der Charakter der Symptome häufiger diffus, unbestimmt, in der Lokalisation wechselnd und hypochondrisch ist. Daraus ergibt sich, daß im diagnostischen Prozeß einerseits Organläsionen ausgeschlossen, andererseits positive Kriterien für eine psychogene (Mit-) beteiligung und -verursachung nachgewiesen werden müssen, um eine psychosomatische Diagnose zu sichern. Liegt eine Organläsion vor, so müssen psychogener und sozialer Anteil der Erkrankung gebührend berücksichtigt und die Fakten entsprechend eingeordnet werden. Zur Differenzierung überwiegend psychogener Symptome gegenüber überwiegend organischen seien 2 Beispiele angeführt:

1. Schmerz (aus Weintraub 1983)

	Organische Genese	Psychosomatische Genese
Lokalisation	Konstant	Inkonstant
Charakter	Konstant	Inkonstant
Ansprechbarkeit auf	Antirheumatika	Muskelrelaxanzien Psychopharmaka Psychotherapie

2. Herz (aus Bernhard 1984)

	Herzphobie (Angsttyp)	Sympathikotones Syndrom (Risikopatient für koronare Herzkrankheit)
Angst	Todesangst	Verleugnung (Angst, schwach zu erscheinen)
Sympathikovasale Symptome	Geringer	Stark (z. B. Hypertonie)
Grundstimmung	Depressiv, ängstlich, Aggression abgewehrt	Kämpferisch, aggressiv Depression abgewehrt
Anfallsverarbeitung	Trennungskonflikt, Geborgenheitsverlust	Geltungskonflikt, Passivität durch Krankheit
Chronifizierung	Lebenseinengung, Rente	Karriere, organische Erkrankung
Organisches Krankheitsrisiko	Geringer	Hoch, insbesondere für koronare Herzkrankheit

Verdacht auf wesentlich psychische Beteiligung an einem Krankheitsbild

Dieser Verdacht liegt vor:
- bei allen sog. vegetativen Beschwerden,
- bei allen sog. klassischen psychosomatischen Erkrankungen,
- bei direktem Konfliktangebot des Patienten,
- bei normalem organischem Untersuchungsbefund,
- wenn ein Leitsymptom nicht isoliert, sondern mit anderen, meist funktionellen Symptomen zusammen auftritt,
- bei lange bestehender Symptomatik und wiederholten Untersuchungen ohne Organbefund,
- bei einem psychoneurotischen Symptomangebot (Angst, Depressionen, Niedergeschlagenheit, Zwängen),
- bei Auftreten der Symptomatik in Zeiten erhöhter Reifungsanforderung (Pubertät, Berufseintritt und -änderung, Eheschließung, Geburten, Todesfälle, Wechseljahre, Midlife-crisis).

Der ganzheitliche Organismus unter den Aspekten der medizinischen Fächer (aus Schmidbauer 1972)

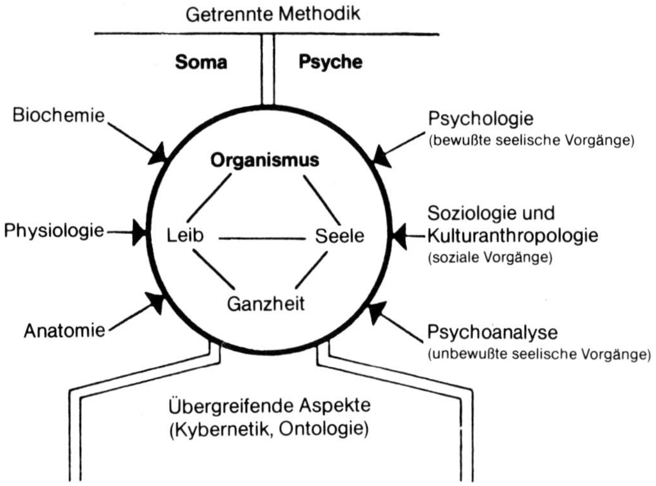

Literatur

Bernhard P (1984) Funktionelle Herzerkrankungen. Z Allg Med 60:391–399
Schmidbauer W (1972) Psychosomatik. Hoffmann-La Roche, Grenzach
Weintraub A (1983) Psychorheumatologie. Karger, Basel

Kapitel 2

Psychoanalytische Entwicklungspsychologie

2.1 Die vier Psychologien der Psychoanalyse

TRIEBPSYCHOLOGIE

Mensch betrachtet unter dem Gesichtspunkt von:
- Bedürfnissen und Wünschen, geformt in frühen Erfahrungen, verkörpert in bewußten und unbewußten Phantasien;
- Wünsche oft unannehmbar; Zeichen der Konflikte und ihrer Lösungen:
  - Angst,
  - Schuld,
  - Scham,
  - Hemmung,
  - Symptombildungen,
  - pathologische Charakterzüge.

ICH-PSYCHOLOGIE

Mensch betrachtet unter dem Gesichtspunkt von:
- Fähigkeit zur Anpassung,
- zur Realitätsprüfung,
- Abwehrprozessen,
- Umgehen mit der inneren Welt der Bedürfnisse, Affekte, der äußeren Welt der Realitätsanforderungen.

Entwicklungsstörungen im Bereich der Anpassung = „Ich-Defekt".

PSYCHOLOGIE DER OBJEKTBEZIEHUNGEN

Mensch betrachtet unter dem Gesichtspunkt von:
- Objektbeziehung, so wie sie vom Kind erlebt wurde/wird, was sich im Gedächtnis niederschlägt, was sich wiederholt;
- der Wiederholung des Familiendramas (Suche nach Liebe, Streben nach Bewältigung).

PSYCHOLOGIE DES SELBST-ERLEBENS

Mensch betrachtet unter dem Gesichtspunkt von:
- seinem anhaltenden subjektiven Befinden im Hinblick auf eigene Grenzen, Kontinuität, Wertschätzung, Reaktion auf Schwankungen des subjektiven Zustandes;
- Selbst-Erleben;
- der zentralen Stellung des Selbst:
  - sein Differenzierungsgrad (Getrenntsein von der Mutter),
  - sein Grad von Ganzheit/Fragmentierung, Kontinuität/Diskontinuität und Wertschätzung.

2.2 Psychosexuelle Entwicklung

2.2.1 Intentionale Phase (erste Tage bis Wochen)

Der Säugling nimmt über die Tiefensensibilität (autonomes Nervensystem) wahr (koenästhetischer Zustand):
- Gleichgewichtsreize, Rhythmus, Tempo, Dauer der Bewegung,
- Körperhaltung,
- Spannungen in der Muskulatur, Vibration,
- Haut- und Körperkontakt,
- Klangfarbe und Tonskala beim Sprechen.

Der Säugling braucht:
- gleichmäßige Ruhe,
- reichlich Hautkontakt,
- die Möglichkeit des sorglosen Sichgehenlassen.

SCHEMA DER INTENTIONALEN PHASE

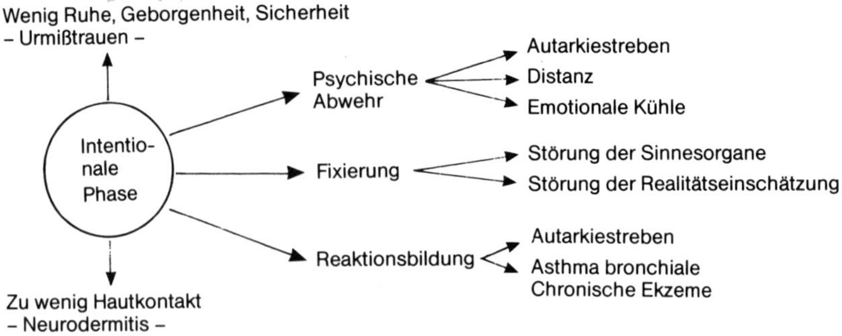

Der Säugling entwickelt:
- „Urvertrauen“,
- Zufriedenheit, Behagen,
- Lust an der Welt,
- Vertrautheit mit der Welt,
- seelische Wärme und Nähe, Fähigkeit zu lieben.

STÖRUNGSMÖGLICHKEITEN:
- schwere Krankheit, Tod der Mutter („Objektverlust“),
- feindselige Einstellung der Mutter,
- häufiger Ortswechsel,
- frühe Krankenhausaufenthalte (Heim, Hort, Krippe).

(SPÄTERE) FOLGEN:
- Klagen über Sinnverlust des Lebens,
- Selbstmordtendenzen,
- Unvermögen, mit praktischen Dingen umzugehen,
- Angst vor Durchbruch kalter Mordtendenzen,
- Unfähigkeit, jemanden zu lieben,
- Depersonalisationserscheinungen,
- Entfremdung vom eigenen Ich,
- Gefühle von Leere und Sinnlosigkeit,
- Kontaktstörungen,
- *körperlich:* Hauterkrankungen, insbesondere chronische Ekzeme, Störungen der Sinnesorgane (Gleichgewichtsstörungen), Asthma bronchiale.

SCHIZOIDE STRUKTUR:
- Urmißtrauen,
- großes Unabhängigkeitsbedürfnis,
- Mangel an Intimität,
- Autarkiestreben,
- Distanz, Kühle,
- leichte Kränkbarkeit,

  aber auch
- souveräne Selbständigkeit,
- affektlos-kühle Sachlichkeit,
- scharfe Beobachtungsgabe,
- eigene Meinung,
- keine Gefühlsduselei.

ABWEHRMECHANISMEN:
- Projektion,
- Isolierung,
- Rationalisierung,
- Regression.

2.2.2 Orale Phase (bis 1 1/2 Jahre)

Die Liebesbeziehung zur Mutter wird wesentlich durch die Bedeutung des Essens gekennzeichnet (zunächst passiv-rezeptiv-aufnehmend, dann kaptativ-aktiv-zupackend):

- das lustspendende Objekt wird mit Libido besetzt,
- oral akzentuierte Liebe („Liebe geht durch den Magen"),
- Greifen („Greifling") bedeutet Machtzuwachs,
- zunehmende Sprachentwicklung mit beginnender Symbolisierungsfähigkeit,
- Beginn der diakritischen Phase (Fremden- oder Achtmonatsangst),
- Beginn der Trennung von Selbst- und Objektrepräsentanzen (gute/böse Mutter – Gewährung/Versagung).

Störungsmöglichkeiten:

- Versagung bei exakter Pflichtmutter,
- plötzliches Abstillen,
- langes Hungernlassen,
- Ablehnung des Kindes durch die Mutter,
- Krankenhaus-, Heim-, Hort-, Krippenaufenthalte,
- Tod der Mutter,
- zu große Verwöhnung („orale Vergewaltigung"),
- ängstlich übertriebene Besorgtheit.

(Spätere) Folgen:

- *psychisch:*
  - Hoffnungslosigkeit und Verzweiflung,
  - Selbstanklagen,
  - Kraftlosigkeit, Mattigkeit (Morgenmüdigkeit!),
  - Sinnlosigkeit des Lebens,
  - Suizidwünsche, meist verschwiegen;
- *körperlich:*
  - Darniederliegen vitaler Lebensimpulse,
  - Schlafstörungen,
  - Appetitlosigkeit oder Freßsucht,
  - Morgenmüdigkeit,
  - sexuelle Apathie bis zur Impotenz,
  - Anginen,
  - Schluckstörungen,
  - Gastritis, Zwölffingerdarmgeschwür,
  - Fett- und Magersucht.

Depressive Struktur:

- große Antriebsarmut,
- Überbescheidenheit,
- keine schöpferischen Phantasien,
- Welt ist grau, hat keinen Aufforderungscharakter,

- Flucht in die Traumwelt,
- Sichzurückziehen („Eigenbrötler"),
- passive (riesenhafte) Erwartungsvorstellungen,
- sekundäre neurotische Bequemlichkeitshaltung,
- Hingabe ist Hergabe, Selbstaufgabe, Auslieferung,
- Asketen, Träumer, Pessimisten, Dulder, Märtyrer,
- Mangel an Selbstvertrauen,
- große Angst vor Verlust der Liebe des Objekts.

ABER AUCH:

- Altruistische, fürsorglich-hilfsbereite Einstellungen,
- geduldiges Wartenkönnen, anhänglich in Gefühlsbeziehungen,
- Fähigkeit zum Verzicht,
- leichte Anpassung an harte Lebensbedingungen.

ABWEHRMECHANISMEN:

- Identifikation,
- Introjektion,
- Verdrängung,
- Regression,
- Projektion.

SCHEMA DER ORALEN PHASE

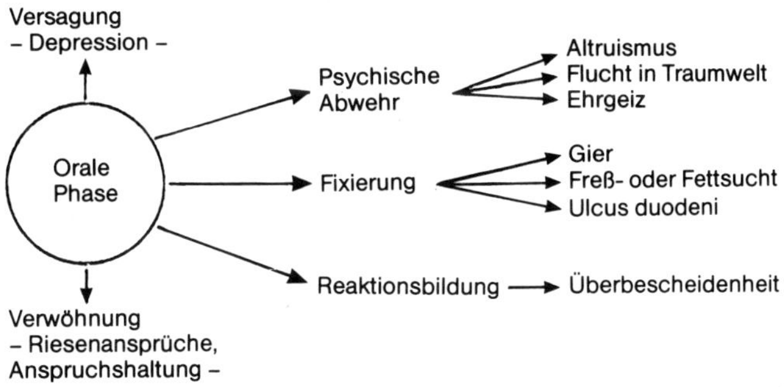

ORALES ERLEBEN

Die Lust des Gestilltwerdens (Aus Schultz-Hencke 1972)

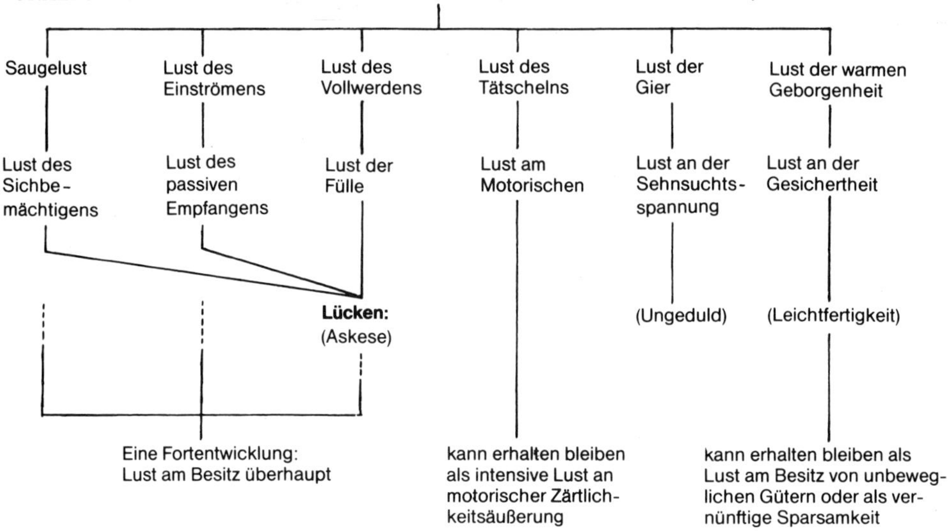

2.2.3
Anale Phase (ca. 1 1/2–3 Jahre)

- Akzentuierung des Zwiespalts zwischen: Verweigern – Hergebensollen, Sich-Beherrschen – Sich-gehenlassen-können.
- Erster Ansatz zu aggressiven Impulsen (jemanden „anscheißen"), Erfahrung des Eigenwillens und der Selbstbehauptung.
- Kategorien der Ordnung, Zeit, Sauberkeit.
- Vertrauen zu dem, was in einem steckt, was man „ausdrükken", produzieren kann.
- Erleben des Rückzugs in die eigene Intimität.

STÖRUNGSMÖGLICHKEITEN: Sauberkeitserziehung (-einstellung) zu früh – zu streng – zu prüde.

(SPÄTERE) FOLGEN:

- *psychisch:*
  - Sexualstörungen,
  - Stottern,
  - Zauderer,
  - starrer Moralist,
  - Geiz,
  - neurotischer Eigensinn („analer Charakter"),
  - Querulant,

- korrekter Beamter,
- Sammler,
- Bankier,
- Wissenschaftler;
- *körperlich:*
  - chronische Verstopfung, Diarrhö,
  - Colitis ulcerosa,
  - Vaginismus, Impotenz,
  - Migräne,
  - erhöhter Blutdruck,
  - Krankheiten des Bewegungsapparates.

ZWANGHAFTE STRUKTUR:

- mangelnde Spontaneität,
- zwanghaftes Kausalitätsbedürfnis,
- Gefühlsverarmung,
- Angst vor Hingabe, vor dem Wechsel,
- Zentripetalität („Totstellreflex"),
- ständige Skrupel, teils Pseudobescheidenheit,
- Tendenz zum Absoluten, ewig Gültigen,
- Ausschalten des Lebendigen,
- Sicherungstendenz,
- wandelndes Über-Ich.

ABER AUCH: verläßlich, stabil, pflichttreu, planvoll.

ABWEHR-MECHANISMEN:

- Ungeschehenmachen,
- Reaktionsbildungen,
- Isolierung,
- Verschiebung (auf das Kleinste),
- Rationalisierung (Ideologiebildung),
- Sublimierung (zu früh),
- Regression.

Alles Triebhafte und Animalische wird gefürchtet (Bakteriophobie). *Aggression:* Rechthabenwollen statt Auseinandersetzung. Dynamische Impulse werden gestoppt → Weltunvertrautheit (Sicherungsstreben) → schlechtes Gewissen, Schuldgefühle; *genetisch:* Angst vor Liebesverlust bei Vater und Mutter, Kastrationsangst, Über-Ich- und Gewissensangst.

Schema der analen Phase

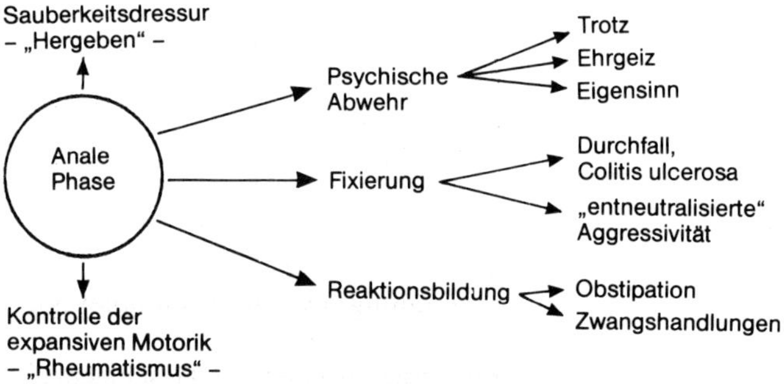

Anales Erleben (mod. nach Schultz-Hencke 1972)

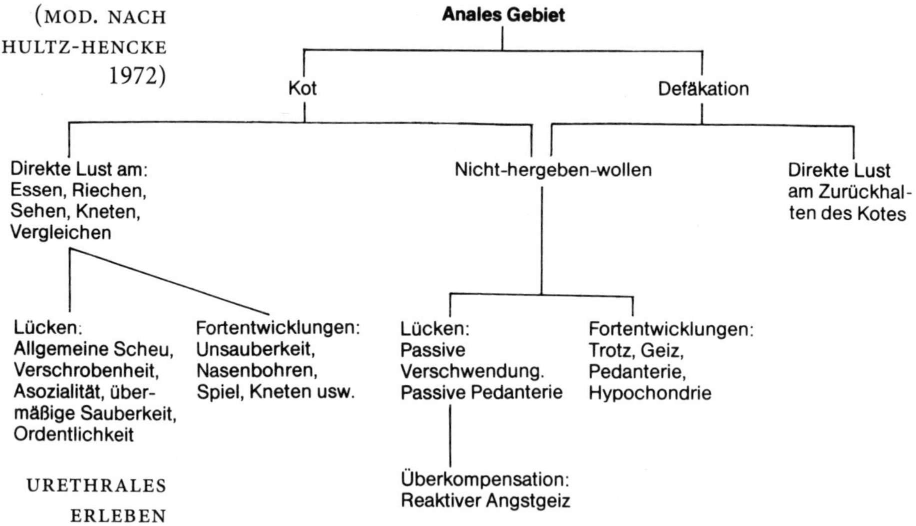

Urethrales Erleben (mod. nach Schultz-Hencke 1972)

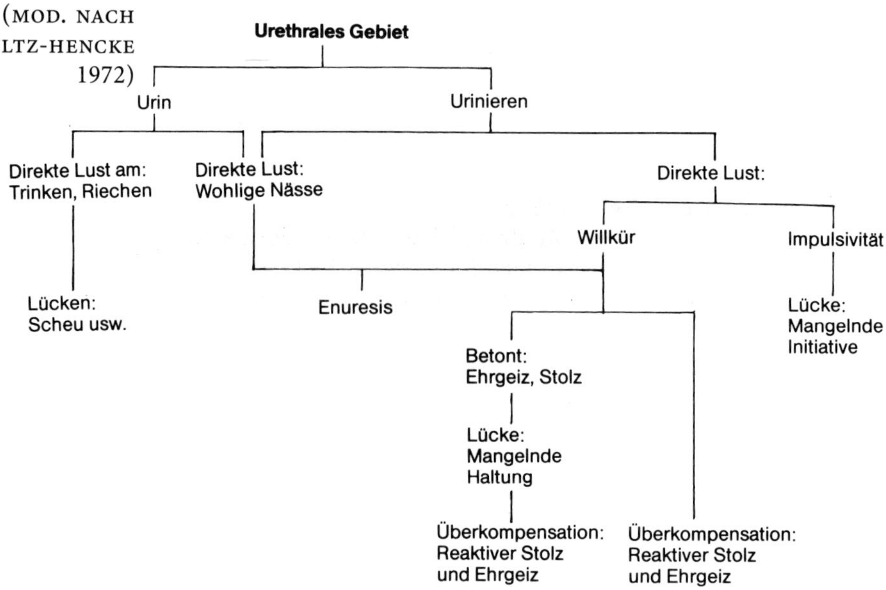

2.2.4 Ödipale Phase (4.–6. Lebensjahr)

Konstellation des Ödipuskomplexes:
- der gegengeschlechtliche Elternteil wird umworben,
- Scheitern an der Realität mit Angst verbunden (Kastration),
- bei Mädchen Vorstellung, die Kastration sei schon vollzogen,
- *Lösung:* Identifikation mit dem Vater/der Mutter (Überwindung des Ödipuskomplexes).

Bewußtes Erleben des Geschlechtsunterschieds:
- Doktorspiel als gesunde Ich-Funktion,
- Resultat: Sich-mit-der-eigenen-Rolle-Abfinden (Freud: „Die Anatomie ist unser Schicksal"),
- Entwicklung eines „Körperstolzes" ohne Scham.

Infantile Sexualforschung:
- Fragen nach Geburt, woher die Kinder kommen,
- Vorstellungen bei Fixierung auf:
  - orale Phase: Befruchtung und Geburt durch den Mund,
  - anale Phase: „Kloakentheorie": Kinder kommen durch den After auf die Welt,
  - motorisch-aggressive Stufe: Eltern ringen miteinander, Vergewaltigungsphantasien,
  - urethrale Stufe: Eltern urinieren miteinander.

Störungsmöglichkeiten:
- wenn übrige Phasen nicht störungsfrei durchlaufen sind,
- unbefriedigter Partner bindet das Kind ersatzweise an sich,
- „seelisches Aprilklima", hin- und hergerissen zwischen den Eltern, keine klare Linie,
- jeweiliger Elternteil lehnt Werben ab,
- Elternteile sind keine adäquaten Vorbilder, haben sich selbst nicht mit ihrem Geschlecht identifizieren können.

(Spätere) Folgen:
- *psychisch:*
  - Aufdringlichkeit, Distanzlosigkeit,
  - ewiger Sohn, ewige Tochter,
  - phallische Frau, Vamp, Dirne,
  - homosexuelle Entwicklungen,
  - starke Geschwisterbindungen,
  - Don-Juan-Typen,
  - frei flottierende Angst,
  - Phobien,
  - Sexualneurosen, Perversionen,
  - Arbeits- und Kontaktstörungen, Eheprobleme;

- *körperlich:*
  - Konversionssymptome (Lähmungen),
  - Störungen der Sinnesorgane,
  - Somatisierung der Angst (Schwitzen, Tachykardien, Atemnot, Erstickungsanfälle).

HYSTERISCHE STRUKTUR:

- mangelnde Zentriertheit,
- Subjektivität,
- überwertiges Geltungsbedürfnis,
- Zentrifugalität (umweltbezogen),
- Nichtannahme der Realität (unpünktlich),
- Mangel an Gefühlsechtheit,
- Konversionsneigung,
- Rollenspielen.

ABER AUCH: risikofreudig, elastisch, lebendig, spontan, neugierig, nimmt nichts zu ernst.

ABWEHR-MECHANISMEN:

- vorwiegend Verdrängung,
- Konversion,
- Projektion der eigenen Schuldgefühle auf einen Sündenbock.

GENETISCH: Entfaltung der Realitätsneugier mißglückt, die Findung der eigenen Geschlechtsrolle mißlingt ebenso wie die Bewältigung des Ödipuskomplexes.

SCHEMA DER ÖDIPALEN PHASE

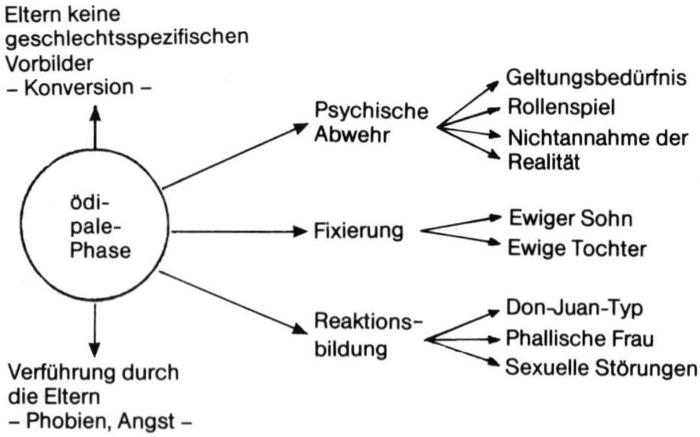

ÜBERSICHT ÜBER DIE LIBIDOENTWICKLUNG

Phase	Zeit	Leitorgan	Kommunikative Funktion	Beziehung	Angst vor	Struktur
Intentional	erste Wochen	Haut, Sinne	Atmung	Ich – Welt	Nähe, Hingabe	Schizoid
Oral	0–1 1/2	Mund (Welt)	Nahrungsaufnahme	Ich – Du	Ich – Werdung	Depressiv
Anal	1 1/2–3 1/2	After (Anus)	Kategorie der Ordnung, Zeit, Sauberkeit	Ich – Selbst	Vergänglichkeit, Risiko, Wandel	Zwanghaft
Phallisch-ödipal	3 1/2–6	Genitale	Werben, Erobern, Realität	Ich – Wir	Endgültigem Unausweichlichen	Hysterisch

Entwicklung und Reifung des Ich (aus Budjuhn 1992)

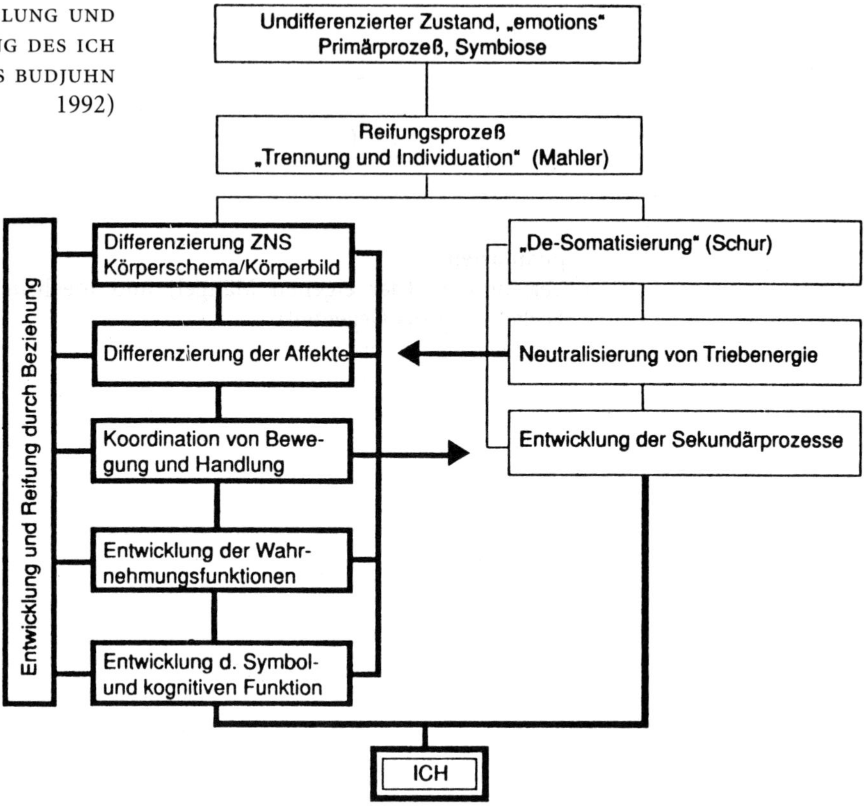

2.3 Narzißmus

Definition

Konzentration seelischen Interesses auf das Selbst. Aufrechterhaltung eines affektiven Gleichgewichts von innerer Sicherheit – Wohlbehagen – Selbstsicherheit.

Entwicklung des narzisstischen Systems

Harmonischer Primärzustand:
- intrauterine Einheit von Mutter und Kind,
- Harmonie, Geborgenheit, Sicherheit,
- kein Unterschied zwischen Innen/Außen, Ich/Nicht-Ich.

Trennung von Selbst und Objekt (Urverunsicherung):
- zunehmende Wahrnehmungsfähigkeit,
- wachsende Bedürfnisse,
- unvermeidbare Frustrationen;

als Anreiz zur Ich-Entwicklung:

- es entstehen innere Bilder:
- der eigenen Person (Selbstrepräsentanzen),
- der Objekte (Objektrepräsentanzen);
- Verunsicherung löst Angst und Ärger aus, auch Hilflosigkeit, Ohnmacht (Vertreibung aus dem Paradies).

Kompensationsmechanismen:
- Regression auf den Primärzustand mit Verschmelzungsphantasien,
- Verleugnung (der eigenen Mängel) und Idealisierung (also Verkehrung ins Gegenteil),
- Angleichung an die Realität,
- Verinnerlichung (Internalisierung): Verluste werden dadurch aufgehoben, und Bildung eines Ideal-Selbst (mit Pufferfunktion).

Funktion des gesunden narzißtischen Systems:
Ich als regulierende Instanz: vermittelt, sorgt für gesundes Selbstwertgefühl.

PATHOLOGIE DES NARZISSMUS

Zentrales Symptom: labiles Selbst(wert)gefühl.
Frage nach dem Umgang mit Kränkungen:
- reife Reaktion:
  - Realitätsprüfung (trifft der Vorwurf zu?),
  - Stellenwert der Kränkung prüfen (ist es wirklich so schlimm?),
  - Möglichkeit zur Korrektur offen lassen,
  - Möglichkeit, sich angemessen zu wehren;
- unreife Reaktion.

Ursache: Kränkung sehr schwer oder Kränkbarkeit sehr groß (labiles Selbstgefühl).
Kompensationsversuche:
- Verleugnung und Idealisierung,
- Repräsentanzen des grandiosen Selbst und der idealisierten Objekte kommen zum Tragen (Selbst und Objekte aufgebläht),
- hohes Anspruchsniveau, realitätsfernes Ich-Ideal, ständiges Oszillieren zwischen Größenphantasien und Minderwertigkeitsgefühlen,
- Regression auf den harmonischen Primärzustand.

ZUR DIAGNOSTIK NARZISSTISCHER STÖRUNGEN

5 Verhaltensweisen psychosomatisch Kranker, an denen die pathologisch narzißtische Struktur abzulesen ist:
- Charakter der Wortgebilde:

  - entemotionalisierte, emotionslose Sprache,
  - undifferenzierte affektive Gefühlsäußerungen,
  - zwanghafte Strukturanteile.
- Selbstwertgefühl: kompensatorisch übersteigert oder vermindert.
- Aggressionsverhalten:
  - gestörter Umgang mit Aggressionen, aggressive Hemmung
  - „entneutralisierte" Aggressivität.
- Verhaltensnormalität:
  - normative Verhaltenserwartungen werden erfüllt,
  - Kritikunfähigkeit,
  - auffällig kooperatives Verhalten,
  - kompromißloses Unterwerfen in Streitfällen.
- Objektbeziehungen:
  - Anlehnungstyp (anaklitisch),
  - narzißtisch bzw. ambivalent.

SYMPTOME DES KRANKHAFTEN NARZISSMUS

Grandiose wie *Depressive* müssen zwanghaft die Erwartungen der introjizierten Mütter erfüllen:
- Der Grandiose erlebt sich als das gelungene Kind.
- Der Depressive erlebt sich als Versager.

Gemeinsamkeiten:
- falsches Selbst (Verlust des eigentlichen, möglichen Selbst),
- Brüchigkeit der Selbstachtung (keine Sicherheit über das eigene Fühlen und Wollen),
- Perfektionismus als Ausdruck des hohen Ich-Ideals,
- Verleugnung der verachteten Gefühle,
- Überwiegen narzißtischer Objektbeziehungen:
  - Anlehnungstyp (der andere kommt eigenen Bedürfnissen entgegen),
  - narzißtischer Typ (der andere entspricht dem eigenen inneren Bild),
- große Angst vor Liebesverlust (deshalb große Anpassungsbereitschaft),
- starke, aber abgespaltene, deshalb nicht neutralisierte Aggressivität,
- Neid (auf die Gesunden),
- Anfälligkeit für Kränkungen,
- Anfälligkeit für Scham- und Schuldgefühle,
- Ruhelosigkeit.

Präödipale Reifungsstörung (psychodynamische Anzeichen)

- Depressivität nach Objektverlust,
- Hilflosigkeit (asthenische Entmutigung),
- Hoffnungslosigkeit (apathisch-düsteres Resigniertsein),
- narzißtische Störung,
- oral-regressive Züge (manifeste Abhängigkeit oder Pseudoabhängigkeit),
- Aggressionsabwehr (Verhaltensnormalität),
- introspektive Einschränkung.

2.4 Entwicklungspsychologische Modelle

2.4.1 Psychologie des Selbst und Psychosomatik

Erwachsener Weg der Triebabfuhr:
- vokal,
- genital,
- motorisch.

Eine optimale Entspannung tritt ein, wenn die Triebabfuhr im Dienste des Ich steht (sonst Mißbrauch, Schädigung).

Präverbaler Weg der Triebabfuhr:
- psychosomatisch (Körpersprache, Organsprache),
- Somatisierung als Regression:
  - stille physiologische Abfuhr ins Innere (normal beim Neugeborenen, Triebenergie undifferenziert, Triebe noch entneutralisiert);
  - das Kind lebt zunächst ganz im Körper, bevor Psyche und Soma sich langsam differenzieren,
  - keine vollständige Trennung von Psyche und Körper (Körperbild als Selbstrepräsentanz aufgebaut).

Allgemein:
- Das Ich benutzt die verbalen statt der somatischen Bahnen zur Abfuhr.
- Das Ich beherrscht die Sprachorgane.
- Das Ich benutzt auch Körperteile als Hilfsmittel zur Verbalisation (auch deshalb Objektbeziehungen wichtig!).
- Sprachentwicklung als wesentlicher Motor zur Differenzierung von Psyche und Soma.
- Psychosomatische Phänomene als Regression auf eine präverbale Stufe (keine Trennung von Soma und Psyche, Triebabfuhr nach innen statt nach außen).

2.4.2 Modell nach Margret S. Mahler

Autistische Phase	bis 3.–4. Woche
Symbiotische Phase	3. Monat
Phase der Trennung	
1. Subphase: Differenzierung	5.–10. Monat
2. Subphase: Übungssubphase (frühe und eigentliche)	10.–16. Monat
3. Subphase: Wiederannäherung	16.–24. Monat
– beginnende	
– Wiederannäherungskrise	
– individuelle Lösung	
Individuation	

AUTISTISCHE PHASE (3.–4. LEBENSWOCHE)

- Aufrechterhaltung des homöostatischen Gleichgewichts,
- Zustand primitiver halluzinatorischer Desorientiertheit,
- Steigerung der Empfindlichkeit (nachgewiesen im EEG),
- „Bersten der autistischen Schale" (das bedürfnisbefriedigende Objekt wird wahrgenommen).

SYMBIOTISCHE PHASE (AB 3. LEBENSMONAT)

- Halluzinatorisch-illusorische, somatopsychische, omnipotente Fusion mit der Mutterrepräsentanz,
- gesteigerte Aufmerksamkeit des Kindes,
- affektiv-wahrnehmende Besetzung von Reizen,
- Schaffung eines spezifischen Bandes zur Mutter (Dreimonatslächeln),
- weg von koenästhetischem Empfinden:
  - sensorisches Erleben des mütterlichen und des eigenen Körpers langsam getrennt,
  - Höhepunkt der Erforschung der Haut und des Mundes.

TRENNUNGS- UND INDIVIDUATIONSPHASE (5.–24. MONAT)

1. Subphase der Differenzierung (5.–10. Monat)

5. Monat: Bedeutung der Berührung für Abgrenzung und der libidinösen Besetzung des kindlichen Körpers durch die Mutter:

- Säugling schmiegt sich an die Mutter an,
- Umgang mit Übergangsobjekten,
- Kinder wacher, zielgerichteter.

6. Monat: „Ausschlüpfen"; Loslösung erprobt durch:

- Ziehen an Haaren, Ohren, Schmuck,
- Essen in den Mund stecken,
- Wegstoßen, um Mutter zu sehen.

Der eigene Körper wird von dem der Mutter getrennt erlebt.
8. Monat: Muster des Nachprüfens („checking back"):
- Abtasten, Vergleichen – was ist Mutter?
- Reaktion auf Fremde: Fremdenangst (Achtmonatsangst),
- nicht nur Angst, auch Neugier,
- lustvolles Forschungsverhalten.

Ideale Beziehung: Mutter hat Symbiose ohne Konflikte genossen.
Pathologisch: Mutter ambivalent, parasitär:
- Kind wird bedrängt, erstickt;
  Folge: gestörte Differenzierung.
- Kind kann sich nicht auf die Mutter verlassen, muß sich selbst bemuttern (Symbiose verlängert);
  Folge: Entwicklung eines falschen Selbst;
- rasches „Ausschlüpfen" mit Angstreaktionen bei unbehaglicher Symbiose;
  Folge: kein ausreichendes Reservoir an Urvertrauen, um die Mutterwelt zu verlassen.

2. *Subphase: Übungssubphase* (10.–16. Monat)
- Frühe Übungssubphase:
  - Krabbeln, Watscheln, Klettern, Sichaufrichten, Interesse an unbelebten Objekten (Decke, Windeln).
  - Die Mutter muß dem forschenden Kind Freiheit geben, aber sie bleibt „Heimatbasis" zum „emotionalen Auftanken".
  - Kurze Phase gesteigerter Trennungsangst möglich.
- Eigentliche Übungssubphase:
  - freie aufrechte Fortbewegung,
  - Üben motorischer Fähigkeiten libidinös besetzt,
  - körperliches Hochgefühl, sensorische Empfänglichkeit,
  - Penis wird entdeckt,
  - Laufen kann nicht überschätzt werden,
  - „Liebesverhältnis mit der Welt beginnt"
  - Höhepunkt des Narzißmus (Beherrschung der Welt) mit Unempfindlichkeiten gegenüber Frustrationen,
  - narzißtische Besetzung der Körperfunktionen und des ganzen Körpers,
  - autonome Funktionen und Geschicklichkeit werden geübt,
  - Flucht aus der Verschmelzung,
  - Schritt zur Identitätsbildung.

3. *Subphase: Wiederannäherung* (16.–24. Monat)
Freie Fortbewegung und zunehmende kognitive Entwicklung (Sprache, Symbolisierungsfähigkeit),
Selbständigkeit wird verteidigt durch „nein" (Verneinungsgeste),

Kind entdeckt, daß ihm die Welt nicht gehört,
Getrenntheit von der Mutter wird bewußter.

- Beginnende Wiederannäherung:
  - „Weltbeherrscher“ in Frage gestellt,
  - eigene Wünsche (von Mutter und Kind),
  - Körper wird als Eigentum erlebt,
  - soziale Interaktion: Versteck- und Nachahmungsspiele, Vater wird wichtiger;
  - bei Trennung: Aktivität gesteigert, Trauer abgewehrt, ohnmächtige Wut, Hilflosigkeit.
- Wiederannäherungskrise:
  - Einüben der Selbständigkeiten,
  - Mutter wegstoßen und an sie anklammern (Ambitendenz),
  - gleichzeitiges Verlangen (Ambivalenz),
  - Gefühle von Mutter getrennt (sonst erneut Fremdenangst),
  - Mutter als Erweiterung des Selbst,
  - Beginn der Empathie,
  - höheres Niveau der Ich-Identifizierung,
  - Aufspaltung der Objektwelt,
  - „gute“ und „böse“ Mutter,
  - Übergangsphänomene (bis Mutter wieder da),
  - (Stuhl als Organobjekt, Garderobe als „Übungszimmer“),
- Individuelle Lösung:
  - Sprachentwicklung (Objekte benennen, kontrollieren),
  - Verinnerlichungsprozeß (Identifizierung),
  - symbolisches Spiel,
  - Erkennung des Unterschieds zwischen Mädchen und Jungen.

ZUSAMMENFASSUNG

- Orale, anale, frühe genitale Konflikte und Zwänge fallen zusammen.
- Kind muß auf symbiotische Allmacht verzichten.
- Körperschema (und körperliches Unbehagen) wird wahrgenommen.
- Glaube an die Allmacht der Mutter wird erschüttert, Furcht vor Objektverlust gemildert, Internalisierung elterlicher Anforderungen (Über-Ich); dadurch Angst, die Liebe des Objekts zu verlieren, größere Verletzbarkeit.
- Körperliche Empfindungen und Beeinträchtigungen werden wahrgenommen (oral, anal, genital).
- Entdeckung des Geschlechtsunterschieds.

Bei nicht optimaler Entwicklung:

- ausgeprägter Ambivalenzkonflikt (Anklammern und Negativismus=Ambitendenz),

- Objektwelt in „gut“ und „böse“ gespalten, Ausübung von Zwang gegenüber der Mutter.

2.4.3
Modell nach René Spitz

1. Organisator (bis ca. 6. Lebensmonat):	Vorstufe des Objekts
2. Organisator (bis ca. 12. Lebensmonat):	Bildung des Objekts der Libido
3. Organisator (bis ca. 24. Lebensmonat):	Ursprung und Beginn der menschlichen Kommunikation

Organisator: Begriff aus der Embryologie
- Konvergenz mehrerer Linien der biologischen Entwicklung an einem bestimmten Punkt im Organismus des Embryos; dadurch Auftreten von Wirkkräften und Regulierungselementen (Organisatoren), die die weitere Entwicklung beeinflussen.
- Schrittmacher für bestimmte Entwicklung.
- Zentrum, von dem weiterer Einfluß ausgeht.

Auf psychischer Ebene: Umstrukturierung des psychischen Systems auf einer Ebene höherer Komplexität.
Psychosomatische Störung: neurotisches Verhalten, erklärt über eine gestörte Mutter-Kind-Beziehung.

1. Organisator (Vorstufe des Objekts)

- Dreimonatslächeln (Objektvorläufer: Maske von vorn, Bewegung),
- von der Rezeption von Innenreizen zur Wahrnehmung von Außenreizen,
- Realitätsprinzip hat angefangen zu wirken,
- Gedächtnisspuren sind hinterlegt,
- Teilung von bewußt – vorbewußt – unbewußt (topischer Aspekt),
- Verschieben einer Erinnerungsspur auf eine andere,
- Auftauchen eines rudimentären Ich,
- Strukturierung einer Somatopsyche,
- zunehmende Koordinierung und Zielgerichtetheit der Muskelaktivität,
- rudimentäres Ich=Körper-Ich,
- Beginn der sozialen Beziehungen,
- Bedürfnisbefriedigung mit sozialem Lächeln beantwortet, bei Frustration (Entfernung des Partners): Weinen.

2. Organisator (Bildung des Objekts der Libido)

- *Achtmonatsangst:*
  - Kind unterscheidet zwischen Freund und Fremd (Vergleich von Gedächtnisspuren),
  - Gesicht der Mutter einzigartig,
  - Beginn der Entwicklung von Objektbeziehungen,
  - Funktion des Urteilens und Entscheidens erworben,
  - größere Unabhängigkeit von der Mutter möglich durch Nachahmung und Identifizierung, Erwerb von Handlungsabläufen.
- *Voraussetzungen:*
  - im Somatischen:
    Myelinisation der Nervenbahnen, Muskelapparat besser ausgestattet, Regelung des Gleichgewichts;
  - im Psychischen:
    Ich-System wird zu einer funktionierenden Einheit, Objektbeziehungen beginnen, fortschreitende Differenzierung von Aggression und Libido („gutes" und „schlechtes" Objekt nach Melanie Klein), Konstituierung des Objekts, Auftreten von Abwehrmechanismen;
  - im Denkapparat:
    wachsende Zahl von Erinnerungsspuren, gerichtete Handlungsabfolgen.

3. Organisator (Ursprung und Beginn der menschlichen Kommunikation)

- Verneinungsgeste:
  - Ursprung der verbalen Kommunikation,
  - Kommunikation auf Distanz eingeführt,
  - Handeln durch das Wort ersetzt.
- Konflikt zwischen Initiative des Kindes und Befürchtungen der Mutter,
- mütterliches Eingreifen von Wort und Gebärde geprägt,
- selbständige Lokomotion mit Gefahren verbunden,
- Verständnis für Verbote wächst,
- erste Identifizierungen,
- beginnende Loslösung.

Ätiologische Klassifizierung psychogener Erkrankungen im Säuglingsalter entsprechend den Einstellungen der Mutter (aus Spitz 1967)

	Ätiologischer Faktor Einstellung der Mutter	Krankheit des Säuglings
Psychotoxizität (Qualität)	Primäre, unverhüllte Ablehnung	→ Koma des Neugeborenen
	Primäre ängstliche, übertriebene Besorgnis	→ Dreimonatskolik
	Feindseligkeit in Form von Ängstlichkeit	→ Neurodermitis des Säuglings
	Kurzschlägiges Oszillieren zwischen Verwöhnung und Feindseligkeit	→ Hypermotilität (Schaukeln)
	Zyklische Stimmungsverschiebungen	→ Koprophagie
	Bewußt kompensierte Feindseligkeit	→ Aggressiver Hyperthymiker
Mangelerscheinungen (Quantität)	Partieller Entzug affektiver Zufuhr	→ Anaklitische Depression
	Völliger Entzug affektiver Zufuhr	→ Marasmus

Aber: Es gibt auch Säuglinge, die keine symbiotische Vereinigung zulassen können!

Säuglingsforschung

Die moderne Säuglingsforschung der letzten Jahre hat die Betrachtungsweise über die frühe Entwicklung eines Menschen wesentlich ergänzt und dadurch psychoanalytische Konzepte hinterfragt.

Einige für das klinisch-anamnestisch-diagnostische Verständnis wichtige Zusammenhänge:

- Der Säugling hat Anlagen zu(r)
  - Aktivität („primäre Affektivität"),
  - Selbststeuerung (physiologisch, verhaltenssystemisch),
  - sozialer Einpassung („Bindungsneigung") und zu
  - affektivem Überwachen („steuert" eigenes Verhalten).
- Der Säugling hat angeborene Anlagen, um Kontaktaufnahme und Gegenseitigkeit mit der für sein Überleben unerläßlichen Pflegeperson herzustellen:
  - angeborene Wahrnehmungsmöglichkeiten,
  - angeborene Affektreaktionen und deren Erleben (Affekte als Botschaften an Pflegepersonen),
  - Art der Bindung zwischen Neugeborenen und Pflegeperson (Kind orientiert sich an Abläufen zwischen Mutter und Kind; Schreien nur nach vorausgegangener Frustration).

Konsequenzen:

- Säugling sucht optimale Stimulation und Austausch mit den Bezugspersonen;
- Frühes Selbst des Säuglings ist ein

  - „Zustands-Selbst“ (Schlaf-Wach-Rhythmus; Panik prägt die ersten Erfahrungen)
  - „Handlungs-Selbst“ (Säugling lebt seine Handlungen);
- Säugling erlebt „Effektanz“ (will etwas bewirken);
- Säugling erlebt sich erst dann als hilflos, wenn er seine Wirkungslosigkeit erfährt (gibt zwischenmenschliche Regulation zugunsten der Selbstregulation auf);
- Bindungstyp=Anpassung an Bezugspersonen mit häufigstem Kontakt (ändert sich nicht zwischen 6. Lebensmonat und 6. Lebensjahr);
- drei Typen von Bindungsqualitäten:
  - Sicher gebundene Kinder (Mütter akzeptieren verständnisvolle Regungen des Kindes),
  - Beziehungsentwertend (Mütter eher sadistisch, akzeptieren Kind am ehesten, wenn sie freudig spielen),
  - beziehungsüberwertend (Mütter ambivalent, gehen auf Kind ein, wenn es Angst hat und anlehnungsbedürftig ist);
- depressive Mutter hat einen besonders schädlichen Einfluß auf den affektiven Kern des Säuglings.

Literatur

Brenner C (1955) Grundzüge der Psychoanalyse. Fischer, Frankfurt

Budjuhn A (1992) Die psychosomatischen Verfahren. Verlag modernes lernen, Dortmund, S 37

Butollo WH (1984) Behandlung chronischer Ängste und Phobien. Enke, Stuttgart

Dornes M (1993) Der kompetente Säugling. Fischer, Frankfurt

Emde R (1991) Die endliche und unendliche Entwicklung. Psyche 45:745–779 und 890–913

Fliegel S (1994) Stichwort Verhaltenstherapie. Heyne, München

Greenacre P (1959) Play in relation to creative imagination. Psychoanal Study Child 14:61–80

Greenacre P (1964) A study on the nature of inspiration. J Am Psychoanal Assoc 12:6–31

Hautziger M (Hrsg) (1994) Kognitive Verhaltenstherapie bei psychischen Erkrankungen. Quintessenz, Berlin München

Kernberg O (1983) Borderline-Störungen und pathologischer Narzißmus. Suhrkamp, Frankfurt

Kohut H (1981) Narzißmus. Suhrkamp, Frankfurt

Lückert HR (1994) Einführung in die kognitive Verhaltenstherapie. Reinhardt, München

Mahler MS, Pine F, Bergman A (1982) Die psychische Geburt des Menschen. Fischer, Frankfurt

Mertens W (1981) Psychoanalyse. Kohlhammer, Stuttgart

Mertens W (1990) Einführung in die psychoanalytische Therapie, Bd I und II. Kohlhammer, Stuttgart

Riemann F (1973) Grundformen der Angst. Reinhardt, München

Schneeberg-Kirchner S (1994) Schmerz- und Streßbewältigung in der kognitiven Verhaltenstherapie chronischer muskuloskelettaler Schmerzen. Lang, Frankfurt Berlin Bern New York Paris Wien

Schultz-Hencke H (1951) Lehrbuch der analytischen Psychotherapie. Thieme, Stuttgart

Schultz-Hencke H (1972) Einführung in die Psychoanalyse. Vandenhoeck & Ruprecht, Göttingen

Schur M (1955) Comments of the metapsychology of somatization. Psychoanal Study Child 10:119–164
Spitz R (1967) Vom Säugling zum Kleinkind. Klett, Stuttgart
Steinhausen H-C (Hrsg) (1993) Handbuch Verhaltenstherapie und Verhaltensmedizin bei Kindern und Jugendlichen. Beltz, Weinheim
Zepf S (1976) Die Sozialisation des psychosomatisch Kranken. Campus, Frankfurt

Kapitel 3

Theorien und Modelle psychosomatischer Erkrankungen

3.1 Schematischer Überblick

URSACHEN EINER PSYCHOSOMATISCHEN ERKRANKUNG

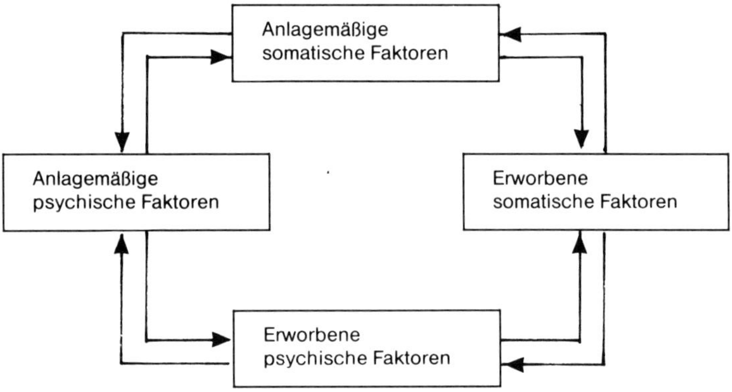

IDENTITÄT UND TRAUMA BEIM GESUNDEN (AUS SCHMIDBAUER 1972)

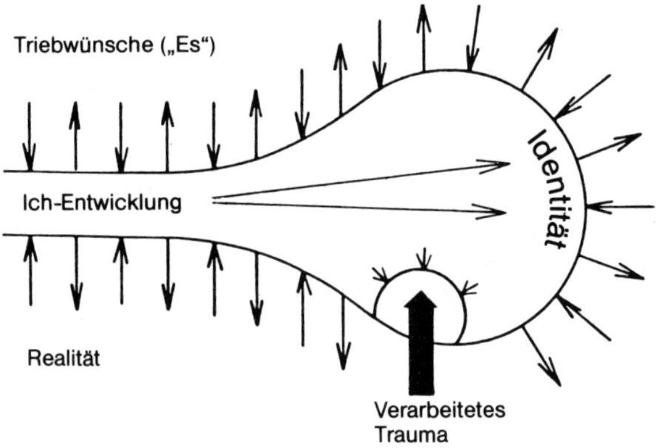

IDENTITÄT UND TRAUMA BEIM KRANKEN (AUS SCHMIDBAUER 1972)

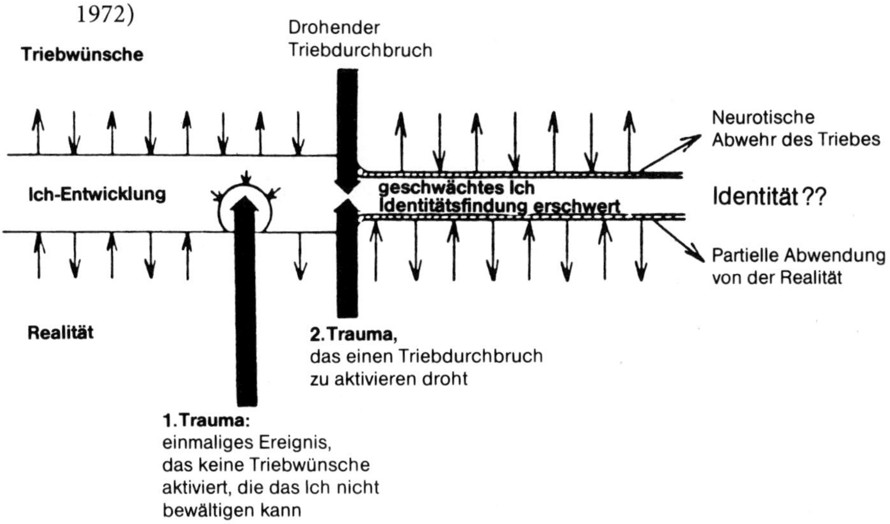

DAS TRAUMA IN DER ENTWICKLUNG DES KINDES (AUS SCHMIDBAUER 1972)

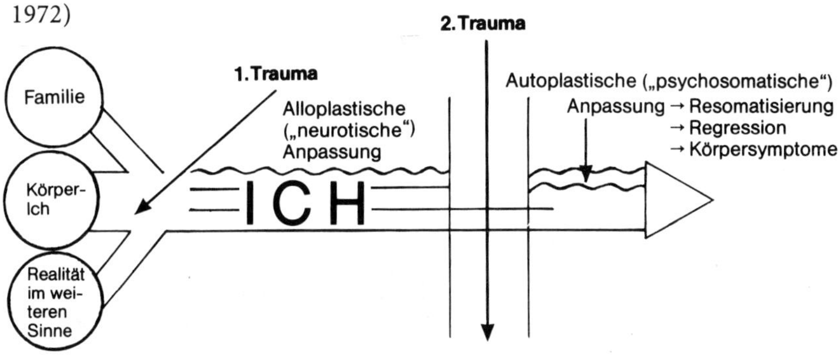

Übersicht der psychogenen Krankheitserscheinungen

Psychosomatische Krankheiten nach der „International Classification of Disease" (ICD) der WHO	Organfunktionsstörung als psychosomatische Reaktion („funktionell")	Psychoneurotisch	Primordialsymptomatik (Störungen im frühen Kindesalter)	Gestörte frühkindliche Phase mit Persönlichkeitsstruktur
– Neurodermitis Psoriasis – Asthma bronchiale Rhinitis vasomotorica – Tuberkulose	Pruritus Atembeschwerden Alopecia areata	Derealisation Depersonalisation Kontaktstörungen Nekrophilie Fetischismus Ansatz zur schizophrenen Psychose	Dermatitis (Milchschorf) Ständiges Schaukeln des Kindes („Kaspar-Hauser-Kinder") Psychischer Hospitalismus Trichotillomanie Scheu, Zurückgezogenheit, Angst, Depression bis Marasmus	Sensorisch oder intentional gestört → schizoide Struktur
– Anorexia nervosa Magersucht – Freßsucht – Gastritis, Ulcus duodeni Gehäufte Anginen – Neigung zu Infektionen – Hyperthyreose	Erbrechen Appetitlosigkeit Abmagerung Vielessen Reizmagen	Ansatz zur Sucht Masochismus (Lust am Leiden) Ansatz zur endogenen Depression	Dreimonatskolik Mutismus Magersucht Erbrechen Eß- und Appetenzstörungen Fettsüchtigkeit Langes Daumenlutschen Ausbleiben der 8-Monats-Angst Depression	(Schizoid-depressiv) Oral gestört → depressive Struktur
– Morbus Crohn – Essentielle Hypertonie – Muskel- und Gelenkerkrankungen (HWS-Syndrom, Ischialgien) – Rheumatische Arthropathien – Migräne – Colitis ulcerosa	Diarrhö Obstipation Muskuläre Verspannungen Tic, Schreibkrampf Vaginismus Kopfschmerzen Chronische Verstopfung Diarrhö	Potenzstörungen Frigidität Sadismus-Masochismus Querulantentum Zwangsneurosen	Erheblich verzögerte Sprachentwicklung Nägelbeißen Störungen des motorischen Apparates Tic, Stottern Übertriebenes Bravsein Unspontaneität Unschöpferisch, steril Einkoten Verstopfung Kopfschmerzen	(Depressiv-zwanghaft) Anal gestört → zwanghafte Struktur
Paroxysmale Tachykardie – Herzneurose – Hypothyreose – Schlafstörungen Gallen- und Darmkoliken – Prostatitis Urethritis	Tachykardie Supraventrikuläre Extrasystolie Pseudoangina pectoris Erythrophobie Schwitzen, Tetanie Polyurie, Pollakisurie	Phobien (Klaustrophobie, Agoraphobie)	Bettnässen Tic, Stottern Ohnmachten	(Zwanghaft-hysterisch, urethral gestört)
– Fluor vaginalis Adnexitis Habituelle Aborte – Urtikaria	Globusgefühl Lähmungen Menstruationsbeschwerden	Hysterische Dämmerzustände Frigidität Impotenz Arbeits- und Kontaktstörungen Homosexualität Lesbiertum Transvestitismus	Rollenspiele Fragesucht des Kindes Verstärkte Onanie	Phallisch gestört → hysterische Struktur

3.2 Psychoanalytische Theorien der Psychosomatik

3.2.1 Konversionsmodell

DEFINITION

Die Konversion beschreibt die Körpersymptome, die Teil eines körperlich-symbolisierenden Ausdrucksgeschehens sind. Sie können als Ersatzbefriedigungen und Kompromißbildungen aufgefaßt werden und eine teilweise Spannungsabfuhr ermöglichen.

CHARAKTERISTIKA:

Ein Konversionssymptom entsteht, wenn:
- ein Triebwunsch mit einer inneren Norm in Konflikt gerät und zu einer „unverträglichen Vorstellung" führt, die
- aus dem Bewußtsein verdrängt werden muß und
- der Konflikt sexueller Natur ist.
- Wird dieser Triebwunsch reaktualisiert und kann die psychische Bearbeitung (Unterdrückung und Verdrängung) nicht mehr aufrechterhalten werden, erfolgt eine *Konversion,* eine „Wendung in die somatische Innervation", die
- in einem körperlichen Symptom resultiert. Das Symptom bringt den zugrundeliegenden Triebwunsch wie dessen Verbot in einem Kompromiß verschlüsselt *symbolisch* zum Ausdruck, hat also eine Kommunikationsfunktion und ist verstehbar. Psychische Energie wird im Symptom gebunden, hält die unverträgliche Vorstellung unbewußt zurück, erfordert aber zusätzliche Aufmerksamkeit und führt sekundär zu verstärkter libidinöser Besetzung – gleichzeitig also Befriedigungs- und Bestrafungscharakter.
- Es gibt ein „somatisches Entgegenkommen" nach Freud: körperlicher Faktor für „Organwahl" (genetische Disposition, Überbeanspruchung, besondere Körpererfahrungen aufgrund frühkindlicher Erfahrungen).

BEISPIELE:

- hysterischer Anfall,
- hysterische Lähmung,
- hysterische Gangstörung,
- hysterische Gefühlsstörung,
- hysterische Blindheit und Taubheit,
- Schwitzen, Erröten, Schwindelanfälle,
- Herzattacken, Erstickungsnot.

SYMPTOMBILDUNG BEI DER KONVERSION (AUS ADLER 1984)

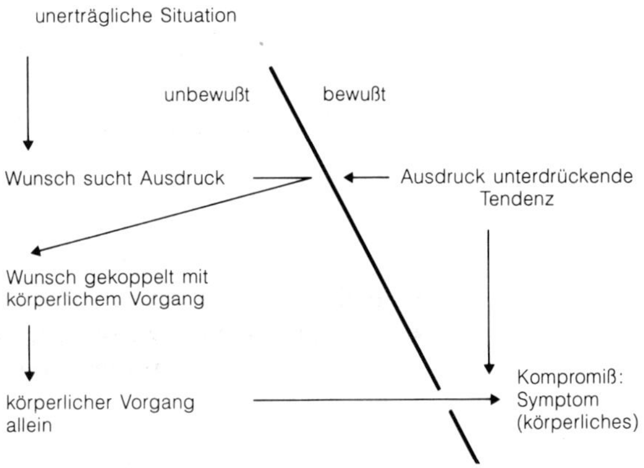

3.2.2 Modell nach Schultz-Hencke

Für die seelische Entwicklung sind 6 Antriebsarten wichtig. Bei übermäßiger Härte oder Verwöhnung können sich dementsprechend verschiedene Formen von Gehemmtheit ausbilden:

- intentionale Gehemmtheit:
  - Trennung von Mutter und Kind in den ersten Lebensmonaten;
  - die Welt bleibt kalt und leer, hat keinen Aufforderungscharakter;
  - das Kind bleibt gleichgültig, scheu, freud- und lieblos;
- oral-kaptative Gehemmtheit:
  - Erlebnislücke bezüglich Habenwollen und Begehren,
  - keine Wünsche;
- anal-retentive Gehemmtheit:
  - Kind muß alles gleich hergeben, verschenken, kann nichts für sich behalten,
  - Angst vor Liebesverlust, wenn es nicht hergibt;
- aggressive Gehemmtheit:
  - Spiel- und Handlungsimpulse eingeschränkt,
  - Körperbeweglichkeit oft eingeschränkt, steif, starr;
- urethrale Gehemmtheit:
  - Kind kann nicht impulsiv und unbekümmert handeln,
  - latente Ehrgeiz- und Leistungshaltung;
- sexuelle Gehemmtheit:
  - Interesse an Sexualität, Zeugung, Geburt wird unterdrückt,
  - Quälkinder; Wissensdurst auf andere Gebiete verschoben.

Diese Hemmungen haben oft eine Organsprache, eine körperliche Entsprechung.

3.2.3
Modell nach Alexander/Schultz-Hencke

Bestimmte Antriebserlebnisse beinhalten bestimmte Organbewegungen:

- intentional: Haut, Tiefensensibilität, Sinnesorgane;
- oral-rezeptiv: Gefüttertwerden;
- oral-kaptativ: sich-nehmen, saugen, beißen;
- anal: Festhalten am Besitz, retentiv;
- anal-ausstoßend: weggeben, hingeben, unterwerfen, protestieren, Aggressivsein;
- genital-phallisch: penetrieren, Motorisch-expansivsein.

= psycho-physischer Parallelismus (Gleichzeitigkeitskorrelation),
= seelische Reaktionen mit leiblichen Gefühlen verbunden.

3.2.4
Modell der Gleichzeitigkeitskorrelation (Aus Zander 1978)

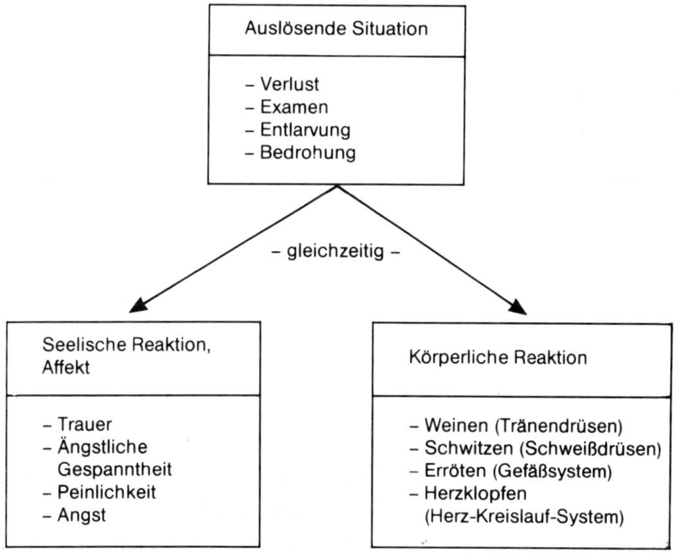

Drei körperliche Vorgänge werden aus psychologischen Quellen gespeist:

- willkürliche Verhaltensweisen (wie Nahrungsaufnahme bei Hunger),
- Ausdrucksinnervation (emotionale Zustände, die im Körperlichen Energie abführen wie Weinen, Lachen, Erröten, Gestik),
- vegetative Reaktionen auf emotionale Zustände:

Modell der Entstehung psychosomatischer Krankheitsbilder (aus Zander 1978)

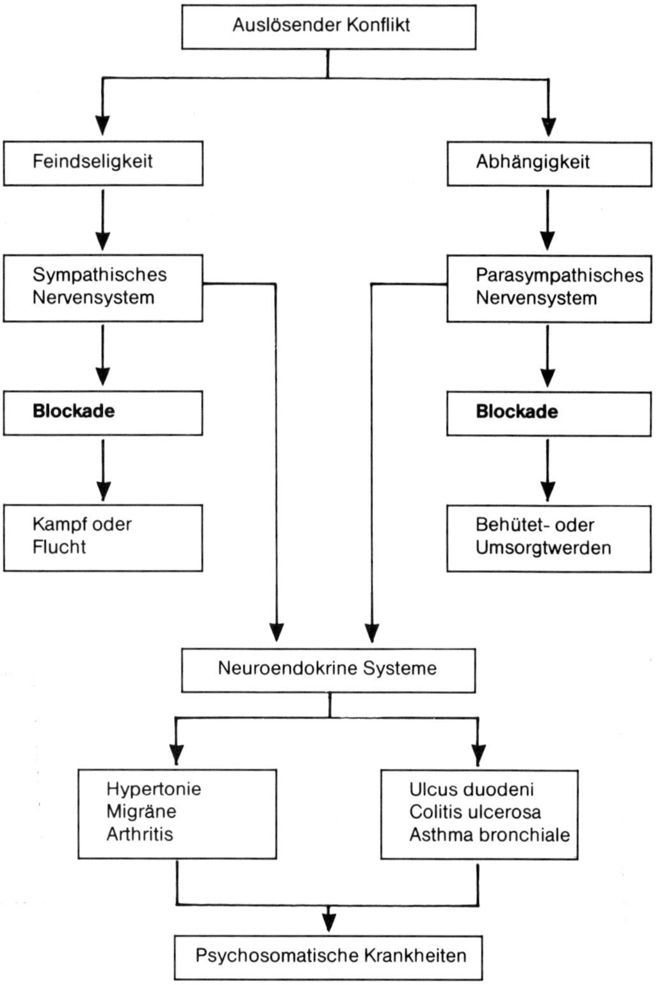

- *Sympathikus:* Vorbereitung auf Kampf, Flucht, Konkurrenz-, Aggressions-, Feindseligkeitshaltungen, Dauererregung ohne Vollzug der Fluchtreaktion (z. B. Migräne, Hochdruck).
- *Parasympathikus:* Restitution, Aufbau, Frieden, vegetativer Rückzug im Abhängigkeitszustand, bei Hilfesuche (z. B. Durchfall bei Gefahr statt Handeln), regressive Strebungen (z. B. Ulkuskranke übertrieben tätig, aber abhängig).

Psychosomatische Erkrankungen durch chronisch vegetative Erregungen: Krankheitsspezifische psychodynamische Grundkonflikte entsprechen bestimmten vegetativen Erregungsmustern bei bestimmten Affekten und emotionalen Konfliktsituationen, Symptome entlasten nicht die verdrängten Affekte, sondern begleiten sie (z. B. Hypertonie begleitet die Wut). Spezifische Konflikte müssen herausgearbeitet werden (spezifische vegetative Konstellationen, aber kein spezifisches Persönlichkeitsbild).

3.2.5 Konzept der De- und Resomatisierung

RESOMATISIERUNG: Teil eines umfassenden Regressionsvorgangs des Ich mit Deneutralisierung von Libido und Aggression und Wiederauftreten von Primärprozessen.

- Entwicklungs- und Reifungsprozeß des gesunden Kindes ist ein Prozeß fortlaufender Desomatisierung.
- Erste Entwicklungsstufen unbewußt, leibnah, elementar.
- Spätere Entwicklungsstufen verbunden mit differenzierten Wahrnehmungsleistungen und Vorstellungen.
- Dynamischer Prozeß zwischen atopischer (örtlicher) und genetischer (zeitlicher) Progression und Regression.
- Kind beantwortet Angstsituationen global somatisch, verinnerlicht im Lauf der Reifung Schmerzen und Angst in Gedanken, Vorstellungen, Symbolen.
- Später: gerichtete, realitätsangepaßte Bearbeitungen.
- Desomatisierung: Überwindung diffuser Entladungsphänomene somatischer Art.
- Im Rahmen der Desomatisierung Neutralisierung von sexueller Libido und Aggressivität zu Ich-gerechten, realitätsangepaßten Leistungen.
- Symptombildung: topische und genetische Regression.
- Im Rahmen der Resomatisierung überwiegen präverbale Bedürfnisse (regressive Symptombildung).

DE- UND RESOMATISIERUNG VON AFFEKTEN

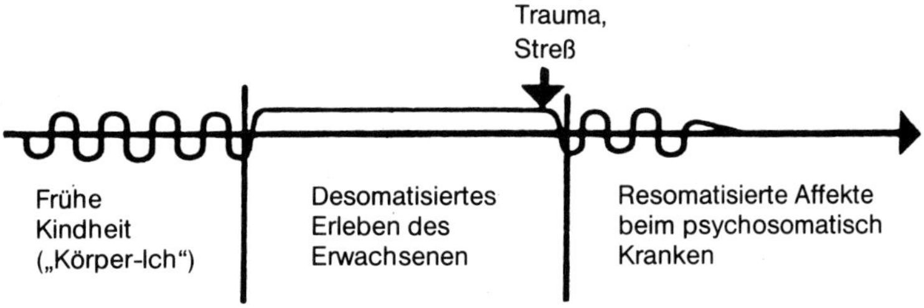

3.2.6 Konzept der zweiphasigen Verdrängung nach Mitscherlich

- Grundvoraussetzung von Leben und Krankheit ist die Gleichzeitigkeit von körperlichen und seelischen Prozessen.

- Der Mensch hat die Möglichkeit, in gravierenden Konfliktsituationen auf eine somatische Erkrankung auszuweichen.
- In schweren Krisen körperlicher Krankheit kann eine Neurose untergehen.
- Vor der organischen Symptombildung steht ein Konfliktlösungsversuch mit psychischen Mitteln.
- Bewältigung einer Krise:
  - 1. *Phase:* Mobilisierung psychischer Abwehrkräfte mit neurotischer Symptombildung um den Preis der Einengung des Ich.
  - 2. *Phase:* Bei anhaltender Dauerbelastung Verdrängung und Verschiebung in körperliche Symptome.
- Bei Therapie der Psychosomatosen umgekehrter Weg mit Aktualisierung des neurotischen Konflikts möglich.

CHRONIFIZIERUNG PSYCHOSOMATISCHER KRANKHEITEN: MODELL DER ZWEIPHASIGEN VERDRÄNGUNG (AUS MITSCHERLICH 1953/54)

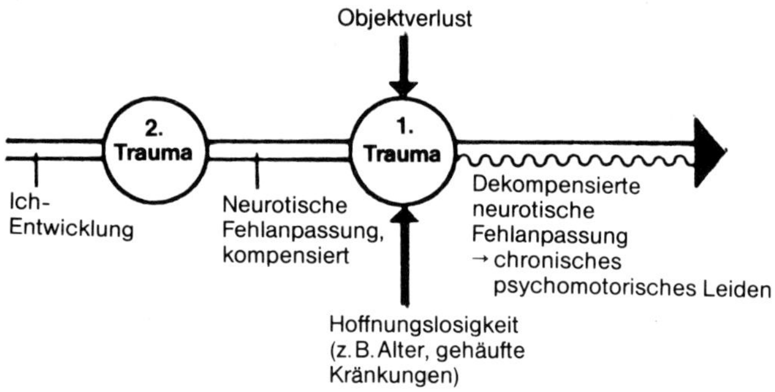

3.2.7 Alexithymiekonzept

DEFINITION

Unvermögen, Gefühle richtig zu beschreiben.

„PENSÉE OPÉRATOIRE" (AUTOMATISCH-MECHANISTISCHES DENKEN):

- archaisches, primärprozeßhaftes Denken, verhaftet im Konkreten und Aktuellen,
- verknüpft mit sensorischen Aktivitäten, mündet nicht in psychisches Geschehen ein,
- kein differenziertes Urteil, nur „ja" und „nein", Bericht „abspulen", keine Zeitvorstellung,
- Sprache verarmt, formelhaft, übliche Syntax fehlt,
- der Norm angepaßt – „man", keine Widersprüche,
- Leben auf Sparflamme
- „vie opératoire": automatisch-mechanistisches Leben (Schutz vor Überflutung durch Reize in Krisensituationen),
- „relations blanches": leere Beziehungen, ohne Phantasie.

REDUPLIKATION:

Der andere ist psychisch unkonturiert, unprofiliert:
- Tendenz, Objekte nach dem Muster des eigenen, nichtstrukturierten Selbst wahrzunehmen,
- primärer Anpassungsmechanismus, schützt vor Spannungen und Konflikten,
- Mechanisierung der Objektbeziehungen.

„INHIBITION FANTASMATIQUE DE BASE“ (UNFÄHIGKEIT ZU PHANTASIEREN):

- psychische Leere,
- sozial (über)angepaßt,
- Handlungen stereotypisiert,
- Verhalten wie „jedermann“,
- Gegenübertragung: Enge, Müdigkeit, Erschöpfung, Leere.

MECHANISTISCHER TRAUM:

- banale Träume ohne Phantasien,
- seltene Träume.

STÖRUNGEN DER INTEGRATION DES KÖRPERSCHEMAS:

Störungen
- der Lateralität,
- der Orientierung im Raum,
- des Zeitgefühls,
- des binokularen Sehens.

MECHANISTISCHE ZEICHNUNGEN:

- bleiben in Zweidimensionalität,
- flach, ohne Tiefendimension.

WESENSMERKMALE:

- eingeschränktes Einsichtsvermögen,
- Unfähigkeit, neues emotionales Verhalten zu erlernen,
- verarmte Phantasiewelt,
- Störungen im affektiven Erleben,
- schizoide Kontakte,
- Verhaltensnormalität.

Aufgrund von neurotischen Verleugnungsprozessen+primär emotionalem Defekt+kongenitalen biologischen Defekten:
Fasern des limbischen Systems (Organisation der Gefühle) zum Neurokortex (bewußte Regulation der Gefühle) gestört.

3.3 Andere Theorien

Systemischer Aspekt einer psychosomatischen Erkrankung (aus Mangold 1986)

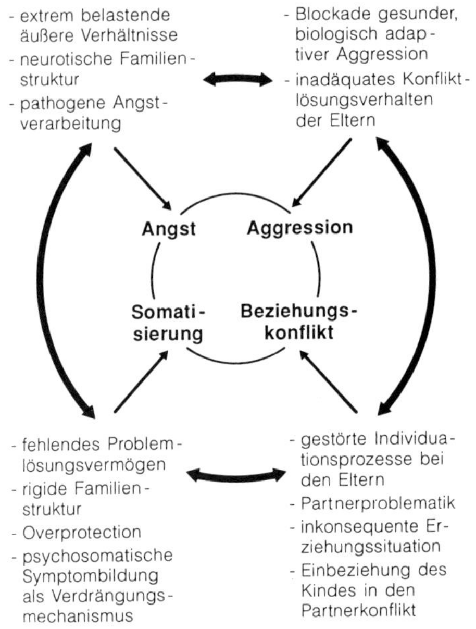

3.3.1 Lerntheorien – Verhaltenstherapie (psychosomatische Modellvorstellung)

- Psychische Störung: gelernte, fehlangepaßte Verhaltensweise.
- Psychosomatische Störung: gebahnter Ablauf (mit afferentem und efferentem Schenkel und zentraler Umschaltung).
- Das affektive Verhalten bezieht körperliche Reaktionen auf autonomem und endokrinem Gebiet mit ein (es kommt zu Gewebsschädigungen – wie nach anderen Theorien auch!);
  z. B. *Ulcus pepticum:* bestimmte Affekte führen zur Erhöhung der HCl-Pepsin-Gastrin-Sekretion (durch Angst- und Vermeidungssituationen) – damit Möglichkeit für eine psychische Störung.
- Bedingung für eine Erkrankung: einem aversiven Reiz oder Konflikt ununterbrochen ausgesetzt sein.
- *Aber:* Es bestehen Unterschiede in den autonomen Reaktionen des Individuums auf verschiedene Belastungsformen.
- Problem der Organwahl: Es gibt individuelle Unterschiede in den Mustern vegetativer Reaktionsbereitschaft auf Belastungen.

Krankheiten, bei denen die Lerntheorie eine wichtige Rolle spielt:

- Ängste, Phobien,
- Zwangshandlungen, Tics, Stottern,
- hysterische Reaktionen,
- Anorexia nervosa (bei Monosymptomatik), auch Adipositas,
- Monosymptomatik mit der Unmöglichkeit, konfliktaufdeckend zu arbeiten,
- Psychosen (Schizophrenien),
- schwere Verhaltensstörungen bei Kindern,
- in der Rehabilitation.

Formen der Verhaltenstherapie:

- Konditionierungstechniken
  - Entspannungsverfahren
  - Gegenkonditionierung (z.B. Beseitigung der Angst, indem sich der Patient in entspanntem Zustand angstauslösende Stimuli vorstellt),
  - Negative Übung (Extinktion bedingter Reflexe), z.B. bei Tics dadurch, daß man den Patienten dazu bringt, willentlich das zu tun, was er eigentlich nicht will (paradoxe Intention).
  - Aversionstechniken (z.B. bei der Raucherentwöhnung bringt der Patient Rauchen gedanklich mit Erkrankung in Verbindung)
- Lernen am Erfolg
  - erwünschte Reaktionen werden belohnt (positive Verstärkung; z.B. bei Stotterern, die Verstärkung (Lob und Aufmerksamkeit des Therapeuten) erhalten dafür, wenn sie rhythmisch und in Silben sprechen lernen),
  - unerwünschten Reaktionen wird Belohnung verweigert (Löschung oder negative Verstärkung; z.B. der Therapeut schenkt dem keine Aufmerksamkeit, wenn der Patient erneut zu stottern beginnt),
- Modellernen (z.B. der Patient kann an einem Modell beobachten, wie man sich durchsetzt)
- kognitive Umstrukturierung (z.B. der depressive Patient lernt, persönliche Erfolge besser zu erkennen und stärker zu bewerten)
- Methoden zur Verbesserung des „Selbstmanagement" (z.B. Förderung von Selbstbeobachtung und Selbstverstärkung)

Sämtliche Verhaltensweisen sind beobachtbar; kognitives Verhalten (Denken) unterliegt gleichfalls den Lerngesetzen.
Psychische Störung als erlernte, fehlangepaßte Verhaltensweise.
Bei Entstehen und Fortbestehen psychischer Störungen spielen Lernprozesse eine entscheidende Rolle.
Der Einfluß von Erbanlagen wird nicht berücksichtigt, individuelle Entwicklung wird als Lerngeschichte betrachtet.

Zur Erklärung psychischer Störungen werden die Lerngesetze herangezogen.

Definition („bedingter Reflex“)

- Unter bestimmten Bedingungen erworbener Reflex (konditioniert, im Gegensatz zum natürlichen, unkonditionierten Reflex),
- elementarste Form einer individuell erworbenen Reaktionsweise,
- „Verwendung des bedingten Reflexes z.B. bei der Dressur“,
- existiert bei praktisch allen Körperfunktionen (Herz, Gefäße, Magen-Darm-Trakt, Wärmehaushalt, Nierenfunktion, Stoffwechsel).

Vorteile:

- Verhaltensstörungen tierexperimentell auslösbar („experimentelle Neurosen“), z.B. durch Koppelung eines unbedingten Reflexes (Angstreaktion infolge von Schmerz) mit einem auslösenden Reiz (Anblick eines neutralen Gegenstandes); infolge wiederholter Koppelung (Konditionierung) löst der ursprünglich neutrale Gegenstand nun gleichfalls Angst aus;
- Möglichkeit, dem Anspruch der Wissenschaftlichkeit gerecht zu werden;
- eine große Anzahl von Krankheiten kann mit gleichen oder ähnlichen Techniken der Verhaltensänderung angegangen werden (bei geringem Konfliktbewußtsein, bei Monosymptomatiken, bei eindeutigen, sonst schwer behandelbaren Verhaltensstörungen, z.B. bei Kindern).

Nachteile:

- keine eindeutige Theoriebildung über psychosomatische Entstehungsursachen; Schwierigkeiten der Lerntheorie, komplexes menschliches Verhalten ausreichend zu erklären (z.B. keine Erklärung komplexer symbolischer Vorgänge wie etwa des Denkens oder des Traumes),
- kein individuelles Eingehen auf persönliche Konfliktsituationen,
- Gefahr des Symptomwandels bei Verschwinden der aktuellen Symptomatik (z.B. bei der Adipositastherapie),
- keine Ergebnisse zur Stabilität von Verhaltensänderungen über einen längeren Zeitraum (sehr kurze Katamnesezeitpunkte).

3.4 Streßmodell

Psychosomatische Krankheiten als Reaktion auf Überlastung, Überforderung, Verlust des Gleichgewichts (der Homöostase) im Rahmen eines unspezifischen Adaptationssyndroms.

WICHTIGE PUNKTE:

- „Physiologische Schablone" (leibseelisches Reagieren als Ganzes):
  - autonomes Nervensystem,
  - endokrine Funktionen,
  - humorale Faktoren im Vordergrund.

  Bei Streß steigen biochemische Parameter:
  - der Hypophysen-Nebennieren-Achse: ACTH, Kortisol, Glukokortikoide;
  - im Serum: Cholesterin, Triglyzeride;

  Immunitätslage ändert sich, enge Kohärenz zur Umwelt.
- Psychosomatische Krankheiten als Antwort auf körperliche und seelische Reize (Seelisches gleichwertig mit Körperlichem!).
- Streß:
  - körperlich: Lärm, Kälte etc.,
  - seelisch: z. B. Hospitalismus des Säuglings.

Zunehmend wichtig ist die Frage nach der subjektiven Wertigkeit der Stressoren: „psychosozialer Streß".
Sprache: „Gestreßtsein".
Kritik: Konflikt ist entindividualisiert, Frage der persönlichen Motivation ausgelassen.
Streß: körperlicher oder seelischer Zustand der Belastung.
Stressor: Streß erzeugender Faktor.
Streßreaktion: Antwort des Organismus auf den Stressor.
Antwort auf Streß: Adaptationssyndrom (Anpassung):

- Alarmstadium mit Schockreaktion und Gegenschockphase,
- Abwehrreaktion (Resistenz- oder Anpassungsphase),
- fortdauernde Belastung führt zum Erschöpfungsstadium mit völliger Verausgabung der Anpassungsenergie und chronifizierten Erkrankungen wie Hypertonie, Gefäßerkrankungen, Herzinfarkt (tierexperimentell nachgewiesen).

Seelische Stressoren: Reaktionen des Säuglings auf Trennung von der Mutter (Spitz 1967), Extrembelastung im Konzentrationslager.
Wolff (1950) betont den „life stress" und bezieht die Vielschichtigkeit der modernen Zivilisationsbelastungen mit ein.

Engel (1976) betont die Reaktion der Hilf- und Hoffnungslosigkeit (in Verbindung mit den Vorerfahrungen in der frühen Kindheit) auf Verlust oder drohenden Verlust eines Objekts.
Distreß: Dekompensation.
Eustreß: normale Belastung ohne schädliche Folgen.

ZENTRALNERVÖSE STEUERUNG DER STRESSREAKTION (AUS HEIM 1986)

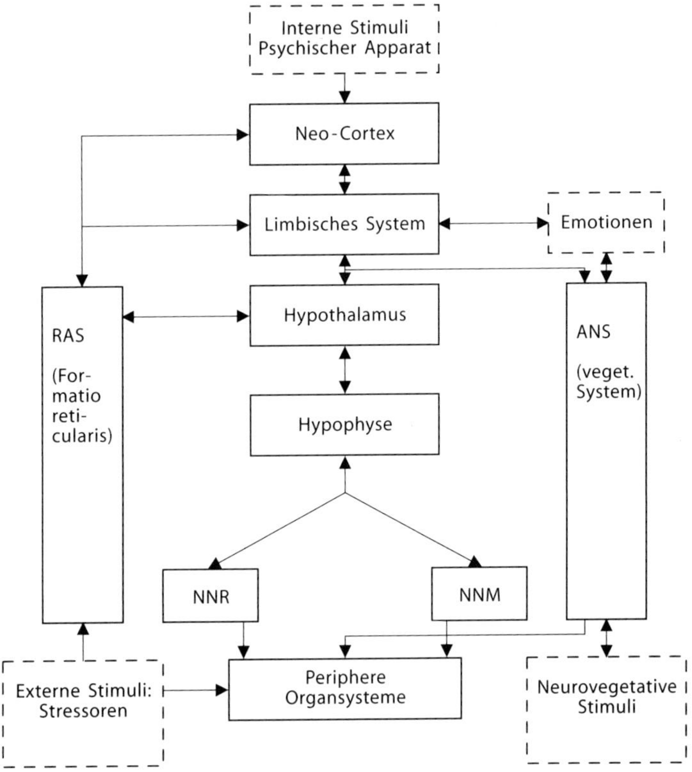

ABHÄNGIGKEIT DER NEUROENDOKRINEN REAKTION VON SOZIALER KONTROLLE RESP. KONTROLLVERLUST (AUS HEIM 1986)

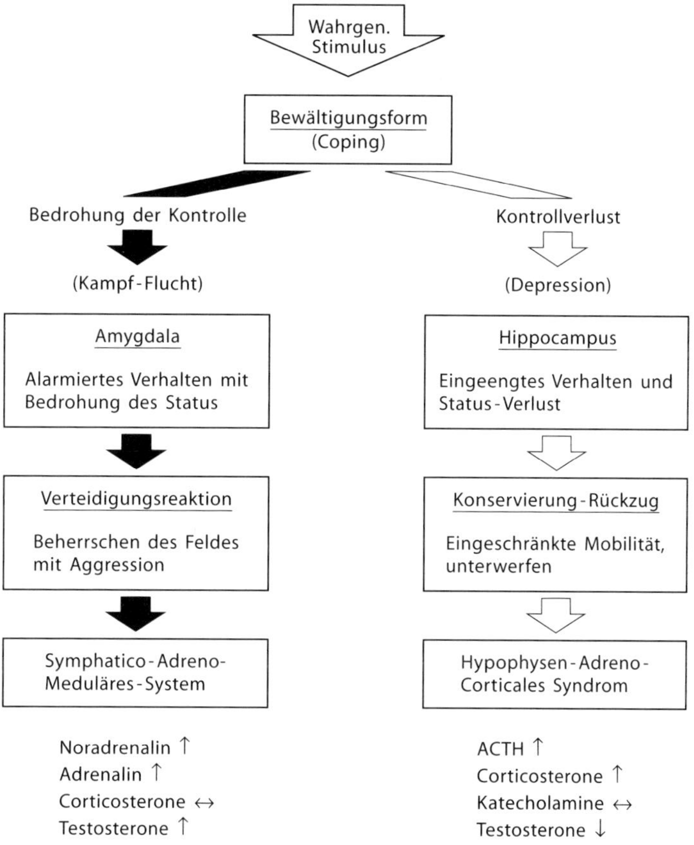

Literatur

Adler R (1984) Konversion: Mimikry somatischer Symptome. Schweiz Med Wschr 114:1814–1818

Alexander F (1971) Psychosomatische Medizin. de Gruyter, Berlin

Alexander F, French TM, Pollack GH (1968) Psychosomatic speciality, vol 1: Experimental study and results. Univ of Chicago Press, Chicago

Blöschl L (1970) Grundlagen und Methoden der Verhaltenstherapie. Huber, Bern

Engel GL (1976) Psychisches Verhalten in Gesundheit und Krankheit. Huber, Bern

Freud S (1952) Studien über Hysterie (Gesammelte Werke, Bd 1. Imago, London)

Heim E, Willi J (Hrsg) (1986) Psychosoziale Medizin 1 und 2. Springer, Berlin Heidelberg New York Tokyo

Klußmann R (1979) Diagnostik bei Verdacht auf psychogene Organsymptome – Psychosomatik. In: Hadorn W, Zöllner N (Hrsg) Vom Symptom zur Diagnose. Karger, Basel

Kraiker C (Hrsg) (1974) Handbuch der Verhaltenstherapie. Kindler, München

Mangold B (1986) Psychosomatik „nicht-epileptischer“ Anfälle im Kindes- und Jugendalter. In: Zauner J, Biermann G (Hrsg) Klinische Psychosomatik von Kindern und Jugendlichen. Reinhard, München
Marty P, de M'Uzan M, David C (1957) L'investigation psychosomatique. Presses Universitaires, Paris
Meermann R, Vandereycken W (Hrsg) (1991) Verhaltenstherapeutische Psychosomatik in Klinik und Praxis. Schattauer, Stuttgart
Mitscherlich A (1953/54) Zur psychoanalytischen Auffassung psychosomatischer Krankheitsentstehung. Psyche (Stuttg) 7:561–578
Mitscherlich A (1961/62) Anmerkungen über die Chronifizierung psychosomatischen Geschehens. Psyche (Stuttg) 15:1–25
Schmidbauer W (1972) Psychosomatik. Hoffmann-La Roche, Grenzach
Schultz-Hencke H (1951) Lehrbuch der analytischen Psychotherapie. Thieme, Stuttgart
Schur M (1955) Comments on the metapsychology of somatization. Psychoanal Study Child 10:119–164
Selye H (1953) Einführung in die Lehre vom Adaptationssyndrom. Thieme, Stuttgart
Sifneos P (1975) Problems of psychotherapy of patients with alexithymic characteristics and physical disease. Psychother Psychosom 26:65–70
Spitz R (1967) Vom Säugling zum Kleinkind. Klett, Stuttgart
Wolff HG (1950) Life stress and bodily disease. Williams & Wilkins, Baltimore
Zander W (1978) Stress and Strain. Ciba-Geigy, Basel

Kapitel 4

Diagnostik und Therapie in der Psychosomatik

Das wichtigste Untersuchungsinstrument des Arztes bei der Abklärung psychosomatischer Erkrankungen ist das Gespräch. Psychologische Testverfahren können diese Untersuchung in manchen Fällen ergänzen.
In der psychosomatischen Medizin wird die Diagnose 3fach gestellt:
- klinisch-symptomatisch (d.h. traditionell-deskriptiv),
- dynamisch-strukturell (d. h. Konflikte, Wünsche, unbewußte seelische Abwehrmaßnahmen, Persönlichkeitsstruktur werden mit eingebracht),
- sozial (d.h. zwischenmenschliche Beziehungen, sozialer Status werden berücksichtigt).

In die psychosomatische Diagnose fließen 3 Ziele ein:
- Diagnostisches Ziel: Die der Krankheit zugrundeliegende neurotische Störung muß mit Hilfe positiver Kriterien nachgewiesen werden, indem ein schlüssiger Zusammenhang zwischen der krankheitsauslösenden Konfliktsituation, der äußeren Lebens- und inneren Erlebensgeschichte herausgefunden werden muß.
- Prognostisches Ziel: Es geht um die Frage, ob die Erkrankung mit Hilfe psychotherapeutischer Verfahren (und mit welchen) beeinflußbar ist.
- Das Ziel eines tragfähigen Arbeitsbündnisses zwischen Arzt und Patient ebenso wie zwischen dem Untersucher und dem weiterbetreuenden Kollegen.

4.1 Diagnostisches Vorgehen

Folgende Methoden haben sich zur Erstellung einer psychosomatischen Diagnose bewährt:
Im psychoanalytischen Erstinterview steht die Darstellung der persönlichen Problematik des Patienten – weniger der organische Befund – im Vordergrund. In der tiefenpsychologischen

Anamnese wird – stärker strukturiert – die persönliche (Er)lebensgeschichte des Patienten mit dem Krankheitsgeschehen deutlicher in Zusammenhang gebracht.
Das folgende Diagnoseschema macht dies deutlich:

Vorgehen bei der Erhebung der erweiterten Anamnese (aus Bräutigam 1973)

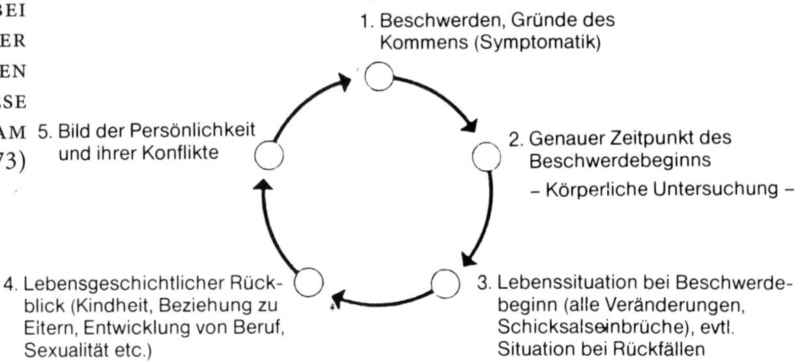

Anamnesenschema

Persönliche Daten:	Name
	Vorname
	geb.
	Familienstand
	Kinder
	Beruf

1. *Überweisungsmodus*
und
Einweisungsdiagnose
(subjektive Einstellung des Patienten zur stationären Aufnahme)

2. *Erscheinung, Auftreten, Szene*

3. *Beschwerden* (Symptomatik/Krankheitsverlauf)

A. *Spontangaben zur Symptomatik, evtl. zusätzliche Fragen nach:*
a) Wahrnehmungsstörungen
b) Stimmungslage
c) Zwangsvorstellungen, -impulse, -handlungen
d) Angst
e) Merkfähigkeit, Gedächtnis
f) körperliche Störungen, Appetit, Stuhl, Gewicht, Schlaf usw.

B. *Bisheriger Krankheitsverlauf*
(Verbesserung bzw. Verschlechterung der Symptomatik, bislang durchgeführte Behandlungen, z. B. Hospitalisierung)

4. *Auslösende Situation*
(Lebenssituation zum Zeitpunkt der Symptommanifestation)
a) Familie und Beziehungspersonen
b) berufliche Situation (Veränderungen, Pläne, Fehlschläge, Wünsche)
c) Besitzverhältnisse (Erbschaften, Ansprüche, Verpflichtungen, Schulden)
d) Besondere Erlebnisse (Krieg, Flucht, Gefangenschaft, politische Schwierigkeiten)

5. *Lebensgeschichte*
a) Aus welchem sozialen Milieu stammt der Patient
b) Charakteristik der Eltern
c) Stellung in der Geschwisterreihe und Beziehung zu den Geschwistern
d) Geburt, evtl. Schwangerschaftsverlauf, seelische Reaktion und Gesundheitszustand der Mutter, während und nach der Geburt
e) Auffälligkeiten in der frühen Kindheit (Primordialsymptomatik)
f) Verlauf der Kindheit
g) Späterer Lebensweg
(Schulische Entwicklung, Pubertät, Berufsausbildung, Loslösung vom Elternhaus, Sexualgeschichte)
h) Gegenwärtige Lebenssituation

6. *Psychodynamische Formulierung* (Fokus)

7. *Vorläufige Diagnose* mit Diagnoseschlüssel
(Symptom- und Strukturdiagnose)

8. *Prognostische Einschätzung*

9. *Therapieplan*

10. *Epikrise*

11. *Katamnestische Nachuntersuchung*
(Verlauf der Symptomatik, Symptomwandel, Verhaltens- und Strukturänderungen, evtl. Ergänzungen zur Anamnese)

VORGEHEN NACH MORGAN UND ENGEL

Besonders geeignet für die psychosomatische Untersuchung ist das Vorgehen nach Morgan u. Engel. Dabei kommt es darauf an:

- ein tragfähiges Arbeitsbündnis zwischen Arzt und Patient aufzubauen,
- die biographische Situation des Patienten bei Ausbruch der Erkrankung und deren Wirkung auf den Patienten und dessen Umgebung zu erfassen,
- die Beschwerden des Patienten und das zugrundeliegende Krankheitsbild im Sinne einer vorläufigen Diagnose zu erhellen.

In der Diagnostik werden folgende Gesichtspunkte berücksichtigt:

- jetziges Leiden des Patienten,
- persönliche Anamnese einschließlich aller früheren Erkrankungen,
- Familienanamnese,
- Entwicklungs- und Sozialanamnese unter besonderer Berücksichtigung der zwischenmenschlichen Beziehungen,
- Systemübersicht.

Diese erweiterte Anamnese umfaßt folgende diagnostische Handlungsschritte:

1. *Schritt:* Der Arzt begrüßt den Patienten, stellt sich vor und erklärt seine Rolle als Arzt.
2. *Schritt:* Der Arzt erkundigt sich nach dem augenblicklichen Befinden des Patienten.
3. *Schritt:* Der Arzt fordert den Patienten auf, seine Beschwerden zu schildern.
4. *Schritt:* Der Arzt analysiert zusammen mit dem Patienten die Symptome entsprechend der Reihenfolge ihres Auftretens, achtet auf ihre Merkmale und Wechselbeziehungen (Lokalisation, Qualität und Intensität der Beschwerden, zeitliche Zusammenhänge, eventuelle Begleitumstände und -symptome und Einflüsse, welche die Beschwerden verstärken oder lindern). Spontane Äußerungen des Patienten zu begleitenden Lebensumständen, früheren Krankheiten, zum Gesundheitszustand der Familie und zu zwischenmenschlichen Beziehungen werden sorgfältig beachtet.
5. *Schritt:* Der Arzt versucht, frühere Leiden des Patienten zu verstehen, indem er zurückfragt und an Erwähntes anknüpft.
6. *Schritt:* Der Arzt fragt nach dem Gesundheitszustand der Familienmitglieder und deren Beziehungen untereinander.
7. *Schritt:* Der Arzt erkundigt sich nach den jetzigen Lebensumständen des Patienten, nach seiner Entwicklung und bezieht sich auf bereits Gesagtes.

8. *Schritt:* Der Arzt fragt systematisch nach Beschwerden in jeder Körperregion (Systemübersicht).
9. *Schritt:* Der Arzt fragt den Patienten, ob er noch etwas von sich aus hinzufügen oder fragen möchte und vergewissert sich, ob der Patient ihn verstanden hat. Darüber hinaus erklärt der Arzt dem Patienten die weiteren Untersuchungen.

Zusammengefaßt setzt sich die psychosomatische Diagnose aus folgenden Punkten zusammen:
1. Klinische Anamnese;
2. körperliche Untersuchung;
3. psychologische Untersuchung:
   - psychosoziale Faktoren,
   - Auffinden positiver Kriterien für eine psychogene (Mit)verursachung am Krankheitsgeschehen mit Hilfe von:
     - allgemeinen Kriterien: Charakter des Symptoms, psychische Auffälligkeiten, psychogene Begleitsymptome;
     - speziellen Kriterien: auslösende Konfliktsituationen, Persönlichkeit des Patienten und dessen Entwicklung, psychosoziale Bedingungen (aktuell und lebensgeschichtlich).

Richtlinien für das Gespräch

Für den Untersucher ist es günstig, wenn er sich an folgende Richtlinien für das Gespräch erinnert: es ist günstig, wenn er:
- mit einer allgemein gehaltenen Frage das Gespräch eröffnet („Was führt Sie zu mir?"),
- mehr offene als geschlossene Fragen stellt,
- erst zuhört, bevor er Fragen stellt,
- Fachausdrücke, Schlagwörter und Wertungen vermeidet,
- Monologe durch ein Gespräch ersetzt,
- selber ruhig ist und sich nicht stören läßt,
- seine eigenen Gefühlsregungen im Gespräch beachtet,
- den Gesundungswillen und die Motivation des Patienten vorsichtig stärkt und Beruhigungen nur gezielt und sparsam einsetzt,
- das „Arbeitsbündnis" stärkt und die beiderseitige Verantwortung zum Ausdruck bringt,
- nachfragt, ob der Patient ihn verstanden hat,
- das Wichtigste des Gesprächs zusammenfaßt,
- sich nicht durch einseitige Symptomorientierung verleiten läßt,
- das Gespräch strukturiert, aber nicht einengt und sich mit seinen Einwänden auf den situativen Zusammenhang einstellt.

Diese Art der Anamneseerhebung erfordert Zeit, die aber bei der Behandlung wieder eingespart wird, weil durch das Gespräch eine tragfähige Vertrauensbasis geschaffen worden ist. Es sei jedoch darauf hingewiesen, daß ein intellektuelles Verstehen dieser Anamnesetechnik eine erfolgreiche Durchführung nicht gewährleistet. Dazu gehören das Wissen um somatische Vorgänge, Kenntnisse in der Entwicklungs- und Neurosenlehre und insbesondere die Selbsterfahrung (Wissen und Erfahren eigener Probleme), durch die Übertragungs- und Gegenübertragungsphänomene (also das Erleben frühkindlicher Erfahrungen am anderen) erst registriert und richtig eingeordnet werden können.

Im psychotherapeutischen Gespräch wird der Patient nicht nach Lebens- oder Krankheitsdaten ausgefragt. Er wird vielmehr ermuntert, über seine Lebenssituation zu berichten. Dabei ist es günstig, ihn nicht nur Urteile über seine Umgebung aussprechen zu lassen. Er sollte möglichst eingehend aus dem eigenen Erleben heraus schildern. Dies kann jedoch nur gelingen, wenn er den Eindruck gewinnt, daß ihm der Untersucher aufmerksam zuhört und daß er ihn versteht. Das erreicht der Arzt dadurch, daß er sich mit seinen eigenen Äußerungen zurückhält, von sich selbst möglichst nichts berichtet, auch keine Urteile fällt. Sein eigener Lebensstil, sein Wertesystem dürfen nicht erkennbar werden, um keine Abhängigkeiten zu schaffen. Werden in dem Interviewer Emotionen (Ärger, Zuneigung, Neid usw.) frei, so ist es gut, diese einerseits nicht zu unterdrücken, sie aber andererseits auch nicht mitzuteilen. Vielmehr kann der Arzt die in ihm angesprochenen Gefühle diagnostisch mit verwerten. Das wird umso eher möglich sein, als sich im Laufe des Gesprächs Situationen einstellen, in denen der Patient ähnliche Empfindungen unbewußt immer wieder konstelliert.

Hieraus wird deutlich, daß nicht nur direkte Mitteilungen von seiten des Untersuchten, sondern auch indirekte wichtig sind, wie etwa Nichterzähltes, plötzliche Unsicherheiten, Stockungen u. ä. Die nichtverbale Kommunikation wird in den diagnostischen Prozeß miteinbezogen. Hört der Arzt in diesem Sinne aufmerksam zu, so wird sich der Patient verstanden und angenommen fühlen. Ein derart geführtes Gespräch ist bereits ein therapeutischer Akt, manchmal sogar eine ausreichende Hilfe.

Die Haltung des Arztes und seine Grundeinstellung wird aus dem Diagramm deutlich:

Emotionelle und situative Voraussetzung bei der Anamnesenerhebung (aus Jaretzki 1980)

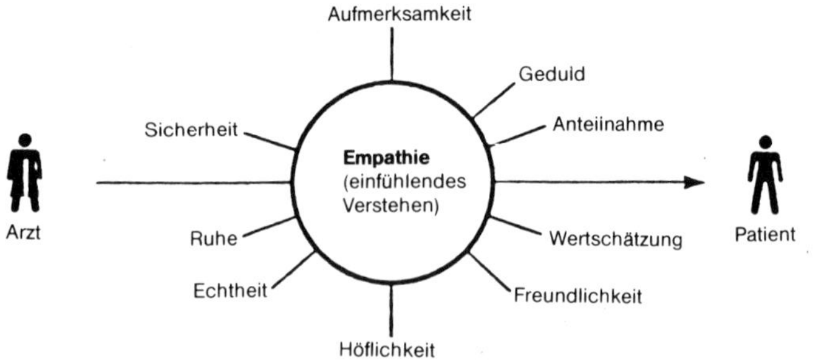

Entscheidend für eine psychosomatische Diagnosestellung ist die Frage, ob ein verstehbarer Zusammenhang zwischen dem Ausbruch der Erkrankung und der äußeren Lebens- und inneren Erlebensgeschichte vorliegt; es ist die Frage nach einer Versuchungs- und/oder Versagungssituation, in die die erkrankte Persönlichkeit geraten ist – und das meist aus inneren, ihr unbewußten Gründen. Diese konfliktauslösende Lebenssituation kann nur dann als krankheitsrelevant bezeichnet werden, wenn sie in das Gesamtschicksal, in die Lebens- und Entwicklungsgeschichte des Erkrankten hineinpaßt. Außer der Konfliktsituation muß also auch der lebensgeschichtliche Hintergrund des kranken Menschen deutlich werden: es ist die Frage nach der Persönlichkeitsstruktur bei Beginn der Erkrankung und zum Zeitpunkt der Untersuchung. Hierzu wiederum ist es nötig, die psychogenetischen Faktoren, die diese Persönlichkeit geprägt haben, aufzudecken.

Bei der Anamneseerhebung ist es wichtig, dem Patienten einen Freiraum zu geben. So ist es z.B. günstig, ihn außerhalb der Sprechstundenzeiten zu bestellen, ihm und dem Arzt selbst Zeit zu geben, das Telefon abzustellen, überhaupt keinerlei Störungen zuzulassen. Es sollte eine entspannte Atmosphäre in möglichst wenig steriler Umgebung geschaffen werden.

Inhalte der psychosomatischen Anamnese unter Berücksichtigung der wichtigsten Modellvorstellungen (aus Overbeck 1979, s. auch Kap. 3, S. 32–48)

Psycho Einbeziehung des Unbewußten		*Somatik* Keine Einbeziehung des Unbewußten
Psychosexuelle Entwicklung (Libidotheorie)	Narzißtische Regulation (Psychologie des Selbst)	„Somatik" (übliche klinische Anamnese)
Theorien und Modelle		Lerntheorie
• *Konflikt-Symptom-Kontext*		*Streßmodell*

- *Konflikt-Symptom-Kontext*
  - Konversionsmodell
  - psychophysiologisches Korrelat
  - Antriebserleben
- *Ich-Struktur*
  - De- und Resomatisierung
  - Alexithymie
  - Zweiphasige Abwehr
- *Objektbeziehungen*
  - Objektverlust mit Resomatisierung
  - Mechanistische Objektbeziehung (Alexithymie)
  - Behinderung der Selbst-Objekt-Differenzierung
- *Interpersonelle Zusammenhänge*
  - Familienorientierte Betrachtungsweise, pathologische Sozialisierungen
  - Fusionen, Funktionsverschränkungen
- *Gesellschaftliche Zusammenhänge*
  - Scheinlösung Krankheit
  - Pseudonormalität (Überangepaßtheit)
  - Krankheit als Anpassungsleistung des Individuums

SCHWIERIGKEITEN BEI DER ANAMNESE-ERHEBUNG

Schwierigkeiten beim Erheben einer erweiterten Anamnese ergeben sich bei Patienten, die nicht aus eigener Motivation heraus zum Psychosomatiker/Arzt kommen. Mangel an Leidensdruck, eine (möglicherweise auch iatrogen bedingte) Fixierung auf eine organische Ursache der Symptomatik, ein zu geringes Introspektionsvermögen, aber auch sprachliche Schwierigkeiten (z. B. bei Ausländern) machen eine eingehende psychologische Untersuchung oft unmöglich. Zu bedenken ist auch, daß sich Patienten mit psychogenen Organbeschwerden der Aufdeckung eines psychodynamischen Zusammenhanges - meist unbewußt - oft stark widersetzen. Das ist verständlich - denn gerade das Körpersymptom kann Ausdruck eines innerseelischen Konfliktes sein, der mit Hilfe der „Organsprache" bewältigt werden soll. So ist es eine Regel, daß der Arzt skeptisch sein muß, wenn der Patient ein deutliches Angebot für eine Psychogenese seiner Krankheit macht.

4.2 Behandlungsformen

ÜBERSICHT

- Konfliktzudeckende Verfahren:
  - Psychopharmakotherapie,
  - Suggestion, Persuasion,
  - *Verhaltenstherapie.*
- Übergang zu aufdeckenden Verfahren:
  - Psychodrama,
  - „Fünfminutentherapie" nach Balint,
  - *konfliktzentrierte Einzelgespräche,*
  - Logotherapie,
  - themenzentrierte Interaktion (TZI),
  - Transaktionsanalyse,
  - Gestalttherapie,
  - Bioenergetik,
  - Primärtherapie,
  - Narkoanalyse,
  - *katathymes Bilderleben,*
  - Gestaltungstherapie,
  - *autogenes Training,*
  - *Hypnose,*
  - *konzentrative Bewegungstherapie,*
  - paradoxe Intention,
  - funktionelle Entspannung.
- Aufdeckende Verfahren:
  - *psychoanalytische Einzeltherapie,*
  - *psychoanalytische Gruppentherapie,*
  - dynamische Psychotherapie (Dührssen 1972),
  - *Kurz-/Fokaltherapie,*

- *analytische Paartherapie,*
- *analytische Familientherapie,*
- *analytische Kinderpsychotherapie.*

4.2.1 Psychoanalyse

DEFINITION NACH FREUD 1920

Psychoanalyse ist der Name:
- eines Verfahrens zur Untersuchung seelischer Vorgänge, welche sonst kaum zugänglich sind;
- einer Behandlungsmethode neurotischer Störungen, die sich auf diese Untersuchung gründet;
- einer Reihe von psychologischen, auf solchem Wege gewonnenen Einsichten, die allmählich zu einer neuen wissenschaftlichen Disziplin zusammenwachsen.

Die Annahme unbewußter seelischer Vorgänge, die Anerkennung der Lehre vom Widerstand und der Verdrängung, die Einschätzung der Sexualität und des Ödipuskomplexes sind die Hauptinhalte der Psychoanalyse und die Grundlagen ihrer Theorie.

ALLGEMEINES:

- Hypnotisches Abreagieren wird durch die freie Assoziation ersetzt.
- Hinter manifestem Inhalt verbirgt sich ein latenter, dynamisch unbewußter Teil.
- Triebbedingte, verborgene Zielvorstellungen werden erhellt (in Träumen, Fehlhandlungen, allen Äußerungen).
- Wichtige Beziehungspersonen kommen über die Übertragung in die Behandlung.
- Erkennen und Beleuchten infantiler Verhaltensmuster.
- Widerstand hält verborgene Zielvorstellungen zurück.
- *Grundregel:* „Alles aussprechen".

TECHNIK:

- Konfrontation,
- Klärung des Konflikts,
- Deutung (als Herzstück der Analyse),
- Durcharbeiten nach Abbau von Widerständen.

WIRKUNG:

- Regression auf symbiotische Stufe (Setting!),
- Herstellung einer neuen, analytischen Dyade,
- Durcharbeiten dieser dyadischen Beziehung,
- Herstellen eines Realitätsbezugs.

FIKTIVER STANDARDVERLAUF DER PSYCHOANALYTISCHEN KUR

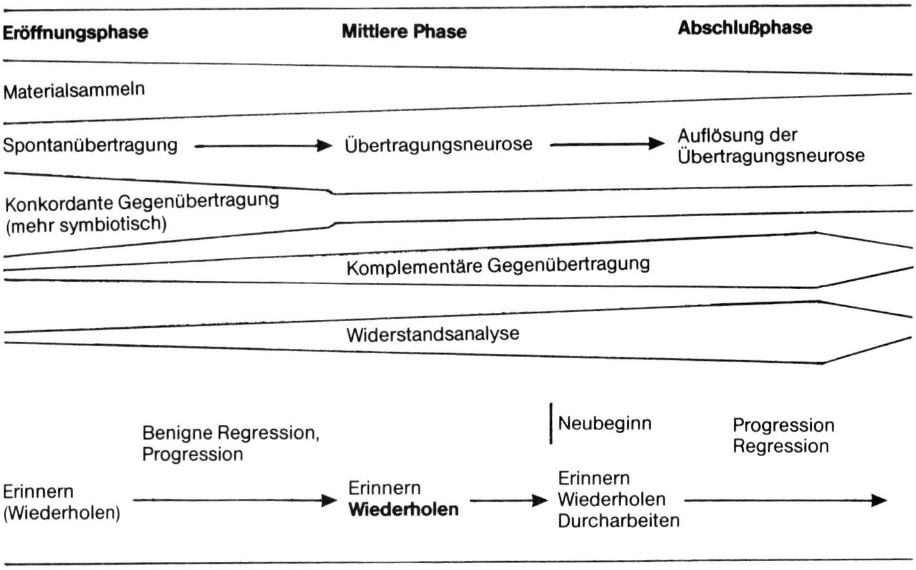

4.2.2 Analytische Kurz- oder Fokaltherapie

- Hauptkonflikt (Fokus) wird bearbeitet,
- umgrenzter Bereich des Erlebens und Verhaltens,
- Fokus bestimmt Therapieplan,
- aktive Behandlungstechnik,
- Konfrontation des Patienten.

VORGEHEN:

- Patient schildert Beschwerden,
- psychische Belastungssituationen breiter dargelegt,
- Arzt hört aufmerksam-empathisch zu,
- Arbeitsbündnis herstellen,
- Belastungsfaktoren aufnehmen und bearbeiten;
- Patient sucht selbst Konfliktlösungen:
  - Reaktionen auf Objektverlust,
  - narzißtische Kränkbarkeit,
  - Angewiesensein auf Schlüsselfiguren,
  - emotionale Ohnmacht;
- Therapeut (be)deutet, sucht roten Faden, faßt zusammen.

4.2.3 Analytische Gruppentherapie

DEFINITION

Latente pathogene Konflikte werden mit Hilfe der freien Assoziation erfaßt. Lösen der Konflikte durch:
- Deutende Bearbeitung von Übertragung und Widerstand,
- Bewußtwerden der symbiotischen Bedürfnisse und Phantasien der Patienten.

TECHNIK:

- zuerst Analyse des Einzelnen in der Gruppe (Gruppe hat dabei Verstärkerwirkung),
- dann Analyse der Gruppe als Ganzes (Gruppe als Person),
- bipersonale Beziehung: Therapeut - fiktives Gruppen-Ich.

ÜBERSICHT DER FORMEN DER GRUPPENPSYCHOTHERAPIE

- Aktivitätspsychotherapiegruppen: bei Kindern; Gestalttherapie nach Perls: Ausagieren der Affekte.
- Direkt-suggestive Gruppenpsychotherapie:
  - autogenes Training,
  - Gruppen werden gelenkt.
- Psychodrama:
  - Rollenspielmethode,
  - persönlichkeitsspezifische Konflikte mit Rollen bearbeitet.
- Sozialkommunikative Methode: Verbesserung der sozialen Wahrnehmung und Interaktion.
- Psychoanalytische Gruppentherapie: arbeitet mit freier Assoziation, Bearbeitung von Übertragung und Widerstand, Bewußtmachen symbiotischer Bedürfnisse und Phantasien.

JOHARI-FENTER: ZIEL DER GRUPPENPSYCHOTHERAPIE

- Veränderung in einem Quadranten berührt alle anderen.
- Verbergen in der Interaktion heißt Energieaufwand.
- Vertrauen erhöht Erkennungsvermögen, Bedrohung vermindert es.
- Durch interpersonales Lernen vergrößert sich Quadrant I.
- Je kleiner Quadrant I ist, desto schlechter die Kommunikation.
- Den andern respektieren, einen Bereich zu verbergen.
- Unbekannte Bereiche wecken Neugier; Sitten, Ängste halten sie in Schach.

BEGINN UND ZIEL EINER THERAPEUTISCHEN GRUPPE (AUS LUFT 1973)

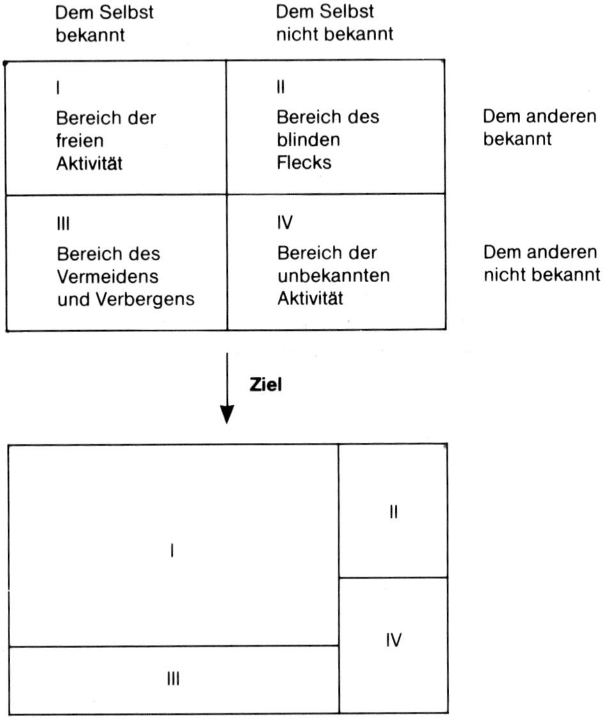

BEGINNENDE INTERAKTION IN EINER NEUEN GRUPPE (AUS LUFT 1973)

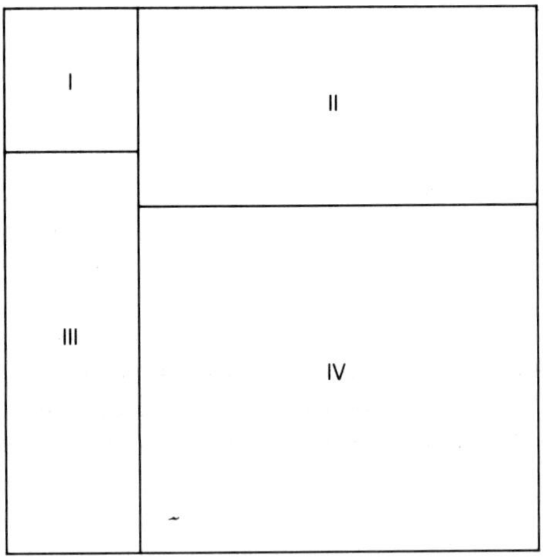

Interaktion zwischen Gruppen (aus Luft 1973)

	Der Gruppe bekannt	Der Gruppe nicht bekannt
Anderen Gruppen bekannt	I	II
Anderen Gruppen nicht bekannt	III	IV

Rangstruktur der Gruppenteilnehmer

- *Alpha:* Repräsentanz der Aktion gegenüber dem Gegner: „Ich repräsentiere die Gruppe" – Oberhaupt, Anführer.
- *Gamma:* Teilaspekt des Partizipierens, 3 Subpositionen:
  - identifikatorisch partizipierende Gammas: stimmen überein (Adjutant, Assistent),
  - komplementär partizipierende Gammas: ergänzen (Mitglied, Mitläufer),
  - kritisch überwachende partizipierende Gammas: eiferndes Überwachen (Beichtvater, Inquisitor).
- *Beta:* Beteiligung mit Einschränkung, auf Distanz:
  - bedingtes Pro: „Ja, aber ...",
  - bedingtes Kontra: „Nein, außer ...",
  - Schwankende: „Teils ... teils".

Rolle von Fachmann, Trainer, Kritiker, Rezensent, grauer Eminenz.

- *Omega:* Repräsentanz des Gegners, „Gegenalpha". Teilaspekt des Protestierens, auf der Basis der Schwäche (Sündenbock, Prügelknabe, Hofnarr).

4.2.4 Selbsthilfegruppen

Ziele

- Krankheitsbewältigung durch wechselseitig angebotene Hilfe (Laienhilfe) im psychischen und sozialen Bereich,
- krankheitsbezogene Informationen.

Einteilung der Selbsthilfegruppen

- Rehabilitationsgruppen (Brustamputation, künstlicher Darmausgang, Koronargruppen),
- Gruppen mit dem Ziel der Verhaltensänderung und der Verhaltenskontrolle (anonyme Alkoholiker, Drogenhilfe, „weight watchers"),
- Gruppen, die der Primärversorgung dienen (Rheumaliga, Diabetiker, MS-Patienten, Neurosekranke).

Gefahren des Scheiterns von Selbsthilfegruppen

- Wenn die Abgrenzung nach außen wichtiger ist als die persönliche Entfaltung („Sündenbockstrategie"),
- wenn kein einheitliches Gruppenziel besteht, die Teilnehmer oft wechseln,

- wenn das helfende Zusammengehörigkeitsgefühl fehlt,
- bei starker Ideologisierung und Überbetonen eigenen Fehlverhaltens mit Entstehen von Angst und Aggressionen.

ERFOLG DER SELBSTHILFEGRUPPEN

- Besserung der Beschwerden,
- Verbrauch von Medikamenten geht zurück,
- eine Symptomverschiebung tritt nicht ein,
- Vorbeugen einer Chronifizierung (durch ziel- und symptomgerichtete Behandlung in psychosomatischen (Kur)kliniken,
- signifikante Verminderung der Depressivität und der negativen sozialen Resonanz und eine Verminderung überstarker Über-Ich-Faktoren im Giessen-Test,
- deutlichere Entwicklung zur Autonomie und Bindungsfähigkeit (Interviews),
- zusätzliche Psychotherapie ergibt bessere Ergebnisse.

4.2.5 Familientherapie

DEFINITION

Gegenstand der Behandlung ist das Miteinanderumgehen zwischen Individuen in einer natürlichen Gruppe:

- Krankheit als Ausdruck einer Kommunikationsstörung,
- *aber auch:* jede Krankheit belastet das Familiensystem.

AUFGABEN:

- Erstellung einer Diagnose (Betrifft das Problem ein Mitglied oder die ganze Familie?),
- Veränderung der krankmachenden Beziehungen.

PATHOLOGISCHE BEZIEHUNGEN (5 PERSPEKTIVEN):

- bezogene Individuation (Bindung und Ausstoßung),
- Delegation (Aufladen von Problemen),
- Vermächtnis,
- Verdienst,
- Gegenseitigkeit („maligner Clinch“).

INDIKATIONEN:

- Psychosomatik:
  - Anorexia nervosa,
  - Colitis ulcerosa, M. Crohn,
  - Asthma bronchiale,
  - Herzphobie,
  - Herzinfarkt,
  - Diabetes mellitus,
  - je nach Familiensituation;
- Psychiatrie:
  - Schizophrenie,
  - Drogenabhängigkeit;
- Adoleszentenkrisen.

3 BEHANDLUNGS-KONZEPTE:

- psychoanalytisch orientierte Familientherapie (Aufdeckung und Durcharbeitung langfristig angelegter Familienkonflikte),
- strukturelle Familientherapie:
  - Therapeut stellt starke positive Bindung zu allen Familienmitgliedern her, gibt klare, konkrete Verhaltensanweisungen, orientiert sich ganz an aktuellen Konflikten,
  - bei psychosomatischen Erkrankungen bevorzugt (Anorexia nervosa, Asthma bronchiale, Diabetes mellitus)
- systemische Familientherapie (arbeitet nach systemtheoretischem Paradigma):
  - Therapeut strikt neutral, vermeidet jede Wertung oder Interpretation, arbeitet evtl. mit paradoxer Intervention.

4.2.6 Transaktionsanalyse (TA)

DEFINITION

Verbaler oder nichtverbaler Austausch von Information zwischen zwei Personen, zwei Ich-Zuständen.

- *Zuwendung:*
  - Stimulus, der von einem anderen Menschen ausgeht,
  - positiv: „Du bist o.k.",
  - negativ: „Du bist nicht o.k.".
- Vier Grundhaltungen:
  - „Ich bin o.k." – „Du bist o.k."
  - „Ich bin nicht o.k." – „Du bist o.k."
  - „Ich bin o.k." – „Du bist nicht o.k."
  - „Ich bin nicht o.k." – „Du bist nicht o.k."

  „Entscheidung" über die Grundhaltung „Ich bin o.k." oder „Ich bin nicht o.k." wird in der frühen Kindheit getroffen.
  Neue Entscheidungen können vom Erwachsenen-Ich zusammen mit dem Kind-Ich getroffen werden (therapeutischer Ansatz).
- *„Rabattmarken sammeln":* Negative Gefühle bei Transaktionen „sammeln" und eines Tages gegen Depressionen „eintauschen".
- *Strukturanalyse:* Erkennen verschiedener Ich-Zustände (die rasch wechseln können).
- *Spielanalyse:* Spiele als in sich geschlossene, wiederholbare Kommunikationsmuster mit berechenbarem Ausgang.
  Positionen: Opfer, Retter, Verfolger.
- *Skriptanalyse:* Skript = Lebensmanuskript = Leben von einem Manuskript gestaltet, von Eltern übernommen (oft von Namensgebung ausgehend), Skriptgefühle verleihen Geborgenheit, können aber eigene Freiheit einengen.
- *Ziel der Therapie:* Aufdecken der echten Gefühle (des wahren Selbst).

Persönlichkeit in einem Strukturdiagramm (aus Harris 1982)

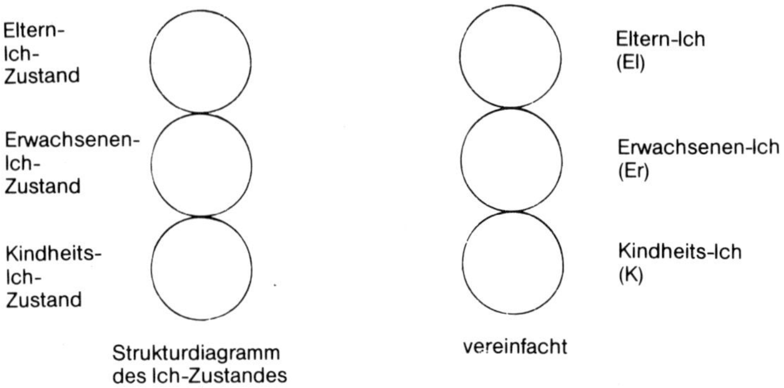

- *Eltern-Ich:* Inhalte entstehen bis zum 6. Lebensjahr (alle auf-oktroyierten, ungeprüften äußeren Ereignisse); enthält Einstellungen und Verhaltensweisen, die von äußeren Vorbildern übernommen wurden:
  - Ermahnungen, Regeln, Verbote, Gebote,
  - Botschaften (werden als Wahrheit aufgenommen!!),
  - Inhalte oft wie „Gebrauchsanweisungen".
- *Erwachsenen-Ich:*
  - hat nichts mit Alter zu tun,
  - objektives Sammeln von Informationen,
  - geordnet, anpassungsfähig, intelligent,
  - überprüft die Realität, schätzt Wahrscheinlichkeiten ein,
  - verarbeitet alles leidenschaftslos,
  - überprüft, ob Angaben aus Eltern-Ich stimmen, ob Gefühle aus dem Kindheits-Ich angemessen sind.
- *Kindheits-Ich:*
  - alle Impulse, die ein Kind von Natur aus hat+Aufzeichnungen früher Erfahrungen und der Reaktion darauf;
  - Reaktionen des kleinen Menschen auf das, was er sieht und fühlt; wenn Zorn stärker als Vernunft, gewinnen Gefühle die Oberhand;
  - positive Seiten wie Neugier, Kreativität, Abenteuerlust, Wissensdrang, Lust am Berühren, Fühlen usw.

Erwachsenen-Ich blockiert oder ausser Dienst gestellt (Psychose) (aus Harris 1982)

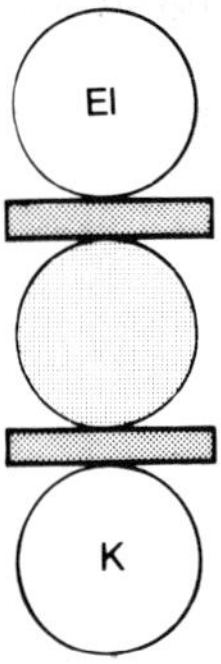

- Fehlende Realitäts-Wahrnehmung,
- Erwachsenen-Ich nicht funktionsfähig,
- Eltern-Ich und Kindheits-Ich äußern sich direkt, wirres Durcheinander.

ERWACHSENEN-ICH DURCH KINDHEITS-ICH GETRÜBT, ELTERN-ICH DABEI BLOCKIERT (PSYCHOPATH) (AUS HARRIS 1982)

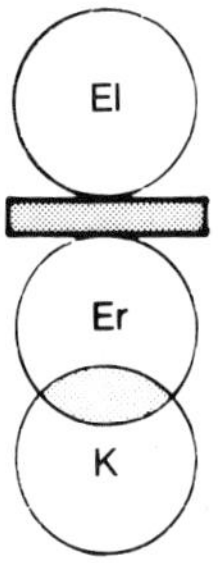

- Trübung des Erwachsenen-Ich durch das Kindheits-Ich bei Blockade des Eltern-Ich,
- gefährlich für Gesellschaft,
- Mensch ohne Gewissen, Psychopath,
- Erkennungsmerkmale: Mensch ohne Scham, Reue, Verlegenheit, Schuld.

ERWACHSENEN-ICH DURCH ELTERN-ICH GETRÜBT, MIT BLOKKIERTEM KINDHEITS-ICH (AUS HARRIS 1982)

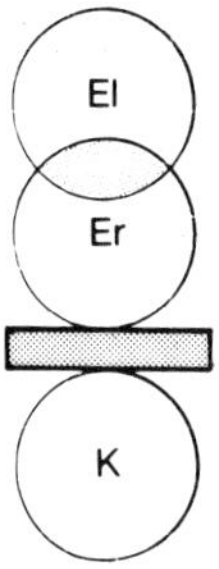

- Unfähigkeit zu spielen,
- Blockierung kindlicher Impulse,
- Angleichung des Erwachsenen-Ich an das Eltern-Ich („Werde endlich erwachsen", „Kinder soll man sehen, nicht hören", „Geh in dein Zimmer!"),
- völlige Anpassung, Fleiß, Anstrengung, Unterwürfigkeit, Befehlserfüllung.

4.2.7 Katathymes Bilderleben

DEFINITION

Psychotherapeutische Methode, strukturiert nach tiefenpsychologischen Gesichtspunkten. Primäre Grundlage ist die Imaginationsfähigkeit des Menschen (Tagtraumtechnik, Symboldrama).

BESONDERHEITEN

„Katathymer Zustand" gekennzeichnet durch:

- Senkung und gleichzeitig Einengung des Bewußtseins,
- Erhöhung der Suggestibilität,
- Aufhebung des Zeitgefühls,
- Schwächung der rationalen Anteile der Abwehr,
- „kontrollierte Ich-Regression",
- Abgabe der reifen Ich-Funktionen an den Therapeuten,
- Vertiefung der Versenkung durch die Imagination.

WIRKUNGSWEISE

(die imaginativen Inhalte werden von 3 Determinanten bestimmt):

- die unbekannte/unbewußte, das Bild gestaltende Affektkonstellation,
- die genannte/bewußte Motivvorstellung als Kristallisationskern für die konfliktträchtige Projektion,
- die angesichts der Bilder aufkommende Gefühlstönung, die als Indiz für den Zusammenhang zwischen Symptom und Symbol gelten kann.

Dynamischer Ablauf des katathymen Bilderlebens (aus Stolze 1977)

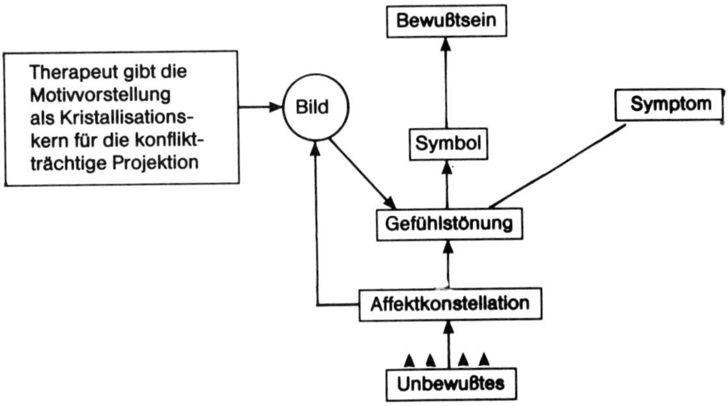

4.2.8 Autogenes Training

Definition

Autogenes Training ist stumm, bedient sich aber der gedanklichen Vorstellung. Jedes Wort hat eine Wirkung. Jede gedankliche Vorstellung ist ein Wort für sich selbst. *Folge:* Ein an sich selbst gerichteter Gedanke muß eine Wirkung haben (z. B. Pendelversuch).

Ziel des AT

- Entspannung, tiefgehende Beruhigung,
- durch vermehrte Selbstkontrolle besseres Umgehen mit den eigenen Möglichkeiten,
- Resonanzdämpfung der Affekte,
- Schmerzbekämpfung,
- vertiefte Innenschau mit Selbsterkenntnis (Ansatz zu Problembewältigungen),
- neue Wege der Selbstbesinnung und Selbstentfaltung,
- Leistungssteigerung,
- Verbesserung des Körpergefühls.

Wirkungsweise

- durch innere Ruhetönung Abbau von Spannung und Enge,
- Probleme werden aus anderer Perspektive angeschaut,
- Circulus vitiosus von Unruhe-Spannung-Enge-Angst wird unterbrochen.

Gesundes wird gestärkt, Ungesundes gemindert oder abgebaut.

Voraussetzungen

- Grundmaß an Intelligenz,
- bei Kindern ab 8.–10. Lebensjahr,
- Bereitwilligkeit,
- Stetigkeit,
- Sympathie (zwischen Arzt und Patient),

- Motivation,
- gewisser Leidensdruck.

OBERSTUFE DES AT

- vertiefte Innenschau als höchste Stufe des ausdifferenzierten autogenen Trainings, dem natürlichen Nachttraum vergleichbar, ein tiefenpsychologisch orientiertes Verfahren;
- Bildgeschehen mit „Antworten aus dem Unbewußten".

METHODIK

Übungen werden durchlaufen:

- Farberlebnisse,
- Schau konkreter Gegenstände und Formen,
- Vorstellung abstrakter Werte (Ruhe, Glück, Freiheit, Harmonie; tauchen in symbolhaft verschlüsselter Form als Bild auf),
- Sinneseindrücke wie Hören, Tasten, Berühren, Schmecken, Riechen einbezogen;
- kein zu schnelles Deuten;
- das Autogene steht im Vordergrund;
- danach Wünsche der Gruppe oder direkt:
  - Bild eines bestimmten Menschen vorstellen,
  - oder von sich selber im Spiegel:
    „Ich sehe den anderen".
    „Ich sehe mich selbst".
  - (letzte Stunde) Fragen an das Unbewußte:
    „Wohin geht mein Weg?"
    „Was will ich eigentlich?"
    „Wie kann ich mich ändern?"
    „Wo liegen die Ursachen meiner Angst?"

4.2.9 Hypnose

DEFINITION

Durch Suggestion herbeigeführter schlafähnlicher Zustand.

- Bewußtsein eingeengt,
- besonderer Kontakt zum Hypnotiseur (Rapport),
- Befolgung der Anweisungen nach Auflösung dieses Zustands (posthypnotischer Auftrag).
- Bei einem gesunden Probanden können folgende Phänomene bewirkt werden:
  - total posthypnotische Amnesie (evtl. mit zeitlicher Begrenzung),
  - Ausführung des Auftrags zu einer bestimmten Zeit,
  - Auslösung körperlicher Störungen (z.B. Brandblase),
  - Auslösung von Affekten (z.B. Angst, Ekel, Trauer),
  - Wecken von Grundtrieben (z.B. Hunger),

- Veränderung der Funktionen der Sinnesorgane (Gehör, Geruch),
- Beeinflussung der Sensibilität (Juckreiz),
- Veränderung der Motorik (Lähmungen),
- Vasokonstriktion oder -dilatation,
- Steigerung der Magensaftproduktion,
- Änderung des Menstruationszyklus,
- Beeinflussung des Mineralstoffwechsels,
- Senkung des Blutkalziumspiegels,
- Auslösung von Fieber.

• Experimente sind wiederholbar (Eignung der Methode für experimentelle Forschungen).
• Wichtig ist das Erleben der „realen Situation“ (z.B. einer Verbrennung), nicht der kategorische Befehl: sinnliche Anschaulichkeit und intensive Affektbesetzung sind Voraussetzung für die Verwirklichung der Experimente.
• Indikationen:
  - Kopfschmerzen, Obstipation (Suggestion gegen ein Symptom),
  - Bewußtmachen verdrängter Erlebnisse (Hypnokatharsis),
  - als Heilschlaf (hypnotisch herbeigeführter Schlaf).

4.2.10 Konzentrative Bewegungstherapie

PRINZIP

• Proband konzentriert sich auf den eigenen Körper,
• es geht um die Erfahrung äußerer Objekte durch aktives Erspüren, Ertasten, Bewegen,
• meist als Gruppenübung,
• steigert das Selbstwertgefühl.

INDIKATIONSGEBIETE

• bei psychosomatischen Beschwerden zusätzlich zu verbalen Verfahren,
• bei „alexithymen“ Patienten, die schwer Zugang zu ihren Gefühlen finden,
• bei Patienten mit gestörtem Körperschema,
• Motivationsstärkung für psychotherapeutisch-aufdeckende Verfahren.

ZIELE

• Förderung des Selbstverständnisses und des Selbstbewußtseins,
• Vermittlung von Sinnhaftigkeit,
• Berücksichtigung psychodynamischer Faktoren,
• Anregung von Lernprozessen im sozialen Feld.

4.2.11
Funktionelle Entspannung

Selbsterfahrungsprozeß im Gespräch mit dem Therapeuten:
- Sichfallenlassen, Sichhergeben, „Riskieren",
- evtl. mit Berührung („healing touch"),
- Empfehlungen:
  - alles geschieht im Ausatmen,
  - alles wird nur 2- oder 3mal gemacht,
  - „Nachspüren" (=Durcharbeiten des Erlebten).

4.2.12
Themenzentrierte Interaktion (TZI)

Schema der Themenzentrierten Interaktion (TZI) (aus Cohn 1979)

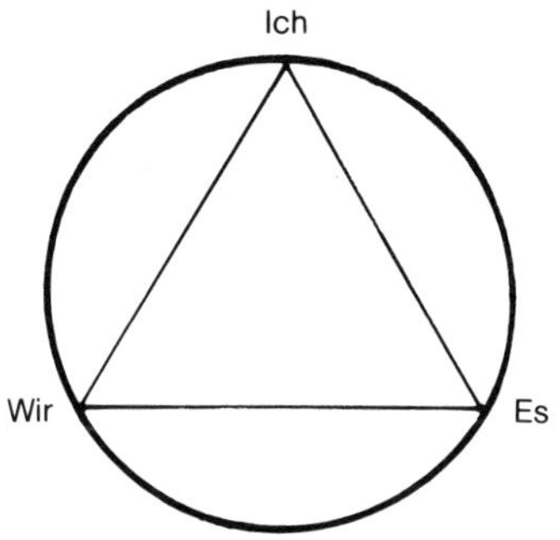

- Sei dein eigener Chairman.
- Störungen haben Vorrang.
- Achte auf Körpersignale.
- Sage „ich" statt „man" und „wir".
- Aussagen sind besser als Fragen.
- Wem möchtest du etwas geben,
- von wem möchtest du etwas bekommen?
- Versuche einmal eine andere Rolle.
- „Living learning",
- persönliche Beteiligung,
- Gefühle wahrnehmen.

4.2.13
Verhaltenstherapie

Definition

Grundannahme der Verhaltensmodifikation besteht in der Annahme, daß menschliches Verhalten – wie das anderer Organismen – determiniert ist.

Diagnostik – Verhaltensanalyse

- *Funktionales Bedingungsmodell erfassen durch:*
  - die Topografie des symptomatischen Verhaltens (organisch-physiologische, motorisch-verhaltensmäßige, kognitiv-erlebnismäßige Ebene),
  - die Reizbedingungen, die dem Verhalten mehr oder weniger unmittelbar vorausgehen,
  - die Umgebungsbedingungen, die einem bestimmten Verhalten folgen (Verstärkung),
  - erfolgreiche oder erfolglose Selbstkontrollversuche,

- Genese des Symptoms und seiner Veränderungen im Laufe der Symptomgeschichte.
- *Typ der vorliegenden Symptomatik:*
  - völlig unangemessenes Verhalten,
  - an sich normales Verhalten, das zu häufig auftritt,
  - Verhalten fehlt völlig (Verhaltenslücke).

METHODEN DER VERHALTENSMODIFIKATION IN DER PSYCHOSOMATIK

- Klassisches Konditionieren:
  - Aversionstechniken (z.B. Alkoholismus, Rauchen),
  - negative Übung (Extinktion bedingter Reflexe): bei Tics z.B. dadurch, daß man den Patienten dazu bringt, willentlich das zu tun, was er eigentlich nicht will (paradoxe Intervention),
  - Entspannungsverfahren (Progressive Muskelrelaxation),
  - systemische Desensibilisierung (graduelle Konfrontation mit angstauslösenden Reizen),
  - Reizüberflutung („flooding") (Konfrontation mit angstauslösenden Reizen in stärkster Ausprägung);
- Operante Methoden (Verhaltensänderung, indem die Konsequenzen des Verhaltens geändert werden):
  - positive oder negative Verstärkung,
  - operante Löschung (Verhalten durch Fortfall der Verstärkung gelöscht),
  - Verhaltensformung („shaping") (Erweiterung des Verhaltensrepertoires),
  - Münzverstärkersystem („token economy") (späteres Eintauschen einer Münze/Marke gegen einen primären Verstärker),
  - Stimuluskontrolle (unerwünschtes Verhalten durch Kontrolle beeinflussen),
  - operantes Lernen=Biofeedback (motorische und vegetative Körperfunktionen, die normalerweise der Beobachtung nicht zugänglich sind, werden mit Hilfe speziell konstruierter Geräte rückgemeldet, wahrnehmbar gemacht und damit der willkürlichen Kontrolle unterworfen);
- Komplexe Therapiepläne (Änderung des Verhaltensgefüges, nicht nur einer isolierten Verhaltensweise):
  - Selbstkontrolle (-training) – Selbstbeobachtung („self monitoring"), Bewertung und Zielanalyse, Selbstverstärkung;
  - Streßmanagement – Konzeptualisierung (Datenerhebung und Integration, Training der Fähigkeiten der Selbstbeobachtung); Aneignen und Üben von Bewältigungsfähigkei-

ten (Kommunikation, Selbstsicherheit; Rollenspiele); Anwendung und „Durcharbeiten“;
- Gegenkonditionieren (z. B. zur Beseitigung von Angst);

4.2.14
Psychopharmaka und Psychosomatik (s.a. Kap. 5 Ackenheil)

SOZIALMEDIZINISCH:

- USA: 15% der Amerikaner nehmen Tranquilizer oder Tagessedativa, 5% Stimulanzien.
- BRD: 8% der Männer, 19% der Frauen.
  Ausgaben 1981 für Tranquilizer: 1 Mrd. DM, für Psychotherapie: 70 Mio. DM.
- *Compliance:* Übereinstimmung (von Arzt und Patient)
- *Noncompliance:* mindestens 33% aller Patienten nehmen die vom Arzt verordneten Medikamente nicht ein.

VERORDNUNG VON MEDIKAMENTEN:

- Verschreiben ohne ärztliche Zuwendung ist verantwortungslos.
- Fragen: Welche Erscheinungen sollen beeinflußt werden?
- Warum gerade in diesem Augenblick?
- Verordnung ist Teil der Arzt-Patienten-Beziehung. Unbewußte Momente fließen ein. Arzt als Droge.
- Beachtung der gegenseitigen Verschränkungen hinsichtlich der Erwartungen [mit (Gegen)Übertragungen].

MEDIKAMENTE IN DER PSYCHOTHERAPIE:

- bei Einsatz bei Psychoanalysen,
- bei Zwangsneurosen, Psychosen, schweren psychosomatischen Krankheiten in der Anfangsphase,
- bei Gefährdung des therapeutischen Prozesses durch Angsteinbrüche,
- Ich-stabilisierender Effekt durch Anxiolytika (leichterer Einstieg in konfliktaufdeckendes Vorgehen möglich),
- bei schweren narzißtischen Neurosen und Depressionen zur Herstellung eines Arbeitsbündnisses.

ARZT ALS DROGE:

- Aufnahme „eines Stücks Arzt“ als infantile Befriedigung,
- Patient wehrt sich, fühlt sich abgeschoben,
- Absetzen des Medikaments als Liebesentzug,
- paradoxe Wirkungen durch „Arzt als Droge“ erklärbar.

4.2.15
Stationäre Psychosomatik/Psychotherapie

BEURTEILUNG DER INDIKATION FÜR PSYCHOTHERAPIE

- *Psychisch-unbewußter Bereich:*
  - Motivation,
  - Introspektionsfähigkeit,
  - Flexibilität,

  - Verwöhnungshaltungen,
  - sekundärer Krankheitsgewinn,
  - Regressionstendenz.
- *Realitätsbereich:*
  - Familie,
  - partnerschaftliche Situation,
  - berufliche Lage,
  - Alter.

INDIKATIONEN ZUR KLINISCHEN PSYCHOTHERAPIE

- *Die ständige ärztliche Überwachung in der Klinik:*
  - internistisch: Anorexia nervosa,
Asthma bronchiale,
Colitis ulcerosa,
Morbus Crohn,
sonstige Organfunktionsstörungen;
  - psychiatrisch: Borderlinepatienten,
Suizidgefahr,
Sucht (?).
- *Das Schonklima der Klinik:*
  - Krisenschutz für Patienten in Psychotherapie,
  - präpsychotische Grenzfälle, Suizidgefahr,
  - lebensbedrohliche Symptome, Agieren,
  - Schutz für die Beziehungspersonen bei Charakterneurosen, Willkürdurchbrüchen, Unruhe- und Verwirrtheitszuständen,
  - keine ambulante Behandlung möglich bei schweren Phobien und Angstneurosen, gewissen Zwangssymptomen, Gangstörungen,
  - Schutz vor negativem Einfluß der Umgebung, Fixierung an das häusliche Milieu, Ehekrisen.
- *Größere Effektivität zeitlich limitierter Therapie:*
  - Kurztherapie (Gruppen-, Einzeltherapie) zur Vorbehandlung und Vorbereitung zur Langzeittherapie,
  - Behandlungsversuch,
  - Diagnose- und Prognoseabklärung,
  - Intervalltherapie.
- *Mehrdimensionales therapeutisches Angebot insbesondere bei:*
  - Rehabilitationspatienten,
  - Patienten mit Defekten ihrer Ich-Funktionen,
  - psychosomatisch Kranke mit Ich-syntoner Symptomatik.
- *Indikation aus regionalen Gründen.*

KONTRAINDIKATIONEN FÜR STATIONÄRE PSYCHOTHERAPIE

- akute, ernsthafte Suizidimpulse,
- sexuelle Perversionen als Hauptsymptom,
- neurotische Erkrankungen, bei denen eingefahrene Ersatzbefriedigungshaltungen im Vordergrund stehen (Sucht),
- Verwahrlosungshaltungen („Psychopathien"),

- hirnorganische Persönlichkeitsveränderungen,
- endogene und exogene Psychosen,
- epileptische Wesensveränderungen.

MODELL STATIONÄR ANALYTISCH-PSYCHOTHERAPEUTISCHER ORGANISATIONSFORM (AUS JANSSEN 1987)

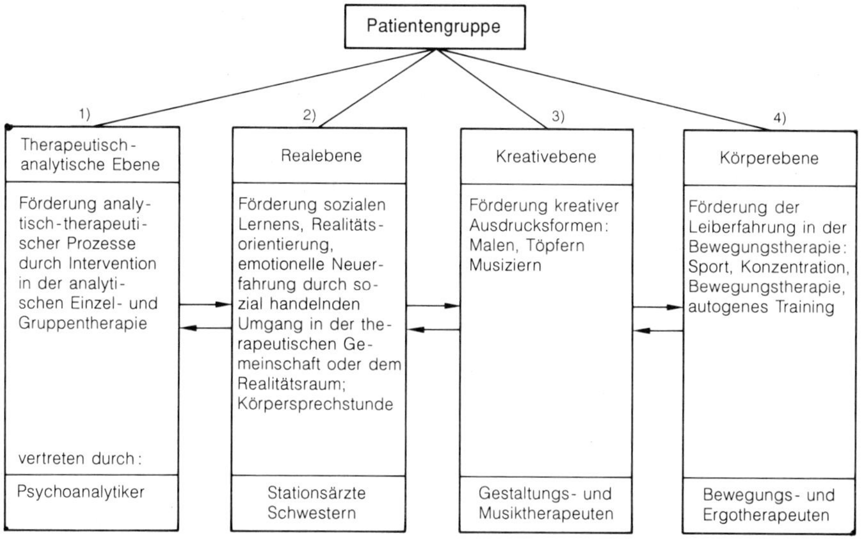

1) Auf der therapeutisch-analytischen Ebene erhalten die Patienten 3mal wöchentlich gruppentherapeutische und 2mal einzeltherapeutische Sitzungen.
2) Auf der Realebene, die hauptsächlich von Schwestern vertreten wird, die auch täglich Visiten durchführen, kommt es zu einer Förderung des sozialen Lernens im Realraum.
3) Auf der Kreativebene nehmen die Patienten je 2mal wöchentlich an der Gestaltungs- und Musiktherapie teil.
4) Auf der Körperebene nehmen die Patienten täglich an sporttherapeutischer Behandlung teil und erfahren sich und ihren Körper im Rahmen der konzentrativen Bewegungstherapie und des autogenen Trainings.

Hintergrund dieses mehrdimensionalen Therapieansatzes ist die Erfahrung, daß psychosomatisch – oft auch psychoneurotisch – Kranke in ihren Ich-Funktionen gestört sind und Probleme im Kontakt- und aggressiven Bereich, aber auch Defizite in ihrer Wahrnehmungsfähigkeit aufweisen.

INTEGRATIVES MODELL STATIONÄRER PSYCHOTHERAPIE (AUS JANSSEN 1987)

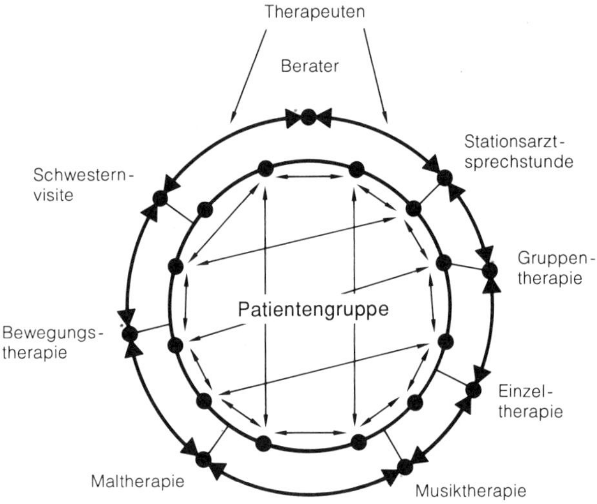

Grundannahmen:
- Der Umgang mit den stationären Rahmenbedingungen ist Aufgabe in jeder therapeutischen Beziehung.
- Die multipersonalen Beziehungen sind ein multipersonales Übertragungsangebot.
- Der therapeutische Prozeß ist ein wechselseitiger Grundprozeß zwischen Patientengruppe und Therapeutengruppe.

3 FORMEN VON GRUPPENTHERAPIE IM RAHMEN STATIONÄRER BEHANDLUNG

- In der analytisch-therapeutischen Gruppe stehen die interaktionell sich anbietenden Konflikte im Vordergrund des Geschehens mit der Möglichkeit frühkindliche, familiäre Muster, die sich szenisch gestalten, aufzudecken, in Verbindung mit auftretenden Widerständen und den damit häufig verbundenen Somatisierungen erkennbar zu machen und durchzuarbeiten.
- In der Stationsgruppe treten die realen Gegebenheiten im Beziehungskontext in den Mittelpunkt und ermöglichen dem Patienten stärker eine Korrektur seiner Wahrnehmungsmöglichkeiten und tragen zur Veränderung seines sozialen Verhaltens bei.
- In den sich ständig bietenden Gruppensituationen, etwa beim Essen, im Krankenzimmer, bei Sport und Spiel, bei Ausflügen, auf der Parkbank, ergibt sich die Möglichkeit eines gegenseitigen Austausches – gleichsam ohne therapeutische Aufsicht. Die Auseinandersetzung mit dem anderen fördert (auch) das Einüben erkannter und erwünschter Verhaltensänderungen.

SCHEMA DER STATIONÄREN PSYCHOTHERAPIE (AUS JANSSEN 1987)

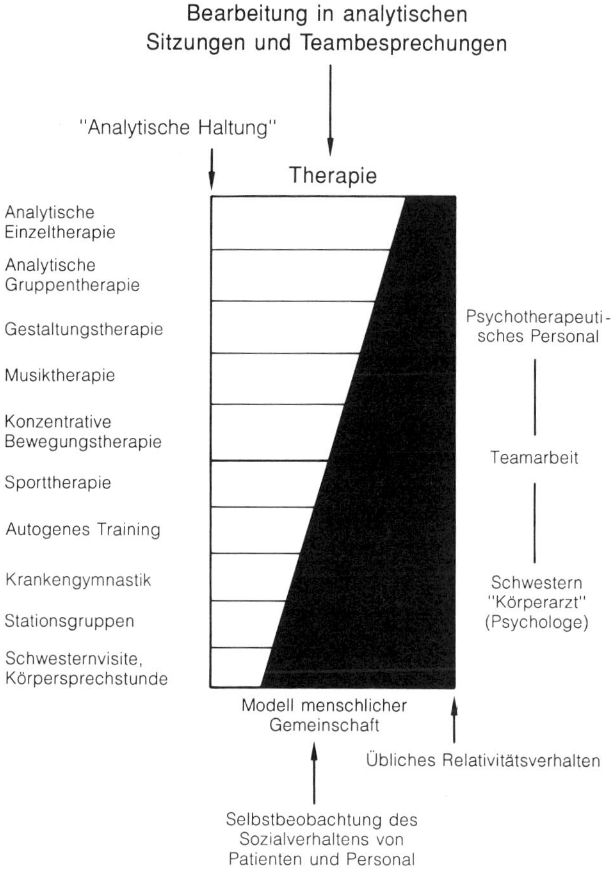

4.2.16 Behandlungserfolge

- Dührssen (1972): Psychotherapie bei 845 Patienten; Nachuntersuchung nach 5 Jahren. *Ergebnis:*
  - 13% Rückfälle,
  - 28,5% sehr gut gebessert,
  - 17% gut gebessert,
  - 13% befriedigend gebessert,
  - 26% genügend gebessert.

Zwischen behandelten und unbehandelten Patienten ergaben sich folgende statistisch signifikante Unterschiede: Krankenhaustage unter Psychotherapie (s. S. 76):
  - Psychoanalytisch behandelte und unbehandelte Patienten lagen vor der Behandlung 26 Tage im Krankenhaus.
  - Nach 5 Jahren waren die psychoanalytisch behandelten nurmehr 6 Tage im Krankenhaus.

ERFOLGE ANALYTISCHER PSYCHOTHERAPIE (AUS DÜHRSSEN 1972)

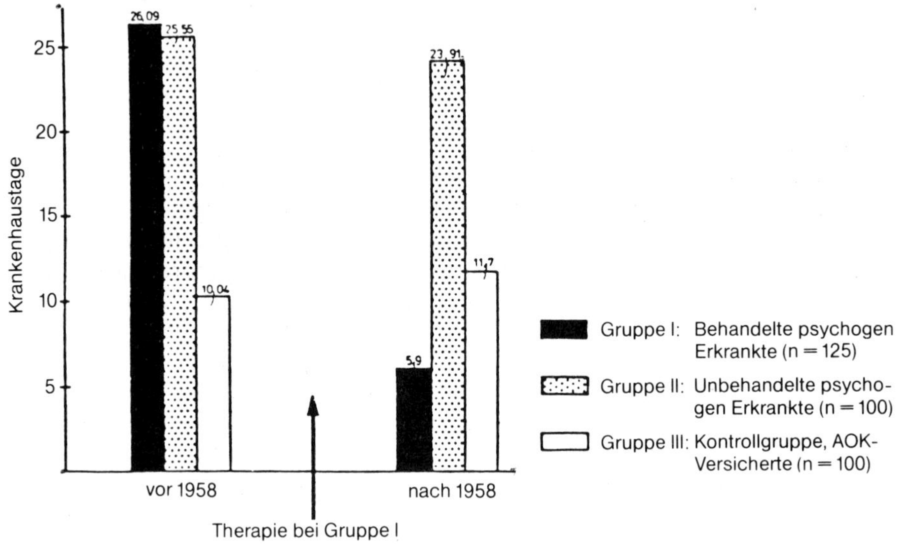

- Die neurotisch Kranken auf einer Warteliste waren nach wie vor 26 Tage im Krankenhaus.
- AOK-Versicherte liegen durchschnittlich 10–11 Tage im Jahr im Krankenhaus (Untersuchungen aus dem Zentralinstitut für psychogene Erkrankungen der AOK Berlin).

• Bellack u. Small (1972): nach psychoanalytischer Kurztherapie 82% Besserungen.
• Beck u. Lambelet (1972): 66% Heilungen und Besserungen nach analytischer Kurztherapie.

PSYCHOTHERAPEUTISCHE BEHANDLUNGSERGEBNISSE EINZELNER KRANKHEITSBILDER (NACH SENF U. RAD 1990)

• *Anorexia nervosa* (s. auch S. 215–220):
  - Heilungsquote mit Hilfe von Familientherapie bei pubertätsnah erkrankten Jugendlichen 80%;
  - Prognose um so schlechter je länger der Zeitraum zwischen Erstmanifestation der Krankheit und Behandlungsbeginn;
  - 53% Heilungs- oder Besserungschancen bei stationärem Setting;
  - gute Ergebnisse mit verhaltenstherapeutischen Ansätzen (Essenstraining);
  - stationär eingeleitete Behandlungen verlaufen günstiger.

• *Asthma bronchiale* (s. auch S. 146–153):
  - günstigere Prognose bei kindlichem Asthma mit Spontanheilungen,

- Patienten mit einer „krankheitsorientierten Gruppentherapie" zeigen erhebliche Besserungen und Heilungen, ebenso
- in Kombination von psychotherapeutischen Einzel- und Gruppenbehandlungen, entspannenden Verfahren und medikamentöser Therapie,
- erhebliche Kostenersparnis zugunsten von psychotherapeutisch (mit)behandelten Patienten.

- *Ulcus pepticum* (s. auch S. 157–166):
  - gute Ergebnisse bei Langzeitanalysen (10 von 15 Patienten symptomatisch geheilt und „strukturell" gebessert),
  - zusätzlich mit „Hypnotherapie" behandelte Patienten (53%) zeigen eine erheblich geringere Rezidivrate als konservativ behandelte Patienten,
  - Erfolg und Mißerfolg eines operativen Vorgehens hängt von Persönlichkeitsvariablen ab.

- *Colitis ulcerosa* (s. auch S. 181–187):
  - In einer „Psychotherapiegruppe" deutlichere Symptombesserungen, weniger Operationen und Todesfälle,
  - zusätzliche entspannungsfördernde Maßnahmen verbessern die Prognose.

- *Essentielle Hypertonie* (s. auch S. 123–129):
  - Nachgewiesene Besserung der Symptomatik bei etwa einem Viertel der behandelten und untersuchten Patienten mit Hilfe von Entspannungstechniken, Biofeedback, transzendentaler Meditation, analytisch orientierten Verfahren,
  - komplexes verhaltenstherapeutisches Kurztherapieprogramm (mit guter medizinischer Information, autogenem Training und Verhaltenstherapie) bewirkt Blutdrucksenkung, Reduktion antihypertensiver Pharmakotherapie.

- *Myokardinfarkt:*
  - Zur Reinfarktprophylaxe kombiniertes Therapieprogramm mit Beratung, Entspannung und Psychotherapie (mit Reduktion des „Typ-A-Verhaltens" als wirksamster Schutz).

Literatur

Arfsten AF, Auchter T, Hoffmann SO, Kindt H, Stemmer T (1975) Zur stationären Behandlung psychotherapeutischer Problempatienten oder: Noch ein Modell stationärer Psychotherapie. Gruppenpsychother Gruppendyn 9:212–220

Balint M (1973) Therapeutische Aspekte der Regression. Rowohlt, Hamburg

Beck D (1974) Kurzpsychotherapie. Huber, Bern

Beck D, Lambelet L (1972) Resultate der psychoanalytischen Kurzpsychotherapie bei 30 psychosomatisch Kranken. Psyche 26:265
Bellack L, Small L (1972) Kurzpsychotherapie und Notfallpsychotherapie. Suhrkamp, Frankfurt
Bräutigam W (1973) Wie erkennt man psychosomatische Krankheiten? Dtsch Ärztebl 4:206–208
Butollo WH (1984) Behandlung chronischer Ängste und Phobien. Enke, Stuttgart
Cohn R (1979) Thermenzentrierte Interaktion. Kindler, Zürich
Dührssen A (1972) Analytische Psychotherapie in Theorie, Praxis und Ergebnissen. Vandenhoeck & Ruprecht, Göttingen
Engel GL (1970) Psychisches Verhalten in Gesundheit und Krankheit. Huber, Bern
Freud S (1920/1947) Psychoanalyse und Libidotheorie. (Gesammelte Werke, Bd 13. Imago, London, S 211–233)
Fuchs M (1974) Funktionelle Entspannung. Klett, Stuttgart
Greenson RR (1973) Technik und Praxis der Psychoanalyse. Klett, Stuttgart
Harris TA (1982) Ich bin o.k. – Du bist o.k. Rowohlt, Hamburg
Hautziger M (Hrsg) (1993) Verhaltenstherapie bei Depressionen: Themen der 29. Verhaltenstherapiewoche 1993. Rüttger-Schneider, Baltmannsweiler
Hautziger M (Hrsg) (1994) Kognitive Verhaltenstherapie bei psychischen Erkrankungen. Quintessenz, Berlin München
Heigl F (1987) Indikation und Prognose in Psychoanalyse und Psychotherapie. Vandenhoeck & Ruprecht, Göttingen
Janssen PL (1987) Psychoanalytische Therapie in der Klinik. Klett, Stuttgart
Jaretzky R (1980) Arzt-Patienten-Beziehung. MMW 22:1095–1096
Klußmann R (1983) Ärztliches Gespräch und psychosomatische Diagnostik. Z Allg Med 59:686–690
Klußmann R (1990) Ambulante Therapie reicht nicht aus – was ist zu tun? In: Hellwig A, Schoof M (Hrsg) Psychotherapie und Rehabilitation in der Klinik. Vandenhoeck & Ruprecht, Göttingen
Krapf G (1973) Autogenes Training aus der Praxis. König, München
Kutter P (1976) Elemente der Gruppentherapie. Vandenhoeck & Ruprecht, Göttingen
Luft J (1973) Einführung in die Gruppendynamik. Klett, Stuttgart
Lückert HR (1994) Einführung in die kognitive Verhaltenstherapie. Reinhardt, München
Malan DH (1967) Psychoanalytische Kurztherapie. Huber, Bern
Miltner W, Birbaumer N, Gerber WD (1986) Verhaltensmedizin. Springer, Berlin Heidelberg New York Tokyo
Overbeck G (1979) Was ist psychoanalytische Psychosomatik? Psychother Med Psychol 29:160–172
Rogers CR (1972) Die nicht-direktive Beratung. Kindler, München
Schneeberg-Kirchner S (1994) Schmerz- und Streßbewältigung in der kognitiven Verhaltenstherapie chronischer muskuloskelettaler Schmerzen. Lang, Frankfurt Berlin Bern New York Paris Wien
Schonecke OW, Muck-Weich C (1990) Verhaltenstheorie. In: Uexküll T von (Hrsg) Psychosomatische Medizin. Urban & Schwarzenberg, München
Senf W, Rad M von (1990) Ergebnisforschung in der psychosomatischen Medizin. In: Steinhausen H-C (Hrsg) (1993) Handbuch Verhaltenstherapie und Verhaltensmedizin bei Kindern und Jugendlichen. Beltz, Weinheim
Uexküll T von (Hrsg) Psychosomatische Medizin. Urban & Schwarzenberg, München
Stolze H (1977) Konzentrative Bewegungstherapie. In: Psychologie des 20. Jahrhunderts, Bd III. Kindler, Zürich
Wesiack W, Biebl W (1990) Gruppentherapiemethoden. In: Uexküll T von (Hrsg) Psychosomatische Medizin. Urban & Schwarzenberg, München
Wirsching M, Stierlin H (1982) Krankheit und Familie. Klett-Cotta, Stuttgart

Kapitel 5

Psychopharmakologie

M. Ackenheil

Die Behandlung psychosomatischer Erkrankungen kommt, wie die Erfahrung zeigt, zumindest vorübergehend häufig nicht ohne die Anwendung von Psychopharmaka aus. Aus pharmakoepidemiologischen Erhebungen geht hervor, daß mehr als 50% der in psychosomatischen Kliniken aufgenommenen Patienten Psychopharmaka zu sich nahmen. Deshalb soll im vorliegenden Kapitel eine kurze Einführung und ein Überblick über die Behandlung mit den am häufigsten verschriebenen Psychopharmaka gegeben werden.

Unter dem Begriff Psychopharmaka werden diejenigen Medikamente zusammengefaßt, die vorwiegend seelische Vorgänge des Menschen beeinflussen. Es liegt auf der Hand, daß eine Abgrenzung gegenüber anderen Pharmaka in vielen Fällen artifiziell bleiben muß, da Medikamente, die primär bei somatischen Krankheiten angewendet werden, sekundär oft auch Wirkungen auf die Psyche haben. Eine Diskussion des Zusammenhangs zwischen Soma und Psyche würde allerdings hier zu weit führen. Deshalb wird der Begriff Psychopharmaka auf solche Medikamente eingeengt, deren Hauptindikation psychische und psychosomatische Erkrankungen sind und deren Hauptangriffspunkt im Gehirn liegt. Ausgeklammert werden bei dieser Definition die Medikamente, die als Hypnotika, Narkotika, Psychoanaleptika und Antiepileptika eingestuft werden. Dementsprechend lassen sich die Psychopharmaka in die nachfolgenden Untergruppen unterteilen. Aufgrund klinischer Kriterien unterscheidet man Antidepressiva, die vorwiegend bei depressiven Zustandsbildern, Tranquilizer, die bei nichtpsychotischen Angst- und inneren Spannungs- und Unruhezuständen eingesetzt werden, mood stabilizers zur Behandlung zyklisch ablaufender Erkrankungen, sowie Neuroleptika oder „major tranquilizer". Neuroleptika werden in erster Linie bei psychotischen Erkrankungen, z. B. aus dem schizophrenen Formenkreis, eingesetzt und spielen bis jetzt bei der Behandlung psychosomatischer Erkrankungen eine untergeordnete Rolle.

Mit diesen Medikamenten werden pro Jahr in der Bundesrepublik Deutschland etwa 4–8 Mio. Menschen behandelt, und jeder Dritte kommt mindestens einmal im Laufe seines Lebens mit ihnen in Berührung. Jeder Arzt, nicht nur der Psychiater, sollte deshalb ausreichend über Grundlage und Wirkung der Behandlung mit den genannten Substanzen unterrichtet sein. Im vorliegenden Kapitel werden deshalb auf der Basis von theoretisch-pharmakologischem Wissen in einer Synthese mit praktischer Erfahrung Richtlinien für die Behandlung mit Psychopharmaka angeboten.

Das vorliegende Kapitel versteht sich nicht als ein Nachschlagewerk für Psychopharmaka. Es beschränkt sich deshalb darauf, Richtlinien für die Behandlung solcher Syndrome zu geben, die mit psychosomatischen Erkrankungen am häufigsten assoziiert sind.

5.1 Allgemeine Grundlagen

Bei der Einnahme eines Medikaments kommt es zu einer Wechselbeziehung zwischen Medikament und Körper. Diese Wechselbeziehung wird durch die Pharmakokinetik und Pharmakodynamik erfaßt. Die Pharmakokinetik eines Medikaments beschreibt das Schicksal der Substanz, genauer gesagt: die Absorption, die Verteilung und die Ausscheidung im Organismus; die Pharmakodynamik beschreibt die Wirkung des Medikaments auf den Organismus – im Falle der Psychopharmaka im wesentlichen auf das Zentralnervensystem. Vorab muß auch erwähnt werden, daß ein Medikament, wenn es wirksam ist, fast immer auch Nebenwirkungen hervorruft. Die erwünschte Wirkung wird mit unerwünschten Wirkungen erkauft. Das Verhältnis von erwünschter zu unerwünschter Wirkung kommt im Nutzen-Risiko-Verhältnis zum Ausdruck, und je nach Schweregrad der zu behandelnden Krankheit muß dieses jeweils anders eingeschätzt werden. Aus der Sicht der Patienten spielt das Nutzen-Risiko-Verhältnis auch für die „compliance" (das Einnahmeverhalten des Patienten) eine große Rolle. Es liegt auf der Hand, daß Medikamente um so lieber eingenommen werden, je stärker sie das Wohlbefinden steigern, und umgekehrt um so schlechter, je unangenehmer die Wirkung ist. Die sehr aktuelle Forschung über die Quality of Life berücksichtigt diese Faktoren.

5.1.1 Pharmakokinetik

Die Pharmakokinetik eines Medikaments hängt von der chemischen Struktur, der galenischen Zubereitung und, in bestimmten Grenzen, vom individuellen Organismus ab. Die chemische Struktur ist vorgegeben; abhängig von den reaktionsfähigen Gruppen am Molekül, wird die Substanz verstoffwechselt und über Niere und Darm ausgeschieden. Die galenische Zubereitung, d. h. die Art der Form, in welcher das Medikament vorliegt (Tabletten, Tropfen, injektable Lösung) entscheidet über die Aufnahme und den Stoffwechsel des Medikaments im Organismus. Oral eingenommene Medikamente, Tabletten und Tropfen, werden über Magen und Darm resorbiert und gelangen über den Pfortaderkreislauf ins Blut. Auf diesem Weg in die Leber findet schon die erste Verstoffwechslung statt - ein Vorgang, der als „First-pass-Effekt" bezeichnet wird. Tabletten werden gewöhnlich langsamer als Tropfen resorbiert. Besondere Zubereitungen, z. B. Retardpräparate, verzögern die Resorption und damit den Wirkungseintritt. Andere Formen, z. B. Sublingualtabletten, ermöglichen u. U. einen schnelleren Wirkungseintritt. Durch Verzögerung der Resportion werden Spitzen der Blutspiegel vermieden und so die Nebenwirkungen geringer gehalten. Bei bestimmten Krankheitsbildern, z. B. Paniksymptomen, ist dagegen ein sehr schneller Wirkungseintritt erwünscht. Wieviel von der eingenommenen Substanz resorbiert wird, beschreibt die Bioverfügbarkeit. Sie liegt in der Regel bei über 80%, kann jedoch individuell unterschiedlich sein. Die maximale Blutspiegelkonzentration wird meistens nach 0,5–1,5 h erreicht. Im Blut wird ein Teil des Medikaments an Eiweiße gebunden, wodurch ein freier und ein gebundener Anteil vorliegt. Abhängig von der Fett- oder Wasserlöslichkeit gelangt das Medikament schließlich an seinen Wirkungsort, ebenfalls mit unterschiedlicher Geschwindigkeit, da zwischen zentralem Nervensystem und Blut eine Barriere, die Blut-Hirn-Schranke, überwunden werden muß. Zubereitungen für Injektionen und Infusionen gelangen direkt ins Blut und haben deshalb einen schnelleren Wirkungseintritt. Besondere Zubereitungsformen, die Depotpräparate, verzögern jedoch die Resorption und setzen das Medikament erst im Verlauf von mehreren Tagen frei. Abbau und Ausscheidung der Substanz werden im wesentlichen durch die Leber- und Nierenfunktion bestimmt. Abbauprodukte der Substanz sind häufig selbst wirksam, möglicherweise mit gegenüber der Wirksubstanz unterschiedlichem Wirkprofil; ein Faktor, der berücksichtigt werden muß. Das Maß für den Abbau und die Ausscheidung ist die Eliminationshalbwertszeit, die für die einzelnen Substanzen und ihre jeweiligen Produkte sehr unterschiedlich sein kann und in der Größenordnung von mehreren Stunden liegt. Die Eliminationshalbwertszeit bestimmt das Erreichen des Fließgleichgewichts, des „steady state", in dem sich Resorption und Elimination die Waage halten. Das Fließgleichgewicht wird gewöhnlich nach 7 Eliminationshalbwertszeiten erreicht. Bei sehr langen Halbwertszeiten kommt es zur Kumulation der Substanz. Bei kurzer Halbwertszeit klingt die Wirkung des Medikaments schneller ab, ein Faktor, der z. B. bei Schlafmitteln von Bedeutung ist. Dieser Stoffwechsel ist individuell sehr unterschiedlich und von verschiedenen Faktoren abhängig. Genetik, Alter, Wechselwirkungen mit Nikotin, Alkohol und anderen Medikamenten beeinflussen ihn, so daß bei gleicher Dosis bis zu zehnfache Unterschiede der Medikamente im Blut gefunden wurden. Zu hohe bzw. zu niedrige Plasmaspiegel sind die häufigsten Ursachen für ungenügende Wirksamkeit oder Nebenwirkungen. Im Zweifelsfall ist die Bestimmung des Medikamentenspiegels im Blut hilfreich.

5.1.2 Pharmakodynamik

Die Pharmakodynamik beschreibt die Wechselbeziehungen des Medikaments mit dem Organismus. Psychopharmaka greifen üblicherweise in die Funktion der Impulsübertragung an Neuronen und deren Schaltstellen, den Synapsen, ein, wobei sie die Übertragung entweder verstärken oder hemmen. Diese Wirkung wird auf der Ebene der Synthese und des Abbaus der Überträgersubstanzen an den jeweiligen Rezeptoren oder durch Eingriff in die sog. „Second-messenger-Systeme“ erreicht. Eingriffe auf diesen Ebenen können sich auch auf andere Systeme fortpflanzen, z. B. bis zur veränderten Genexpression. Für detaillierte Beschreibungen wird auf Standardwerke der Psychopharmakologie hingewiesen. Von Bedeutung für die Behandlung in der ärztlichen Praxis seien hier nur folgende Punkte aufgeführt:

- Die Wirkung eines Medikaments hängt ab vom Zustand des jeweiligen Systems. Deshalb kann die Wirkung einer Einnahme am Morgen gegenüber derjenigen am Abend unterschiedlich sein. Auch der Zustand des Patienten, z.B. erregt oder ruhig, spielt eine Rolle.
- Viele Medikamente sind nicht absolut selektiv, d.h. sie greifen an mehreren Systemen an, wodurch auch bei gleichen Substanzgruppen (Neuroleptika und Antidepressiva) unterschiedliche klinische Wirkungsprofile resultieren.
- Der Eingriff in die Impulsübertragung, z.B. Blockade eines Rezeptors, führt zu Adaptationsvorgängen, die teilweise erwünscht, häufig aber auch unerwünscht sind. Die Adaptationsvorgänge, meistens Gegenregulationen des Organismus, sind die Ursache für das Auftreten von Toleranz, d.h. die Wirkung eines Medikaments nimmt nach mehrmaliger Einnahme ab, bzw. sie ist später, beim Absetzen, für das Auftreten von sog. „Reboundphänomenen“, d.h. für das verstärkte

Wiederauftreten von ursprünglich vorhandenen Symptomen, verantwortlich. Diese Reboundphänomene können einmal durch die Begrenzung der Dauer der Verschreibung oder durch das langsame Ausschleichen des Medikaments vermieden werden. Adaptationsvorgänge im Sinne einer längerfristigen Umstellung der Regulationsvorgänge an der Synapse werden jedoch auch als Wirkprinzip, z.B. bei Antidepressiva, diskutiert.

5.2
Medikamente zur Therapie depressiver Syndrome

Nach Schätzung der WHO leiden 3–5% der Weltbevölkerung an depressiven Zuständen. Bezogen auf die Einwohnerzahl der BRD sind dies 2–3 Mio. Menschen. Nach anderen Untersuchungen weisen bis zu 30% der Patienten, die in die Allgemeinpraxis kommen, depressive Symptome auf. Allerdings benötigen nicht alle diese Patienten eine medikamentöse antidepressive Behandlung. Abhängig von der Art der Erkrankung sollte die medikamentöse oder psychotherapeutische Behandlung, die sich ergänzen, im Vordergrund stehen. Grundsatz jeder Behandlung mit Antidepressiva sollte sein, daß sie eine Behandlung von *Zielsymptomen* und nicht von Krankheitsentitäten ist, wobei jedoch nosologische Kriterien mitberücksichtigt werden müssen. Zielsymptom bedeutet in diesem Fall das Symptom, welches im Vordergrund des Krankheitsbildes steht bzw. den Patienten am meisten beeinträchtigt und durch die medikamentöse Behandlung vorrangig beeinflußt werden soll. Im Gegensatz dazu stellt die nosologische Zuordnung vorhandene Symptome in den Rahmen einer Krankheitseinheit, ordnet sie also einer der verschiedenen Arten der Depression zu. Entsprechend der heute gängigen Auffassung unterscheidet man, unabhängig von der nosologischen Zuordnung zu einer Depressionsform, mehrere Komplexe von Zielsymptomen z.B.:

- das „ängstlich-agitierte" Syndrom,
- das Syndrom der Vitalverstimmung und somatischer Störungen,
- das „psychomotorisch-gehemmte" Syndrom,
- Phobische- und Zwangssyndrome.

Jedes dieser Syndrome wird bevorzugt mit einer anderen Gruppe von Antidepressiva behandelt, wobei jedoch eingeräumt werden muß, daß das derzeit angenommene therapeutische Wirkungsspektrum der verschiedenen Antidepressiva einer Infragestellung bzw. Neuüberprüfung bedarf.

5.2.1 Antidepressiva

Wirkungsmechanismus

Antidepressiva erhöhen bei akuter Gabe das Noradrenalin- und/oder Serotoninangebot im synaptischen Spalt. Dies erfolgt entweder durch verstärkte Freisetzung dieser Transmitter, indem die präsynaptischen Rezeptoren blockiert werden (z.B. durch Mianserin, Sulpirid), durch Hemmung der Noradrenalin (durch trizyklische Verbindungen, v.a. Monomethylderivate) und/oder der Serotoninwiederaufnahme (durch trizyklische Antidepressiva, v.a. dimethylierte Verbindungen, oder sogenannte serotonin-spezifische Wiederaufnahme-Hemmer (SSRI), Fluvoxamin, Fluoxetin, Paroxetin, Citalopram, Sertralin) in die Nervenendigungen oder durch Hemmung des Abbaus durch die Monoaminoxidase (durch MAO-Hemmer, z.B. Tranylcypromin, Moclobemid). Da die antidepressive therapeutische Wirkung erst nach durchschnittlich 2–3 Wochen eintritt, müssen sich zusätzliche Veränderungen auf Rezeptorebene abspielen. Das vermehrte Noradrenalinangebot führt z.B. zu einer Desensibilisierung der β-Rezeptoren und zu einer Abnahme der Anzahl dieser Rezeptoren. Serotoninerge Neuronen üben hierbei einen modulierenden Effekt aus. Einige Antidepressiva verstärken diesen Effekt, indem sie gleichzeitig die Aktivität serotoninerger Neuronen steigern. Diese Interaktion zwischen serotoninergen und noradrenergen Neuronen weist auf ein Zusammenspiel zwischen den beiden monoaminergen Systemen hin und könnte damit zu einer Beendigung des alten Streites zwischen den Wissenschaftlern führen, die eines der beiden Systeme als wesentlich für die Pathophysiologie der Depression und für den Wirkungsmechanismus der Antidepressiva favorisieren. Zusätzlich zu den beschriebenen Wirkungen wird von einigen Antidepressiva das dopaminerge System beeinflußt, und zwar dahingehend, daß die Wiederaufnahme des Dopamins in die Nervenendigungen gehemmt wird, woraus ein erhöhtes Dopaminangebot resultiert. Die anticholinergen Eigenschaften, die alle klassischen Antidepressiva gemeinsam haben, die auch im Zusammenhang mit der antidepressiven Wirkung diskutiert werden, sind v.a. die Ursache vieler störender Nebenwirkungen.

Einteilung der Antidepressiva

Die in der Literatur üblicherweise beschriebenen Einteilungen der Antidepressiva nach chemischen Gesichtspunkten bzw. nach pharmakologischen Eigenschaften sind für den praktischen Gebrauch nahezu bedeutungslos. Klinische Gesichtspunkte sollten dagegen wesentlich stärker berücksichtigt werden. Eine derartige Einteilung muß zum einen die zu beeinflussenden depressiven Syndrome, zum anderen das Ausmaß der zu erwartenden Nebenwirkungen in Rechnung stellen. Da jedoch eine eindeutige Abgrenzung nicht ohne weiteres möglich ist – zwischen den einzelnen Medikamenten sind fließende Übergänge vorhanden –, wird im folgenden eine Einteilung vorgeschlagen, die historische Aspekte, chemische Struktur, Pharmakologie und klinische Gesichtspunkte berücksichtigt und der therapeutischen Praxis weitestmöglich gerecht wird. Es werden dabei folgende Gruppen von Antidepressiva unterschieden:

- Trizyklische – klassische – Antidepressiva,
- Antidepressiva mit anderer chemischer Struktur,
- Monoaminoxidasehemmer (MAO-Hemmer),
- Selektive Serotonin Reuptake Inhibitors (SSRI's),
- Phytotherapeutika

TRIZYKLISCHE ANTIDEPRESSIVA

In der Folge der Entdeckung des Neuroleptikums Chlorpromazin, eines Phenothiazins, wurde von Kuhn im Jahre 1957 die antidepressive Wirkung des Imipramins entdeckt, dessen Struktur wie die des Chlorpromazins aus einem trizyklischen Ringsystem mit einer aliphatischen Seitenkette besteht. Aufgrund ihrer langjährigen klinischen Erprobung und ihrer guten antidepressiven Wirksamkeit werden trizyklische Antidepressiva, v. a. Imipramin, ebenso wie Amitriptylin, auch heute noch bevorzugt eingesetzt. Eine große Anzahl von Präparaten mit ähnlicher Struktur und ähnlichem Wirkprinzip befindet sich auf dem Markt.

ANTIDEPRESSIVA MIT ANDERER CHEMISCHER STRUKTUR

Obwohl trizyklische Antidepressiva und MAO-Hemmer sich seit ihrer Einführung in der Behandlung depressiver Symptome bewährt haben, wurde, v. a. wegen ihrer Nebenwirkungen, aber auch wegen ihres verzögerten Wirkungseintritts in den letzten Jahren nach Substanzen gesucht, die eine weitere Verbesserung der antidepressiven Therapie bringen könnten. Die Entwicklung derartiger Substanzen verfolgte zum einem das Ziel, eine antidepressive Wirkung zu erreichen, ohne daß gleichzeitig eine anticholinerge atropinartige Wirkung vorhanden ist. Andererseits wurden Substanzen gesucht und entwickelt, die – entsprechend den angenommenen Hypothesen über die Pathophysiologie der Depression – entweder spezifisch Noradrenalin oder spezifisch Serotonin im synaptischen Spalt anreichern sollten. Dies könnte erreicht werden durch Hemmung der Noradrenalin- bzw. Serotoninwiederaufnahme in das Neuron, durch Gabe der entsprechenden Vorstufen des jeweiligen Transmitters oder durch spezifische Hemmung des Abbaus der jeweiligen Substanz (z. B. MAO-Hemmer).

MAO-HEMMER (s. S. 95)

SELEKTIVE SEROTONIN-WIEDERAUFNAHMEHEMMER (SELECTIVE SEROTONIN REUPTAKE INHIBITORS=SSRI'S)

SSRI's haben in den letzten Jahren zunehmende Bedeutung in der Behandlung depressiver Zustandsbilder erlangt und werden inzwischen auch schon als Mittel erster Wahl angewandt. Gegenüber den klassischen trizyklischen Antidepressiva bieten sie einige Vorteile. Sie sind wirksam bei verschiedenen Arten von Depressionen, möglicherweise sogar besser wirksam bei Zwangserkrankungen und Panikerkrankungen. SSRI's werden häufig besser toleriert als klassische trizyklische Verbindungen und sind in der Anwendung sicherer, da weniger toxisch bei Einnahme in suizidaler Absicht. Schwere Nebenwirkungen, wie Krampfanfälle, Harnverhalten und Glaukom, Kardiotoxizität in Form von Reizleitungsstörungen werden kaum berichtet. Eine neue Gruppe von Antidepressiva, die ausschließlich Noradrenalin und Serotonin beeinflussen, wird zur Zeit eingeführt (Mirtazepin, Venlaflaxin).

PHYTOTHERAPEUTIKA

Es handelt sich hier vor allem um pflanzliche Präparate, die aus Johanniskraut extrahiert werden. Diese Hypericinextrakte werden bei vielen depressiven Störungen eingesetzt.

INDIKATIONEN FÜR DIE BEHANDLUNG MIT KONVENTIONELLEN ANTIDEPRESSIVA

Trizyklische Antidepressiva können grundsätzlich bei allen depressiven Erkrankungen eingesetzt werden. Bei schweren endogenen Depressionen sind sie auch heute – nicht zuletzt wegen ihrer langjährigen Erprobung – häufig das Mittel der Wahl. „Neuere" Antidepressiva werden, da sie nebenwirkungsärmer sind, zunehmend für die verschiedenen depressiven Erkrankungen eingesetzt. Auch hier gilt jedoch, daß sich die Behandlung nicht in erster Linie nach der Ätiologie des depressiven Zustandes richten sollte, sondern nach den das Krankheitsbild bestimmenden Symptomen. Vorrangiges therapeutisches Ziel ist eine Beeinflussung der den Patienten am meisten beeinträchtigenden psychopathologischen Auffälligkeiten. Erfahrungsgemäß ist es häufig eine bestimmte Symptomkombination bzw. ein bestimmtes Syndrom, welches die Leitsymptomatik bei depressiven Erkrankungen bildet. In diesem Zusammenhang ist es von Bedeutung, daß sich die trizyklischen und auch die neueren Antidepressiva in Untergruppen unterteilen lassen, welche durch die jeweilige Zielsymptomatik, bei der sie sich als besonders wirksam erweisen, charakterisiert werden. Nach den zuerst gefundenen und erprobten Vertretern der jeweiligen Untergruppe unterscheidet man trizyklische Antidepressiva vom

- Desimipramintyp – psychomotorisch aktivierend – gehemmte Depression,
- Imipramintyp – depressionslösend, neutral,
- Amitriptylintyp – psychomotorisch dämpfend – agitierte Depression.

Diese klassische Einteilung spielt heute jedoch eine untergeordnete Rolle. Naturgemäß wird mit dieser Einteilung bei weitem nicht das mögliche weite Spektrum der depressiven Symptomatik, mit dem der Psychiater Tag für Tag konfrontiert wird, erfaßt. Für den praktischen und klinischen Gebrauch ist es somit nicht immer einfach, aus der Vielzahl der angebotenen Medikamente das im Einzelfall am besten geeignete auszuwählen. Der behandelnde Arzt sollte sich deshalb ein Repertoire von 5–7 unterschiedlichen Antidepressiva aneignen, mit denen er dann genügend Erfahrungen sammeln kann.

INDIKATION FÜR DIE BEHANDLUNG MIT NEUEREN ANTIDEPRESSIVA

Neuere Antidepressiva sollen sich durch folgende Eigenschaften, die von Präparat zu Präparat verschieden sind, von den klassischen trizyklischen Antidepressiva vorteilhaft unterscheiden:

Schnellerer Wirkungseintritt:
- Wird bei der Behandlung mit Venlaflaxin erwartet.

Weniger anticholinerge Potenz:
- Eine geringere anticholinerge Potenz und weniger Nebenwirkungen weisen Mianserin, Sulpirid, Fluvoxamin, Fluoxetin, Paroxetin; Sertralin und Citalopram auf.

Selektive Beeinflussung des Noradrenalin- oder Serotoninstoffwechsels:
- Eine selektivere Beeinflussung des Noradrenalinstoffwechsels wird durch Maprotilin erzielt. Als spezifischer Serotoninaufnahmehemmer befindet sich z.Z. Fluvoxamin, Fluoxetin, Paroxetin, Citalopram und Sertralin im Handel. Die Vielzahl anderer, neuerer antidepressiver Substanzen beeinflußt häufig beide Transmitter und auch Dopamin. Aufgrund dieser Eigenschaften eignen sich die neueren Antidepressiva zur Behandlung von:
  - leichteren Depressionen bei Patienten, die aufgrund ihrer Erkrankung weniger Nebenwirkungen tolerieren (Sulpirid, Mianserin),
  - für Patienten, die empfindlicher gegenüber Nebenwirkungen sind (z.B. ältere Patienten bzw. Patienten mit somatischen Erkrankungen, v.a. mit Neigung zu deliranten Entgleisungen),
  - zur Behandlung von weiteren Syndromen z.B. Zwangserkrankungen, Panikerkrankungen, phobische Störungen, Eßstörungen, Schlafstörungen und Schmerzsyndromen.

Da die meisten dieser Präparate noch nicht lange im Handel sind, sollte der behandelnde Arzt erst eigene Erfahrungen mit dem jeweiligen Präparat sammeln.

Besonderheiten der neueren Antidepressiva

Maprotilin erscheint hinsichtlich der anticholinergen Nebenwirkungen graduell besser verträglich zu sein als die trizyklischen Antidepressiva. Hinsichtlich der Auslösung von Krampfanfällen bietet Maprotilin jedoch keine Vorteile gegenüber den trizyklischen und den neueren nichttrizyklischen Antidepressiva. Es sollte deshalb bei Epileptikern und bei Patienten mit zerebraler Vorschädigung nur mit besonderer Vorsicht eingesetzt werden.

Sulpirid kann sowohl als Antidepressivum als auch als Neuroleptikum eingesetzt werden. Die Wirkung ist stark von der Dosierung abhängig. Bei niedriger Dosierung wirkt es psychomotorisch aktivierend, bei höherer Dosierung (über 600 mg/Tag) wirkt es antipsychotisch. Bei höheren Dosierungen oder bei zerebral vorgeschädigten Patienten können extrapyramidalmotorische Nebenwirkungen auftreten. Sulpirid bewirkt eine deutliche Prolaktinerhöhung. Hieraus resultiert das Auftreten von Galaktorrhöen und anderen hormonellen Störungen.

Mianserin eignet sich zur Behandlung älterer Patienten. Es kann eine orthostatische Hypotension hervorrufen. Als Kontraindikationen gelten schwere Lebererkrankungen. Mianserin soll nicht in Kombination mit MAO-Hemmern verschrieben werden.

SSRI's scheinen besonders für jene Patienten geeignet, deren Depression sich vorwiegend in körperlichen Symptomen auswirkt. Als häufigste Nebenwirkung treten Schwindel und Erbrechen, v. a. bei höherer Dosierung, auf. Die Eliminationshalbwertszeit von Fluoxetin beträgt über 20 h. Deshalb besteht die Gefahr der Kumulation. SSRI's führen zur Veränderung der Pharmakokinetik und damit zu Interaktionen mit anderen Pharmaka, die in jedem Einzelfall geprüft werden müssen.

Allgemeine Richtlinien bei der Behandlung mit Antidepressiva

Auswahl des Antidepressivums

In der Praxis kann der behandelnde Arzt mit einigen wenigen Antidepressiva auskommen. Er sollte sich auf jeweils ein Präparat einer Gruppe beschränken und damit Erfahrungen sammeln. Im allgemeinen reichen 5–6 Präparate aus. Für die Wahl des Antidepressivums sind von Bedeutung:

Nosologische Zuordnung der Depression:

- Bei endogenen Depressionen, wenn keine gegensätzlichen früheren Erfahrungen und keine Kontraindikationen vorliegen, wird die Behandlung in den meisten Fällen mit einem trizyklischen Antidepressivum unter Berücksichtigung der Zielsymptome (agitiert vs. gehemmt) begonnen. Einige Psychiater setzen jedoch durchaus neue Antidepressiva zu Beginn der Behandlung ein. Bei einer zyklothymen Depression wird diese Behandlung häufig mit der Gabe eines Mood stabilizers (Lithium, Carbamazepin, Valproinsäure) kombiniert. Bei leichteren Depressionen werden, wenn eine Behandlung mit Medikamenten notwendig ist, in der Regel eher nebenwirkungsärmere Antidepressiva aus der Gruppe der „neueren Antidepressiva" bevorzugt.

Schweregrad der Depression:
- Der Schweregrad der Depression spielt insofern eine Rolle, als Patienten mit einer schweren Depression eher die zu Beginn der Behandlung auftretenden Nebenwirkungen tolerieren, während Patienten mit leichteren Depressionen diese nicht tolerieren. Die schwereren Depressionen können deshalb eher mit einem trizyklischen Antidepressivum, die leichteren dagegen eher mit einem neueren Antidepressivum behandelt werden.

Vorherrschende Symptome: „Zielsymptome":
- Entsprechend der vorherrschenden Symptomatik wird man zwischen antriebsteigernden (Desimipramintyp) und sedierenden (Amitriptylintyp) Medikamenten wählen. Antriebsteigernde Antidepressiva sollen eher am Morgen bis Mittag, sedierende Antidepressiva eher mittags und abends eingenommen werden. Bei starken Schlafstörungen und Angstzuständen kann diese Wahl ergänzt werden durch die Kombination mit einem Tranquilizer, einem weiteren Antidepressivum oder einem Neuroleptikum in niedriger Dosierung. Bei Vorliegen einer Wahnsymptomatik oder bei schweren Unruhezuständen kann die Kombination mit einem schwachpotenten oder atypischen Neuroleptikum angezeigt sein. Eine mögliche *Suizidgefahr* muß unbedingt berücksichtigt werden, da antriebssteigernde Antidepressiva hierbei kontraindiziert sind.

Frühere Erfahrungen:
- Bei depressiven Patienten, die schon früher mit Antidepressiva behandelt wurden, sollten die Erfahrungen dieser Behandlung berücksichtigt werden. Einige Patienten sprechen auf bestimmte Medikamente besonders gut an, so daß die üblichen Behandlungsrichtlinien bis zu einem gewissen Grad außer acht gelassen werden können.

Körperlicher Zustand und Alter des Patienten, Empfindlichkeit gegenüber Nebenwirkungen:
- Körperlicher Zustand und Alter des Patienten müssen v.a. im Hinblick auf die Nebenwirkungen berücksichtigt werden. Es versteht sich von selbst, daß körperliche Erkrankungen, z. B. Herz- und Lebererkrankungen, eine spezielle Auswahl des Antidepressivums erfordern.

Festlegung des Therapieziels

Vor Behandlungsbeginn muß der Patient in einem ausführlichen Gespräch über die geplante Therapie, ihr Ziel und v. a. die möglicherweise auftretenden Nebenwirkungen aufgeklärt werden. Dies ist besonders wichtig, da die eigentliche antidepressive Wirkung im allgemeinen erst mit einer Verzögerung von durchschnittlich 10–20 Tagen eintritt, während ein Teil der Nebenwirkungen schon oder v. a. zu Beginn der Behandlung vorhanden ist. Begonnen werden soll grundsätzlich mit niedriger Dosierung, die innerhalb von einigen Tagen bis zur mittleren Tagesdosis gesteigert wird. Abhängig von den Eigenschaften des gewählten Antidepressivums und der angestrebten Wirkung muß die Einnahme des Medikaments, soll die Antriebssteigerung im Vordergrund der Wirkung stehen, vorwiegend am Vormittag und mittags, ist hingegen ein stärker sedierender Effekt vorhanden und erwünscht, eher am Abend erfolgen. Bei der Dosisfindung muß berücksichtigt werden, daß Absorption, Abbau, Verteilung und Elimination eines Medikaments individuell sehr unterschiedlich sind, so daß bei gleicher Dosierung bis zu etwa 10fache Unterschiede in den Blutspiegeln festgestellt werden. Die Erhaltungsdosis sollte daher im wesentlichen vom therapeutischen Erfolg abhängen. Nach Erreichen einer mittleren Tagesdosis sollte diese mindestens 2 Wochen beibehalten werden, weil vorher eine Entscheidung über den Therapieerfolg nicht möglich ist. Bei ungenügendem Therapieerfolg nach diesem Zeitraum ist eine Änderung der Dosis, in der Regel eine Erhöhung, angezeigt. Sind sehr starke Nebenwirkungen vorhanden, kann allerdings auch eine Dosisreduktion notwendig werden. Falls die Möglichkeit besteht, den Plasmaspiegel des angewendeten Antidepressivums zu bestimmen, sollte dies auf jeden Fall geschehen, bevor eine Dosisänderung erfolgt, um entweder zu hohe Blutspiegel, die mit stärkeren Nebenwirkungen korreliert sind, oder eine ungenügende Compliance zu erfassen. Eine direkte Korrelation zwischen Blutspiegel und therapeutischer Wirkung konnte bis jetzt nicht nachgewiesen werden. Ein Wechsel des Medikaments bei ungenügendem Therapieerfolg sollte wegen der verzögert einsetzenden Wirkung frühestens nach 3 Wochen erfolgen. Bei einem notwendigen Wechsel wird in der Regel so vorgegangen, daß ein Medikament aus einer anderen Gruppe gewählt wird. Führt die Behandlung mit einem trizyklischen Antidepressivum nicht zum Erfolg, so wird statt dessen ein Antidepressivum mit anderer Wirkung oder ein MAO-Hemmer verordnet. Bei ausreichendem Therapieerfolg empfiehlt es sich, die erreichte Dosis für mehrere Wochen beizubehalten. Die Dauer der Behandlung muß sich nach psychiatrischer Erfahrung und Art der depressiven Erkrankung richten. Ein Absetzversuch darf nie abrupt, sondern nur nach langsamer, sich über mehrere Wochen erstreckender, Dosisreduzierung erfolgen. Pro Woche wird eine Dosisreduktion um etwa 1/6 empfohlen. Bei den ersten Anzeichen einer Verschlechterung wird eine Rückkehr zur Dosis der vorhergehenden Woche empfohlen.

Behandlungsrichtlinien für die Depression im höheren Lebensalter

Depression ist die häufigste psychiatrische Erkrankung im höheren Lebensalter. Während in der normalen Bevölkerung die Prävalenz für schwere Depressionen bei ungefähr 5% liegt, beträgt sie im Alter über 65 Jahre ungefähr 14%.

- Die Dosis zu Beginn und die Erhaltungsdosis sollte nur 1/3–1/2 der mittleren Dosis betragen. Der Grund hierfür liegt in der schlechteren Metabolisierung und den daraus resultierenden höheren Plasmaspiegeln. Zusätzlich kann ein anderes Metabolitenmuster vorliegen. Auch die Menge an ungebundener Substanz, die für die Wirkung entscheidend ist, ist meistens höher. Als Faustregel kann gelten, daß ältere Patienten zum Erreichen der vollen Wirkungsdosis eine etwa 20–30% geringere Dosierung benötigen.
- Ältere Patienten reagieren mit stärkeren Nebenwirkungen. So treten häufiger orthostatische Hypotension und kardiale Nebenwirkungen auf.
- Es besteht ein höheres Risiko für zerebrale Nebenwirkungen, die durch die anticholinergen Wirkungen mancher Medikamente verursacht werden. Symptome hierfür sind Verwirrtheitszustände, nächtliche Unruhe, Agitation, Delir.
- Auch periphere anticholinerge Nebenwirkungen, wie Miktionsbeschwerden und Obstipation, treten häufiger auf. Deshalb sind bei der Behandlung von älteren Patienten Antidepressiva mit geringerer anticholinerger Potenz - dies sind v. a. „neuere Antidepressiva" - vorzuziehen. Auch MAO-Hemmer scheinen gute Resultate zu bringen. Allerdings kann ein höheres Risiko darin liegen, daß ältere Patienten die notwendigen Diätvorschriften weniger zuverlässig befolgen. Deshalb sind in diesen Fällen die neu entwickelten MAO-Hemmer Moclobemid vorzuziehen. Bei kardialen Störungen sind MAO-Hemmer eher kontraindiziert.

Nebenwirkungen

Die häufigsten und am meisten störenden Nebenwirkungen der trizyklischen Antidepressiva beruhen auf ihren anticholinergen Eigenschaften, die sich v.a. in vegetativen Symptomen manifestieren. Ältere Patienten (über 60 Jahre) bzw. Patienten mit zerebralen Erkrankungen zeigen häufig eine höhere Empfindlichkeit. Die Beeinträchtigungen treten bevorzugt zu Beginn der Behandlung auf:

- Vegetative Symptome: Mundtrockenheit, Akkomodationsstörungen, verstärktes Schwitzen, Obstipation, Miktionsbe-

schwerden, Schwindel, orthostatische Kollapserscheinungen, Hypotension, Tachykardie;
- Störungen des Allgemeinbefindens: Müdigkeit bis zur Somnolenz, innere Unruhe, Schlafstörungen;
- kardiale Nebenwirkungen: Arrhythmien, Überleitungsstörungen, Erregungsleitungs- und Erregungsrückbildungsstörungen, die sich in folgenden spezifischen EKG-Veränderungen ausdrücken: Verlängerung der PQ-Strecke, Verbreiterung des QRS-Komplexes, AV-Blockierung, ST-Senkung;
- zerebrale bzw. neurologische Nebenwirkungen: Dysarthrie, zerebrale Krampfanfälle;
- Wirkungen auf Leber und blutbildende Organe: möglicher Anstieg der Lebertransaminasen (GOT und GPT) sowie der alkalischen Phosphatase, Leukopenie und Agranulozytose, Thrombozytopenie.

Die meisten dieser Nebenwirkungen sind nach Absetzen reversibel. Neuere Antidrepressiva sind nebenwirkungsärmer und deshalb zu bevorzugen.

WECHSELWIRKUNGEN MIT ANDEREN MEDIKAMENTEN

Kombination mit MAO-Hemmern
Die gleichzeitige Verabreichung von trizyklischen Antidepressiva und reversiblen MAO-Hemmern (Tranylcypromin) sollte vorsichtig bzw. nur unter stationärer Behandlung vorgenommen werden. Es wurde über das Auftreten starker, z.T. tödlich verlaufender Vergiftungserscheinungen berichtet, die jedoch sehr selten sind. Nach heutiger Ansicht bestehen allerdings keine Bedenken mehr gegen eine Kombinationsbehandlung trizyklischer Antidepressiva mit MAO-Hemmern vom Tranylcypromintyp, wenn die nachfolgenden Gesichtspunkte berücksichtigt werden. Üblicherweise wird die Verabreichung in der Reihenfolge vorgenommen: trizyklisches Antidepressivum, dann MAO-Hemmer (die umgekehrte Reihenfolge ist zu vermeiden); zunächst Dosisreduktion des Antidepressivums um etwa 1/3, dann erst zusätzliche Gabe des MAO-Hemmers; genaueste Beachtung der für beide Medikamentengruppen wichtigen Richtlinien (z.B. Diät). Eine Kombination von MAO-Hemmern mit dem trizyklischen Antidepressivum Chlorimipramin scheint häufiger Nebenwirkungen zu verursachen und sollte deshalb vermieden werden.

Kombination mit neueren MAO-Hemmern (Moclobemid)
Neuere MAO-Hemmer bieten den Vorteil, daß sie 1) reversibel die MAO-A hemmen und deshalb besser steuerbar sind und daß 2) der sog. „cheese effect" nicht auftritt, eine gefährliche Nebenwirkung, die durch die Einnahme von in bestimmten Nahrungsmitteln vorhandenem Tyramin hervorgerufen wird.

Kombination mit Lithiumsalzen
Eine Kombination ist bei Patienten mit einer Zyklothymie häufig erforderlich, da Lithium zwar das Auftreten depressiver Phasen verhindert, aber die depressiven Symptome an sich kaum bessert.

Kombination mit SSRI's
SSRI's führen in unterschiedlicher Weise zur Veränderung der Pharmakokinetik anderer Substanzen, die in jedem Einzelfall beachtet werden sollte.

Kombination mit Neuroleptika
Diese Kombinationsbehandlung erfolgt, wenn entweder die vorliegende Symptomatik, wie z.B. Unruhezustände oder Wahn, es erfordern, oder bei sog. „therapieresistenten Depressionen", bei denen andere Behandlungsversuche fehlgeschlagen sind. Atypische Neuroleptika sind hier unter Berücksichtigung möglicher Interaktionen zu bevorzugen.

Kombination mit Tranquilizern
Bei stärkeren Angst- und Unruhezuständen, auch bei Schlafstörungen können Antidepressiva mit Tranquilizern, die dann meistens am Abend verabreicht werden, kombiniert werden. Diese Kombination erfolgt häufig zu Beginn der Behandlung, wenn die antidepressive Wirkung noch nicht ausreichend ist. Die gleichzeitige Anwendung katecholaminhaltiger Lokalanästhetika kann die sympathikomimetische Wirkung der trizyklischen Antidepressiva verstärken. Wirkungspotenzierung bei gleichzeitiger Gabe von Anticholinergika.

Der therapeutische Effekt von Antihypertensiva vom Guanethidintyp wird abgeschwächt. Der Konsum von Alkohol sollte unter Behandlung mit trizyklischen Antidepressiva vermieden werden.

KONTRAINDIKATIONEN

Absolut:
- akute Alkohol-Hypnotika-, Analgetika- und Psychopharmakaintoxikation, akute Delirien.

Relativ:
- latente oder manifeste Suizidalität; Verstärkung von Suizidimpulsen durch die der depressionslösenden Wirkung in der Regel vorausgehende Antriebssteigerung. Antidepressive Behandlung bei Suizidalität nur unter stationärer Kontrolle erlaubt. Suizidgefährdete Patienten sollten nur vom Psychiater behandelt werden.
- Engwinkelglaukom: Substanzen mit anticholinerger Wirkung erhöhen den Augeninnendruck. Deshalb häufige Kontrollen

bzw. Verwendung von Substanzen ohne anticholinerge Eigenschaften (neuere Antidepressiva).

- Prostatahypertrophie: Miktionsstörungen können verstärkt werden.
- Obstipation: mögliche Zunahme einer bestehenden Obstipation bis zum paralytischen Ileus.
- Orthostatische Hypotonie: Diese kann verstärkt werden. Blutdruckkontrollen, evtl. niedrig dosierte Gabe sympathikomimetischer Substanzen.
- Herzinsuffizienz: Die kardiale Situation kann aufgrund der manchmal vorhandenen kardiotoxischen Nebenwirkungen verschlechtert werden. Deshalb niedrigere Dosierung bei vorgeschädigten Herzen. Häufige EKG-Kontrollen.
- Epilepsie: Die Krampfschwelle wird durch trizyklische Antidepressiva herabgesetzt. Mögliche Anfallsprovokation. Deshalb evtl. Erhöhung der antiepileptischen Medikation bei gleichzeitig niedrig dosierter Therapie mit trizyklischen Antidepressiva.
- Hohes Alter: erhöhte Gefahr der Provokation deliranter Zustandsbilder. Vermeidbar evtl. durch Behandlung mit Substanzen ohne anticholinergen Effekt (neue Antidepressiva).

5.2.2 Monoaminoxidasehemmer (MAO-Hemmer)

MAO-Hemmer nehmen innerhalb der Gruppe der Antidepressiva eine Sonderstellung ein. Empirische Erkenntisse zeigten in den 60er Jahren, daß MAO-Hemmer, die ursprünglich als Tuberkulostatika Verwendung fanden, eine antidepressive Wirkung besitzen, welche sich die Psychiatrie zunutze machte. Wegen ihrer zahlreichen Nebenwirkungen, die v. a. in Kombination mit anderen Medikamenten bzw. anderen am neuronalen System aktiven Substanzen auftraten, gerieten die MAO-Hemmer jedoch bald in Verruf und wurden kaum noch eingesetzt. Neuere Befunde und neu entwickelte MAO-Hemmer haben zu einer Relativierung der Meinung geführt und räumen den MAO-Hemmern mittlerweile wieder einen festen Platz in der Therapie depressiver Erkrankungen ein.

Wirkungsmechanismus

Durch die beiden Enzyme Monoaminoxidase A und B werden u.a. Noradrenalin, Adrenalin, Dopamin, Serotonin, Tyramin und Tryptamin abgebaut. Werden nun diese Monoaminoxidasen gehemmt, führt dies zu einer Anreicherung der genannten Substanzen im synaptischen Spalt. Dadurch kommen sowohl die antidepressive Wirkung als auch die unerwünschten Nebenwirkungen zustande. Wie bei den trizyklischen Antidepressiva, so hat auch hier die Anreicherung von Noradrenalin und Serotonin sekundäre Veränderungen an den Rezeptoren, u. a. die schon erwähnte β-„down“-Regulation, zur Folge.

Der neue MAO-Hemmer Moclobemid wirkt vorwiegend auf die MAO-A, welche v. a. Noradrenalin und Serotonin abbaut.

INDIKATIONEN FÜR DIE BEHANDLUNG MIT MAO-HEMMERN

Grundsätzlich können MAO-Hemmer bei allen depressiven Erkrankungen eingesetzt werden. Ihr Wirkungsprofil entspricht dem der trizyklischen Antidepressiva vom Desimipramintyp, d. h. sie besitzen eine antriebsteigernde Wirkungskomponente. Wegen der potentiell gefährlichen Nebenwirkungen der MAO-Hemmer wird die Behandlung depressiver Erkrankungen üblicherweise mit anderen Antidepressiva begonnen. Allerdings gibt es durchaus Fälle, bei denen von vornherein die Anwendung von MAO-Hemmern gerechtfertigt ist. Dies sind v. a. Patienten, die erfahrungsgemäß unter starken Nebenwirkungen, bedingt durch die anticholinergen Eigenschaften der trizyklischen Antidepressiva, leiden. MAO-Hemmer besitzen keine anticholinergen Eigenschaften. Beim Übergang von einer Behandlung mit MAO-Hemmern auf trizyklische Antidepressiva bzw. umgekehrt sollte, wenn möglich, ein Behandlungsintervall von mehreren Tagen eingehalten werden. Dieses Intervall kann evtl. durch Tranquilizer (Benzodiazepine) überbrückt werden.

„Panic disorders“: Ein besonderes Indikationsgebiet der MAO-Hemmer stellt dieses Krankheitsbild dar. MAO-Hemmer, Imipramin, Alprazolam und SSRI's sollen für diese Behandlung am besten geeignet sein.

NEBENWIRKUNGEN

Die meisten Nebenwirkungen werden durch die Hemmung der Monoaminoxidase, also dem Wirkungsprinzip, dem auch der antidepressive Effekt zuzuschreiben ist, hervorgerufen. Besonders ist zu beachten, daß eine Kombination mit bestimmten Nahrungs- oder Genußmitteln bzw. anderen Medikamenten das Auftreten der Nebenwirkungen forciert bzw. die Nebenwirkungen verstärkt.

Kreislaufdysregulationen. Beobachtet werden sowohl das Auftreten einer orthostatischen Hypotonie als auch, wenn schon weit seltener, schwere hypertone Entgleisungen. Erfahrungsgemäß führt ein gleichzeitiger Genuß bestimmter Käse- und Weinsorten (z. B. Chianti: Packungsprospekt beachten!) eher zu einer hypertonen Dysregulation, welche einem in diesen Nahrungsmitteln enthaltenen Amin, dem Tyramin, angelastet wird. Für das Auftreten einer orthostatischen Hypotonie wird eine Gegenregulation durch Umstellung der Rezeptoren als auslösender Mechanismus erwogen. Eine Behandlung mit kreislaufaktiven Substanzen ist in diesem Falle obsolet; es empfiehlt sich eine Dosisreduktion.

Störungen des Allgemeinbefindens und der Antriebslage. Innere Unruhe und Spannungszustände, Schlafstörungen, hypomanische Symptome. Leberfunktionsstörungen, wie sie am Anfang der Entwicklung der MAO-Hemmer häufig beobachtet wurden, treten bei den heute im Handel befindlichen Präparaten kaum mehr auf.

Neuere reversible MAO-Hemmer zeigen weniger Nebenwirkungen und sind wesentlich besser verträglich.

WECHSELWIRKUNGEN MIT ANDEREN MEDIKAMENTEN

Die Wirkung sämtlicher Medikamente, deren Angriffspunkt das ZNS oder das Kreislaufsystem ist, wird verstärkt. Unter anderem handelt es sich dabei um Amphetaminderivate, Appetitzügler, Sympathikomimetika, Morphinpräparate und trizyklische Antidepressiva, wobei die am schwersten wiegenden Nebenwirkungen bei Kombination mit Sympathikomimetika, Amphetaminderivaten, Morphinpräparaten, trizyklischen Antidepressiva sowie Antihypertonika vom Reserpintyp auftreten. Im Falle der Notwendigkeit einer Narkose muß der Narkosearzt unbedingt über die Einnahme von MAO-Hemmern unterrichtet werden, da eine Interaktion mit den bei der Narkose eingesetzten Pharmaka möglich ist. Üblicherweise müssen die Medikamente einige Tage vorher eingesetzt werden. Kopfschmerzen, Übelkeit und pathologische Räusche nach Konsum von alkoholischen Getränken treten verstärkt auf.

Mit Unverträglichkeitserscheinungen bei gleichzeitigem Genuß von verschiedenen Nahrungsmitteln wie Schokolade, Bananen, Kaffee und Käse ist zu rechnen.

KONTRAINDIKATIONEN

Psychisch: Paranoid-halluzinatorische Zustandsbilder, Erregungszustände jeglicher Genese, Suizidalität.
Somatisch: schwere Leberfunktionsstörungen, Kreislaufstörungen, zerebrovaskuläre Insuffizienz.

5.3 Medikamente zur Therapie von Angstsyndromen

Zur Therapie von Angst- und Spannungszuständen werden auch heute noch unterschiedliche Medikamente eingesetzt. Neben Präparaten pflanzlicher Herkunft (Hopfen, Baldrian usw.) wurden ursprünglich in erster Linie Barbiturate verordnet. Später kamen bromhaltige Substanzen, dann die Gruppe der Benzodiazepine zur Anwendung. Die Benennung dieser Medikamentengruppe ist Gegenstand kontroverser Diskussionen. Die Bezeichnungen Tranquilizer oder Anxiolytika sind deshalb nur als Anhaltspunkte zu verstehen, die nicht dazu berechtigen, eine spezifische therapeutische Wirkung abzuleiten.

Als erste Substanz mit „Tranquilizerwirkung“ war 1946 das Carbaminsäurederivat Meprobamat entwickelt worden. Als Tranquilizer im heutigen Sinne war 1960 Chlordiazepoxid als erster Vertreter der Benzodiazepine eingeführt worden. Inzwischen befindet sich eine große Zahl von Präparaten dieser Gruppe im Handel.

Neben den Benzodiazepinen kommen in den letzten Jahren zusätzlich β-Rezeptorenblocker, v. a. bei starken körperlichen Begleitsymptomen, bei entsprechender Grundkrankheit schließlich Antidepressiva und Neuroleptika zur Anwendung.

Der Begriff Tranquilizer wird durch folgende klinisch-therapeutische Wirkungsqualitäten charakterisiert: angstlösend, beruhigend, affektiv-entspannend.

Diese Wirkungsqualitäten können zwar auch durch niedrig dosierte Neuroleptika und teilweise dämpfende Antidepressiva vom Amitriptylintyp erreicht werden. Das subjektive Wirkungserlebnis des Patienten entspricht dabei aber nicht seinen Erwartungen. Der wichtigsten Gruppe der Benzodiazepine stehen mehrere andere sehr heterogene Substanzklassen gegenüber, deren Anwendung von der Symptomatik und dem Krankheitsbild abhängt.

In den letzten Jahren wurden zunehmend andere Substanzen zur Behandlung von Angst und Spannungszuständen eingesetzt. Es handelt sich dabei um den partiellen 5-HT_{1A} Agonisten Buspiron, einen neueren Tranquilizer, das Zaplicone und schließlich, in besonderen Situationen, um β-Blocker.

5.3.1 Benzodiazepine

Die klinische Einteilung der Benzodiazepine erfolgt üblicherweise anhand des Ausprägungsgrades der relativ zur anxiolytischen Wirkung auftretenden Sedation. Grundsätzlich sind die einzelnen Wirkungen jedoch von der Dosis und damit zusammenhängend vom Blutspiegel abhängig. Bei höherer Dosierung bzw. höheren Blutspiegeln treten die sedativen Eigenschaften stärker in den Vordergrund. Bei mittlerer Dosierung können die Benzodiazepine aufgrund ihrer pharmakologischen Eigenschaften grobschematisch in 3 Gruppen unterteilt werden.

Pharmakokinetische Aspekte

Benzodiazepine unterscheiden sich, abgesehen von ihren unterschiedlichen Wirkungsaspekten, v. a. hinsichtlich ihrer Pharmakokinetik. Die meisten Benzodiazepine werden aus dem Gastrointestinaltrakt schnell resorbiert. Die maximale Serumkonzentration ist nach 1–3 h erreicht. Ein großer Teil der Substanzen wird an Albumin gebunden. Abhängig von der Art der Substituenten am Ringsystem werden sie verschieden schnell

v. a. in der Leber metabolisiert und dann über die Niere ausgeschieden. Es lassen sich demnach 3 Gruppen von Benzodiazepinen unterscheiden.

- *Langwirksame Substanzen,* bei denen die Wirkung einer mittleren ambulanzüblichen Tagesdosis auch bei einmaliger Gabe über 24 h anhält und im Verlaufe von weiteren 48–72 h ausklingt, und bei deren kontinuierlicher Gabe man einer möglichen Kumulation durch entsprechende Dosisreduktion Rechnung tragen sollte:
  Langwirksame Präparate sind v. a. zur Behandlung von chronischen Angst- und Spannungszuständen geeignet. Es genügt evtl. eine einmalige Applikation am Abend.
- *Mittellangwirksame Substanzen,* bei denen die Wirkung einer mittleren Einzeldosis über 8–12 h ausreicht, im Verlaufe von 24 h aber weitgehend abklingt:
  Mittellangwirksame Präparate eignen sich zur Behandlung von Durchschlafstörungen und auch von psychosomatischen Beschwerden, bei denen eine länger dauernde Wirkung erwünscht ist.
- *Kurzwirksame Substanzen,* bei denen die Wirkung einer üblichen Einzelgabe innerhalb von 6–8 h praktisch vollständig abklingt:
  Kurzwirksame Präparate sind v. a. zur Behandlung von akuten Zuständen, Einschlafstörungen, evtl. Lampenfieber geeignet. Die Gabe von kurzwirksamen Präparaten als Einschlafmittel hat den Vorteil, daß die Wirkung am nächsten Morgen abgeklungen ist, andererseits kann jedoch der sog. Reboundeffekt zu leicht überschießender Reaktion, d. h. Angst- und Unruhezuständen, führen. Dieser Effekt tritt v. a. nach höherer Dosierung auf und ist bei niedriger Dosierung weniger zu erwarten.

DOSIERUNG

Ausgeprägter als bei Antidepressiva und Neuroleptika ist bei der Therapie eine gut abgestimmte individuelle Dosierung erforderlich, wobei nach dem Prinzip „so wenig wie möglich, so viel wie nötig" vorgegangen werden sollte.

Eine kontinuierliche Verabreichung und eine übliche Routineverordnung von 3mal täglich 1 Tablette sollte strikt vermieden werden. Statt dessen sollte zu Beginn der Therapie am Abend 1/3 bis zu 1/2 der vom Hersteller angegebenen mittleren Tagesdosis verordnet werden. Am Tage: Beschränkung auf eine einmalige Gabe von maximal 1/3 bis 1/2 der mittleren Tagesdosis am Morgen oder Mittag. Ältere Patienten über 60 Jahre reagieren häufig empfindlicher auf Benzodiazepine und zeigen höhere Plasmaspiegel, deshalb niedriger dosieren! Als Faustregel gilt: 1/3 bis 1/2 niedriger.

Zum frühestmöglichen Zeitpunkt sollte ein Auslaßversuch bzw. eine diskontinuierliche Anwendung erfolgen, die zu immer größeren Einnahmeintervallen führt. Dies bedeutet, daß die Therapie nur in Ausnahmefällen 6–8 Wochen überschreiten darf.

INDIKATIONEN

Aufgrund der nosologischen Klassifikation ergibt sich, daß die Indikationsstellung für die Therapie mit angstreduzierenden Medikamenten nur bei *primären Angstsyndromen* als medikamentöse Monotherapie, bei sekundären Angstsyndromen, die im Rahmen einer organischen oder endogenen Psychose auftreten, jedoch nur als Begleitmedikation gerechtfertigt ist.

Auch bei der Monotherapie von primären Angstsyndromen, ebenso wie bei der Behandlung von Zwangsneurosen, Phobien und Angstneurosen, darf sich die Behandlung nicht nur auf den Einsatz von Psychopharmaka beschränken.

ANGST

Benzodiazepine werden in der Psychiatrie v. a. bei primären Angstsyndromen, also vornehmlich bei Angstzuständen, denen keine faßbare andere psychiatrische Krankheit zugrunde liegt, eingesetzt. Diese Formen der Angst können z. B. als soziale Ängste (Schwierigkeiten im Kontakt mit anderen Menschen), Situationsängste, Existenzängste, Zukunftsangst auftreten. Da auch primäre Angstzustände meist mit körperlichen Beschwerden einhergehen, müssen immer Angstsyndrome als Begleitsymptome körperlicher Erkrankungen in Erwägung gezogen werden. Die Konsequenz hieraus ist eine sorgfältige körperliche Untersuchung. Auch beim Vorliegen einer körperlichen Krankheit oder Geisteskrankheit besteht eine Berechtigung, vorübergehend Benzodiazepine rein symptomatisch zur Reduktion der Angst zu verordnen. Dabei muß jedoch die Behandlung der Grundkrankheit im Vordergrund stehen.

SPANNUNGSZUSTÄNDE/SCHLAFSTÖRUNGEN

Die sedative Wirkung der Benzodiazepine wird bei Spannungszuständen und bei Schlafstörungen eingesetzt. Zur Behandlung von Schlafstörungen und Spannungszuständen bieten sich v. a. solche Benzodiazepine an, die eine starke sedative Komponente in ihrer Wirkungsqualität aufweisen, zum anderen spielt hierbei die Halbwertszeit eine relativ große Rolle. Je nach Art der Schlafstörung, z. B. Einschlafstörungen, sind Benzodiazepine mit kurzer Halbwertszeit, deren Wirkung am nächsten Tag abgeklungen ist, zu bevorzugen. Eine Dauertherapie von Schlafstörungen mit Benzodiazepinen sollte auf jeden Fall vermieden werden.

Weitere eng umschriebene psychiatrische Indikationsgebiete der Benzodiazepine betreffen:
- Alkoholentzugssyndrom (Delirium tremens),

- Behandlung der Epilepsie und des Status epilepticus,
- depressive Erkrankungen,
- nichtpsychiatrische Erkrankungen, bei denen der Einsatz von Benzodiazepinen indiziert ist:
  - gesteigerter Muskeltonus bei verschiedenen neurologischen und inneren Erkrankungen,
  - Prämedikation in der Anästhesie,
  - innere Medizin.
  - In der inneren Medizin werden Benzodiazepine v. a. akut zur Dämpfung des vegetativen Nervensystems und zur Unterbrechung eines bei verschiedenen Krankheiten auftretenden Circulus vitiosus eingesetzt, z. B.: (a) Myokardinfarkt. *Cave:* Atemdepression und Blutdruckabfall. Benzodiazepine können diese Symptome verstärken. (b) Status asthmaticus. Hier sind Benzodiazepine nach heutiger Auffassung eher kontraindiziert.
- Geburtshilfe: Der Einsatz von Benzodiazepinen in der Geburtshilfe zur Verminderung der Angst und zur Muskelrelaxation kann in seltenen Fällen zum sog. Floppy-infant-Syndrom führen, einer Nebenwirkung, die durch die lipophilen Eigenschaften der Benzodiazepine bedingt ist. Hierdurch können Benzodiazepine leicht die Plazentaschranke überwinden und vom Organismus des Neugeborenen aufgenommen werden.

Auswahl der Benzodiazepine

Grundsätzlich sollte der behandelnde Arzt sich auf die Behandlung mit einigen wenigen Benzodiazepinen beschränken, um mit diesen genügend Erfahrung zu sammeln. Zwei Gesichtspunkte sind für die Auswahl entscheidend:

- sedative vs. anxiolytische Wirkung; die Übergänge sind fließend und lassen sich auch nur anhaltsmäßig ableiten.
- Pharmakokinetische Gesichtspunkte: lange, mittel- oder kurzdauernde Wirkung: auch die Eliminationshalbwertszeit kann nur einen Anhaltspunkt geben, da die Wirkung u. U. von den Metaboliten abhängt und außerdem individuell große Unterschiede bestehen.

Nebenwirkungen

Benzodiazepine gehören zu den gutverträglichen Medikamenten. Bei Beachtung der beschriebenen Richtlinien zu Dosis und Therapiedauer sind keine toxisch bedingten körperlichen Schädigungen zu erwarten.

Am häufigsten werden Tagesmüdigkeit, Dösigkeit, Benommenheit, Konzentrations-, Aufmerksamkeits- und Gedächtnisstörungen beobachtet. Seltener sind Ataxie, Dysarthrie, Kopfdruck oder paradoxe Erregungen. Paradoxe Erregungen bzw. auch Angstzustände treten v. a. nach Abklingen der Wirkung auf. Es wird über Reboundphänomene berichtet. Diese treten

v. a. bei Benzodiazepinen mit kürzeren Halbwertszeiten auf, wodurch der Plasmaspiegel schneller absinkt, und nach Langzeittherapie in höheren Dosierungen. In seltenen Fällen kommen bei älteren Patienten paradoxe Erregungen und Angstzustände vor. Eine nicht zu unterschätzende Nebenwirkung sind amnestische Störungen, die sehr störend sind.

Zur Frage der Benzodiazepinabhängigkeit

Während bis etwa 1980 die Benzodiazepinabhängigkeit als Randphänomen ohne wesentliche praktische Relevanz galt, ist dieses Thema in den letzten Jahren stärker ins Bewußtsein der Öffentlichkeit getreten. Grundsätzlich hat die Verschreibung von Benzodiazepinen bei klarer Indikationsstellung nach wie vor ihre Berechtigung. Allerdings sollte die Dauer einer kontinuierlichen täglichen Gabe von 4–8 Wochen nur in Ausnahmefällen überschritten werden. Man unterscheidet heute im Hinblick auf die Benzodiazepine den Begriff der Hochdosisabhängigkeit und den der Niedrigdosisabhängigkeit („low-dose dependence").

Hochdosisabhängigkeit

Eine isolierte Hochdosisabhängigkeit durch Benzodiazepine ist sehr selten und spielt kaum eine Rolle in der ärztlichen Praxis. Sie entwickelt sich in aller Regel auf dem Boden eines bereits bestehenden Alkohol-, Drogen- oder Medikamentmißbrauchs. Nicht näher definierte Persönlichkeitsmerkmale – Borderlinepatienten und andere Persönlichkeitsstörungen werden erwähnt – sind wesentliche Faktoren für das Entstehen einer solchen Abhängigkeit. Die Entwicklung ist gekennzeichnet durch eine schnell erfolgende Dosissteigerung auf das 3- bis 20fache der ambulanzüblichen Dosis und durch den Zwang zur kontinuierlichen Weitermedikation. Diese Medikamentenabhängigkeit in Kombination mit den primär bedingten Persönlichkeitsstörungen führt in der Regel zu nachteiligen sozialen Folgen. Deshalb ist eine Behandlung unbedingt erforderlich.

Entzugsdelirien und Entzugspsychosen, die ein paranoid-halluzinatorisches oder ängstlich-depressives Bild zeigen, und Entzugskrampfanfälle des Grand-mal-Typs entwickeln sich üblicherweise nur nach Hochdosisabhängigkeiten. Vorangehender oder gleichzeitiger Mißbrauch von Drogen oder Alkoholismus begünstigen das Auftreten solcher schweren Entzugssyndrome.

Niedrigdosisabhängigkeit

Diese Sonderform der Abhängigkeit, die im Zusammenhang mit der Einnahme von Benzodiazepinen zum erstenmal erwähnt wurde, gilt als das eigentliche Problem. Die Diagnose „low-dose dependence" setzt allerdings voraus, daß die Schwierigkeiten beim Absetzen auf das Auftreten von Entzugssymptomen bzw. Reboundphänomenen zurückzuführen sind und nicht auf das Wiederauftreten derjenigen Symptome, die ursprünglich der Anlaß zur Verordnung waren. Im Einzelfall kann aber die Unterscheidung zwischen

- echten Entzugssyndromen,
- Reboundphänomenen und
- persistierenden Krankheitssymptomen

außerordentlich schwierig sein, da sich trotz der in der gegenwärtigen Situation unterschiedlichen Entstehungsbedingungen bei leichter bis mittelschwerer Ausprägung der Symptomatik oft nur vage qualitative Unterschiede erkennen lassen.

ENTZUGSSYNDROME

Entzugssyndrome treten üblicherweise erst nach mehrmonatiger kontinuierlicher Einnahme und vorzugsweise nach abruptem Absetzen auf. Je kürzer die Halbwertszeit der mißbräuchlich benutzten Substanzen, um so früher und deutlicher manifestieren sich die Entzugssymptome. Abhängig von der Eliminationshalbwertszeit beginnen sie nach ungefähr 2–3 Tagen, erreichen nach 7–10 Tagen ihren Höhepunkt und nehmen im Gegensatz zu krankheitsbedingten Symptomen im Verlaufe einiger Tage oder einiger Wochen langsam wieder ab. Man spricht nur dann von Entzugssyndromen, wenn wenigstens 2 neue Symptome, die zu Behandlungsbeginn nicht bestanden, auftreten. Es werden somatische Symptome, psychische Symptome und Wahrnehmungsstörungen beschrieben.

Somatische Symptome äußern sich in

- Schlaflosigkeit,
- Tremor,
- Schwitzen,
- Kopfschmerzen,
- Myalgien,
- Appetitverlust,
- Schwindel,
- Erbrechen,
- Abdominalkrämpfen.

Psychische Symptome äußern sich in

- Angst,
- Ruhelosigkeit,
- Erregbarkeit,
- Depression,
- Konzentrations- und Gedächtnisstörungen.

Wahrnehmungsstörungen äußeren sich in

- Überempfindlichkeit gegenüber Licht, Lärm und Berührung sowie metallischem Geschmack,
- Hyposmie, Mikropsie oder Makropsie,
- Kinästhesien,

- Depersonalisations- und Derealisationsphänomenen und seltener in
- schweren Entzugssymptomen wie Delirien und generalisierten Krampfanfällen.

Als besonders charakteristisch für ein Benzodiazepinentzugssyndrom gelten die Wahrnehmungsstörungen. Es wird auch von „Pseudoentzugsphänomenen" berichtet, welche besonders bei ängstlich-hypochondrischen Patienten auftreten, obgleich Benzodiazepine weiter verordnet wurden.

REBOUND-PHÄNOMENE

Alle Medikamente, die aufgrund ihres Wirkungsmechanismus in den Transmitter- oder Hormonstoffwechsel eingreifen und so die Homöostase dieser Systeme verändern, bewirken eine Gegenregulation des Organismus, die sich z. B. in einer Vermehrung oder Verminderung des Transmitterstoffwechsels und der Rezeptoren manifestiert. Vor allem bei abrupter Beendigung der Therapie wird hierdurch ein gegenregulatorischer Effekt erzielt. Solche Reboundphänomene treten daher auch bei Beendigung der Therapie mit vielen anderen Medikamenten auf, wie z. B. Antidepressiva, Neuroleptika, Lithium, Hormonen, β-Blockern, Diuretika, Antihypertonika usw. Die Schwere der Reboundphänomene hängt von der individuellen Disposition, der Medikationsdauer und der Höhe der Dosis ab. Im Gegensatz zum Entzugssyndrom, das hinsichtlich Symptomatik und Genese zwar fließende Übergänge zum Reboundphänomen zeigt, kann ein Reboundphänomen in Einzelfällen anscheinend schon nach einer einmaligen Verabreichung einer Substanz mit sehr kurzer Halbwertszeit auftreten. Reboundphänomene nach Benzodiazepinen äußern sich in Angst, Unruhe und Schlaflosigkeit. Diese Symptome sind jedoch meistens zugleich auch der ursprüngliche Grund für die Verordnung von Benzodiazepinen.

Die größte Schwierigkeit besteht darin, Reboundphänomene von Symptomen einer weiterbestehenden Erkrankung abzugrenzen. Als Unterscheidungskriterium gilt der unterschiedliche Verlauf: Persistierende Intensität der Symptome gilt als Indiz für Reboundphänomene bzw. „low-dose dependence".

PERSISTIERENDE SYMPTOME

Angst und Schlaflosigkeit sind die häufigsten Gründe für die Verschreibung von Benzodiazepinen. Nach Absetzen der Benzodiazepintherapie treten bei weiterbestehender Erkrankung naturgemäß dieselben Symptome wieder auf, die ursprünglich Anlaß zur Verordnung waren. Es muß jedoch auch in diesem Fall sorgfältig erwogen werden, ob eine Fortsetzung der Therapie verantwortet werden kann. Dies hängt vom Charakter der Erkrankung und vom Schweregrad der Symptome ab.

Vorgehen bei Beendigung einer Therapie mit Benzodiazepinen

Die kontinuierliche tägliche Einnahme von Benzodiazepinen sollte i. allg. auf die Dauer von wenigen Tagen oder maximal 6–8 Wochen beschränkt bleiben. Es muß angestrebt und mit dem Patienten klar vereinbart werden, daß bereits in dieser Phase eine schrittweise Dosisreduktion erfolgt, wobei schnell die kleinste, eben noch ausreichende Einzeldosis erreicht werden sollte. Danach sollte in der 2. Phase eine schrittweise Verlängerung der Einnahmeintervalle vereinbart werden. In einer 3. Phase sollte die Einnahme auf Krisensituationen beschränkt bleiben.

Nach einer Langzeitmedikation in therapeutischen Dosen ist langsames Vorgehen und Geduld angebracht. Die zuletzt verwendete Tagesdosis sollte im Verlauf von 8–10 Wochen in kleinen Schritten – je nach Praktikabilität der Darreichungsform – bis auf die kleinste, nicht mehr weiter teilbare Einzeldosis reduziert werden. Je nach Darreichungsform sollte evtl. eine andere, gut teilbare galenische Zubereitung, z. B. Diazepamtropfen (mit 0,3 mg pro Tropfen), gewählt werden, die ein fast unmerkliches Ausschleichen ermöglicht. Gelegentlich bereitet das Absetzen der letzten kleinsten Dosis Probleme. In diesem Fall empfiehlt es sich, den Patienten 3–4 Wochen auf dieser Restdosis zu belassen und erst danach die Einnahmeintervalle zu vergrößern.

Kontraindikationen und Wechselwirkungen mit anderen Medikamenten

- Akute Schlafmittel-, Alkohol-, Psychopharmakaintoxikation, Polytoxikomanie.
- Drogenabhängigkeit, Myasthenia gravis. Benzodiazepine können häufig die Wirkung von Psychopharmaka verstärken. Dies kann u. U. therapeutisch ausgenutzt werden. Außerdem werden sie häufig in der Kombination mit Antidepressiva angewandt.
- Die Wirkung von Alkohol wird deutlich verstärkt, deshalb müssen die Patienten unbedingt vor dem gleichzeitigen Genuß von Alkohol gewarnt werden.

Bei bestimmten Formen der Angst, insbesondere bei solchen, bei denen somatische Symptome im Vordergrund stehen, oder die als Symptome einer anderen psychiatrischen Erkrankung auftreten oder bei denen Benzodiazepine kontraindiziert sind, werden oder müssen auch andere Medikamente eingesetzt werden.

5.3.2
β-Rezeptorenblocker

β-Rezeptorenblocker werden im strengeren Sinne nicht als Psychopharmaka klassifiziert, ihre Hauptanwendungsgebiete liegen in der inneren Medizin. In den letzten Jahren erlangten sie jedoch eine gewisse Bedeutung in der Psychiatrie, v.a. bei der Behandlung von Angstzuständen; weniger erfolgreiche Versuche wurden bei der Behandlung von Manien und Psychosen unternommen.

Nach dem heutigen Kenntnisstand wirken β-Rezeptorenblokker v. a. bei vegetativen Symptomen der Angst, eine darüber hinausgehende zentrale angstlösende Wirkung ist jedoch umstritten. Da eine zusätzliche zentrale Wirkung der β-Rezeptorenblocker jedoch nicht ausgeschlossen werden kann, bevorzugt man für die Therapie von Angstsyndromen lipophile β-Rezeptorenblocker, die aufgrund dieser Eigenschaft im Gehirn angereichert werden können.

SPEZIELLE INDIKATIONEN FÜR β-REZEPTORENBLOCKER

β-Rezeptorenblocker werden v. a. dann eingesetzt, wenn folgende somatische Symptome der Angst im Vordergrund stehen:

Kardiovaskuläres System:
- Herzklopfen,
- Herzrasen (mit dem subjektiven Gefühl der Todesangst),
- Schwindel,
- Schwächegefühl,
- Befürchtungen, das Bewußtsein zu verlieren,
- Erröten,
- Ohnmächtigwerden,
- Spannungskopfschmerz,
- Migräne,
- hypertensive, angstbedingte Blutdruckkrisen.

Respiratorisches System:
- Luftnot,
- Hyperventilation mit Parästhesien,
- Engegefühl, Druckgefühl oder Schmerzen in der Brust.

Muskelapparat:
- Tremor,
- muskuläres Beben,
- ausgeprägtes Schwächegefühl.

Gastrointestinales System:
- Bauchgrimmen/Bauchschmerzen,
- Übelkeit,
- Erbrechen,
- Flatulenz.

Haut:
- Schwitzen.

„Lampenfieber“:

- Besonders beliebt wurden die β-Rezeptorenblocker in den letzten Jahren zur Kupierung des sog. Lampenfiebers. Schauspieler, Musiker, Vortragende, Prüflinge, Sportler nahmen eine einmalige mittlere Dosis von β-Rezeptorenblockern zu sich, um die Symptome der Angst zu unterdrücken. Es ist verständlich, daß v. a. die körperlichen Begleitsymptome der Angst hiermit unterdrückt werden können. β-Rezeptorenblocker besitzen bei dieser Anwendung den Vorteil, daß sie keine sedierenden Eigenschaften aufweisen. Dennoch sollte die Anwendung auf solche Patienten beschränkt bleiben, bei denen die Symptome der Angst so vorherrschend sind, daß ihre Leistungsfähigkeit wesentlich beeinträchtigt wird. Weiterhin ist aus der Streßforschung bekannt, daß es oft notwendig ist, zum Erbringen einer bestimmten Leistung sich in einem leicht erhöhten Aktivierungsniveau zu befinden. Dies sollte dem Patienten immer vor Augen gehalten werden.

DOSIERUNG

Die Dosierung von β-Rezeptorenblockern für diese Indikation sollte sich auf einen mittleren Dosierungsbereich beschränken. Die Dosis und Einnahmeempfehlungen differieren. Sie reichen von einer täglichen Einnahme in niedrigerer Dosierung (z. B. Dociton 2mal 10 mg), beginnend eine Woche vor dem Ereignis, bis zur Einmalgabe 1–2 h vorher. Meistens wird die Einmalgabe bevorzugt, wobei eine Probegabe 1–2 Tage vorher günstig ist.

KONTRAINDIKATIONEN

Die Kontraindikationen sollen hier nur angedeutet abgehandelt werden. Bei Asthma bronchiale, bei Herzerkrankungen (dekompensierte Herzvitien, Störungen in der Erregungsleitung, Tachykardien u. a.), u. U. bei Diabetes mellitus sollen β-Rezeptorenblocker nur mit Vorsicht angewandt werden.

ANTIDEPRESSIVA (S. AUCH S. 84)

Antidepressiva können zur Therapie der Angst erfolgreich eingesetzt werden. Die Anwendung beschränkt sich nicht nur auf Patienten, bei denen Angst als Symptom einer depressiven Grundkrankheit auftritt, sondern auch auf Patienten mit frei flottierenden Ängsten. Vor allem eine Form der Angst, die möglicherweise ein eigenes Krankheitsbild darstellt und die im amerikanischen Sprachgebrauch als „panic disorder“ bezeichnet wird, muß hier erwähnt werden.

KRANKHEITSBILDER: ANGSTATTACKEN („PANIC DISORDERS“) UND AGORAPHOBIE

„Panic disorder“ wird nach dem amerikanischen Diagnoseschema DSM-3 aufgrund folgender Kriterien diagnostiziert:

- Wenigstens 3 Angstanfälle („panic attacks“) innerhalb von 3 Wochen, die ohne äußeren Anlaß ausgelöst werden.

- Diese Angstanfälle beginnen mit diskreten Perioden von Spannung oder Furcht, und wenigstens 4 der folgenden Symptome müssen während eines Anfalls vorhanden sein:
  - Atemnot,
  - unangenehme Körpersensationen,
  - Brustschmerz oder Mißempfindung,
  - Erstickungs- oder Beklemmungsgefühle,
  - Schwindel oder Ohnmacht,
  - Gefühl des Irrealen,
  - Parästhesien an Händen und Füßen,
  - Hitze- und Kältewellen,
  - Schwitzen,
  - Schwäche,
  - Zittern oder Beben,
  - Todesangst, Angst, verrückt zu werden, oder Angst vor einer unkontrollierten Handlung.
- Angstanfälle nicht als Folge einer körperlichen oder seelischen Krankheit.
- Die Agoraphobie (Angst, Plätze zu überqueren) wird als *selbständiges* Krankheitsbild betrachtet.

Zur Behandlung von „panic disorder“ und Agoraphobie eignen sich nach neueren Berichten v. a. Alprazolam und Antidepressiva. Folgende Antidepressiva werden empfohlen: Imipramin, Clomipramin und MAO-Hemmer. Von den Benzodiazepinen scheint Alprazolam am besten geeignet zu sein. Sowohl Antidepressiva als auch Alprazolam müssen dabei über längere Zeit angewandt werden.
Die neueren Antidepressiva vor allem SSRI's, erlangten in den letzten Jahren zunehmende Bedeutung und werden wegen ihren geringeren Nebenwirkungen immer mehr eingesetzt.

5.3.3 Neuroleptika

Neben dem Einsatz von Neuroleptika bei psychotischen Zuständen (häufig trifft dabei auch das Symptom Angst auf) ergeben sich Anwendungsmöglichkeiten für diese Medikamente bei der Behandlung von Angst, Unruhe und psychosomatischen Erkrankungen.
Vor allem bei suchtgefährdeten Patienten ist eine Behandlung mit Neuroleptika wegen ihres fehlenden Abhängigkeitspotentials indiziert.
Allerdings müssen bei längerdauernder Behandlung die Nebenwirkungen, insbesondere die Gefahr der irreversiblen Spätdyskinesie, in die Überlegungen miteinbezogen werden, v. a. bei hochdosierten Neuroleptika.

Die Neuroleptika sollen deshalb bei dieser Art der Anwendung möglichst niedrig dosiert und zeitlich begrenzt werden. Von einer Dauerbehandlung ist wegen der möglichen Nebenwirkungen abzuraten.

5.3.4 Atypische Neuroleptika

In den letzten Jahren finden Neuroleptika, die nicht mit dem Nachteil der schwerwiegenden extrapyramidalmotorischen Nebenwirkungen behaftet sind, gelegentlich Verwendung bei nicht psychotischen Erkrankungen. Verschiedene Substanzklassen werden unterschieden. Angelehnt an das seit vielen Jahren im Handel befindliche Clozapin wurden Olanzapin, Sertindol, Seroquel und Ziprasidon entwickelt. Clozapin, welches mit dem Risiko des Auftretens einer Agranulozytose behaftet ist, sollte nur bei schweren psychiatrischen Erkrankungen vom Psychiater verschrieben werden. Die anderen Substanzen, die neben der antidopaminergen Wirkung auch eine antiserotonerge ($5\text{-}HT_2$-Antagonisten) und α-adrenolytische Wirkung aufweisen, sind bis jetzt nur bei schizophrenen Erkrankungen eingesetzt worden.

Auch das Risperidon, ein Butyrophenon vom Typ des Haloperidol, mit gleichzeitiger $5\text{-}HT_{2A}$-antagonistischer Wirkung, wird bis jetzt nur zur Behandlung schizophrener Psychosen eingesetzt.

Klinische Studien bei psychosomatischen Erkrankungen sind bis jetzt nicht vorhanden.

5.3.5 O-Benzamide

Zu dieser Substanzklasse gehören sowohl klassische Neuroleptika als auch Substanzen, die bei anderen nicht rein psychiatrischen Indikationen angewandt werden, z.B. Metoclopramid als Antiemetikum.

Sulpirid hat sich seit vielen Jahren einen Platz bei der Behandlung psychosomatischer Störungen erobert.

In niedriger Dosierung (bis ca. 300 mg/Tag) ist es verhältnismäßig nebenwirkungsarm; lediglich die auftretende Prolaktinerhöhung mit daraus resultierenden Nebenwirkungen muß beachtet werden.

Bei verschiedenen psychosomatischen Indikationen wird Sulpirid häufig angewandt: Vertigo, gastro-intestinale Störungen, Angststörungen, Phobien und Zwangserkrankungen sind Anwendungsgebiete.

Teil 2:
Seelische Faktoren bei verschiedenen Krankheitsbildern aller medizinischer Disziplinen

Kapitel 6

Herz-Kreislauf-System

EINFÜHRUNG

Die Symptome des Herz-Kreislaufsystems gehören zu den häufigsten der internistischen- und der Allgemeinpraxis. Bei etwa 40% aller Patienten mit Herzbeschwerden findet man einen typischen Konflikthintergrund, der in Angst eingebettet ist. Auch beim essentiell Hochdruckkranken sind in der erweiterten Anamnese innerpsychische Spannungszustände nachweisbar, die vor dem Entwicklungshintergrund verständlich werden.

6.1 Herzneurose (Herzphobie)

Die Herzphobie ist ein häufiges Krankheitsbild, das mit der Kenntnis der „Trennungsambivalenz" diagnostisch gut einzuordnen und entsprechend zu behandeln ist.

DEFINITION

Akuter, sympathikovasaler Herzanfall mit Herzstillstandsangst und diffus sich ausbreitenden hypochondrischen und phobischen Beschwerden. Oft fließender Übergang zur Angstneurose; deshalb auch als Herz-Angst-Neurose bezeichnet.

SYMPTOMATIK

- allgemeine Unruhe,
- Herzjagen, präkordiale Schmerzen,
- Todesangst,
- vegetative Symptome,
- Klaustro- und Agoraphobie,
- Anklammerungstendenzen.

PSYCHOPHYSIOLOGIE

Sympathikotone Kreislaufeinstellung mit
- erhöhtem Mitteldruck,
- erhöhter Pulsfrequenz,
- labiler Blutdruckregulierung.

EPIDEMIOLOGIE

- Alter der Patienten zwischen 18 und 40 Jahren (jünger als bei organischen Erkrankungen),
- 8% aller Diagnosen in psychosomatischen Kliniken,
- 40% der Patienten, die wegen Herzbeschwerden einen Arzt aufsuchen,
- 4,7% funktionelle Herz-Kreislauf-Beschwerden in der Allgemeinbevölkerung,
- 10–15% der Patienten einer Allgemeinpraxis.

PSYCHODYNAMIK

- Trennungskonflikt (gegenüber als ambivalent erlebten Personen),
- aggressive Todeswünsche und Geborgenheitserwartungen,
- depressiv-symbiotische „participation mystique“,
- symbiotische Mutter-Kind-Beziehung,
- Einzelkindsituationen,
- oft fehlende Väter.

AUSLÖSESITUATIONEN

- Trennungs- und Verlassenheitssituationen,
- Konfrontation mit Tod, Unfall,
- beunruhigende Beobachtung des eigenen Körpers (Extrasystolen),
- iatrogen mit Fixierung durch ständige Kontrolluntersuchungen und Medikamente.

PERSÖNLICHKEIT

Insgesamt: aggressiv-ängstliche Tönung bei symbiotischer Anhänglichkeit; demütigende Situation wird nicht ertragen.

Typ A:

- überkompensierend-abwehrend,
- verleugnende Aktivität,
- „Flucht in die Gesundheit“,
- überspielen Krankheit mit Leistung und Sport,
- fühlt sich nach Entspannung schwach,
- Risikofaktor für koronare Herzkrankheit.

Typ B

- depressiv-anklammernd, einfache Abhängigkeit,
- Konzentration auf die eigene Symptomatik,
- zunehmende Einengung der Lebensbezüge,
- Vermeidung von Belastungssituationen,
- gesteigerte Selbstbeobachtung (Hypochondrie),
- Circulus vitiosus: Angst steigert Frequenz → Adrenalinausschüttung → Nutzeffekt der Herzarbeit sinkt → Hypoxie → Frequenz steigt → Angst.

REDENSARTEN

- Dies oder das macht mir das Herz schwer.
- Das Herz springt mir vor Freude.

- Das Herz krampft sich vor Schmerz zusammen.
- Herzenslust, Herzeleid.
- Treu-, hoch-, kaltherzig.
- Herz als Ausdruck der Liebe, Sitz des Gemüts, des Gefühls.

SYNONYME

- Da-Costa-Syndrom: „irritable heart",
- Effortsyndrom: funktionelle kardiovaskuläre Störung,
- Michaelis-Syndrom: Herzangstsyndrom (erstmals 1833 von Forbes beschrieben).

CHRONISCH-MALADAPTIVER BEZIEHUNGSZIRKEL BEI PATIENTEN MIT HERZNEUROSE (OFFEN-ABHÄNGIGER TYP) (AUS TRESS 1994)

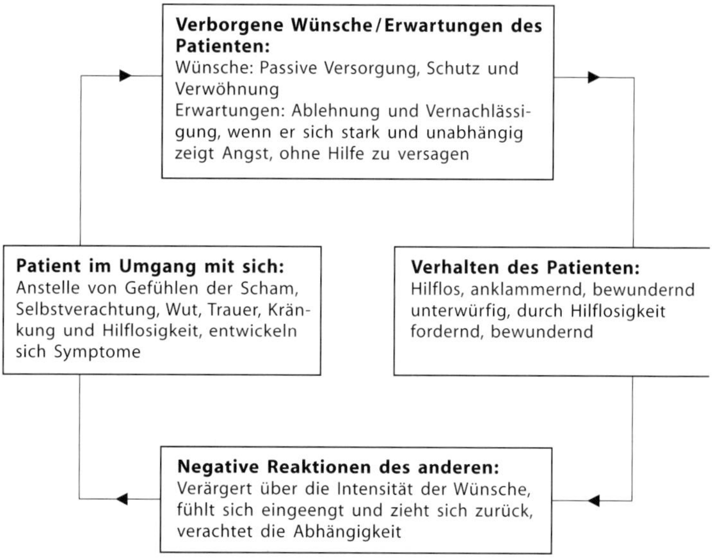

DIFFERENTIALDIAGNOSE: HERZPHOBIE UND SYMPATHIKOTONES SYNDROM

	Herzphobie (Angsttyp)	Sympathikotones Syndrom (Risikopatienten für KHK)
Angst	Todesangst	Verleugnung (Angst vor Schwäche);
Sympathikovasale Symptome	Geringer	Stark, Tachykardie, Hypertonie, EKG-Veränderungen;
Grundstimmung	Depressiv, ängstlich, abgewehrte Aggression;	Aggressiv, kämpferisch abgewehrte Depression;
Anfallverarbeitung	Trennungskonflikt, Geborgenheitsverlust;	Möglichkeit zur Passivität, Geltungskonflikt;
Chronifizierung	Lebenseinengung, Rente;	Krankheitskarriere, organische Erkrankung;
Organisches Krankheitsrisiko	Geringer	Hoch, Risiko für KHK

FALLBEISPIEL

Die 35jährige frühere Bankangestellte erkrankt 3 Monate vor der Untersuchung in der Psychosomatik an Herzbeschwerden mit Schmerzen in der linken Thoraxseite, Herzstolpern und Angst, die v. a. abends und am Wochenende auftritt. Angst vor dem Tod habe sie schon immer gehabt. Sonst keine ernsthaften Krankheiten. Internistische Durchuntersuchung ohne Befund. Patientin ist seit 11 Jahren mit einem Ausländer verheiratet, hat 2 Kinder. Ihr Mann sei ruhig und ausgeglichen, könne seine Gefühle nicht zeigen, sei distanziert und kühl, beruhige sie aber auch. Sexuell – „da erfülle ich meine Pflicht". Patientin fühlt sich allein gelassen, Freizeit verbringen sie getrennt. „Da entsteht eine Leere, ich möchte mehr machen". Sie lernt einen Pater kennen, den sie verehrt: „Und dann sollte es weitergehen – aber da konnte ich nicht mehr. Ich bin moralisch streng erzogen worden". Wenige Wochen vorher will ihr Vater mit ihr schlafen: „‚Ich tue dir nicht weh', sagte er – da ist bei mir was runtergefallen". Der Vater habe sie früher nicht hergeben wollen, habe aber nie eine gute Beziehung zu ihr aufbauen können. Er habe getrunken, die Familie tyrannisiert. Die Mutter und Großmutter hingegen haben sie als Einzelkind verwöhnt und verhätschelt.

Trennungsambivalenz deutlich in all ihren Beziehungen. In der Angst (vor dem Tode) spielen aggressive Todeswünsche bei fortlebenden Geborgenheitserwartungen eine Rolle. Die symbiotische Abhängigkeit steht in Widerstreit mit den Unabhängigkeits- und Individuationsbestrebungen. Die ödipale Situation wird in einer Versuchung in der Auslösesituation aktualisiert.

THERAPIE

Allgemein:
- Beschwerden ernst nehmen,
- keine unklaren Äußerungen,
- vermeiden von immer wiederholten Kontrolluntersuchungen,
- abgrenzen gegen anklammerndes Verhalten,
- wenig Medikamente.

Diagnostik als Therapie:
- somatische Abklärung und Information,
- Psychodiagnostik (erweiterte Anamnese).

Arzt-Patienten-Beziehung:
- Kontaktangebot, Gewährung von Angstschutz durch Präsenz und Zuwendung,
- stützende Gespräche zu Beginn,
- Motivation zur Psychotherapie.

Psychotherapie:
- Psychoanalytische Therapie, um Chronifizierung vorzubeugen
  - In Initialphase (wegen Angstüberflutung) zunächst oft erst stützend,
  - konfliktzentriert-analytisch mit Bewußtmachen des Trennungs-Abhängigkeits-Konfliktes im Rahmen einer
  - analytischen Gruppentherapie (wegen des starken symbiotischen „Sogs" am ehesten indiziert),
- körperorientierte Verfahren (konzentrative Bewegungstherapie, autogenes Training nur bei strenger Indikation).

Balneophysikalische Therapie:
- Hydrotherapie,
- Bewegungstherapie,
- *Medikamente (ergänzend zur Psychotherapie, im Anfall):*
- gezielt eingesetzte Psychopharmaka,
- keine Herzmedikamente.

6.2 Herzinfarkt

Das multifaktorielle Verursachungsbündel des Herzinfarktes weist auch psychische Faktoren auf, die bei einer ganzheitlichen Betrachtung berücksichtigt werden sollten.

DEFINITION

Umschriebene Nekrose des Myokards meist als Folge eines Verschlusses einer Koronararterie durch einen Thrombus. Lokalisation und Ausdehnung hängen von der anatomischen Gefäßverteilung, dem Sitz des Verschlusses und der Kollateralzirkulation ab.

RISIKOFAKTOREN FÜR ANGINA PECTORIS UND HERZINFARKT

- Übergewicht,
- Hypertonie,
- Veränderungen des Lipidstoffwechsels,
- Rauchen,
- geringe Glukosetoleranz,
- Typ-A-Verhalten mit:
  - zwanghaft-rigiden Persönlichkeitsanteilen,
  - Extraversion und Soziabilität bei ausgeprägtem sozialem Über-Ich.
- Erbfaktoren.

Auftreten der Herzsymptomatik bei organisch und funktionell Kranken

Beschwerden	100 Koronarkranke	100 funktionell Kranke
Nach körperlicher Anstrengung	91	3
Nach Aufregung	53	25
Spontan	31	66
Nach Mahlzeiten	25	10
Nach Kälteeinwirkung	23	3
Nach Koitus	13	2

Schmerzen werden verstärkt:
- bei kalter Außentemperatur,
- nach stärkerer Nahrungsaufnahme (Roemheldscher Symptomenkomplex),
- während des Schlafs infolge vasokonstriktorischer Vaguswirkung.

„Risikopersönlichkeit“

Sheldon u. Stevens (1942) (Somatotonie)	Eysenck (1960) (Extraversion)	Catell (1950) (Faktoren A[a], H[a], F[a])	Rosenman (1968) (Typ A)
Aktiv	Aktiv	Unternehmungslustig	Geistige und psychische Beweglichkeit,
Tatkräftig, expansiv	Reizhunger	Gerät gern in den Lebensstrom,	hastige Lebensweise
Abenteuerlustig, Vorliebe für Risiken	Leicht erregbar, impulsiv, risikofreudig	impulsiv, emotional expressiv	Ungeduldig, impulsiv
Energisch, strebsam	Soziabel	Gesellig	Streben nach Erfolg und sozialer Billigung
Kühne, offene Lebensart	Instabil, unkontrolliertes Temperament	Häufiger Stimmungswechsel, argwöhnisch, besorgt	gespannt, zwanghaft

[a] *A* „cyclothymia vs schizothymia“; *H* „adventurous cyclothymia vs inherent withdrawn schizothymia“; *F* „surgency vs desurgency“.

ZUR ÄTIOPATHOGENESE

- Koronardurchblutung und Katecholaminwirksamkeit auf das Herz, beeinflußt von Emotionen und seelischen Belastungen.
- Hypertonie, Adipositas, Rauchen werden wesentlich durch psychosomatisch-psychodynamische Faktoren beeinflußt, ebenso die Adrenalinausschüttung mit den Auswirkungen auf den Lipidstoffwechsel. Damit evtl. Förderung der Arteriosklerose.
- Psychosomatisch-psychodynamische Faktoren fließen in das Krankheitsverhalten wesentlich mit ein:
  Eßverhalten bei gesteigerten oralen Bedürfnissen,
  Suchtansätze mit Nikotinabusus,
  Adipositas (zur „Bearbeitung" einer tieferliegenden Depression), Leistungsverhalten aufgrund frühkindlicher Prägung.
  - Koronarkranke sind keine typischen Neurotiker (meist nicht gehemmt).
  - Auf Leistung, Konkurrenz, Wettbewerb ausgerichtet.
  - Getriebenes Arbeitsverhalten, zwanghaft-rigide.
  - Lassen sich schwer führen.
  - Überkompensation von Abhängigkeitswünschen.
  - Wunsch nach „oraler" Verwöhnung abgewehrt.
  - Identifikation mit der väterlichen Welt, starkes Über-Ich.
  - Dominanzstreben mit Abwehr von Hingabetendenzen.

TYP-A-VERHALTEN

- Reaktionsweisen aus Aktion und Emotion, Impulsivität und zwanghafter Getriebenheit,
- Dominanzverhalten,
- Hyperaktivität und Zielstrebigkeit,
- beständiger Wunsch nach Anerkennung,
- permanentes Gefühl von Zeitdruck,
- starke Leistungs- und Konkurrenzorientierung,
- überspielen Krankheit mit Leistung/Sport,
- Neigung, alle Abläufe zu beschleunigen,
- außergewöhnliche geistige und physische Wachheit,
- nach Entspannung Gefühle der Schwäche.

TYP-B-VERHALTEN

Diese Patienten weisen nicht die Merkmale des A-Typs auf, können jedoch Träger aller übrigen KHK-relevanten Risikomerkmale sein.

PSYCHODYNAMIK

Ursachen der Angst:

- Vernichtungsschmerz,
- Phantasien über die Natur des Herzinfarktes,
  - Todesvorstellungen,
- Bedrohung des Selbstwerterlebens
  - narzißtische Kränkung,
  - Angst vor Verlust der sozialen Wertschätzung („sozialer Tod"),

- körperliche Schwäche,
- Situation im Krankenhaus
  - Miterleben des Todes anderer Patienten,
  - Distanzierungsverhalten des Betreuerteams,
- Reaktion der Angehörigen
  - Überprotektion,
  - Überaktivität,
- Prämorbide Persönlichkeit
  - Sucht nach Leistung, Erfolg, Anerkennung.

Verleugnung (unbewußt ablaufender Anpassungsvorgang, der der Abwehr von Angst und der narzißtischen Kränkung dient). Folgen:
- verzögert Inanspruchnahme von Fachbehandlung,
- erschwert das Arbeitsbündnis (Beurteilung der Medikamentenwirkung, Einhaltung der Bettruhe, Aufnahme wichtiger Informationen, Befolgen ärztlicher Ratschläge).

Depression:
- Zeichen: stille Unauffälligkeit, Zurückgezogenheit, starre Mimik,
- Ursachen: körperliche Schwäche, Ohnmacht, Hilfsbedürftigkeit, Minderung des Selbstwerterlebens mit ausgeprägter narzißtischer Krise
  - Verlusterlebnisse mit Trauerreaktion oder Frustrationsaggression,
  - „feindselige Abhängigkeiten",
- Klinik
  - depressive Reaktion Voraussetzung für eine erfolgreiche Rehabilitation (veränderte Lebenssituation, befürchteter Autonomieverlust, mögliche berufliche Verschlechterung, Infragestellung bisheriger Gewohnheiten, Angst vor Alter und Invalidität),
  - depressive Reaktionen sollten vom Betreuerteam angenommen werden.

Auslösesituationen, psychische Belastungen:
- psychisch in Beruf, Familie, Gesellschaft,
- organisch über Nikotinabusus, Bewegungsmangel, Vorerkrankungen, körperliche Belastungen, reiche Mahlzeiten.

Befinden während der Intensivbehandlungsphase:
- 80% leiden unter Angst,
- 58% unter Depressionen.

Rehabilitationsverlauf beeinflußt durch:
- prämorbide Persönlichkeit,

- Schweregrad der emotionalen Störung,
- psychotherapeutische Intervention,
- Möglichkeit der Wiederaufnahme der Arbeit,
- Art der Krankheitsverarbeitung.

ARZT-PATIENT-BEZIEHUNG

1. *Phase* (auf der Intensivstation):
   - führt rasch zur Erleichterung,
   - Apparate geben Schutz.
2. *Phase* (stationäre Weiterbehandlung):
   - oft mit Schwierigkeiten verbunden,
   - Ängste und regressive Tendenzen ambivalent erlebt,
   - Patient wird entweder expansiv (verleugnet seinen Zustand) oder depressiv, hypochondrisch, überängstlich,
   - sachliche Information und Aufklärung besonders nötig,
   - ohne ärztliches Verständnis häufig Behandlungsabbruch.
3. *Phase* (Rehabilitation):
   - latente Aggressions- und Autoritätsproblematik gefährdet das Nachsorgeprogramm,
   - Ärzte müssen ihr Wissen mitteilen, das Arbeitsbündnis stärken.

THERAPIE

Entängstigung:
- Angebot einer tragfähigen Arzt-Patienten-Beziehung,
- Eingehende, klare Informationen,
- Direkte Äußerung von Gefühlsreaktionen zulassen.

Verminderung der verleugnenden Abwehr:
- Information und klare Orientierung über Behandlung, Krankheit und mögliche soziale Folgen,
- Hinweis auf die besondere Schwierigkeit, Passivität auszuhalten (diese „Schwäche" evtl. als „Leistung" darstellen),
- Mitarbeit des Patienten gewinnen.

Bearbeitung der Depression:
- Ausdruck der Gefühle ermöglichen,
- Zuwendung des Arztes bedeutet Stützung des Selbstwertgefühls,
- Positives hervorheben,
- auf Chance einer vollständigen Rehabilitation hinweisen (Beispiele aufzeigen),
- depressive Reaktion als „natürlich" hinstellen.

Psychotherapie im Krankenhaus:
- Verminderung des Auftretens von Herzinsuffizienz und Arrhythmien,
- kürzere Behandlungszeit am Monitor,
- frühere Krankenhausentlassung,

- optimistische Gefühlseinstellung,
- verminderte Angst- und Verleugnungsreaktionen.

Psychotherapie in der Rehabilitation:
durch Gruppentherapie (Angstminderung, Förderung der sozialen Anpassung und des Gesundheitsverhaltens, Verkürzung des Krankenhausaufenthaltes, Verlängerung der Überlebenszeit, Verminderung der Reinfarkthäufigkeit).

HERZERKRANKUNGEN IM KOMPLIMENTARITÄTSPROFIL (AUS HAHN 1971)

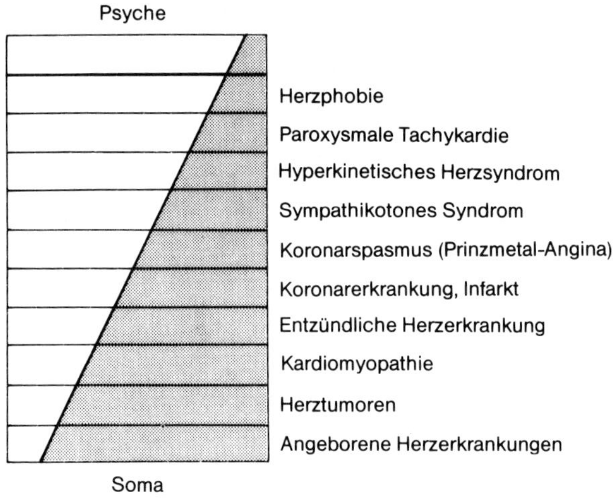

6.3 Intensivmedizin und Psychosomatik

Nicht nur die vital bedrohten Patienten brauchen den Psychosomatiker bei ihrer Stabilisierung, sondern insbesondere die im Umgang mit ihren Betreuten durch ihre enorme emotionale Belastung und der ständigen Konfrontation mit dem Tod.

AUFGABEN DES PSYCHOSOMATIKERS

- Diagnostik der seelischen Störungen bei vitalbedrohten Patienten,
- Psychotherapie und Psychopharmakotherapie des vitalbedrohten Patienten,
- psychosomatische Beratung der Ärzte-Schwestern-Pfleger-Gruppe.

Seelische Störungen bei vitalbedrohten Patienten (aus Freyberger 1971)

Entstehungs-Modus	Typus	Phänomenologie		Teilursächliche Faktoren
Psychoreaktiv	Depression	Dysphorie, Deprimiertsein,	Infantilisierung	Krankheitserleben
		Neigung zum Weinen,	Hypochondrie	Sensorische Reizminderung
		apathisch-düsteres Resigniertsein	Verleugnung Panische Verfassung	Versagungen seitens der Ärzte und Pflegepersonen
		Ängstliche Erwartungsspannungen, Todesängste		
Körperlich begründbar	Durchgangssyndrom	Bewußtseinsveränderungen mit quantitativ und qualitativ verschiedenen Ausprägungen		Primär zerebraler Prozeß, nichtzerebrale somatische Erkrankung, Schlaf- und Traumentzug, sensorische Reizverminderung, Alkoholismus, Gaben von Steroiden und Psychopharmaka

KLINISCH-PSYCHOLOGISCHE WIRKUNGSMÖGLICHKEITEN BEI VITALBEDROHTEN KRANKEN (AUS FREYBERGER 1971)

Vorgehen	Wirkfaktoren	
Indirekt	Situationsgerechtes Handeln Affektives „Klima" Technische Apparaturen	Ärzte Schwestern Pfleger Station
Direkt	Stützungs- und Ermutigungsbehandlung, Notfallpsychotherapie	Psychosomatiker
	Psychopharmakotherapie	Pharmakon

NOTFALL-PSYCHOTHERAPIE

Symptomatik:
- Anfallsartig auftretende Zustände von Todesängsten in manifester oder abgewehrter Form. Tendenzen auszubrechen, manchmal besonders groß.
- Krisenartig sich zuspitzende Zustände von apathisch düsterem Resigniertsein im Sinne von Hilf- und Hoffnungslosigkeit mit „Selbstaufgabe".

Psychotherapeutische Sofortmaßnahmen:
- Kathartisches Abreagieren von Todesängsten, danach Stützung und Ermutigung, evtl. mit den Angehörigen zusammenarbeiten.
- Bei Hoffnungslosigkeit verständnisvolles Eingehen auf die schwierige, lebensbedrohende Situation des Patienten, häufige Besuche nötig, Anwesenheit manchmal ausreichend.
- Nach Verlegung auf die Allgemeinstation an das Trennungstrauma denken.

6.3.1 „Intensive care unit syndrome" (ICU-Syndrom)

DEFINITION

Krankheitsbild von Patienten auf Intensivstationen aufgrund psychischer und/oder organischer Veränderungen.

PATHOGENETISCH

- Schlafdeprivation,
- sensorische Monotonie,
- Vielzahl technischer Apparate,
- Nähe zu anderen Schwerkranken,
- Miterleben von Reanimation und Todesfällen,
- Verschlechterung des Zustandes von Mitpatienten.

FOLGEN

- Veränderung der Schmerzschwelle,
- Halluzinationen,

- Durchgangssyndrome,
- Funktionspsychosen.

THERAPIE

- Vermitteln eines optimalen Gefühls von Schutz und Sicherheit,
- genaue Aufklärung des Patienten,
- viel Kontaktangebote,
- Psychotherapie mit
  - emotionaler Stützung,
  - Aufbau eines Arbeitsbündnisses,
  - Entängstigung,
  - Depressionsverarbeitung.

PSYCHOSYNDROME NACH HERZOPERATIONEN

Phänomenologie:
- Symptomauftritt erst einige Tage nach der Operation,
- illusionäre Verkennung der Realität,
- paranoide Erlebnisinhalte,
- delirante, dysphorische Syndrome,
- Bewußtseins- und Orientierungsstörungen.

Ätiopathogenetisch:
- zerebrale Organschädigung,
- extrakorporale Zirkulation (Dauer),
- postoperative Dehydratation,
- präoperative Situation der
  - Hämodynamik, des Stoffwechsels,
  - der Medikamenteneinnahme,
- Primärpersönlichkeit
  (Depressive, Resignierte haben eine schlechtere Prognose).

6.4 Essentielle Hypertonie

Der psychogen Hochdruckkranke ist meist gut angepaßt, sitzt aber gleichsam auf einem „Pulverfaß". Die oft schlechte Compliance ist Ausdruck der verborgenen Beziehungsstörung.

DEFINITION

Nicht zu erklärender erhöhter Druck im arteriellen Gefäßsystem. Bei mehrfachen Messungen über einen längeren Zeitraum RR-Werte systolisch (mehr als) 160 mmHg, diastolisch (mehr als) 95 mmHg, Grenzwerthypertonie zwischen 140/90 und 160/95 mmHg

EINTEILUNG UND HÄUFIGKEIT

I. Essentielle (primäre) Hypertonie 80%–95%
II. Symptomatische (sekundäre) Hypertonie
   1. Renoparenchymale Hypertonie: 13%
      - Chronische Glomerulonephritis,

- Chronische Pyelonephritis,
- Einseitige kleine Niere,
- Zystenniere.

2. Renovaskuläre Hypertonie: Nierenarterienstenose 5%
3. Endokrine Hypertonie: 0,5%
   - Cushing-Syndrom,
   - Primärer Aldosteronismus,
   - Phäochromozytom.
4. Kardiovaskulärer Hochdruck: 1,5%
   - Aortenisthmusstenose,
   - Elastizitätshochdruck.
5. Schwangerschaftshochdruck.

Zu unterscheiden:
- passagere Blutdrucksteigerung,
- Minutenvolumenhochdruck (Hyperthyreose, hyperkinetisches Herzsyndrom),
- Hypertonie durch Ovulationshemmer.

Symptome:
- oft über Jahre keine erfaßbar,
- oft Zufallsbefund,
- Kopfschmerzen,
- (Belastungs- und Ruhe-) Dyspnö,
- Nasenbluten, Ohrensausen, Augenflimmern,
- Merk- und Konzentrationsstörungen,
- funktionelle Beschwerden:
  Schwitzen, Schlafstörungen, Erregbarkeit.

Entstehungsbündel:
- genetische Faktoren (familiäre Häufung, Tierversuche),
- Ernährungsfaktoren (Salz, Adipositas),
- soziale Faktoren (soziale Spannungen: Arbeitslosigkeit, Schichtzugehörigkeit, Leistungsgesellschaft, Alter),
- psychische Faktoren (habituell, situativ),
- physiologisch wie psychologisch keine einheitliche Gruppe.

PSYCHOPHYSIOLOGIE

- Passagere Blutdruckerhöhung als normale physiologische Reaktion,
- Blutdruckanstieg in Streßerwartung,
- Blutdruckabfall in Streßsituation,
- Blutdruckanstieg im Sinne der Bereitstellung: Kampf oder Flucht,
- Interviewsituationen mit Blutdruckanstieg bei Ansprechen von Konflikten, Abfall bei Verbalisieren,
- Tierexperiment:

- Katzen im Käfig reagieren mit bleibender Hypertonie bei angreifendem Hund (sie können nicht selektiv wahrnehmen, daß sie nicht gefährdet sind).

PSYCHODYNAMIK

- Tendenz zum Aggressiven, Sichdurchsetzen, Sichwehren,
- Tendenz zur Hingabe, zum Geliebtwerden:
  - ständiger Kampf gegen emporkommende aggressive Gefühle zusammen mit Schwierigkeiten in der Selbstbehauptung,
  - Angst, die Zuneigung des anderen zu verlieren.
- Kontrollieren feindseliger Gefühle,
- „Lastesel“ als masochistische Position,
- „Helferhaltung“ (Dominanz und hohe ethische Einstellung),
- Hypertonie bei prolongierter Konfliktsituation,
- zwanghafte Persönlichkeitszüge mit hoher emotionaler Ansprechbarkeit,
- großes Liebesbedürfnis bei Angst vor Liebesverlust,
- frustriertes Dominanzbedürfnis mit starken aggressiven Impulsen als Reaktion,
- zwanghafte Abwehr verhindert ein Ausagieren in Klagsamkeit, Weinen, Depression,
- Unfähigkeit zu vergessen, zu vergeben, Konflikte zu lösen,
- Reaktionsbildung:
  - hinter Bescheidenheitsfassade protestvolle Unterwerfung,
  - eigene Bedürfnisse nach Macht abgewehrt, auf Leistung ausgerichtet,
  - Anerkennung passiv erwartet.

GENESE

- Übermäßig rigides Erziehungsklima,
- normale Aktivität und Aggressivität wird gebändigt.
  Folge: gestaut-aggressives „böses“ Kind.
- Eltern:
  - dominant, leistungsfordernd, hart, unterdrückend,
  - zwanghaft kontrollierter Leistungswille,
  - gleichzeitig: Angst zu unterliegen.
  - *Möglich:* latente Aggressivität in Umgebung projiziert → dadurch zusätzliche Angst → Aggressionen → Spannung.
  - Hinter Jähzornsausbrüchen oft moralische Selbstverurteilung.

Folge:
- Frustrationsaggression,
- masochistische Position des „Lastesels“,
- Helferhaltung,

Auslösesituation

- Meist schwer rekonstruierbar (Hypertonie oft Zufallsbefund),
- Beginn bei chronischer Erwartungsspannung,
- Zeiten vermehrter, lang anhaltender Angst,
- wachsende Anspannung,
- Zeitnot,
- Mobilisierung starker Aggression,
- Ausbleiben erwarteter Anerkennung auf Leistung.

Chronisch-maladaptiver Beziehungszirkel bei passiv-aggressiven Patienten mit Hypertonie (aus Tress 1994)

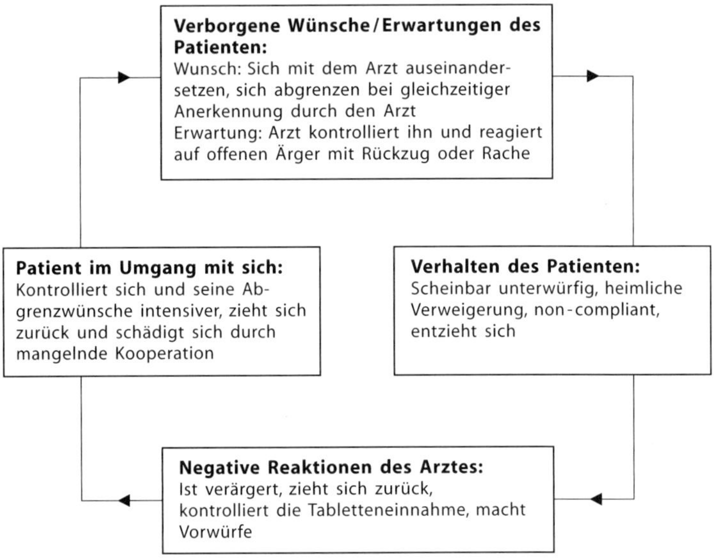

Persönlichkeitszüge

- Chronisch gehemmte Aggressivität (Reaktionsbildung: eigene Antriebe als gefährlich erlebt),
- schuldgefühlsbeladene Gereiztheit,
- gespannte Höflichkeit,
- Starre (verkrampfter Händedruck),
- Bescheidenheit, Friedfertigkeit – dabei jedoch verbissen, rechthaberisch,
- Helferhaltung,
- eigene Bedürfnisse werden zurückgestellt,
- Zwanghaftigkeit,
- leistungswillig, pflichtbewußt, hohes Anspruchsniveau,
- überangepaßt,
- Ehrgeiz- und Konkurrenzbedürfnisse nicht verbalisiert, aber latent vorhanden,
- keine Krankheitseinsicht,
- Krankheit wird ideologisiert in Leistungs- und Helferhaltung.

SCHEMA DER HYPERTONIEENTWICKLUNG (AUS HOFFMANN/HOCHAPFEL, MODIFIZIERT NACH ALEXANDER 1950 UND MÜLLER 1988)

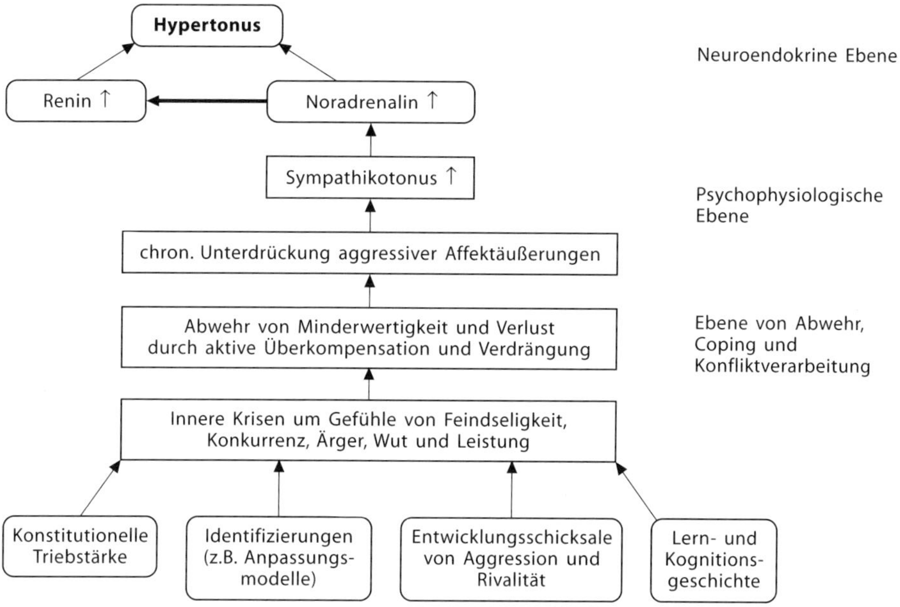

THERAPIE

Grundlagen:

- biografische Situation aufsuchen, in der die pathogene Bedeutungskoppelung innere/äußere Bedrohung – Symptom Hypertonie als Alarm- und Abwehrreaktion entstand. Ziel: Bedeutungsentkoppelung (+Über-Ich-Entlastung, „holding function").
- Unterstützung durch körperzentrierte Psychotherapie:
  - konzentrative Bewegungstherapie,
  - funktionelle Entspannung, progressive Muskelentspannung,
  - autogenes Training,
  - Biofeedbackverfahren,
  - meditative Verfahren,
- am besten Verbindung von
  - medikamentöser Therapie plus
  - konfliktaufdeckende Einzel- und Gruppengespräche,
  - Gespräche über Lebensführung mit Vermeidung von großen beruflichen und sportlichen Aktivitäten (Leistungssport), Informationen über Situationen etwa auf Baugerüsten, im Verkehr, Hinweis auf Sportarten wie Radfahren, Wandern, Schwimmen, Skilanglauf, Ballspiele ohne Wettbewerbscharakter und

- verhaltenstherapeutische Interventionen zur Modifikation des Risikoverhaltens, Rauchen, Diät und Reduktion der Salzaufnahme, Gewichtskontrolle.

Abbrüche der Behandlung durch folgende Circulus vitiosus: Überangepaßte, überkooperative (verstanden als Abwehr aggressiver Tendenzen=Reaktionsbildung) Hypertoniker haben besonders bei autoritären Ärzten Angst vor Abhängigkeit und bleiben der Therapie fern. Verärgerung der Ärzte verstärkt diese Haltung.

MANGELNDE KOOPERATIONSBEREITSCHAFT (NONCOMPLIANCE)

Patientenbedingte Störfaktoren:
- Fehlender Leidensdruck,
- Dissimulation, Bagatellisierung von Beschwerden und Befunden,
- Trauer durch Verlust der Gesundheit,
- Bedrohung des Selbstwertgefühls (narzißtische Kränkung),
- Vorstellungen verkürzter Lebenserwartung (Todesängste),
- Einschränkung der Lebensqualität (Erlebnis- und Genußmöglichkeiten),
- Scham, seelische Spannungen zu haben,
- lebenslängliche Abhängigkeit vom Arzt,
- Mißtrauen oder Abneigung gegen den Arzt,
- Informationen wurden nicht verstanden,
- zu viele Medikamente (mehr als 1 Tbl. tgl.),
- Angst vor Nebenwirkungen der Dauermedikation.

ARBEITSBÜNDNIS ZUR HYPERTONIE-DAUERBEHANDLUNG

Aufklärung (kognitiver Aspekt):
- Art, Verlauf, Prognose der Krankheit,
- Bedeutung der Reduzierung von Risikofaktoren,
- Art, Dauer und Notwendigkeit der Medikation,
- mögliche Nebenwirkungen der Medikamente,
- einfache, anschauliche Sprache des Arztes,
- Aufrichtigkeit des Arztes,
- Fragen, Vorstellungen, Zweifel des Patienten haben Priorität.

Anweisung (pragmatischer Aspekt):
- langfristiger, zeitlich abgestufter und zumutbarer Zeitplan für die Reduzierung von Risikofaktoren,
- möglichst nur eine Einzeldosis Medikament täglich,
- Blutdruckmessung 2mal täglich,
- Einbeziehung der Lebenspartner in die Therapie,
- Entspannungsübungen (autogenes Training),
- regelmäßige Sprechstundenbesuche mit Blutdruckkontrollen und Gesprächen.

Beziehung (emotionaler Aspekt):

- Gespräche über seelische Belastungen am Arbeitsplatz,
- Gespräche über seelische Belastungen in der Familie,
- Gespräche über seelische Konflikte in der Arzt-Patient-Beziehung,
- Gespräche über Fragen der Krankheit und der Behandlung.

FALLBEISPIEL

Der 26jährige Philologiestudent erkrankt 2 Monate vor der Vorstellung in der Psychosomatik an Kopfschmerzen, hinter denen sich erhöhte Blutdruckwerte verbergen (bis 200/100 mmHg). Differentialdiagnostisch sind alle Möglichkeiten einer organisch bedingten Hypertonie ausgeschlossen worden. Keine weiteren Erkrankungen. Ausgeprägtes Nägelbeißen in der Kindheit, gering bis heute.

Patient hat 2 jüngere Schwestern. Er wird als Sohn besonders verwöhnt, auch zur Leistung angetrieben. Der Vater habe bereits in der Volksschule „von 14–18 Uhr" – mit einer kleinen Pause dazwischen – mit ihm gearbeitet: „Die Zeit war schon damals total eingeteilt. Aus mir sollte mehr werden". Der Patient ist der einzige in der Verwandtschaft mit Abitur. Der Vater ist Industriearbeiter, jedoch erheblich kriegsversehrt, sehr autoritär, genau, „ohne Gefühle". Die Mutter habe einen „Sauberkeitskomplex" gehabt, Zärtlichkeiten seien verpönt gewesen. „Im Sexualleben, da bin ich blockiert, ich bin ganz in meinem Studium aufgegangen". Jetzt sei er zu der Meinung gekommen, daß „aggressive Handlungen keine Probleme lösen". Sein Ideal sei, zu helfen und eigene Wünsche zurückzustellen.

Der Patient erkrankt in der Examenssituation, wo (wieder) Leistung von ihm verlangt wird, gegen die er sich innerlich wehrt. Und das um so mehr, als sein Vater ihm das Medizinstudium verboten hat. Leistungs- und Ordnungszwänge haben seine Wünsche zurückgedrängt, Bescheidenheits- und Friedfertigkeitsideologien panzern sein Inneres weiter ab, der Individuationsprozeß ist aufgehalten. Um die Anerkennung seiner Umgebung (Eltern) zu bekommen, fügt er sich, setzt sich gleichzeitig unter erheblichen Druck, der sich im Symptom wiederfindet.

6.5 Hypotonie

Der niedrige Blutdruck hängt nicht selten mit Rückzug und Depression zusammen.

DEFINITION

Zu niedriger Blutdruck primär konstitutionell-essentiell, sekundär bei Herz-Kreislauf-, innersekretorischen, infektiösen, toxischen Erkrankungen nach Drogen- und Medikamenteneinnahme, bei großen Blut- und Flüssigkeitsverlusten; bekommt Krankheitswert, wenn

- Symptome Folge einer zerebralen Mangeldurchblutung sind,
- subjektive Beschwerden vorliegen.

SYMPTOMATIK (HYPOTONIE-SYNDROM)

- Anlaufschwäche am Morgen, Schwindel;
- Konzentrationsstörungen, Antriebsmangel;
- Lust- und Freudlosigkeit, rasche Ermüdbarkeit, vermehrte Schlafneigung;
- Ohrensausen;
- Atembeschwerden;
- Frieren, Kribbeln in Extremitäten;
- Kernproblem: Befindensstörungen im Rahmen einer psychosomatischen Erkrankung.

EPIDEMIOLOGIE

- 10% der Bevölkerung betroffen,
- Frauen 6mal häufiger als Männer.

PSYCHODYNAMISCHE ZUSAMMENHÄNGE

Diese sind insgesamt wenig erforscht.

Akuter niedriger Blutdruck (s. auch „Synkopen", S. 132–134)

- Seelischer Spannungszustand bei gleichzeitigem Zwang zu Untätigkeit und Wehrlosigkeit;
- Unterdrücken von Furcht ohne Fluchtmöglichkeit;
- Triebimpuls (liebender oder aggressiver Art) muß unterdrückt werden, unbewußt abgewehrt werden bei strenger Gewissensinstanz;
- Symptom als konversionsneurotischer Kompromiß (Wahrnehmungsfunktion „soll" ausgeschaltet werden).

Chronisch hypotone Regulationsstörung

- Wechselwirkung zwischen seelischen und körperlichen Symptomen;
- Patienten fühlen sich Anforderungen des Alltagslebens nicht gewachsen;
- können schwer Verantwortung übernehmen;
- leicht kränkbar, sensibel, stimmungslabil;
- Konflikte hinsichtlich Verlust und Trennung;

- Beziehung zur Entwicklung:
  - Hypotoniker waren eher stille, gehorsame „Stubenhokker";
  - frühe Trennungs- und Abgrenzungsprobleme von der Mutter;
  - frühe Verluste der Mutter mit dem Gefühl von
    Existenzbedrohung,
    Selbstunwertgefühlen,
    Ängsten,
    Schuldgefühlen;
  - übermächtig erlebte und verinnerlichte Elternrepräsentanzen wirken intensiv im Sinne von
    Ohnmächtigsein,
    Niedergeschlagensein;
    Folge: Rückzug in eigene Sphäre (mit Müdigkeit, Schlaffheit, mangelnder Vitalität);
- depressive Grundstimmung.

(PSYCHO)-THERAPEUTISCHE MASSNAHMEN

Je nach Ursache
psychotherapeutisch:
- körperzentrierte Verfahren (konzentrative Bewegungstherapie, autogenes Training, funktionelle Entspannung; auch körperliches Training);
- Kreativverfahren (Gestaltungs-, Musiktherapie) in Kombination mit konfliktzentrierten Gesprächen, evtl. mit Vermittlung von Einsichten in Änderung der Lebensweise im Sinne von
  - „sich nicht ausnutzen lassen",
  - „sich anbietende Gelegenheiten wahrnehmen",
  - „mal aggressiv sein";

psychoanalytische Langzeitbehandlung (bei entsprechenden Voraussetzungen).

6.6 Synkopen – Bewußtseinsverlust

Synkopen, eine Ohnmachtsneigung, haben häufig eine seelische Ursache mit dem Wunsch des Sich-anvertrauen-könnens, auch des Rückzugs.

DEFINITION

Kurzdauernder, nichtepileptischer Anfall mit Bewußtseinsverlust, Tonusverlust, Ohnmachtsneigung, Schwindel, Kraftlosigkeit.

PATHOGENESE

- Verminderung des Gehirnstoffwechsels (unzureichende Durchblutung, O_2-Mangel, allgemeine lokale Stoffwechselstörung),

- direkte oder reflektorische Wirkung auf das ZNS,
- psychische Mechanismen, die den Bewußtseinszustand oder die Wahrnehmungsfunktion beeinträchtigen.

INZIDENZ

- große Zahl von Synkopen bleibt trotz intensiver Diagnostik ungeklärt,
- Anteil der psychogenen Synkopen ca. 30–50%.

6.6.1 Vagovasale Synkope

SYMPTOMATIK

- Muskelschwäche,
- Nausea,
- Schweißausbruch,
- Unruhe,
- Blässe, Seufzeratmung, Gähnen,
- durch horizontale Lage rasch zu bessern,
- sonst: Bewußtlosigkeit und klonische Krämpfe, wenn länger als 15–20 s bewußtlos,
- alles rasch reversibel,
- Blutdruckabfall mit Pulsbeschleunigung, später mit Pulsverlangsamung.

EPIDEMIOLOGIE

- oft nur einmal auftretend,
- 15–20% der Befragten hatten 1 Synkope,
- mehr junge Männer,
- bei medizinischen Maßnahmen, in Kirchen, gefüllten Räumen.

PSYCHODYNAMIK

- Angstzustand, dem die Betroffenen aus sozialen oder anderen Gründen nicht entfliehen können.
- Angst steigert sich. Gefühl des Ausgeliefertseins („giving up“). Bewußtlosigkeit dann als angenehm erlebt (angsterregender Konflikt „gelöst“).
- Bei gesunden Personen, die sich extrem bedroht fühlen, Situation aber nicht verändern können.
- Männer mit tiefergehenden Ängsten vor Verletzung (Kastrationsangst), dürfen und können sie nicht äußern.
- Synkopen treten dann auf, wenn Abwehr wie Konversion oder phobische Abwehr zusammenbricht.

PSYCHOPHYSIOLOGIE

Synkope als Gegenteil der Flucht oder Verteidigungsstellung; Absacken des Blutes in die Peripherie („Totstellreflex“).

NEUROPHYSIOLOGIE

- histiotrope Reaktion (energiesparend),
- ergotrope Reaktion (auf Energieverbrauch ausgerichtet).

THERAPIE

- horizontale Lagerung (mit aktiver Bewegung der Beine),
- beruhigende Information durch den Arzt,
- Konfliktsituation eruieren und durchsprechen (ohne Kränkungen wie etwa: „Sie haben nichts!").

6.6.2 Konversionsneurotische Synkopen

KLINIK

- Synkope unabhängig von Körperlage,
- keine Verletzungen,
- oft bizzare Haltungen und Bewegungen,
- Anfallsdauer von Sekunden bis zu Stunden,
- keine Kreislauf- oder EKG-Veränderungen,
- neurologisch ohne Befund,
- immer in Gegenwart anderer,
- oft in Pubertät, mit anderen Symptomen verbunden, positive psychische Diagnostik erforderlich.

PSYCHODYNAMIK

- Kompromiß zwischen Triebimpuls und Abwehr
  Weg: Identifikation (Versuchungssituation) → Verschiebung → Wendung gegen das Ich → Verdrängung zum Symptom (Ersatzbefriedigung+Ich-Leistung);
- Patient meist angstfrei (im Gegensatz zur vasovagalen Synkope),
- sexuelle Bedeutung wird oft deutlich,
- oft verdrängte Anlehnungsbedürfnisse:
  Hingabe ↗ Anlehnungswünsche,
  Hingabe ↘ sexuelle Problematik (vgl. Erröten).
- *Beispiel:* Wilhelm Busch, *Plisch und Plum:*
  „Aber was sich nun begibt,
  Macht Frau Kümmel so betrübt,
  Daß sie, wie vom Wahn umfächelt,
  Ihre Augen schließt und lächelt.
  Mit dem Seufzerhauche: U!
  Stößt ihr eine Ohnmacht zu".

THERAPIE

- blutdrucksteigernde Medikamente ohne Effekt,
- vorsichtig klärende Gespräche oft ausreichend (bei entwicklungsbedingten, bewußtseinsnahen, sexuellen Konflikten),
- bei rezidivierenden konversionsneurotischen Synkopen Motivation zur psychoanalytischen Psychotherapie,
- flexibles psychotherapeutisches Vorgehen bei
  - Borderlinestörungen,
  - depressiven Reaktionen,
  - Suizidtendenzen.

FALLBEISPIEL

Die 27jährige Redakteurin erkrankt 5 Wochen vor der Untersuchung an einem Zustand von Bewußtlosigkeit mit starkem Zittern, Verkrampftsein. Zusätzlich gibt sie an, mit 14 Jahren „magersüchtig" (mit zeitweise aussetzender Periode) gewesen zu sein. In der frühen Kindheit habe sie Kinderlähmung gehabt. Der körperliche Untersuchungsbefund ist unauffällig. Die Patientin gibt an, sie habe immer als die Starke, Leistungsfähige gegolten. Ihr Vater sei sehr autoritär, aber lieb, ihre Mutter außerordentlich verletzbar und emotional unberechenbar bis launisch und sehr ängstlich gewesen. Die Eltern hätten ebenso wenig Verständnis für sie gehabt wie ihr jetziger Freund. „Da fühl ich mich eingesperrt, und wir leben, als wären wir 20 Jahre verheiratet. Und ich möchte mich mal hängenlassen". Die Bewußtlosigkeit sei aufgetreten, nachdem sie bei Freunden ihren Freund habe vorstellen wollen, habe sich besonders chic gemacht, und dann sei er nicht gekommen.

Der synkopale Zustand ist Ausdruck eines tieferliegenden Wunsches nach echter emotionaler Zuwendung, ein Wunsch, der nur schwer geäußert werden kann und mit „starkem Verhalten" abgewehrt wird. Eine tieferliegene (Grund)störung ist bei der Krankengeschichte anzunehmen, ein konversionsneurotisches Geschehen im Sinne eines Kompromisses zwischen Triebbedürfnissen und Selbstbehauptungstendenzen spielt hier eine untergeordnete Rolle.

6.7 Schlaganfall/Apoplexie

Die psychischen Probleme der Schlaganfallpatienten liegen in der narzißtischen Traumatisierung, der Bewegungs- und Sprachunfähigkeit und ihrer Abhängigkeit.

DEFINITION

Hirninfarkt (primär ischämischer Insult) infolge arterieller Durchblutungsstörung des Gehirns aufgrund einer Thrombose, Arteriosklerose oder Thrombembolie, als intrazerebrale Massenblutung bei Ruptur eines Blutgefäßes oder Aneurysmas.

SYMPTOME

- plötzlich einsetzende Symptomatik mit
  - Bewußtseinsstörungen
  - motorischer Lähmung
  - epileptischen Anfällen
  - Aphasie
  - Sensibilitätsstörungen.

EPIDEMIOLOGIE

- Zerebrale Insulte an 3. Stelle der Todesursachenstatistik
- nur 10% werden wieder voll arbeitsfähig
- häufigste neurologische Erkrankung.

PSYCHODYNAMISCH-PSYCHOSOMATISCHE ZUSAMMENHÄNGE:

- Körperliche Erkrankung und Verlust der Willkürmotorik erlebt als schweres narzißtisches Trauma (ähnlich der Patienten mit Extremtraumatisierungen)
- Abhängigkeit führt zu Angst und hoher Kränkbarkeit durch die Umgebung
- schmerzlose Lähmung wird als fremdartige und unverständliche Veränderung des Körpererlebens empfunden
- Bewältigungsmöglichkeiten können durch neuropsychologische Defizite mit primär hirnorganisch bedingten affektiven Veränderungen eingeschränkt sein
- 2 Typen bezüglich der Krankheitsverarbeitung:
  - depressiver Typ mit Schuldzuweisung an die eigene Person, als Selbstbestrafung, möglicherweise im Sinne einer „magischen Vollstreckung eines Familienschicksals"
  - projektive Verarbeitung: andere werden für das Entstehen der Krankheit bzw. eines schlechten Verlaufs verantwortlich gemacht.

PSYCHOTHERAPEUTISCHE HILFE:

- In der Postakutphase der Erkrankung Trauerprozeß fördern durch Bearbeitung der durch die Krankheit entstandenen Verluste
- Bearbeitung negativer Affekte von Wut und Enttäuschung
- Förderung der affektiven Selbstwahrnehmung durch Interaktion von Patienten in einer „Apoplexie-Gruppe".

6.8 Primäres Raynaud-Syndrom

Viele Menschen leiden unter (häufig kälteausgelösten) Durchblutungsstörungen ihrer Akren, hinter denen nicht selten aggressive- und Beziehungsprobleme stecken.

DEFINITION

Anfallartig auftretende ischämische Durchblutungsstörungen der Finger, Zehen und selten Nase, infolge einer rein funktionellen Änderung der akralen Durchblutungsgröße (Morbus Raynaud).

SYMPTOMATIK

Prodromalerscheinungen:
- zunehmende Kälteempfindlichkeit der Hände,
- später anfallsweises Abblassen einzelner Finger (Digitus mortuus),

Raynaud-Anfall mit der Sequenz:
- Blässe (anämische Phase),

- Zyanose,
- Schmerzhafte Rötung (reaktive Hyperämie)
  - des 2.–5. Fingers, einer Dauer von etwa 10–20 min,
  - vielfach auch rudimentäre Verlaufsformen mit isolierter Blässe oder Zyanose.

EPIDEMIOLOGIE

- Frauen : Männer/5–7:1,
- familiär gehäuft,
- Erstmanifestation meist postpubertär,
- bei Frauen oft spontanes Verschwinden der Beschwerden in der Menopause,
- Patientinnen neigen zu Migräne und Hypotonie.

PSYCHOPHYSIOLOGIE

- Hoher sympathischer Gefäßtonus (Annahme einer hypothalamischen Fehlsteuerung bzw. erhöhter Ansprechbarkeit der Gefäßmuskulatur auf Noradrenalin),
- periphere Vasokonstriktion als Bestandteil der „Notfallreaktion", wiederholt beobachtbar nach Streß (Seyle); Vorbereitung auf Flucht oder Angriff.

REDENSARTEN

„Es juckt mich in den Fingern",
„Seine Finger nach etwas ausstrecken",
„An etwas herumfingern",
„Etwas mit spitzen Fingern anfassen",
„Laß die Finger davon",
„Wenn man dem Teufel einen Finger reicht, so nimmt er die ganze Hand",
„Leichenfinger (Digitus mortuus)".

PSYCHODYNAMIK

- Tendenz zur Somatisierung: für Konflikte kaum psychische Ausdrucksmöglichkeiten,
- Zeitweises Verspüren einer „Gesamtkälte",
- (Grund)störung:
  - Abhängigkeits-/Unabhängigkeitsbereich: Bedürfnisse nach Nähe und Wärme werden kontrolliert, um nicht wieder enttäuscht zu werden, Angst vor dem Ausgeliefertsein,
  - Aggressivitäts-/Rivalitätsbereich: (Frustrations)aggression und (narzißtische) Wut als bedrohlich erlebt und zurückgedrängt, Angst vor dem Ich-Zerfall,
- Auslösefaktor (emotionale) Kälte bewirkt innere Konfliktsituation:
  - Bedürfnisse nach Wärme werden reaktiviert,
  - (früh) selbst verspürte Kälte wird wieder (vor)bewußt,
  - aggressive Impulse kommen hoch,
- Doppelaspekt im Symptom: „ausgestreckte" Finger – Bemühen um Kontakt, „gekrallte" Finger – feindselige Impulse,

- Symptom als Kompromiß zwischen Triebimpuls und Abwehr,
  Weg: Identifikation → Versuchungssituation (emotionale) Kälte → Verschiebung → Wendung gegen das Ich → Verdrängung zum Symptom (Ersatzbefriedigung und Ich-Leistung) → narzißtischer Krankheitsgewinn,
- konversionsneurotisches Geschehen im Sinne eines Kompromisses zwischen Triebimpuls und Selbstbehauptung eher sekundär.

ENTWICKLUNGSPSYCHOLOGISCHE ASPEKTE

- Vom Greifreflex zur Greifhandlung bis ~7. Monat,
- Oral-*kaptative* Phase bis ~1 1/2 Jahre,
  - Väter: Herr im Haus, autoritär, emotional kontrolliert, „eingefroren", manchmal handgreiflich, zeitweise auch verführerisch;
  - Mütter: ruhig, sanft, oft von Doppelrolle als Ehefrau und Mutter überfordert, vielbeschäftigt, kränkelnd, wird dann „in Ruhe gelassen";
  - Familie: emotional karger Umgangsstil, Gefühlsregungen werden unterdrückt, körperliche Wärme wenig spürbar.

PERSÖNLICHKEIT

- Häufung psychosomatischer Erkrankungen,
- unspezifische Spannungszustände („Drahtigkeit" im Erscheinungsbild),
- Impulskontrolle („Zusammenreißen"),
- Zwei Gruppen:
  - aktiver Typ: Leistungs-/Geltungsehrgeiz, vielbeschäftigt, unruhig, um Distanz bemüht, starre Ausdrucksformen, gereizt, latente Aggressivität,
  - passiver Typ: empfindsam, introvertiert, weich, depressiv gefärbte Stimmungslage mit deutlich appellativem Charakter.

AUSLÖSESITUATIONEN

- Kälte und/oder emotionale Faktoren als Auslöser,
- Trennungssituationen (Abschied, Tod),
- Situationen, in denen (aggressive oder rivalisierende) Impulse außer Kontrolle geraten könnten,
- Zurückgewiesenwerden,
- Ausgeliefertsein,
- Situationen, in denen das Selbstwertgefühl bedroht ist.

WEITERE BEFUNDE

- Provokation von Anfällen mittels Kälteexposition im Beisein „vertrauter" Personen erschwert,
- Hypnotische Suggestion von Kälte kann Anfall auslösen,
- Anfallserscheinungen nach Alpträumen,

- bei gleichbleibender Außentemperatur gehen ein Drittel aller Anfälle mit Tachykardie und erhöhtem Streßempfinden einher.

THERAPIE

- physikalisch: Schutz vor Kälte und Nässe (Taschenofen),
- medikamentös: initial intraarteriell, später oral Nifedipin,
- psychotherapeutisch:
  - körperentspannend,
  - konfliktaufdeckend nur bei guter Motivation und Introspektionsfähigkeit,
  - Biofeedback.

Wichtig:

- Schaffen einer „emotionalen Tankstelle", regelmäßig verfügbar, ohne allzu große Erwartungen aufkommen zu lassen,
- Entspannungsverfahren kann zeitweise vom Assistenzpersonal begleitet werden, Therapeut muß aber als Leiter und Koordinator der Therapie präsent sein,
- „aktiven Typ" nicht durch zu viel Nähe überfordern; sich von den symbiotischen Verschmelzungswünschen des „passiven Typs" nicht überfordern lassen.
  Versuch: signifikante Anfallsminderung nach (nur zu Kontrollzwecken durchgeführtem) Hanteltraining. Therapeutische Zuwendung ausschlaggebend?

FALLBEISPIEL

Bei der 50jährigen Verkäuferin besteht seit der Pubertät eine primäre Raynaud-Symptomatik, die zuerst an den Händen, später auch an den Füßen auftrat. Sie gibt zudem häufiges Sodbrennen und diffuse Körperschmerzen „wie Rheuma" an; seit der Jugend leide sie an einer übermäßigen Kälteempfindlichkeit der Augen-/Stirnpartie und an Schwindelanfällen, die aber auch neurologisch und HNO-ärztlich nicht abgeklärt seien.

Der Vater war der Herr im Haus, sehr streng und distanziert, aber auch mit „liederlichen" Anteilen. Die Mutter verstarb bei der Geburt, Kindheit bei Pflegemüttern, die erste „war immer beschäftigt trotz ihres lahmen Fußes", bei der zweiten war es wie „in einem Königreich".

Mit 6 Jahren gegen ihren Willen Rückkehr ins Elternhaus, die Stiefmutter „hat selbst am Wochenende Kissen gewaschen, Schmusen gab es nicht". Sie lief jeden Tag zur Pflegemutter zurück, wurde deswegen geschlagen. Die zuhause aufgewachsenen älteren Schwestern wurden vom Vater bevorzugt, die Patientin war „immer die Rebellische".

In der Pubertät tritt die Symptomatik erstmals auf. Der Vater beansprucht bei Tisch das größte Stück Fleisch. Als die Patientin dagegen aufbegehrt, setzt ihr der Vater ein Messer an den Hals und jagt sie aus dem Haus, „da habe ich eine Windeskälte an den Händen verspürt und die Finger waren ganz blaß und taub". Vom Vater sei sie enttäuscht gewesen; gleichzeitig wollte sie ihm aber verzeihen, er sei eben so christlich erzogen worden. Innerlich fühlt sie eine „ständige Unruhe", ergreift häufig die Initiative – „beiß mich durch". Sich und ihren Mann charakterisiert sie als „aggressionsgehemmt", sucht deshalb nach einem (homöopathischen) „Mittel für Aggression".

Die Symptomatik blieb seit der Pubertät bestehen, trat vermehrt aber nicht regelmäßig bei Kälteexposition auf. Die Patientin erwacht oft morgens wegen der „Pelzigkeit in den Fingern"; berichtet auch von einem Raynaud-Anfall nach einem Alptraum. Sie benutzt ein homöopathisches Medikament, ohne das sie nicht mehr leben könne, „die Kälte ließe mich sonst erstarren".

In der Genese des Anfallsgeschehens spielen die frühkindliche Biographie (Tod der Mutter, wechselnde Bezugspersonen verschiedentlicher Qualität) ebenso eine Rolle wie die ambivalente Einstellung zum Vater und die Rivalität mit den Schwestern. Als eine aggressive Auseinandersetzung mit dem Vater sich dramatisch zuspitzt, kommt es zum Ausbruch der Symptomatik.

(Narzißtische) Wut und Enttäuschung manifestieren sich im Symptom, eine tieferliegende (Grund)störung ist anzunehmen. Konversionsneurotisches Geschehen im Sinne eines Kompromisses zwischen Triebimpuls und Selbstbehauptungstendenzen dürfte hier eher von zweitrangiger Bedeutung sein.

6.9 Artifizielle Störungen (s. auch S. 206, 207, 379–385, 429, 438, 439)

- Erringen von Aufmerksamkeit durch Brustschmerzen mit Verdacht auf Infarkt: Patienten lassen sich auf die Intensivstation aufnehmen und bekommen die gewünschte Aufmerksamkeit;
- Hämoptysis,
  Selbstpunktion und Spritzen des Blutes in die Luftröhre;
- weiter möglich:
  artifizielle Zyanose,
  artifizielles Asthma;

- artifizielle Bluterkrankungen
  - haben oft dramatischen Charakter,
  - Symptomwahl oft determiniert und symbolisch interpretierbar,
  - Blut symbolisch verknüpft mit Verletzung, physischer, sexueller Gewalt, Mord; Menstruation,
  - Untergruppen:
    artifizielle Anämie durch Antikoagulanzien, überwiegend bei weiblichem medizinischem Personal, Blut mit erregender Qualität, Blutung verknüpft mit Erfahrungen sexueller Traumata;
    artifizielles Bluten: durch Nadeln, durch Punktion und anschließendem Blutschlucken mit Hämoptysen.

Literatur

Bastiaans J (1963) Emotiogene Aspekte der essentiellen Hypertonie. Verh Dtsch Ges Inn Med 69:7–9

Brandmair H (1990) Psychosomatische und psychometrische Untersuchungen bei primärem Raynaud-Syndrom. Unveröff Diplomarbeit, München

Catell RB (1950) Personality: a systemic, theoretical, and factual study. Yonkers-on-Hudson, New York

Engel GL (1962) Fainting. Thomas, Springfield

Ermann M (1986) Zur Psycho- und Soziodynamik der Herzneurose. Prax Psychother Psychosom 31:250–260

Folkow B (1955) Nervous control of the blood vessels. Physiol Rev 35:629

Freedman R (1983) Role of cold and emotional stress in Raynaud's disease and scleroderma. Br Med J 287:1499–1502

Freyberger H (1971) Psychosomatische Aufgabenbereiche. In: Lawin P (Hrsg) Praxis der Intensivbehandlung. Thieme, Stuttgart

Gaus E, Köhle K (1990) Psychosomatische Aspekte intensivmedizinischer Behandlungsverfahren. In: Uexküll T von (Hrsg) Psychosomatische Medizin. Urban & Schwarzenberg, München

Graham DT (1955) Cutaneous vascular reaction in Raynaud's disease, and its states of hostility, anxiety, and depressions. Psychosom Med 17:200–217

Groen JJ, Valk JM van der, Ben-Ishay D (1971) Psychological factors in pathogenesis of essential hypertension. Psychother Psychosom 19:1–13

Gruen W (1975) Effects of brief psychotherapy during the hospitalization period on the recovery process in heart attacks. J Consult Clin Psychol 43:223–232

Hahn P (1971) Der Herzinfarkt in psychosomatischer Sicht. Vandenhoeck & Ruprecht, Göttingen

Hahn P (1976) Die Bedeutung des „somatischen Entgegenkommens" für die Symptombildung bei der phobischen Herzneurose. Therapiewoche 26:963–965

Heidrich H, Wilke-Burger H, Moldenhauer U (1978) Psychiatrische und testpsychologische Untersuchungen bei Raynaud-Syndromen. Dtsch Med Wochenschr 103: 1338–1341

Herrmann JM, Rassek M, Schäfer N, Schmidt TH, Uexküll T von (1990) Essentielle Hypertonie. In: Uexküll T von (Hrsg) Psychosomatische Medizin. Urban & Schwarzenberg, München

Hoffmann SO, Hochapfel G (1995) Neurosenlehre, Psychosomatische und Psychotherapeutische Medizin, 5. Aufl. Schattauer, Stuttgart

Kämmerer W, Hahn P (1984) Zur Bedeutung psychosozialer Risikofaktoren bei Myocardinfarkt – eine Übersicht neuerer Ergebnisse. Inn Med 11:131–136

Klapp BF, Dahme B (Hrsg) (1988) Psychosoziale Kardiologie. Springer, Berlin Heidelberg New York Tokyo (Jahrbuch der medizinischen Psychologie, Bd 1)
Köhle K, Gaus E (1990) Psychotherapie von Herzinfarktpatienten während der stationären und poststationären Behandlungsphase. In: Uexküll T von (Hrsg) Psychosomatische Medizin. Urban & Schwarzenberg, München
Maas G (1982) „Non-Compliance"; Probleme der Arzt-Patienten-Beziehung bei der Hypertonie-Dauerbehandlung. In: Köhle K (Hrsg) Zur Psychosomatik von Herz-Kreislauf-Erkrankungen. Springer, Berlin Heidelberg New York Tokyo
Paar GH (1987) Selbstzerstörung als Selbsterhaltung. Eine Untersuchung zu Patienten mit artefiziellem Syndrom. Mater Psychoanal 13:1–54
Richter HE, Beckmann D (1969) Herzneurose. Thieme, Stuttgart
Roseman RH (1968) Prospective epidemiological recognition of the candidate for ischemic heart disease. Karger, Basel
Scheidt CE, Schwind A (1992) Zur Psychodynamik der Krankheitsverarbeitung bei Schlaganfall - Erfahrungen einer psychotherapeutischen Gruppe. Psychother Psychosom med Psychol 42:54–59
Simons C, Schultheis KH, Köhle K (1990) Synkopen. In: Uexküll T von (Hrsg) Psychosomatische Medizin. Urban & Schwarzenberg, München
Tress W (Hrsg) (1994) Psychosomatische Grundversorgung. Schattauer, Stuttgart

Kapitel 7

Atmungsorgane

EINFÜHRUNG

„Atman" bedeutet im indischen Sprachraum „Seele". Die Atmung gilt als Repräsentant der Befindlichkeit des Einzelnen und des Ausdrucksverhaltens zwischenmenschlicher Beziehungen. Entsprechende Störungen finden wir vor allem beim Asthma bronchiale und bei dem Hyperventilationssyndrom.

ZUR BEDEUTUNG DER ATMUNG

Atmung:
- Gebärde,
- Ausdrucksverhalten im Dienst menschlicher Kommunikation,
- Repräsentant der Befindlichkeit,
- Atmung als Form des Austausches und des Gleichgewichts zwischen Individuum und Umwelt.

Drei Aspekte des Atemerlebens:
- Teilhabe – Austausch,
- Macht – Ohnmacht,
- Anziehung – Abstoßung.

Seufzeratmung bringt zum Ausdruck:
- Kummer,
- Sehnsucht,
- Müdigkeit,
- Erleichterung.

Husten: Ausdruck von Protest, Aggression.
Sprache: vom Atem getragen – Kommunikation mit der Welt.
Umgangssprache:
- die Luft ist beklemmend, bedrückend, geladen,
- dicke Luft, es verschlägt einem den Atem,
- der andere ist Luft für mich,
- andere nicht riechen können,
- jemandem etwas husten.

7.1 Hyperventilationssyndrom

Jeder Arzt hat Patienten mit einer Hyperventilation behandelt; die physiologischen Parameter insbesondere der Elektrolytverschiebungen reichen als Erklärung nicht aus, vielmehr wird das Symptom als Angstäquivalent deutlich.

DEFINITION

Im Verhältnis zum erforderlichen Gasaustausch des Körpers gesteigerte alveoläre Ventilation mit normalem bis erhöhtem arteriellem Sauerstoffpartialdruck bei Erniedrigung des Kohlensäurepartialdrucks (Hypokapnie und Alkalose).

SYMPTOMATIK

- Zu unterscheiden: akuter Anfall,
  chronisches Hyperventilationssyndrom,
- Respirationstrakt
  - Atemnot, Tachypnoe
  - Gefühl, „nicht richtig durchatmen zu können",
- Herz-Kreislauf-System
  - Herzklopfen, -schmerzen,
- Nervensystem
  - zentral: Benommenheit, Kopfschmerzen, Schwindel, Konzentrations-, Sehstörungen,
  - vegetativ: kalte Hände und Füße, Schwitzen, periorales Kribbeln, Aerophagie, Flatulenz,
  - Skelettmuskulatur: Paraesthesien an Händen und Füßen, motorische Lähmung, Pfötchenstellung der Hände,
  - Allgemeinbeschwerden: vermehrte Ängstlichkeit, Übelkeit, Brechreiz, Kopfschmerzen, Wetterfühligkeit, Schlafstörungen.

EPIDEMIOLOGIE

- Verteilung Männer : Frauen = 1:3,
- Alter: 2.–3. Lebensjahrzehnt,
- Häufigkeit: 6–10% einer internistischen Ambulanz,
- Hyperventilationssyndrom zu 95% psychisch bedingt.

ABLAUF EINES HYPERVENTILATIONSANFALLS (AUS HERRMANN ET AL., MODIFIZIERT NACH LEWIS ET AL. 1990)

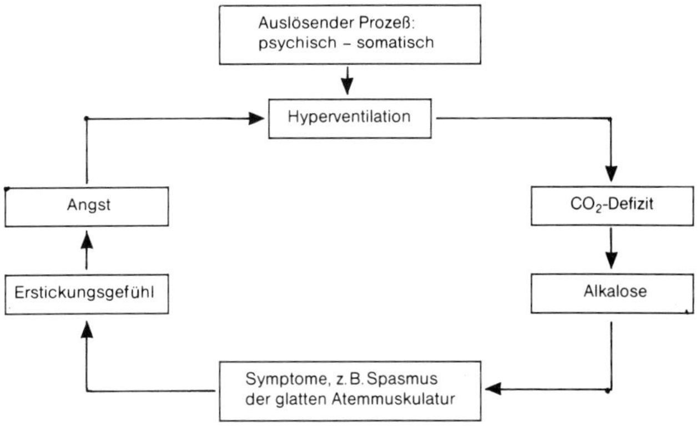

PSYCHOPHYSIOLOGIE

Atmung als Beispiel für lebensnotwendigen Wechsel zwischen Einatmen – Ausatmen,
Aufnehmen – Loslassen.
Hypnoseuntersuchungen: Steigerung der Atemtätigkeit bei Suggestion von Schmerz, Angst und Wut.
Vermehrte Hyperventilation:

- nach Spannungszuständen,
- affektive Situationen von Wut und Ärger,
- nach beruflichen oder familiären Auseinandersetzungen,
- nach heftigen Schmerzempfindungen.

Zusammengefaßt: Eine ständige Spannung der emotional-affektiven Grundbefindlichkeit führt zu einer verstärkten Hyperventilation.

ZUR PSYCHODYNAMIK

- Körperliches Angstäquivalent, das über eine forcierte Atmung zu sekundären Krampferscheinungen führt,
- Bedeutung von sexuellem Verlangen und Abhängigkeitsgefühlen,
- Angst und Aufregung als ätiologische Faktoren,
- psychischer Konflikt kann nicht gelöst, nur „*ab*geatmet", „*aus*geseufzt" werden,
- neurotische Flucht vor Entscheidung,
- Flucht in Hyperventilation als Ausweichen vor einer Auseinandersetzung mit realen Gegebenheiten,
- beschleunigte Atmung als Antwort auf Schmerz, Wut, Angst,
- Atembeschwerden später in jeder als unangenehm erlebten Situation,
- später gewohnheitsmäßige Hyperventilation,
- Konflikt zwischen Beherrschen und Ohnmächtigsein,
- sich unterordnen, aber aggressive Gefühle haben und unterdrücken (Würgephantasien),
- sich gegen Ohnmacht auflehnen (wird nicht verbal zugelassen),
- Symptom als Abwehr des Abhängigkeitsbewußtseins, Weg zur Selbständigkeit (aggressives Handeln aber unmöglich),
- „Es bewegt sich nichts mehr vorwärts",
- Entwicklungspsychologische Aspekte
  - Stärkere Bindung an den unterlegenen Elternteil,
  - ambivalente Einstellung zum dominanten Elternteil,
  - deshalb Wahl eines stärkeren Partners, weil man sich da sicher fühlen kann,
  - Rebellion zwecklos,
  - spontan-aggressive Impulse werden zurückgedrängt,
  - selbständiges Handeln wird unterbunden,
  - wenig Dialog,
  - überfürsorglich-genau.

Persönlichkeits-merkmale

Zwei Gruppen:
- Patienten mit neurotischer Depression und Angstsymptomen, ausgeprägtes Krankheitsverhalten, symbiotisch.
- Patienten wirken weniger gestört, eher phobisches, weniger angstneurotisches Verhalten, körperliche Funktionen weniger gestört, Selbstverwirklichungsprobleme und soziale Konflikte im Vordergrund.

Allgemein:
- psychisch auffällig („hysterisch"),
- Unausgeglichenheit, Gefühlslabilität,
- Einbußen an Vitalität, Antrieb,
- Empfindlichkeit gegenüber Spannungen und Konflikten,
- diffuse Ängstlichkeit (mit Erwartungsangst),
- Angst einzugestehen, bedeutet Schwäche,
- herzphobische Reaktionen, Karzinophobie, Agoraphobie,
- ängstlich-hypochondrisch, zwanghaft-anankastisch,
- bei Depressivität:
  - Rigidität, Mißtrauen,
  - Leistungsorientiertheit,
  - autodestruktive Gefügigkeit,
  - inadäquate Schuldgefühle.

Therapie

- symptomatisch:
  - Hohlhand des Arztes vor den Mund des Patienten (verstärkt CO_2-Rückatmung),
  - Plastiktüte als Ergebnis rein physiologischer Denkweise (Patient leidet an Luftnot - dann Plastiktüte: inhumane Vorgehensweise),
  - Plastiktüte verstärkt oft die Angst,
  - Beruhigung des Patienten (genügt oft),
  - Kompression der unteren Thoraxapertur (Atemvolumen und -exkursionen vermindert),
  - 10%ige Ca-Lösung als Plazebo (Wärmegefühl),
- Psychopharmaka:
  - Anxiolytika, Antidepressiva, β-Rezeptorenblocker,
  - bei ausgeprägten Angst- und Panikzuständen und Zuständen mit starker Depression:
    Benzodiazepine oder Antidepressiva,
- Psychotherapie (über die Ratio): Zusammenhang zwischen auslösender Situation, den Emotionen und der Hyperventilation erklären, Angehörige einbeziehen; Wort „Einbildung" vermeiden (es ist keine!); tiefenpsychologische Therapie nur bei schwer neurotisch Gestörten,
- *Cave:* iatrogene Fixierung (Hinweis auf Hypoparathyreoidismus, koronare Herzkrankheit, Nicht-ernst-Nehmen),

- Atemtherapie,
- Entspannungsübungen.

FALLBEISPIEL

Die 28jährige Philologiestudentin (Doktorandin) erkrankt vor einem Jahr anfallsweise an abendlichen Erstickungsanfällen mit Herzklopfen, Lähmungs- und Verkrampfungserscheinungen an Händen und Füßen. In der letzten Zeit seien die Anfälle fast täglich aufgetreten. Bis zu Beginn dieser Symptomatik litt sie ca. 5 Jahre lang unter Migräne. Kein organpathologischer Befund.

Patientin ist in einem sehr rigiden häuslichen Milieu aufgewachsen: „Wenn Vater kam, mußten wir weg sein; für ihn galt: ‚Kinder hört und sieht man nicht'". Die Mutter habe nur das gesagt und getan, was der Vater wollte: „Sie gab keine Gefühle preis. Sie strafte mit Schweigen, hat tagelang nichts geredet. Aber Leistungen waren genauso wichtig wie das Sicheinfügen."

Patientin ging 3 Jahre zuvor eine Beziehung zu einem Zahnarzt ein, den sie in seiner Stellung sehr verehrt, der selbst aber eher ein „Abenteuer" sucht. Als er sich von ihr trennen will und ihre weiteren intimen Wünsche an ihn ablehnt, kommt es zum Ausbruch der Symptomatik.

Die Patientin hat es nicht gelernt, sich in adäquat-aggressiver Weise mit Problemen auseinanderzusetzen. Angst, Wut und Schmerz finden sich im Symptom ebenso wieder wie der Ambivalenzkonflikt zwischen Beherrschen und Ohnmächtigsein.

7.2 Asthma bronchiale (s. auch S. 401, 402)

Die „großen" psychosomatischen Erkrankungen sind „Krankheiten zum Tode". Der psychogene Anteil weist auf eine Problematik des (frühen) Sichanvertrauens hin.

DEFINITION

(der Deutschen Liga zur Bekämpfung der Atemwegserkrankungen). „Die Krankheit ist durch Anfälle von Atemnot charakterisiert, begleitet von den Zeichen einer Bronchialobstruktion, die zwischen den Anfällen ganz oder teilweise reversibel ist. Den Anfällen entspricht ein akuter Anstieg des Atemwegswiderstandes".

Ätiopathogenese

- Vererbte allergische Diathese,
- Allergie gegen Pollen, Schimmel, Tierschuppen, Nahrungs- und Arzneimittel,
- Infektionen der Luftwege als auslösende Faktoren,
- zusätzliche Faktoren: Wetter- und Temperaturwechsel, Müdigkeit, Umstellung des endokrinen Systems (z. B. Pubertät),
- emotionaler Streß.

Pathologie und Pathophysiologie

- Überblähte, volumenvermehrte Lungen,
- übermäßige Schleimsekretion,
- Schwellung der Mukosa und Submukosa,
- Behinderung der Luftpassage während der Ausatmung.

Epidemiologie

- Vorkommen in allen Lebensaltern,
- im 1. Lebensjahrzehnt am häufigsten, v.a. Knaben,
- die Neigung zu Asthmaanfällen „heilt" in der Pubertät in 50% der Fälle aus,
- später überwiegen Frauen,
- Mortalität in unteren Schichten höher,
- Morbidität in oberen Schichten größer,
- 1–3% der Bevölkerung der USA.

Symptomatik

- Anfälle mit Engegefühlen in der Brust,
- Atemnot mit pfeifender Ausatmung,
- Husten, Auswurf,
- Anfälle kurzdauernd oder in einen Status asthmaticus übergehend und evtl. tagelang anhaltend.

Für den Patienten wichtige Symptome im Anfall (nach Schüffel et al. 1990)

Symptom	Persönliches Erleben
Obstruktive Atembeschwerden	Erschwerte Atmung Atemgeräusche Engegefühl in der Brust Erstickungsgefühle
Müdigkeit	Müdigkeit Trägheit Schläfrigkeit
Nervöse Ängstlichkeit	Beunruhigung Hilflosigkeit allgemeine Ängstlichkeit Angst, alleingelassen zu werden

Symptom	Persönliches Erleben
Ärgerliche Gereiztheit	Gereiztheit Ärgerlichkeit schlechte Laune leichtes Aufbrausen Zorn
Hyperventilationssymptome	Schwindel Kribbeln in den Extremitäten periorales Taubheitsgefühl Kopfschmerz

MULTIFAKTORIELLE AUSLÖSUNG

- Psychische Faktoren (vorherrschend/unterstützend bei je ca. 1/3 der Patienten),
- infektiöse Faktoren (vorherrschend/unterstützend bei je ca. 1/3 der Patienten),
- allergische Faktoren (vorherrschend/unterstützend bei je ca. 1/4 der Patienten),
- disponierende Faktoren (sicher vorhanden, aber nicht abschätzbar).

DIAGNOSTIK

- Verlängertes Expirium mit pfeifender Atmung,
- Giemen und Brummen über dem ganzen Thorax,
- im Sputum eosinophile Zellen und Curschmann-Spiralen,
- im Blut evtl. Eosinophilie.

PSYCHOPHYSIOLOGIE

Drei Funktionsglieder:
1. Bronchospasmus: Erhöhung des Bronchialwiderstands durch vegetativ gesteuerte spastische Zustände der Muskulatur der Bronchien und Bronchiolen; nachfolgend Schwellung und Sekretion;
2. erhöhte Sekretion, Entzündung: Abwehrleistung des Organismus zum Schutz der Atemflächen (z.B. Kratschmer-Reflex: Koordination von Zwerchfellruhigstellung, Bronchokonstriktion und Schleimsekretion auf Einatmen von Reizstoffen hin: Äther, Rauch);
3. Zwerchfellspasmus: Atmung exspiratorisch verlängert bis zur Apnoe; *Ziel:* Abwehr von Fremdstoffen (subjektives Element: Bedeutung der Reizsituation; 50% der Asthmatiker sind geruchsüberempfindlich).

DOPPELASPEKT DER ALLERGIE

- Allergie als gesteigerte Abwehr nach vorangegangener spezifischer Sensibilisierung (geweblich verankert, gleichförmige Wiederholung).
- Spezifitätsverlust der Allergene durch Bahnung und Erweiterung (zunehmende Polyvalenz, auch auf bedeutungsschwere Inhalte; Asthma bei künstlicher Rose, bei Bild von Heuernte).
- Allergische Reaktionen wie bei Inhalationsgasen, Reizstoff auch bei Gesprächen über die innere Situation; Durchblutungs-Turgor-Lumenveränderungen und Eosinophilie.

PSYCHODYNAMIK

- Konflikt um das Weinen:
  - Weinen unterdrückt; Weinen erste Möglichkeit, die Mutter zu rufen; Angst vor der mütterlichen Zurückweisung;
  - Weinen als Ausdrucksform des Sichanvertrauenkönnens; hier Weinen angstbesetzt;
  - Konflikt des Asthmatikers: Sichanvertrauenwollen und die Angst davor. Halliday (1937): Asthma als unterdrücktes Weinen;
    Mitscherlich (1961): Asthma als Wut- (oder Angst)schrei gegen die Mutter.
- Konflikt um die inneren Impulse, die die Zuneigung der Mutter bedrohen. Mütter, die sexuelle Reaktionen ablehnen, werden zur Gefahr bei Heiratsabsichten (lange Verlobungszeiten, Aufschieben der Heirat, „Hochzeitsnachtasthma").
- Asthmaanfälle treten an Stelle von früh gestörten präverbalen Kommunikationsformen auf.
- Mütter oft:
  - überprotektiv-dominierend,
  - zurückweisend, aussaugend-verzehrend,
  - alle erdrückend durch Verwöhnung oder Ablehnung,
  - behindern die aggressive und motorische Entfaltung der Kinder,
- Gestörtes Verhältnis zwischen Ideal-Ich und Über-Ich.

ERKRANKUNGS-SITUATION (KONFLIKTTHEMEN)

- Aufforderungscharakter in Richtung feindlich-aggressiv oder zärtlich-hingebungsvoll.
- Ambivalente Erlebnisse von Haß und Zärtlichkeit unterliegen einer Abwehr und Verdrängung.
- Situationen, in denen Anteilnahme gefordert wird, mit der man aber nichts zu tun haben wollte.
- Kranke fühlen sich verlassen, verstoßen, unterdrücken Wut und Schreien.

PSYCHOANALYTISCHES VERSTÄNDNIS DES ASTHMA BRONICHIALE

- Abwehr emotionaler, v.a. zärtlicher und aggressiver Regungen,
- zwanghafte Züge,
- Hingabestörung,
- nicht zu tieferem emotionalen Kontakt fähig,
- egozentrisch,

PERSÖNLICHKEIT

- Neigung zu dominieren,
- große emotionale Empfindlichkeit,
- starke Bedürfnisse nach Liebe und Zuneigung hinter pseudoindifferentem, aggressivem Verhalten;
- Geruchsüberempfindlichkeit,
- Aggressionen werden oft vermieden,
- mißtrauisch, argwöhnisch,
- wohlanständig, starkes Über-Ich,
- moralisch hochstehend,
- charakteristische Angstformen
  - situative Angst (auf lebensbedrohliche Symptome bezogen),
  - phasentypische Ängste, insbesondere Trennungsangst, Angst vor den eigenen Triebdurchbrüchen.

Psychophysiologischer Ablauf des Asthmaanfalls (aus Herrmann et al. 1979)

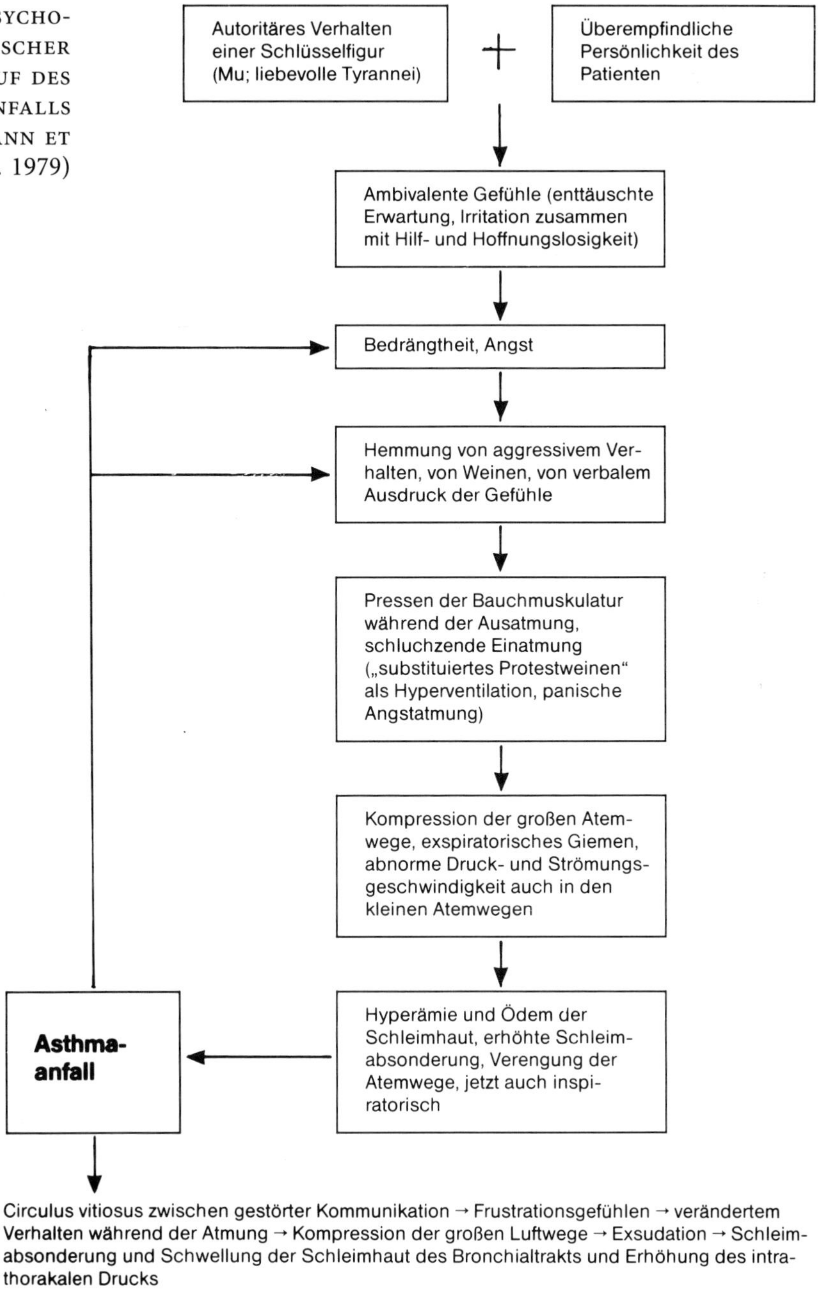

ARZT-PATIENT-BEZIEHUNG

- Akute Krise wie chronischer Verlauf haben stark appellativen Charakter,
- Folge: starkes Engagement von Schwestern und Ärzten,
- bei Rückfällen → Enttäuschungen,
- Folge: großes Distanzierungsbedürfnis auf seiten der Ärzte gegenüber den symbiotischen Verschmelzungswünschen der Patienten,
- bei den Patienten ebenfalls Angst vor zu großer Nähe aus Angst vor der erdrückenden, dominierenden Mutter,
- wichtig: Aufbau einer festen, gleichmäßigen Beziehung, ohne allzu große Erwartungen zu wecken.

THERAPIE

- somatisch:
  - Desensibilisierung nach Allergentestung,
  - Sedativa, Bronchodilatatoren, Antihistaminika, Kortikoide,
  - Inhalationen,
- psychotherapeutisch:
  - Atemübungen,
  - körperentspannende Verfahren (z. B. autogenes Training, konzentrative Bewegungstherapie, funktionelle Entspannung),
  - Verhaltenstherapie, Biofeedback- und Entspannungsverfahren vorwiegend bei Kindern,
  - Familientherapie,
  - „Copinggruppentherapie" mit individueller Information und Diskussion zur Krankheit, autogenes Training und funktionelle Entspannung, freie Interaktion der Gruppenmitglieder, gemeinsame Erfahrung der Krankheit und Bildung einer Gruppenkohärenz,
  - konfliktzentrierte Gespräche,
  - konfliktaufdeckend-analytisches Vorgehen nur dann, wenn auch ohne organische Krankheit indiziert.

FALLBEISPIEL

Die 25jährige Schreibkraft bekommt nach einer Grippe mit 2 Jahren ein Asthma bronchiale. Ausgeprägte Symptomatik, viele Krankenhaus- und Kuraufenthalte, Besserung nach Kortison in der Pubertät. Familiäre Belastung. Zusätzlich Allergie gegen Pferdehaare; Neigung zu Durchfällen, unregelmäßige Periode, angeborenes Lymphödem am linken Arm.

Ungewünscht auf die Welt gekommen; ihr Zwillings- und der um 1 1/2 Jahre ältere Bruder werden bevorzugt. Patientin hält sich an den Zwillingsbruder, „der weinte für mich, wenn es mir schlecht ging". Der Vater ist Alkoholiker, streng, oft abwesend. „Die Mutter machte alles, sie war so erdrückend. Eigentlich kümmerte sie sich mehr um die Sauberkeit und um die Blumen. Ich störte sie nur". Die Mutter ist dominierend, überängstlich, stark einengend. Die Patientin hält es zu Hause nicht aus, zieht (3 Monate vor der Untersuchung in der Psychosomatik) mit ihrem Freund zusammen. Danach erhebliche Verstärkung bzw. Wiederaufflammen der schweren asthmatischen Beschwerden. Die Patientin muß früh selbständig sein, hat hohe moralische und intellektuelle Ansprüche an sich und ihre Umgebung, liest nur klassische Literatur. Die sexuelle Sphäre erlebt sie als schmutzig; sie erkrankt bei ihrem ersten intimen Kontakt und nach Auszug aus der Wohnung der Mutter, die sie außerordentlich ambivalent erlebt hat.

Literatur

Alexander F, French TM (1948) Brief psychotherapy in bronchial asthma. Stud Psychosom Med 10:248–258

Cannon WB (1920) Bodily changes in pain, hunger, fear and rage. Appleton, New York

De Boor C (1965) Zur Psychosomatik der Allergie, insbesondere des Asthma bronchiale. Huber, Bern

Deter HC (1984) Krankheitsorientierte Gruppentherapie und ihre Auswirkungen auf die körperliche, seelische und soziale Situation von Patienten mit Asthma bronchiale. Habilitationsschrift, Universität Heidelberg

Dudley DL, Holmes TH, Martin CJ, Ripley HS (1964) Changes in respiration associated with hypnotically induced emotion, pain and exercise. Psychosom Med 26:46–57

Halliday JI (1937) Approach to asthma. Br J Med Psychol 17:1–15

Herrmann JM, Schüffel W, Uexküll T von (1979) Asthma bronchiale. In: Uexküll T von (Hrsg) Lehrbuch der Psychosomatischen Medizin, 1. Aufl. Urban & Schwarzenberg, München

Herrmann JM, Schonecke OW, Radvila A, Uexküll T von (1990) Das Hyperventilationssyndrom. In: Uexküll T von (Hrsg) Psychosomatische Medizin. Urban & Schwarzenberg, München

Lewis BL (1957) Hyperventilation syndromes: Clinical and physiologic observations. Postgrad Med 21:259–271

Mackenzie J (1885) Hay fever, its etiology and treatment, with an appendix on rose-cold. Churchill, London

Mechelke K, Christian P (1956) Das nervöse Atemsyndrom. In: Schwiegk H (Hrsg) Herz und Kreislauf. Springer, Berlin Göttingen Heidelberg (Handbuch der inneren Medizin, Bd 9)

Rees J (1964) Physical and emotional factors in bronchial asthma. J Psychosom Res 7:253–262

Schüffel W, Herrmann JM, Dahme B, Richter R (1990) Asthma bronchiale. In: Uexküll T von (Hrsg) Psychosomatische Medizin. Urban & Schwarzenberg, München

Weimann G (1968) Die Hyperventilation als pathogenetischer Faktor im Rahmen funktioneller Syndrome. Fortschr Med 86:230–232

Wolf S, Holmes TH, Trueting T, Goodell H, Wolff HG (1950) An experimental approach to psychosomatic phenomena in rhinitis and asthma. J Allergy Clin Immunol 1:21–28

Kapitel 8

Verdauungstrakt

EINFÜHRUNG

Der Magen-Darmtrakt bietet ein empfindliches Antwortsystem auf seelische Störungen spezifisch menschlicher Verhaltens- und Erlebnisweisen insbesondere in Hinblick auf Beziehungsprobleme. Nicht erfüllte orale Wünsche spiegeln sich daher eher im oberen Verdauungstrakt wider, nicht gelebte aggressive Probleme zeigen sich eher im unteren Teil des Systems und können zu den charakteristischen Symptomen des Durchfalls, der Obstipation, Bauchschmerzen, auch zum Erbrechen führen.

8.1 Bauchschmerzen (allgemein)

Patienten mit „Bauchschmerzen" kommen meist sehr spät in die psychosomatische Fachuntersuchung. Bleibt psychodynamisches Verständnis aus, werden die Patienten immer wieder „ohne pathologischen Befund" mit allen Möglichkeiten der „Apparatemedizin" untersucht.

- Das schmerzende Abdomen ist eine „boîte à surprise", eine „Quelle der Überraschungen";
- vordringlich: mögliche Vitalgefährdung abklären; akutes Abdomen:
  Trias von Symptomen:
  - Schmerz,
  - Peritonismus,
  - Brechreiz und Erbrechen, evtl. zusätzlich Stuhl- und Windverhalten [(Sub)ileus];
- zahlreiche Ursachen abdomineller Schmerzen möglich;
- eingehende (aber nicht ständig zu wiederholende) Untersuchungen erforderlich;
- Einbeziehung der erweiterten, sozialen Anamnese nötig;

- psychogen (mitbedingte chronische abdominelle Beschwerden machen einen erheblichen Anteil aus (nur diese sind hier berücksichtigt); zur Differentialdiagnose und zum Untersuchungsplan s. die einschlägigen internistischen Lehrbücher).

8.2 Funktionelle abdominelle Beschwerden (FAB)

FUNKTIONELLE OBERBAUCHBESCHWERDEN (FAB)

- Leitsymptome:
  - Schmerzen (mittelstark, brennend, ausstrahlend, selten nachts),
  - Völlegefühl,
  - Mundtrockenheit, Mundgeruch,
  - Zungenbrennen,
  - Schluckbeschwerden,
  - substernales Krampf- und Druckgefühl,
  - Aufstoßen, Sodbrennen, Blähungen,
  - Appetenzstörungen, Übelkeit, Erbrechen,
  - gegen Abend meist Besserung, kaum Beschwerden in der Nacht.
- Psychische Auffälligkeiten:
  - Beschwerden oft schwallartig vorgebracht,
  - mit vorwurfsvollem Unterton,
  - depressive Grundstimmung,
  - zeitraubendes Interview.

FUNKTIONELLE UNTERBAUCHBESCHWERDEN (FUB)

- Leitsymptome:
  - abdominelle Beschwerden unterhalb des Nabels,
  - Diarrhö und Obstipation im Wechsel,
  - keine jahres- oder tageszeitliche Periodik,
  - unbestimmtes Gefühl des Brennens, Drückens, Zerrens,
  - Beschwerden über Jahre, wechselnd,
  - oft verbunden mit Migräne, Palpitationen, Globusgefühl, Atembeklemmung.
- Psychische Auffälligkeiten:
  - Patienten rigid-gespannt,
  - übertrieben gepflegt,
  - beschreiben Beschwerden exakt/gewissenhaft (minutiös).

Symptome:

- Dyspepsie,
- Gastritis, Reizmagen, nervöser Magen,
- Gallenwegsdyskinesie, Postcholezystektomiesyndrom,
- vegetative Dystonie,
- spastisches Kolon, Colon irritabile, Reizkolon, spastische Obstipation, Colica mucosa, Reizdarm.

EPIDEMIOLOGIE

- 40–60% aller Patienten mit Beschwerden im gastrointestinalen Bereich,
- 30% der Normalbevölkerung haben zeitweise eine gestörte Darmtätigkeit,
- Häufigkeitsgipfel zwischen 20 und 40 Jahren,
- Frauen und Männer gleich häufig betroffen,
- Magen-Darm-Beschwerden bei Kindern zu 90% funktionell (s. auch S. 398–401),
- häufig bei Gastarbeitern 3–6 Monate nach der Umsiedlung (s. auch S. 485–492).

BEZIEHUNGEN ZU ANDEREN BESCHWERDEBILDERN

- Aerophagie (Schmerzen, aufgetriebener Leib, Aufstoßen),
- Roemheld-Symptomenkomplex (mit Herzbeschwerden),
- Appetenzstörungen,
- Schluckstörungen,
- gastroösophagealer Reflux,
- Postcholezystektomiesyndrom.

PSYCHOPHYSIOLOGIE

- 2 Verhaltensmuster (untersucht am unteren Gastrointestinaltrakt):
  - thematisches Ansprechen von Ärger, Wut, Vorwürfen führen zu schmerzhaften Kontraktionen des Darms mit vermehrter motorischer Aktivität,
  - Ansprechen von Gefühlen von Hilf- und Hoffnungslosigkeit mit den Gefühlen des Minderwerts und Selbstvorwurfs führen zum Sistieren der Kolonaktivität.

LEBENSGESCHICHTE

- Objektverluste mit pathologischer Trauerreaktion,
- kalte, spannungsgeladene Beziehungen im Elternhaus,
- Auslöser in belasteten Zeiten
  - Pubertät, Heirat, Geburt von Kindern, Klimakterium.

PSYCHODYNAMIK

- Störung der Verarbeitung oraler, auch analer Konflikte,
- frühe Entwicklungsstörungen in oraler und früher analer Phase,
- abgewehrter Wunsch, gefüttert zu werden,
- 3 Typen, unterschieden durch jeweiligen Konfliktlösungsversuch:
  - gastrischer oder FOB-Typ:
    Wunsch zu bekommen, zu nehmen, wird behindert,
  - Kolon- oder FUB-Typ:
    Wunsch zu geben, auszuscheiden wird behindert, Elimination wird als aggressiver Akt empfunden,
  - Obstipationstyp:
    Geben nicht möglich, Zurückhalten wird schuldhaft erlebt.

ARZT-PATIENT-BEZIEHUNG

- ständige somatische Klagen bei affektiver Verschlossenheit und diagnostischer Unsicherheit des Arztes führen zu ständigen Untersuchungen (um nichts Organisches zu übersehen) und damit zur Chronifizierung des Leidens,
- Patient „protestiert“ (unbewußt) gegen Ablehnung seiner Wünsche
  - Gesellschaft reagiert mit „Bestrafung“ („Simulant“),
  - Ärzte überweisen und „bestrafen“ ihrerseits mit immer wiederholten Eingriffen, Operationen, Medikamenten.

(PSYCHO)THERAPIE

- unspezifisch:
  - Vorwurfshaltung des Patienten beachten,
  - sich für Leiden aufgeschlossen zeigen, aber keine Bestärkung mit somatischer Fixierung,
  - behutsam vorgehen, Patient nicht kränken;
- spezifisch:
  - Kombinationstherapie (medizinische Standardtherapie und psychotherapeutisch beratende Gespräche),
  - Frage nach der Möglichkeit einer konfliktaufdeckenden analytischen Psychotherapie stellen,
  - verhaltenstherapeutisch orientierte Gruppentherapie,
  - Biofeedbacktherapie,
  - Medikamente (rein symptomorientiert) nur als adjuvante Therapie.

PROGNOSE

- abhängig von tragfähiger Arzt-Patient-Beziehung,
- kein Übergang in organische Erkrankungen,
- mit begrenzter Rehabilitation zufriedengeben,
- keine ständigen Neuuntersuchungen.

8.3 Peptisches Ulkus

Auch der Nachweis des Helicobacters wird den ganzheitlich denkenden Arzt nicht davon abhalten, die unterdrückten Liebes- und Abhängigkeitswünsche des Ulkuskranken und dessen Auswirkungen im zwischenmenschlichen Bereich zu berücksichtigen.

DEFINITION

Akute oder chronische Geschwürbildung, die den Teil des Verdauungstraktes befällt, der den Magensäften zugänglich ist.

EPIDEMIOLOGIE

- 10% der Bevölkerung bis zum 60. Lebensjahr mindestens einmal erkrankt,
- Durchschnittsalter: bei Ulcus ventriculi 41 Jahre, Häufigkeit nimmt also im Alter zu, bei Ulcus duodeni 33 Jahre,
- Männer erkranken 3mal häufiger,
- Verhältnis Magen- zu Darmulzera: 1:2 bis 1:3,
- Rezidivrate nach 5 Jahren: 85%,
- Schichten: untere Sozialschichten (Leute mit Vorgesetzten, aber keinen Untergebenen), Werkmeister (zwischen Ingenieur und Arbeiter),
- Vererbung wahrscheinlich („Ulkusfamilien"; Wahrscheinlichkeit 2- bis 3mal häufiger als in der übrigen Bevölkerung),
- in sozialer Isolation häufiger (Heimatvertriebene, Gastarbeiter, aus Elternhaus und Ehe Ausgeschiedene),
- Vorkommen in allen Kulturen,
- Häufung in Kriegszeiten,
- Rückgang in den letzten 3 Jahrzehnten,
- mehr in Städten.

Belastung der Gesellschaft durch Ulkuskranke (Arbeitsausfall, Krankenhausaufenthalte, Kuren, Medikamente): 1 Mrd. DM pro Jahr!

SYMPTOMATIK:

- Schmerzen,
- saures Aufstoßen, Auftreibung des Magens, Übelkeit, Erbrechen, starke Speichelsekretion,
- Appetitlosigkeit, Gewichtsverlust,
- Diarrhö, evtl. Anämie (bei Blutungen).

PATHOPHYSIOLOGIE

- Durchblutungsstörungen bei Spasmen,
- Hypersekretion von Salzsäure und Pepsin (Zollinger-Ellison-Syndrom: gastrinproduzierende Tumoren des Pankreas, führen zu Geschwüren),
- Zahl der säuresezernierenden Belegzellen erhöht, Sekretin (Schutz vor Gastrin) vermindert,
- Veränderungen der Schleimproduktion.

Allgemein:

- Störungen der Autoregulation zwischen defensiven (protektiven) und aggressiven (schädigenden) Mechanismen,
- Dissoziation zwischen Säureproduktion und Durchblutung (und Motilität).

ULKUSENTSTEHUNG (AUS SCHETTLER 1983)

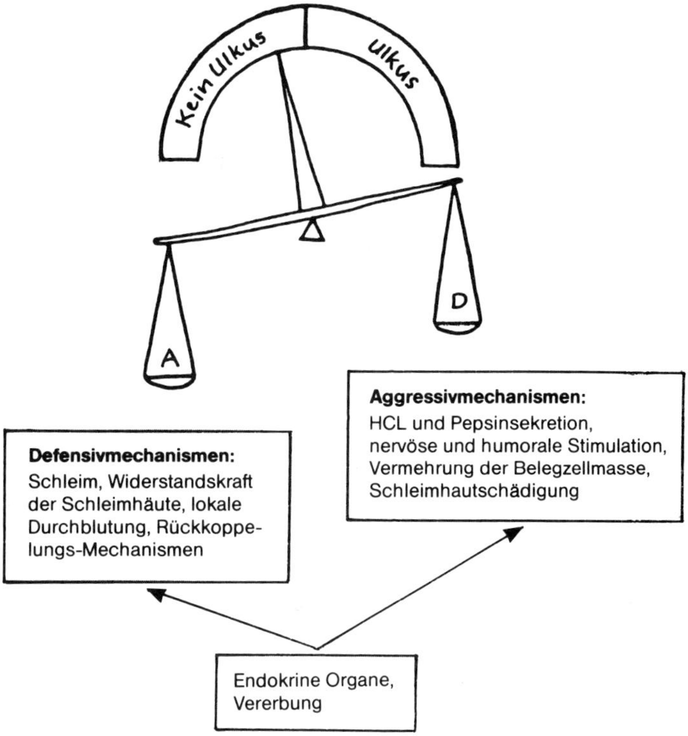

FORMEN

- Magengeschwüre: meist an der kleinen Kurvatur (selten im Ösophagus, in Meckel-Divertikel),
- Duodenalgeschwüre: meist im Bulbus duodeni, aber auch als postbulbäres Ulkus oder im Pyloruskanal (pylorische Ulzera),
- Anastomosenulkus (Gastrojejunostomieulkus): nach Gastrektomie am Ort der Anastomose,
- Streßulkus (akut eher Erosionen, da die Muscularis mucosae nicht penetriert wird):
  - nach chirurgischen Eingriffen,
  - bei Steroidtherapie,
  - rezidiviert nicht.

KOMPLIKATIONEN

- Perforation:
  - häufiger bei Ulcus duodeni,
  - dramatisches Bild,
  - meist chirurgische Notfallsituation.
- Massive Blutung:
  - Teerstühle, Bluterbrechen, Kreislaufkollaps,
  - Therapie: Blutstillung, evtl. Operation erforderlich.

- Pylorusstenose (durch Spasmen, Narbenschrumpfung, Ödem):
  - Erbrechen mit Nachfolgesymptomen (Elektrolytverlust!),
  - Magensonde erforderlich,
  - Spasmen bessern sich nach 2–4 Tagen,
  - Operation?

Als Begleiterkrankung gehäuft bei:
- chronischen Lungenerkrankungen (Emphysem!),
- rheumatischer Arthritis (Ursache unklar),
- allgemeiner Arteriosklerose,
- Koronarsklerose,
- portokavalem Shunt (Leber kann Histamin nicht mehr inaktivieren, weil umgangen).

Als Folgeerkrankungen nach Medikamenten:
- Kortisonpräparate und ACTH,
- Phenylbutazone,
- Salizylate,
- Tolbutamid,
- Reserpin,
- Koffein.

PSYCHOPHYSIOLOGIE

- Magenfistel (Wolf u. Wolff 1944):
  - bei Wut: Steigerung von Sekretion, Durchblutung und Motilität bis hin zur Erosion (wie Pawlow 1953),
  - bei Depression: Verminderung,
  - bei aggressiver Gereiztheit und Angst größte Sekretion.
- Prospektive Studie an 2073 Rekruten (Weiner et al. 1957): 63 Hypersekretoren (hoher Pepsinogengehalt im Blut), 57 Hyposekretoren (besonders niedriger Pepsinogengehalt).

1. *Hypothese:* Hyper- und Hyposekretoren lassen sich mit Hilfe von psychologischen Tests unterscheiden (stimmt bei 64% der Fälle).
2. *Hypothese:* Es läßt sich vorhersagen, ob ein Mensch in einer definierten Situation ein Ulkus bekommt (Kriterium: Wunsch nach Abhängigkeit und Umsorgtsein).

Bei 10 Personen vorhergesagt, 9 bekamen ein Ulkus (von den 120 Probanden).

Daraus folgt: 3 Parameter sind von Bedeutung
- ein „physiologischer" (hoher Pepsinogenspiegel),
- ein „psychologischer" (Konflikt zwischen persistierenden infantilen Abhängigkeitswünschen und der Scham, sie zu zeigen),
- ein „sozialer" (Umgebungseinflüsse mobilisieren den Konflikt).

Die Magensaftsekretion des Säuglings kann das Verhältnis Mutter-Kind beeinflussen:

- bei Erhöhung ist der Säugling dauernd hungrig,
- die Mutter muß ihn frustrieren, keine Entspannung.

INEINANDERGREIFEN PSYCHISCHER UND SOMATISCHER FAKTOREN (AUS SCHMIDBAUER 1972)

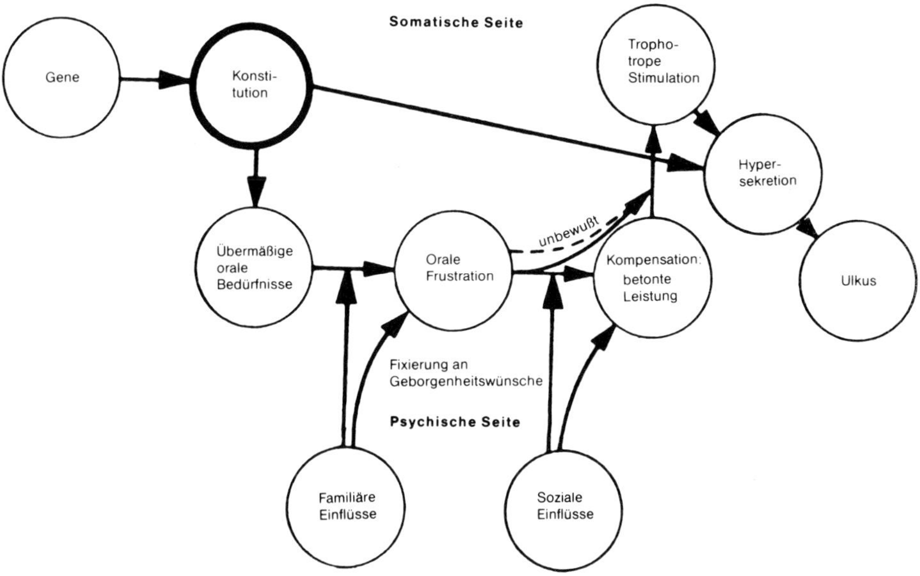

PSYCHODYNAMIK

- Oral-rezeptive Wünsche:
  - Liebe, Nähe, Geborgenheit, Zuwendung, Gefüttertwerden,
  - Vermeiden ödipaler Rivalität,
  - zärtliche Anlehnung, abgewehrt durch zwanghaften Selbständigkeitsdrang und Ehrgeiz.
- Aggressiv-oral-kaptative Komponente: orale Rache mit Zerstören, Beißen, Verschlingen, Verdauen.
- Fixierung auf der oralen Stufe: Verwöhnung – Versagung (Verwöhnung kann auch Versagung sein!),
- Familienstruktur
  - enge, rigide Beziehungen,
  - dominierende Mütter,
  - Mütter binden (Ulkus)sohn eng an sich,
  - Väter eher wie älterer Bruder, nicht bewundertes Vorbild,
  - Erziehung zum „braven Kind" mit Unterdrückung der Aggression.
- Grundkonflikt:
  - im Ernährungs-/Besitz-/Genußstreben,
  - jedes Habenwollen wird mit Schuldgefühlen abgewehrt,

- Folgen:
  neurotische Ich-Ideale mit Anspruchslosigkeit, Bescheidenheit, Askese (dahinter oft Riesenerwartungen), Verlangen nach Hingabe, Fürsorglichkeit, passiv-abhängig-depressiv oder hyperaktiv-aggressiv.
- Auslösesituationen:
  - Trennungserlebnisse,
  - Situationen mit Geborgenheitsverlust,
  - Zuwachs mit Verantwortung,
  - Zuwachs an Reifungsanforderung (genital-sexuell),
  - Ansprüche von außen,
  - Ansprüche auf Grund von Leistungs- und Ehrgeizhaltungen.

Allgemein:
- symbiotisch-oral-depressive Bindungen werden in Frage gestellt,
- Kranke auf Fütterung eingestellt,
- aggressiver Aspekt.

PSYCHODYNAMIK DES ULKUSKRANKEN (AUS HEYMANN 1987)

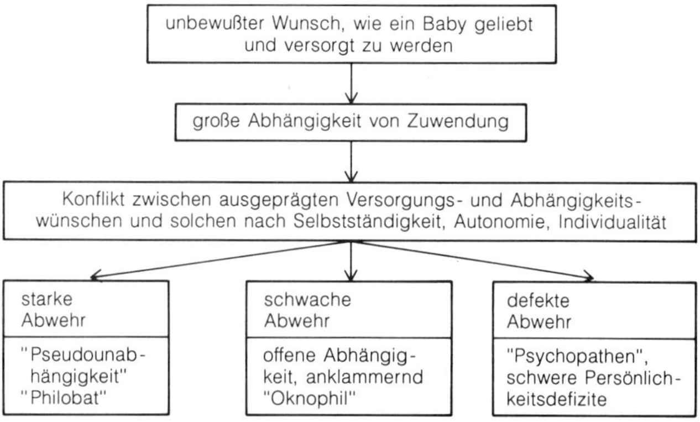

MODELL DER ENTSTEHUNG VON DUODENALULZERA (AUS HOFFMANN U. HOCHAPFEL 1995)

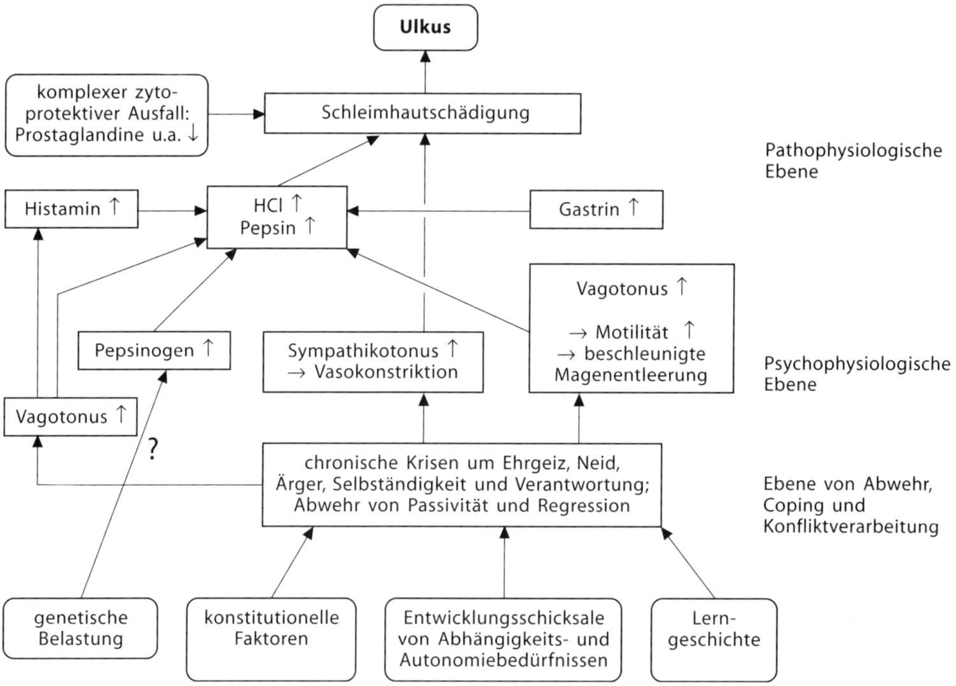

PERSÖNLICHKEITSTYPEN BEI ULKUSKRANKEN

- *Aktiver Ulkustyp:*
  Abhängigkeitswünsche durch Pseudounabhängigkeit abgewehrt (Streber, Ehrgeizling, will keine Hilfe annehmen, lädt sich zu viel Verantwortung auf, sehr empfindlich, aufstrebender Geschäftsmann).
- *Passiver Ulkustyp:*
  - oral-rezeptive Wünsche weniger verdrängt,
  - Stimmung der Hilf- und Hoffnungslosigkeit,
  - regressive Wünsche deutlich.

- *Weitere Typisierung:*
  - Der „psychisch gesunde“ Ulkustyp:
    erkrankt nur bei massiver, spezifischer Belastung, starke Ich-Regression, entsprechende Disposition.
  - Der „charakterneurotische“ Ulkuskranke:
    pseudounabhängig, zwanghaft-depressiv, zweiphasige Abwehr.
  - Der „soziopathische“ Ulkuskranke:
    passiv-abhängig, Ich-schwach, Triebdurchbrüche bei ge-

ringen Versagungen, paranoide und querulatorische Verhaltensweisen.
- Der „psychosomatische" Ulkuskranke:
  Verdrängung geringer, primitive Abwehrmechanismen wie Verleugnung und Projektion, leere mechanistische Beziehungen, unspezifische Krisen, häufig andere Beschwerden.
- Der „normopathische" Ulkuskranke:
  Überangepaßtheit im sozialen Rahmen, chronischer autodestruktiver Überlastungszustand, Doppelberuf, Verhaltensnormalität mit Ich-Einschränkungen, Verleugnungstechniken.

THERAPIE

Konservativ:
- Ruhe,
- Unterdrückung der motorischen und sekretorischen Hyperaktivität des Magens,
- Diät (wenig Gewürze, wenig Fett),
- häufige Mahlzeiten (wegen Hyperazidität),
- Obstipation bekämpfen,
- evtl. Sondenernährung (bei Stenose oder Unverträglichkeit aller Speisen),
- medikamentös: Antazida, Anticholinergika, H_2-Blocker, Bekämpfung des Helicobacter pylori.

Operativ:
- absolute Indikation bei
  - Perforation,
  - unstillbarer Blutung,
  - dekompensierter Narbenstenose,
  - maligner Entartung;
- bei starken Beschwerden, die kaum beeinflußbar sind: Vagotomie.

Risiken der Operation (s. auch S. 432):
- Dumpingsyndrom,
- Arbeitsfähigkeit nicht gebessert trotz einwandfreier Operation,
- Syndromwandel mit Sucht- und depressiven Ansätzen,
- Weiterbestehen der Beschwerden bei 25% aller vagotomierten Patienten.

Psychotherapie:
- Konfliktaufdeckende Verfahren sind schwierig wegen der passiv-regressiven und oral-rezeptiven Grundhaltung; deshalb mit Klinikeinweisung zurückhaltend sein! Eher Gruppen- als Einzeltherapie.
- Gute Ergebnisse nach Orgel (1958) bei analytischer Therapie:
  - 4–15 Jahre Ulkus, Behandlungsdauer 600–900 Stunden,
  - 10 von 15 Patienten geheilt (nach 11–22 Jahren),
  - 5 nicht behandelt, behielten ihre Symptome.

Inter-disziplinäres Verursachungs- und Therapie-konzept bei Ulkus-duodeni-Patienten (aus Schüffel u. v. Uexküll 1990 a)

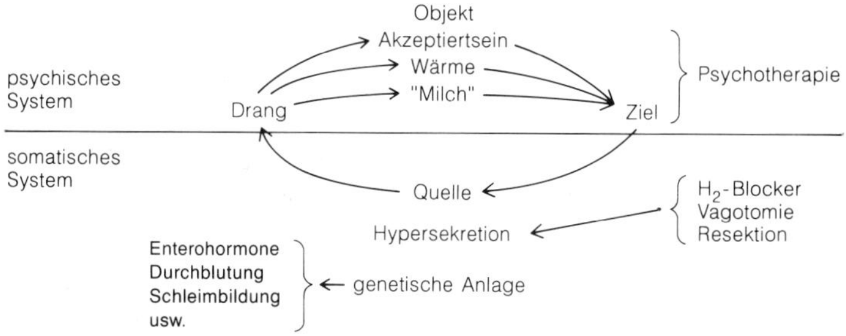

Arzt-Patient-Beziehung

Wichtig für Interaktionsstil:
Ulkuspatienten zunächst willig, angenehm, richten sich nach den Vorschriften des Arztes (wünschen sich die enge, symbiotische Beziehung!).
Nach Besserung und Stabilisierung der Abwehr:

- Der pseudounabhängige Patient lehnt sich auf: der Arzt sieht sich in seiner Rolle bedroht, Konflikte vorprogrammiert.
  Deshalb: Freiraum lassen; nicht verordnen, sondern empfehlen!
- Der offen abhängige Patient zeigt verstärkt Wünsche nach Versorgung, wird hypochondrischer; Arzt kann sich überfordert fühlen.
  Hier: Behandlungs- und Diätschemata helfen, weil der Arzt immer präsent ist.

Beachte: Vom Patienten „angebotene" Schwierigkeiten sollten in den Behandlungsplan einfließen – insbesondere dann, wenn „orale" Konfliktlösungen gefährdet sind!

Fallbeispiel

Der 39jährige Maschinenbauingenieur hat seit 6 Jahren mit dem Magen zu tun, leidet unter wechselnden Schmerzen, Sodbrennen, Übelkeit, Erbrechen, Appetitlosigkeit, Neigung zu Durchfällen. Sonst nie ernstlich krank gewesen.

Patient ist als erster von 4 Söhnen streng erzogen worden. „Der Bambusstock lag immer bereit – da ist so mancher kaputtgegangen". Vater sagt aber, er sei Mutters „Herzpupperl" gewesen. Insgesamt Wechsel von Verwöhnung und Versagung in der sonst kargen, zärtlichkeitsablehnenden, übertrieben ordentlichen häuslichen Atmosphäre.

Patient hat vor 6 Jahren den väterlichen Betrieb in Eigenverantwortung (weil er studiert habe) übernommen, der um 2 Jahre jüngere Bruder sei aber mit eingestiegen, der Vater habe ihm letztlich mehr zugesprochen.

Patient lebt mit einer Freundin zusammen, die „an Ordnung und Sauberkeit hohe Ansprüche stellt", aber wenig Interesse an dem hat, was den Patienten interessiert, aber „sie macht die Wäsche und kocht gut".

In der Genese der Erkrankung spielt die Teilverwöhnung (durch die Mutter) ebenso eine Rolle wie die fehlende aggressive Auseinandersetzungsmöglichkeit, insbesondere mit dem Vater, und die Rivalität mit dem jüngeren Bruder. Auslösend ist die Übernahme der Verantwortung für den elterlichen Betrieb und der „Neid-Ärger" dem Bruder gegenüber, den der Patient nicht äußern kann.

8.3.1 Ulcus duodeni und Helicobacter pylori (Angaben nach Gross 1998)

DEFINITION

Heliobacter pylori (H.p.): spiralförmiges, gramnegatives Bakterium mit 4–6 Geißeln.

PSYCHE – SOMA

- Ulcus duodeni zu 92% mit Infektion des Magens mit H.p. assoziiert (bei Ulcus ventriculi 73%)
- nur eine Minderheit der H.p.-Infizierten erkrankt an einem Ulcus;
- Ulcus-duodeni-Patienten sind bereits in der Kindheit infiziert, erkranken erst Jahrzehnte später;
- Infektion vor dem 20. Lebensjahr selten, nach dem 60. in 40–60% der Fälle.

ZUR THERAPIE

- Ulcus duodeni ohne antibiotische und psychosomatische Therapie rasch heilbar mit medikamentöser Säureblockade;
- erfolgreiche Eradikation; keine Rezidive nach 10 Jahren,
- bei nicht erfolgreicher Eradikation Rezidivrate 67%.

8.4 Erbrechen

DEFINITION

Die möglichen Ursachen des Erbrechens sind zahlreich. Ein psychogener Hintergrund sollte beachtet werden.

ALLGEMEINE ZUSAMMENHÄNGE

Angeborener, unwillkürlicher, psychosomatischer Bioprotektivmechanismus. Schutzmechanismus vor weiterer Belastung durch unverträglichen Mageninhalt, affektiv verbunden mit Ekel.

- Autonome und Willkürinnervationsimpulse wirken zusammen.
- Als Konversionssymptom Verschiebung „von unten nach oben", evtl. mit genital-sexueller Bedeutung.
- Als Begleitsymptom einer hysterischen Neurose: Ekel- und Übelkeitsgefühle als Ausdruck von Schwangerschaftsphantasien.
- Häufig Vorläufer einer Anorexia nervosa.
- Als wesentliches Symptom einer Bulimie.

LEITSYMPTOM ERBRECHEN, BEGLEITSYMPTOME, MÖGLICHE PATHOGENESE (AUS SCHEFFLER 1983)

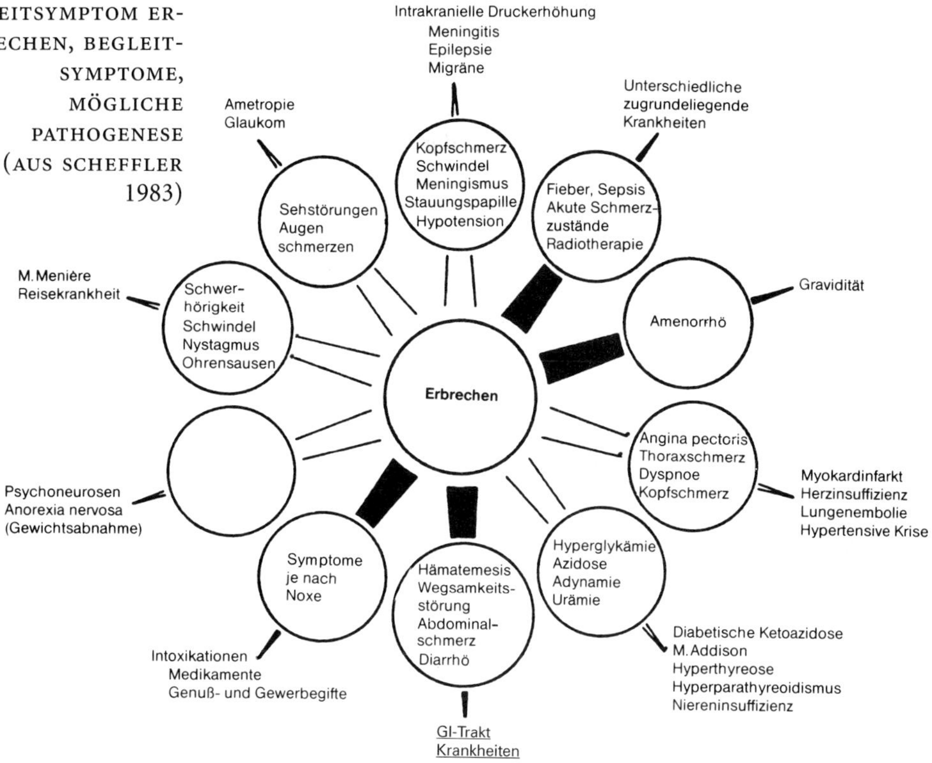

Schwarze Pfeile weisen auf häufige Zusammenhänge hin.
GI-Trakt Gastrointestinaltrakt.

PSYCHODYNAMIK

- Reizerweiterung des Affektes Ekel in dem Sinne, daß Wünsche, Handlungen, Haltungen, die in der Sozietät als anstößig, ekelhaft erklärt werden; durch Ausstoßen, Sichtrennen konversionsneurotische Problemlösung;
- Bahnung nach den Regeln des bedingten Reflexes möglich;
- Verwillkürlichung des Erbrechens durch Vorstellungen, Phantasien und direkt (Finger in den Hals);
- sprachsymbolische Bedeutung;
- („das ist zum Kotzen", „die oder der ist wie ein Brechmittel", „Brechreiz");
- psychogenes Erbrechen verstanden als
  - Affektäquivalent (von Ekelgefühlen, die unbewußt sein können – „er/sie ist eklig"),
  - Konversion
    (Phantasien über oral-genitale Betätigungen, Schwangerschaft oder beliebig anderes, das individuell-lebensgeschichtlich „eklig" geworden ist);

- Willkürakt etwa bei Anorexia oder Bulimia nervosa;
- lustbetonter Akt („oral-expulsive Perversität"; auch bei Rumination mit sanftem Regurgitieren).

THERAPIE

- Verhaltenstherapie mit aversiven Techniken:
  - systemische Desensibilisierung,
  - Methoden der Stimuluskontrolle,
  - Training sozialer Kompetenz,
  - unspezifische Entspannungstechniken,
- konfliktaufdeckend, wenn möglich und nötig.

8.5 Singultus

DEFINITION

„Schluckauf", Reflex mit klonischem Spasmus des Diaphragmas und der Atemmuskulatur; Inspiration durch plötzlichen Schluß der Glottis beendet (typisches „Hick"geräusch).

FORMEN

- Passagerer Schluckauf (durch Aufregung, opulentes Mahl; zu unterbrechen durch Luftanhalten und Pressen);
- persistierender Schluckauf (Dauer länger als 48 h).

EPIDEMIOLOGIE

- Mehr bei Männern als bei Frauen;
- bei 93% der Männer werden organische Ursachen gefunden, nur bei 8% der Frauen.

DIFFERENTIAL-DIAGNOSE

- Isolierte diaphragmatische Hernie (15%);
- zerebrovaskuläre Störungen (12%);
- in Verbindung mit anderen Krankheiten (11%);
- koronare Herzkrankheit (8%);
- Duodenalulzera (3%).

ZUR PSYCHOGENESE

- Tierexperimentell: durch Reizung des zentralen Vagusstumpfes sind Einzel- und Dauerkontraktionen des Zwerchfells zu provozieren;
- Klärung nur durch Aufdecken neurosenpsychologisch relevanter Faktoren und einer konfliktauslösenden Situation.

THERAPIE

Stufenplan:

- „Hausmittel": Luftanhalten, Pressen;
- mit weichem Katheter Gaumen massieren;
- Metoclopramid, Nifedipin, Valproat;
- Psychotherapie:
  - Hypnose und autogenes Training,
  - konfliktaufdeckend bei neurotischer Störung.

8.6 Gallenkranke

Die Gallenblase gilt schon immer als Ausdrucksorgan psychologischer Probleme besonders bei „cholerischen“ Persönlichkeiten.

DEFINITION

Kolik: krampfartige Leibschmerzen aufgrund schmerzhaften Zusammenziehens eines Hohlorgans.

FUNKTIONELLE SYMPTOME BEI GALLENSTEIN-KRANKEN

- Kopfschmerzen, Migräne (37,1%),
- Magenbeschwerden,
- Obstipation,
- Dysmenorrhö,
- Frigidität,
- Schlafstörungen,
- Erbrechen ohne Koliken (14,8%),
- depressive Verstimmungen (33,8%),
- Angstsymptomatik (25,6%),
- Auftreten nicht selten zusammen mit Colon irritabile.

VERLAUF NACH CHOLEZYSTEKTOMIE

- 42,3% aller Untersuchten weisen weiterhin Koliken auf.
- Symptomwandel in Richtung Gewichtsabnahme und anderen funktionellen Störungen.
- 57,7% symptomfrei, aber erhebliche Zusatzsymptome bleiben oder verstärken sich.
- Nur 3 von 121 untersuchten Patienten sind völlig beschwerdefrei.

AUSLÖSUNG VON KOLIKEN

- Fettreiche Mahlzeit;
- Ärger und Enttäuschungen bei (drohenden) Verlusten;
- erste Kolik oft in der Schwangerschaft oder gleich nach der Geburt;
- bei 75% aller untersuchten Frauen Konflikte hinsichtlich Zusatzbelastungen oder Demütigungen durch Schwangerschaft (z. B. Schwangerschaft aus Gefügigkeit).

PSYCHOPHYSIOLOGIE

Hypnoseversuche: Freude, Angst, Sorge, Ärger steigern Gallenfluß.

PSYCHODYNAMIK

1. *Gruppe* (mehr Männer):
   - zwanghafte Eigenschaften,
   - soziale Helferhaltung,
   - Gerechtigkeits- und Ordnungsideologie,
   - auslösend für Koliken: Verletzung der Ordnungsliebe und der Friedfertigkeitsideale (Patienten sind Gefangene ihrer Ideale),

- dabei häufiger
  - essentielle Hypertonie,
  - funktionelle Herzbeschwerden,
  - Potenzstörungen,
  - Erschöpfung.

2. *Gruppe* (mehr Frauen):
   - zwanghaft-depressive Eigenschaften,
   - Bescheidenheits- und Opferideologien,
   - Leistungsüberkompensation,
   - Ärger wird kaum erlebt,
   - Begleitsymptome:
     - Kopfschmerzen,
     - funktionelle Magenbeschwerden,
     - depressive Verstimmungen,
     - Dysmenorrhö.
3. *Gruppe* (überwiegend Frauen):
   - zwanghaft-hysterische Eigenschaften,
   - Geltungshaltung,
   - Beliebtheitserwartungen und Helferhaltung,
   - Verlustängste, ständige Rivalitätsauseinandersetzung,
   - mit Angstsymptomatik verbunden.

Bei allen 3 Gruppen zwangsneurotische Züge, sonst keine spezifischen Strukturen.
Kolikauslösend: Ärger, Enttäuschung, Neid, die nicht erlebt werden können.
Keine wirkliche Ablösung von den Eltern.
Nach Hippokrates: Schwarze Galle als Ausdruck der Melancholie, gelbe Galle als Ausdruck des cholerischen Typs.

Redensarten:
- Sich grün und gelb ärgern,
- vor Neid gelb werden,
- vor Wut steigt die Galle hoch,
- da geht mir die Galle über.

THERAPIE

Somatisch:
- medikamentös;
- Ernährung: fettarm, eiweiß- und kohlenhydratreich;
- Cholezystektomie bei Gefahr von Komplikationen.

Psychotherapeutisch:
- begleitend, besonders auch postoperativ;
- je nach Möglichkeiten des Patienten, der Struktur- und Konfliktsituation: aufdeckend, stützend und körperentspannend.

FALLBEISPIEL

Die 30jährige Patientin, Hausfrau und Mutter von 3 Kindern (8, 9 und 10 Jahre alt), leidet seit 8 Jahren an täglich auftretenden Kopfschmerzen, Migräne bei Aufregungen, Magenschmerzen und in letzter Zeit unter Gallenkoliken.

Die zurückhaltende Patientin fühlt sich ständig überfordert. Das liegt einmal an den realen Gegebenheiten (3 Kinder, die in kurzen Abständen geboren wurden), dann an den Ansprüchen ihres Ehemannes, aber auch an ihrem eigenen Perfektionsanspruch, alles „ordentlich und richtig" machen zu müssen. Sie kann nicht ihre eigenen Wünsche anmelden, sich nicht zur Wehr setzen. Über die Krankheitserscheinungen bekommt sie jedoch (wie in der frühen Kindheit) ein gewisses Maß an Zuwendung; außerdem kann sie sich von der „stets fordernden Welt" zurückziehen. In der letzten Zeit haben sich ihre Eheprobleme zugespitzt, der Mann habe kein Verständnis, gehe zu wenig auf sie ein, helfe nicht; intime Beziehungen hätten sie seit Monaten nicht mehr gehabt. Patientin denkt an Scheidung, zumal der Ehemann nicht bereit ist, an den Problemen (auch im Sinne einer Eheberatung) zu arbeiten.

Zwanghaft-depressive Strukturanteile stehen im Vordergrund der Persönlichkeit der Patientin. Bescheidenheits- und Opferideologien zusammen mit der Leistungsüberkompensation werden erst in Frage gestellt, als die Zuwendung ausbleibt, die Eheprobleme sich zuspitzen und der Ärger über die Situation nicht erlebt werden kann.

8.7 Lebererkrankungen

Wenn die Leber und ihre Erkrankungen bisher auch wenig von psychosomatischer Seite erforscht wurden, so weist schon der Volksmund auf aggressive und depressive unterdrückte Probleme hin.

- Leber als Sitz wichtiger Gefühlsregungen (Hippokrates);
- Gelbsucht in Verbindung mit Zorn und Ärger:
  - jemand hat sich „grün und gelb geärgert",
  - „ihm ist die Galle übergelaufen",
  - „Neid läßt die Galle ins Blut gehen".

8.7.1 Funktionelle Hyperbilirubinämie (Ikterus intermittens juvenilis)

DEFINITION

Kurzdauernder Ikterus im Anschluß an stärkere emotionale Erlebnisse bekannt (Icterus ex emotione).

- In Konfliktsituationen, die zu einer Entscheidung und aktivem Handeln auffordern, jedoch nicht getroffen werden. Patienten ziehen sich in passiv-lethargische Haltung zurück;
- Psychosyndrom des Ikterus:
  - Passivität,
  - Gleichgültigkeit,
  - Antriebsarmut;
- bei jugendlichen männlichen Patienten mit Intelligenzberufen;
- ausgelöst durch „Streßsituationen";
- psychoneurotische, hypochondrische Tendenzen: vegetative Überempfindlichkeit mit Unausgeglichenheit, Schlaflosigkeit, Müdigkeit, Abgeschlagenheit, depressiven Stimmungsschwankungen bis Suizidgedanken;
- introvertierte Menschen, machen sich das Leben schwer;
- tyrannisieren Familie, bringen überbesorgte Mütter zur Verzweiflung;
- Probleme im aggressiven Bereich;
- Geltungs- und Machtimpulse;
- sekundärer Krankheitsgewinn;
- Begleitsymptome:
  - Hypochondrie,
  - Allergien,
  - Migräne,
  - Obstipation;
- Tendenz zum Aufbrausen, Zorn, Jähzorn, Wutausbrüche;
- problemgeladene Auseinandersetzungen mit Vätern;
- starke Abhängigkeit von Vätern;
- auslösend:
  - Ärger, Schrecken unter Einfluß von Gewalt oder übermächtigen Einflüssen ohne Verarbeitungsmöglichkeit,
  - aggressive Impulse angesprochen, aber gehemmt;
- Angst, Schrecken bei:
  - schwacher Konstitution,
  - Kleinmütigkeit,
  - Erregbarkeit, Empfindsamkeit;
- Psychodynamik allgemein:
  - Funktionsstörung, verursacht durch Frustration oral-aggressiver Impulse mit folgender Ärgerreaktion,
  - depressiv-zwangsneurotische Züge,
  - vermeiden durch Symptomatik eine Depression oder den aggressiven Anteil einer Depression.

8.7.2
Akute Virushepatitis (A)

DEFINITION

Unter der akuten Virushepatitis versteht man eine Infektion der Leber, bedingt hauptsächlich durch hepatotrope Viren, wobei die Hepatitis A- bis E-Viren für 90% der akuten Virushepatitiden verantwortlich sind.

PSYCHODYNAMISCHE ZUSAMMENHÄNGE

- durch toxische Erscheinungen werden Hemmungsvorgänge beeinflußt oder aufgehoben, Wesensveränderung im Zustand der Verschlechterung:
  tolerant, euphorisch, sexuelle Enthemmungen;
- Eifersuchtsreaktion;
- dauernder Ärger und Verdruß, der nicht ausgelebt werden kann (läßt ruhende Hepatitis aufflackern);
- Stimmung oft affektarm, heiter, unbesorgt mit Umschlag nach subdepressiv;
- tiefe Depression als qualvollstes Symptom;
- Gehemmtheiten im aggressiven Antriebsbereich;
- auslösend:
  - unerwünschte Schwangerschaft,
  - Vorenthaltung von Lohnnachforderungen,
  - plötzliche Vereinsamung,
  - überstürzte Verlobung mit der Angst, sie zu lösen;
- Verschlechterung nach Ärger und Aufregung.

8.7.3
Akute Fettleber

Fast ausschließlich bei Alkoholikern.

8.8
Obstipation

Bei der „Verstopfung“ spielt ein angstvolles Zurückhalten aufgrund von Verlustängsten psychodynamisch eine wichtige Rolle.

DEFINITION

Eine Verstopfung liegt vor, wenn weniger als 3 Stühle pro Woche abgesetzt werden.

PATHOGENESE

Ursachen:
- funktionell-psychogen
  (chronisch-atonisch, spastisch-hypertonisch; Anorexia nervosa, Depressionen u.a.);
- organisch
  (z.B. bei Hämorrhoiden, Fissuren, Tumoren, Medikamenten, Stoffwechselkrankheiten, nach Entbindung).

EPIDEMIOLOGIE

- Frauen 3mal häufiger betroffen als Männer;
- in oberen Schichten häufiger;
- abhängig vom Reinlichkeitsverhalten (in Indien z. B. sind vorwiegend Brahmanen betroffen, die sehr reinlich sind, nicht die Kastenlosen);
- 15% aller Betriebsangehörigen;
- 25% der Klinikpatienten mit vegetativen Erscheinungen.

PSYCHODYNAMIK

Alexander (1971): „Ich kann von niemandem etwas erwarten und brauche daher auch niemandem etwas zu geben. Ich muß mich daran halten, was ich habe".

Erlebniszusammenhänge:
- körperlicher Anteil einer Protestreaktion;
- Versuch des Festhaltens, um zu beherrschen, zu bestehen;
- angstvolles Zurückhalten (zieht sich zurück, kapselt sich ab);
- Angst und Abwehr vor zu großer Verausgabung;
- Defäkation assoziiert mit „schmutzigen" Regungen, die als schuldhaft oder gefährlich erlebt und abgewehrt werden,
- Mißtrauen: weder Geld noch Liebe geben („er kann sich nicht verschenken");
- Unfähigkeit zur Hingabe.

ZUR GENESE

- Strenge, kontrollierende Mütter;
- Mütter überfordern Kinder in bezug auf Hergeben und Schenken;
- Selbsthingabe bedeutet Selbstaufgabe;
- dadurch anal-retentive Abwehrhaltungen;
- dazu kommt oft „orale" Hemmung: Sich-nichts-rausnehmen-können, Verlustängste umso bedrohlicher erlebt;
- anale Verlustängste;
- überbesorgte Mütter führen Fütterungs- und Exkretionsprozeduren lange und streng durch; Ängste vor Mutterverlust.

PERSÖNLICHKEITSSTRUKTUR

- *Trias:* Ordnungsliebe, Eigensinn, Sparsamkeit,
- zwanghafte Strukturen,
- Sauberkeitserziehung führt früh zu starrem Über-Ich, zur Introjektion der elterlichen Maßstäbe als eigene Wertwelt.

AUSLÖSESITUATIONEN

- Schwangerschaft, Geburt (es wird ein Mehr an Hergabe von der Mutter verlangt);
- bei sexuell unbefriedigten Frauen;
- schwere Enttäuschungen;
- Zurückgewiesenwerden;
- Verlust von nahestehenden Personen;
- Wechsel des Arbeitsplatzes, Arbeitslosigkeit;

- Umzug (u. U. mit gemeinsamer Toilette);
- Angst (bei Kindern) mit Kontaktstörungen zu Eltern;
- *Allgemein:* Individuum ist entschlossen durchzuhalten, obwohl es mit Problemen konfrontiert wurde, die nicht zu lösen sind („Übler Beruf, aber es war das Beste, was ich tun konnte ...").

THERAPIE

Somatisch:

- diätetisch;
- bei rektaler Verstopfung: Gleitmittel, Leinsamen;
- bei anatomischer Verstopfung: physikalische Therapie, Leinsamen, evtl. Prostigmin;
- bei spastischer Obstipation: Füll- und Quellmittel, salinische oder osmotisch wirksame Abführmittel.

Psychotherapeutisch:

- autogenes Training, konzentrative Bewegungstherapie;
- Gespräche (oft mit überraschender Wirkung!);
- Verhaltenstherapie: Konditionieren mit gewohnheitsmäßiger Bindung an Stuhlentleerung und Nahrungsmittel;
- analytische Psychotherapie nur bei klar neurotischem Hintergrund und guter Motivation;
- bei Kindern: Spieltherapie mit Schmutz- und Aggressionsphantasien.

FALLBEISPIEL

Die 16jährige Vorpraktikantin (Ausbildung zur Erzieherin) erkrankt 2 Jahre vor der psychosomatischen Untersuchung an einer starken Verstopfung, die sie mit Abführmitteln behandelt. Zusätzlich bestehen Kopfschmerzen, ein zu niedriger Blutdruck und – seit 5 Jahren – eine leicht erhöhte, jedoch ungeklärte Blutsenkung. Als Primordialsymptomatik gibt sie Nägelkauen und Bettnässen an. Patientin ist einziges Kind eines oft abwesenden Vaters, der seine Verpflichtungen sehr genau nehme, alles „logisch" erkläre, seine Gefühle nicht zeigen könne. Ihre Mutter sei für sie ein großes Problem, weil sie einen „wahnsinnigen Putzfimmel" habe. Sie habe von der Patientin ebensoviel verlangt, wie der Vater. Als Kind habe sie sich aufgelehnt, sei aggressiv und aufsässig gewesen.

Die Obstipation ist zu der Zeit aufgetreten, als ihr Freund sexuelle Kontakte mit ihr eingehen wollte. Sie habe zuerst abgelehnt, weil die Eltern dagegen seien, sie solle sich dann doch gleich verloben. „Und jetzt habe ich das Gefühl, er will mich unterdrücken".

In der Genese der Erkrankung der Patientin findet sich eine strenge, kontrollierende Mutter (Patientin 1 Jahr nach

Geburt sauber), die das Kind überfordert, wodurch es zunächst zur Aufsässigkeit kommt. Sexualität ist tabuisiert. Bei den ersten Kontakten, die Selbsthingabe erfordern, reagiert die Patientin mit Zurückhaltung, aus der Angst heraus, sich selbst aufzugeben.

8.9 Diarrhö und Colon irritabile

Bei dem Colon irritabile sollte immer an ein Gefühl der Ohnmacht und der Leistungsüberforderung der Patienten gedacht werden.

DEFINITION

Motorisch-funktionelle Störung des Dickdarms mit Hyperperistaltik, habituell auftretend, verbunden mit wäßrig-schleimigen Durchfällen, z.T. abwechselnd mit Obstipation und Allgemeinbeschwerden vegetativer Art.

Synonyma
- Colitis mucosa, Colica mucosa, spastisches Kolon;
- Syndrom des unteren Verdauungstraktes;
- funktionelle Diarrhö usw.

SYMPTOMATIK

- spastische Kolonschmerzen, wechselnd lokalisiert, periodisch auftretend;
- Meteorismus;
- Obstipation (meist bei Frauen), Diarrhö (eher bei Männern);
- Wechsel von Obstipation und Diarrhö;
- abdomineller Spontanschmerz nach Aufwachen;
- funktionelle Organstörungen (Magen-Darm-, Herz-Kreislauf-Störungen);
- Allgemeinstörungen:
  - Mattigkeit, Schlaflosigkeit, Kopfschmerzen;
  - hypochondrische Tendenzen;
  - depressive Verstimmungen;
  - Angstzustände.

PSYCHODYNAMIK UND PERSÖNLICHKEIT

- Wunsch nach Geltung und Leistung als Kompensation von Überforderungs- und Schwächegefühlen;
- ohnmächtige Abhängigkeit von mächtigen Objekten;
- oral-aggressive und rezeptive Wünsche;
- Bedürfnis nach Schenken und Wiedergutmachen (Darminhalt als infantile Form eines Geschenks);
- Neigung, alles hergeben zu müssen;
- Angst vor Autorität (oft des Vaters).

AUSLÖSE-SITUATIONEN

- Situationen von Angst und Überforderung, verbunden mit einem Gefühl der Ohnmacht, des ohnmächtigen Ausgeliefertseins (Examensangst, -diarrhö);
- selbstbewußtes Leisten und Auftreten wird gefordert, Antwort jedoch Unterwerfung, Hingabe;
- durch Hingabe und Schenken Hoffnung auf Anerkennung.

THERAPIE (PSYCHOSOMATISCH)

- Stuhlregulierung mit Diät, evtl. Sedierung;
- konfliktaufdeckend je nach Situation;
- körperentspannende Verfahren;
- autogenes Training in Kombination mit Psychopharmaka;
- Verhaltenstherapie.

FALLBEISPIEL

Der 48jährige Sozialamtsangestellte erkrankt 5 Jahre vor der psychosomatischen Untersuchung an Bauchschmerzen, Durchfällen (8- bis 10mal pro Tag), Müdigkeit. Er habe Konzentrationsstörungen, einen Wasch- und Kontrollzwang; außerdem stottert er leicht. Organischer Status ohne Auffälligkeiten.

Zu seiner Entwicklung sagt er: „Ich bin passiert". Mutter sei ordentlich, sauber gewesen, Zärtlichkeiten habe es nicht gegeben. „Mein Essen habe ich aber gekriegt". Patient ist z. T. bei einer „dicken" Pflegemutter aufgewachsen, „die sich enorm gesorgt hat". Der Patient hing sehr an seiner Mutter, habe sich nie recht lösen können. Ihren Tod vor 5 Jahren habe er als großen Verlust erlebt. Damals erkrankte er an seinen Darmbeschwerden.

Eine ausgeprägte symbiotische Beziehung prägte die Verbindung des Patienten zu seiner Mutter, die ihm allerdings nie die adäquate Zuwendung hat geben können. Der Patient mußte immer viel leisten, immer für sie und seine Pflegemutter bereit sein, mußte immer „hergeben". Der Tod der Mutter bedeutet den Verlust der symbiotischen Stütze. Über den Beruf im karitativen Bereich wird eine spezifische Problematik des Hergebenmüssens und der Konfrontation mit Deprivationssituationen akzentuiert.

8.10 Morbus Crohn

Der Morbus Crohn ist eine „somatopsychisch-psychosomatische Krankheit", bei der Gefühle von Hilf- und Hoffnungslosigkeit psychodynamisch abgewehrt werden müssen.

DEFINITION Unspezifische granulomatöse und entzündliche Erkrankung, die häufig das Ileum befällt, jedoch an allen Stellen des Magen-Darm-Traktes, umschrieben oder ausgeprägt, auftreten kann und schubweise abläuft, beginnend im jüngeren Erwachsenenalter.

EPIDEMIOLOGIE

- jährliche Inzidenzrate: 2–4 Fälle pro 100000;
- mehr Frauen als Männer;
- Erkrankungsgipfel: 20.–30. Lebensjahr.

PATHOGENESE

Aphthe
↓
Granulom → Lumeneinengung
↓ Fissur
↓
Geschwür → Fistel

LOKALISATION (HÄUFIGKEIT IN %)

- Ileum 87
- Kolon 68,5
- Rektum 21
- Andere 11

KOMPLIKATIONEN

- Fistelbildung:
  - Perforation mit Abszeßbildung,
  - Blasen- und Vaginalfisteln,
  - Enterokutanfisteln;
- Stenosierung:
  - zunehmende kolikartige Bauchschmerzen,
  - Subileus – rezidivierender Ileus;
- systemische Störungen:
  - Entzündungen an den großen Gelenken,
  - Iridozyklitis, Uveitis,
  - granulomatöse Entzündungen,
  - Ureterstenosen durch Konglomerattumor,
  - Folgen allgemeiner Mangelernährung,
  - verzögerte Entwicklung bei Erstmanifestation im Kindesalter.

SYMPTOMATIK

- Bauchschmerzen
- Durchfall
- Gewichtsabnahme
- Fieber
- blutige Stühle
- Analfissurfistel
- Erbrechen
- Gelenkbeschwerden
- Rückenschmerzen.

PSYCHODYNAMIK

- Keine gesicherten Zusammenhänge, wahrscheinlich „somato-psychisch-psychosomatische Krankheit";
- Kindheit/Familie:
  - symbiotische Mutter-Kind-Beziehungen (Aggressivität gefährdet die Beziehung),
  - ausgeprägter familiärer Zusammenhang,
  - psychologische Grenzen zwischen Familienmitgliedern aufgehoben (Fusion),
  - starke Abgrenzungstendenzen gegenüber der Umwelt (Isolation),
  - eingeschränkte Entwicklungsfähigkeit (Rigidität),
  - Äußerung von Gefühlen tabuisiert,
  - Gefühle von Hilf- und Hoffnungslosigkeit vorherrschend,
  - Mütter ängstlich (verleugnen die Angst), aber dominierend, halten in Abhängigkeit, keine emotionale Wärme,
  - Väter teils distanziert, zeitweise auch verführerisch;
- Persönlichkeit:
  - betonte Selbstsicherheit mit pseudounabhängigem Verhalten,
  - Dissimulationstendenzen,
  - Ängste,
  - abgewehrte Aggressionen,
  - überempfindlich-infantil, emotionale Unreife,
  - perfektionistisch, rigide, zwanghaft,
  - pseudoanorektische Züge,
  - Selbstdarstellung im Sinne eines Ideal-Selbst,
  - „schizoid-hysterisch" (Morbus Crohn),
  - „zwanghaft-depressiv" (Kolitis),
  - psychische Befunde bei Patienten mit Morbus Crohn und Colitis ulcerosa (s. Tabelle S. 179, 180).

AUSLÖSE-SITUATIONEN

- Objektverlust;
- Übernahme größerer Verantwortung;
- Kränkungen, Zurückweisungen;
- „In-between-Situationen" (übernehmen friedlichen Teil bei streitenden Eltern).

PSYCHISCHE BEFUNDE BEI PATIENTEN MIT MORBUS CROHN UND COLITIS ULCEROSA

Morbus Crohn	Colitis ulcerosa
Pathologisch-narzißtische Basis	
Störung der Symbiose-/Trennungs-/Individuationsentwicklung	
Grundstruktur:	
schizoid-hysterisch, weniger symbiotisch	zwanghaft-depressiv, symbiotisch-fordernd

Trennung vom Elternhaus:	
früher, Partnerwechsel häufiger, sexuell freizügiger, aktiver, lockerer, forscher, starke Verleugnungs- und Abspaltungstendenzen	später, seltener, weniger freizügig, passiver, gespannter, schüchterner, manifeste Abhängigkeit – nachgiebig, konform
Auslösesituationen:	
Abhängigkeits-/ Trennungskonflikt Ambivalenzkonflikt, Überforderungssituation, selbstsicher, pseudounabhängig	(Objekt)verlusterlebnisse (real oder in der Phantasie), labiles Selbstwertgefühl
Krankheitsfolge:	
Depressivität, Stimmungslabilität Dissimilationstendenz, anorektische Entwicklung	Depressivität, Kränkbarkeit, verstärktes Bedürfnis nach Regression und Abhängigkeit, hypochondrisches Agieren

THERAPIE

- internistisch:
  - patientenorientierte Betreuung,
  - hochkalorische Diät, Elementardiät,
  - individuelle medikamentöse Therapie,
  - chirurgische Intervention bei 80% erforderlich, evtl. als Notfallindikation (z.B. Ileus, Perforation);
- psychotherapeutisch (begleitend):
  - supportives Empathiegespräch,
  - konfliktzentrierte Initialbehandlung,
  - autogenes Training,
  - Tiefenentspannung,
  - krankengymnastische Einzel- und Gruppenbehandlung,
  - konzentrative Bewegungstherapie;
- verbal:
  - supportiv,
  - wenn möglich konfliktaufdeckend;
- körperorientiert:
  - Autogenes Training, Konzentrative Bewegungstherapie, funktionelle Entspannung;
- kreativ:
  - Gestaltungs-, Musiktherapie;
- postoperative Psychotherapie;
- stationäre (oft als Initialbehandlung).

PROGNOSE

Hängt ab:

- vom Alter bei Beginn der Erkrankung;
- vom Schweregrad der Erkrankung,
- von der Ausdehnung und zeitlichen Entwicklung des lokalen Prozesses und dessen lokalen Komplikationen;
- von der Anzahl und vom zeitlichen Abstand der Rezidive nach konservativer und operativer Therapie;
- von der Form und Schwere extraintestinaler Komplikationen;
- von der primären und psychischen Struktur und reaktiven psychischen Veränderungen;
- von der kontinuierlichen therapeutischen Mitarbeit des Patienten und Art und Inhalt seiner Krankheitsbewältigung (Compliance und Coping).

FALLBEISPIEL

Die 24jährige Sportlehrerin erkrankt 3 Jahre vor der psychosomatischen Untersuchung mit Übelkeit, Erbrechen, Krämpfen im Mittelbauch und Durchfällen. Temperaturen bis 40 °C. In der frühen Kindheit halbjähriger Krankenhausaufenthalt wegen eines Lungenabszesses. Diagnose jetzt: Morbus Crohn. Patientin hatte einen sehr strengen Vater, „der schlug mich windelweich – aber ich hab's weggesteckt". Die Mutter sei zwar schwach und ängstlich, aber sehr konsequent gewesen: „Man mußte vorsichtig sein". Keine emotionale Wärme, keine Zärtlichkeit. Patientin fand zu Hause nur Anerkennung, wenn sie sich fügte, sich selber aufgab, eigene Wünsche hintanstellte und etwas leistete. Angepaßtheit, eine Normalitätsfassade, Leistungsorientiertheit, Überkompensationserscheinungen im Sinne von außerordentlicher Aktivität und Identitätsprobleme kennzeichnen die Persönlichkeit der Patientin. Sie erkrankt, als sie von einer um 20 Jahre älteren Freundin (lesbische Beziehung) verlassen wird. Illusionäre Vorstellungen im Sinne einer Dualunion hatten die Beziehung zu der Frau/Mutter geprägt. Nach dem Verlust war eine echte Trauerarbeit nicht möglich.

8.11 Colitis ulcerosa

Die Colitis ulcerosa gehört zu den klassischen psychosomatischen Erkrankungen, bei der psychodynamisch gleichwertig Faktoren der gestörten analen Triebentwicklung wie derjenigen der Entwicklung des Selbstwertgefühls eine Rolle spielen. Werden diese bei der Therapie berücksichtigt, verkürzen sich die Schübe und verlängern sich die symptomfreien Intervalle der Erkrankung.

DEFINITION

Chronisch unspezifische, mit Entzündungszeichen und Geschwürsbildung einhergehende Erkrankung des Dickdarms unbekannter Ätiologie, die stets im Rektum beginnt und schubweise verläuft.

EPIDEMIOLOGIE

- jährliche Inzidenz: 3–9 Fälle pro 100 000 Einwohner
- mehr Frauen als Männer
- familiäre und ethnische Häufung.

SYMPTOME

- blutige Stühle
- abdominelle Beschwerden
- Diarrhöen
- Gewichtsverlust
- Tenesmen
- Fieber
- Obstipation.

KLINIK

- Sicherung der Diagnose durch Endoskopie mit Biopsie;
- Laborbefunde bei florider Entzündung deutlich pathologisch (Entzündungszeichen, Anämie, Veränderungen der Elektrolyte, der Leberparameter).

KOMPLIKATIONEN

- Massive Blutung
- Perforation
- toxisches Megakolon
- Kolonkarzinom
- anorektale Komplikationen (Abszesse, Fisteln, Fissuren).

PSYCHOPHYSIOLOGIE

- *Durchfall:*
  - ängstliche Erwartungen und Spannungen mit dem Gefühl der Ohnmacht und des Ausgeliefertseins (Examen!),
  - gesteigerter gastrokolischer Reflex.
- *Kolonprolaps, Zäkumfisteln:* bei Ärger und Spannungen Änderung der Durchblutung mit:
  - Hyperämie,
  - Hypermotilität,
  - Hypersekretion,
  - Stauungen,
  - Ödemen,
  - Geschwüren.

PSYCHODYNAMIK

- *Störung der analen Triebdynamik:*
  - fordernde, kontrollierende Mütter,
  - Erlebnismodus des Gebens,
  - nichts für sich behalten dürfen,
  - Zwang zur Leistung,
  - hoffnungsloser Kampf um Vollkommenheit.
- *Störung der Selbst-Entwicklung:*
  - Abhängigkeit von der Realpräsenz eines Mutter-(Ersatz)-objekts,
  - keine internalisierten Objekte,
  - depressive Objektabhängigkeit,
  - große Verwundbarkeit der Objektbeziehung,
  - Aggressivität schuldhaft und identifikatorisch gegen sich selbst gerichtet.

ZUR ENTWICKLUNG

Familie:
- emotional einengender Umgangsstil,
- Vermeiden von Gefühlen,
- wenig Interaktion,
- starke Bindung an eine Person.

Mütter:
- kontrollierend,
- zwingen zur Hergabe,
- perfektionistisch,
- emotional kalt.

Väter:
- brutal bedrohend,
- strenge Erziehungsnormen,
- Forderung hoher moralischer und körperlicher Belastungen,
- Forderung früher Übernahme von Verantwortung.

Allgemein: Keine autonome Entwicklung → latente Aggressionen werden mobilisiert und in Form depressiver Verarbeitung gegen die eigene Person gerichtet → Gefühle von Resignation, von Hilf- und Hoffnungslosigkeit und ohnmächtigem Zorn.

PERSÖNLICHKEIT (s. auch Tabelle S. 179, 180)

Trias: Infantilität, depressive Reaktionsbereitschaft, Aggressionshemmung.

Zwei Gruppen – aktiv und passiv:
- infantile Züge, emotionale Unreife,
- übermäßige Selbstlosigkeit mit neurotischem Verpflichtungsgefühl,
- starkes Bedürfnis nach Zuwendung und Geborgenheit,
- depressive Züge,
- Störung des Selbstwertgefühls,
- manchmal kompensatorisch übertriebene Selbständigkeit,

- gesteigerte Sensitivität, leichte Kränkbarkeit,
- Gefühlsabwehr,
- Verleugnung aggressiver Tendenzen, Konfliktvermeidung,
- Verausgabungstendenzen,
- verleugnen Abhängigkeit (bei symbiotischer Abhängigkeit),
- Verschmelzungstendenzen mit dem allmächtigen Objekt,
- Abhängigkeit von einer zentralen Bezugsperson,
- zwanghafte Züge: Ordentlichkeit, Pünktlichkeit, Gewissenhaftigkeit,
- sexuelle Unreife.

AUSLÖSENDE SITUATIONEN

- Schmerzhafte Verlusterlebnisse (Tod, Zurückweisung, räumliche Trennung von einer engen Bezugsperson),
- keine Trennungs- bzw. Trauerarbeit,
- äußere und innere Leistungsanforderung in Richtung Verselbständigung (bedeutet Objekt-/Geborgenheitsverlust, Heraustreten aus der bisherigen Abhängigkeitssituation).

ARZT-PATIENT-BEZIEHUNG

- Patienten verlangen ständige Verfügbarkeit des Arztes aufgrund großer Sensibilität für Wechsel von Bezugspersonen (Erwartung ist real nicht zu erfüllen!).
- Schwere chronische, lebensbedrohende Erkrankung und große Empfindsamkeit und Verletzbarkeit des Patienten bedeuten große Belastung für den Arzt.
- Autistische und regressive Tendenzen (ausgeprägter nach Enttäuschungen des Patienten) führen zur Beunruhigung des Arztes.

Mögliche Folgen:
- Wünsche nach Distanzierung (Überweisungen zu Konsiliaruntersuchungen, zum Psychotherapeuten, Verordnung von Klinik- und Kuraufenthalten usw.),
- unterschwellig aggressives Verhalten (Gegenübertragung) kann auftreten, auch in Form von
  - überbetontem Hilfsangebot und
  - verführerischer Freundlichkeit.

COLITIS ULCEROSA: PSYCHO-PHYSIOLOGISCHE ZUSAMMENHÄNGE (AUS HOFFMANN/ HOCHAPFEL 1995)

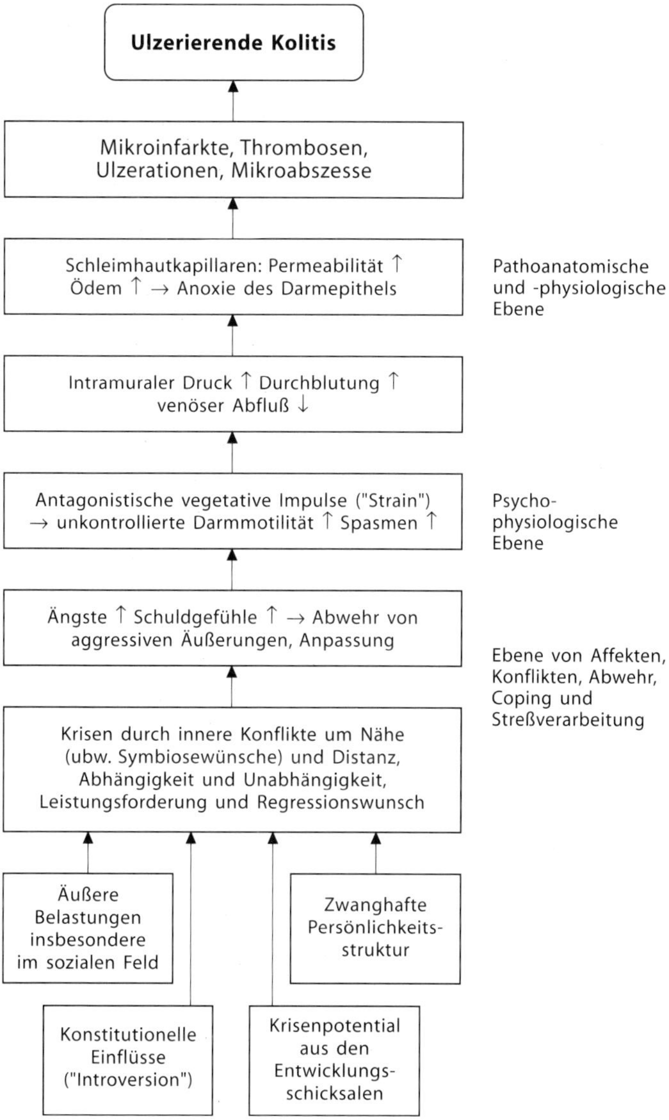

THERAPIE

- Kombinierte Therapie möglichst in der Hand eines Arztes (im Rahmen stationärer Behandlung),
- Medikamentös,
- operativ bei bestimmten Indikationen,
- Diätempfehlungen,
- Psychotherapie:

- supportive Psychotherapie
  Aufbau einer stabilen Objektbeziehung (oral-narzißtische Beziehung),
  Pflege einer positiven Übertragung (Wünsche und Ängste ansprechen, Unlustaffekte kathartisch abreagieren lassen, informatorische Vorwegnahme von möglichen Versagungen wie z. B. Objektverluste, Ratschläge geben),
  bilderreiche Sprache des Therapeuten (damit Substitution des Gefühlsvakuums),
  Vermittlung von Konfliktbewußtsein (vorsichtige Probedeutungen),
- Tiefenentspannung (Hypnose)
  (dadurch Förderung der Übertragung mit Abbau von Ängsten, Spannungen, Depressionen),
- Krankengymnastik mit Atemtherapie,
- Kreativtherapie
  (Gestaltungs- und Musiktherapie),
- katathymes Bilderleben,
- psychoanalytische Psychotherapie
  zur Verarbeitung innerer Konflikte,
  bei entsprechenden Voraussetzungen des Patienten (Introspektionsfähigkeit, Flexibilität usw.).

Folgen:
- Rückgang der emotionalen Ohnmacht,
- Milderung der narzißtischen Kränkbarkeit,
- Steigerung des Selbstwertgefühls,
- besserer Umgang mit der Aggressivität,
- größere Frustrationstoleranz,
- begrenzte Substitution des Gefühlsvakuums (regelmäßige Kontakte verringern innere Leere),
- oberflächliche Korrektur des Mutterbildes am Therapeuten möglich (der sich verständnisvoll stützend verhält).

PROGNOSE VON MORBUS CROHN UND COLITIS ULCEROSA

(bei kombinierter internistischer und psychotherapeutischer Behandlung)
- Remissionen zwischen den Krankheitsschüben können verlängert werden,
- Dauer der Schübe kann verkürzt werden,
- Leidensdruck kann gemildert werden,
- soziale Wiedereingliederung kann gefördert werden.

FALLBEISPIEL

Bei dem 23jährigen Studenten ist eine Colitis ulcerosa seit 3 Jahren bekannt. Sie habe mit Übelkeit, Erbrechen und Durchfällen begonnen. Er habe vor 5 Jahren eine Hepatitis durchgemacht, leide unter Fußschweiß; als Kind habe er zeitweise gestottert.

Die häusliche Atmosphäre schildert der Patient als in allen Bereichen einengend und geprägt von „krankhafter Ordnung“ und Sauberkeit, Arbeit, Leistungsorientiertheit, Gefühlskälte bei überbetonter Ängstlichkeit. Die Eltern hätten nie Zeit gehabt; die Mutter sei sehr ängstlich gewesen, habe ihn aber nicht verstanden, habe immer gehetzt und Schuldgefühle gemacht. Dennoch hänge er an ihr. Der Vater habe seine Ruhe haben wollen: „Tu das, dann gibt Mutter Ruhe“, ist eine häufige Aussage von ihm.

„Einser in der Schule waren selbstverständlich, bei einem Fünfer haben sie Tage nicht mit mir geredet“. Er habe immer im Geschäft mitarbeiten müssen, habe kaum Freizeit gehabt. Ärger habe es nicht gegeben, „da mußte man sich fügen“. Der häusliche Friede sei wichtig gewesen.

Patient habe 3 Jahre eine enge Beziehung zu einer Freundin gehabt. Die Freundschaft sei so gut gewesen, daß „es nicht nötig war, mit der Freundin zu schlafen; ich hatte kein Bedürfnis. Ich fühlte mich auch zu jung. Das finde ich auch jetzt noch richtig“. Die Freundin habe ihn dann im Fasching – ganz unvorbereitet – verlassen. Gleich danach seien die ersten Krankheitszeichen aufgetreten.

Bei der multifaktoriellen Verursachung der Erkrankung spielt neben dem „organischen Entgegenkommen“ eine ausgeprägte Selbstwert- und Identitätsproblematik ebenso eine Rolle wie die karge häusliche Atmosphäre mit dem ständigen „Hergebenmüssen“ in jeder Beziehung, v.a. im Leistungsbereich. Der Verlust der Freundin (als Objektverlust zu verstehen) ist für den Ausbruch der Erkrankung insofern wesentlich, als es sich um eine Beziehung vom „narzißtischen Typ“ handelte, dem Patienten jetzt eine wichtige „narzißtische Stütze“ fehlt und nur noch die organische Erkrankung ihn vor der Fragmentierung bewahren kann.

Literatur

Alexander F (1934) The influence of psychologic factors upon gastrointestinal disturbances: a symposion. General principles, objectives and preliminary results. Psychoanal Q 3:501–539

Alexander-Williams J, Betts TA, Pidd S (1977) Psychiatric disturbance and the effect of gastric operations. Clin Gastroenterol 6:694–699

Almy TP (1973) The gastrointestinal tract in man under stress. In: Slesinger MH, Fordtran JS (eds) Gastrointestinal disease. Saunders, Philadelphia
Beck D (1970) Das Gallensteinleiden unter psychosomatischem Aspekt. Vandenhoeck & Ruprecht, Göttingen
Brandt P, Ungeheur E (1975) Das Gallensteinleiden. Dtsch Ärztebl 72:565–567
Browning JS, Houseworth JH (1953) Development of new symptoms, following medical treatment for duodenal ulcer. Psychosom Med 15:328–336
Caliezi M (1980) Die Hepatitis, eine psychosomatische Krankheit bei suizidaler Verzweiflung? Z Psychosom Med 26:259–274
Chaudhary NA, Truelove SC (1962) The irritable colon syndrome. A study of the clinical features, predisposing causes, and the prognosis in 130 cases. Q J Med 31:307–322
Classen M, Diehl V, Kochsiek K (Hrsg) (1994) Innere Medizin. Urban& Schwarzenberg, München
Engel GL (1955) Studies of ulcerative colitis III. The nature of psychologic process. Am J Med 19:231–258
Engel GL (1958) Studies of ulcerative colitis. V. Psychological aspects and their implications for treatment. Am J Dig Dis 3:315–337
Feiereis H (1990a) Entzündliche Darmerkrankungen. Colitis ulcerosa. In: Uexküll T von (Hrsg) Psychosomatische Medizin. Urban & Schwarzenberg, München
Feiereis H (1990b) Entzündliche Darmerkrankungen. Morbus Crohn. In: Uexküll T von (Hrsg) Psychosomatische Medizin. Urban & Schwarzenberg, München
Freyberger H (1972) Colitis ulcerosa. In: Krauspe C, Müller-Wieland K, Stelzner F (Hrsg) Colitis ulcerosa und granulomatosa. Urban & Schwarzenberg, München
Freyberger H, Müller-Wieland K (1968) Funktionelle Störungen bei chronisch-rezidivierender Colitis und Proctosigmoiditis ulcerosa in der Remission. Gastroenterologie 3:196–203
Gries E, Singer MV (1987) Singultus – Ursachen und Therapie. Dtsch Med Wochenschr 112:1749–1753
Gross M (1998) Das Ulkusleiden – nur eine Infektionskrankheit? Im Druck
Häfner H, Freyberger H (1955) Ikterus als psychosomatisches Krankheitsbild. Psychother Med Psychol 5:107–118
Hagedorn E (1969) Psychosomatische Aspekte bei Funktionsstörungen der Leber. Z Psychosom Med 15:1–30
Heymann F von (1987) Psychosomatik in der Praxis. Ulcus duodeni. Ther Gegenwart 126:31–32
Hoffmann SO, Hochapfel G (1995) Neurosenlehre. Psychosomatische und Psychotherapeutische Medizin, 5. Aufl. Schattauer, Stuttgart
Karush A, Daniels GE, O'Connor JF, Stern LO (1968) The response to psychotherapy in chronic ulcerative colitis. Psychosom Med 30:255–276
Klußmann R (1985) Entzündliche Darmerkrankungen aus organischer und psychosomatischer Sicht. Zentralbl Chir 110:32–39
Knop J, Fischer A (1981) Duodenal ulcer, suicide, psychotherapy and alcoholism. Acta Psychiatr Scand 63:346–355
Lux G, Lederer PC (1984) Colon irritabile. Z Gastroenterol 22:682–691
McKegney FP, Gordon RO, Levine SM (1970) A psychosomatic comparison of patients with ulcerative colitis and Crohn's disease. Psychosom Med 32:153–166
Orgel SZ (1958) Effect of psychoanalysis on the course of peptic ulcer. Psychosom Med 20:117–123
Overbeck G, Biebl W (1975) Psychosomatische Modellvorstellungen zur Pathogenese der Ulkuskrankheit. Psyche 29:542–567
Paar GH, Schaefer A, Drexler W (1987) Über das Mitwirken psychosozialer Faktoren bei Ausbruch und Verlauf der akuten Virushepatitis – Bericht über eine Pilotstudie. Psychother Med Psychol 37:23–30
Reindell H, Ferner H, Gmelin K (1981) Zur psychosomatischen Differenzierung zwischen Colitis ulcerosa und Ileitis terminalis (M. Crohn). Z Psychosom Med 27:358–371

Rüth UD, Schewe S, Klußmann R (1989) Zur postoperativen Situation des Ulcus-duodeni-Patienten. Zentralbl Chir 114:1064–1071
Schettler G (1983) Innere Medizin. Thieme, Stuttgart
Schmidbauer W (1972) Psychosomatik. Hoffmann-La Roche, Grenzach
Schüffel W, Uexküll T von (1990a) Funktionelle Syndrome im gastrointestinalen Bereich. In: Uexküll T von (Hrsg) Psychosomatische Medizin. Urban & Schwarzenberg, München
Schüffel W, Uexküll T von (1990b) Ulcus duodeni. In: Uexküll T von (Hrsg) Psychosomatische Medizin. Urban & Schwarzenberg, München
Svedlund J, Ottosson JO, Sjödin I, Dotevall G (1983) Controlled study of psychotherapy in irritable bowel syndrome. Lancet II:589–592
Wanitschke R (1985) Leitsymptom Diarrhoe. Dtsch Ärztebl 82:563–573
Weiner H, Thaler M, Reiser MF, Mirsky IA (1957) Etiology of duodenal ulcer. I: Relation of specific psychological characteristics of gastric secretion. Psychosom Med 19:1–10
Wittkower E (1928) Über den Einfluß der Affekte auf den Gallenfluß. Klin Wochenschr 7:2193–2197
Wolf S, Wolff HG (1944) Human gastric function. Oxford Univ Press, New York
Zander W (1977) Psychosomatische Forschungsergebnisse beim Ulcus duodeni. Ein Beitrag zur Strainforschung. Vandenhoeck & Ruprecht, Göttingen
Zauner J (1967) Beitrag zur Psychosomatik des operierten Ulkuskranken. Z Psychosom Med 13:24–30

Kapitel 9

Psychoendokrinologie, Stoffwechsel, Eßverhalten

STOFFWECHSEL

EINFÜHRUNG

Das Endokrinium ist ein außerordentlich empfindliches System im Dienste der Lebensentwicklung, des Lebensablaufes und der Lebenserhaltung. Es ist damit ein sensibler Parameter für spezifisch menschliche Entfaltungsmöglichkeiten bzw. deren Hemmungen. Von der Hypothalamus-Hypophysenachse gesteuert, hat es Einflüße auf alle Organsysteme und ist ein feiner Parameter verborgener Angst und Depressionen.

9.1 Psychoendokrinologie

SCHEMATISCHE ÜBERSICHT

Einteilung

- Primär organische endokrine Erkrankungen mit sekundären psychischen Folgen (z.B. kongenitale Hypothyreose, Psychosyndrom nach diffuser Hirnschädigung, Endokrinopathien mit Psychosen vom akuten exogenen Reaktionstyp).
- Psychoreaktive Veränderungen auf eine schon vorhandene endokrine Störung hin (z.B. Akromegalie, Riesen, Zwerge, Fettsucht).
- Psychoendokrinologische Gleichzeitigkeitskorrelation, „endokrines Psychosyndrom"
  Kennzeichen: Veränderungen des Triebgeschehens mit Hunger, Durst, Wärmebedürfnis, Schlafbedürfnis, Bewegungsdrang, Sexualität, Rivalität, Mütterlichkeit, Drang nach Ortswechsel, Beharrungsvermögen.
- Endokrine Störungen mit primären ätiologischen Zeichen (z.B. Amenorrhö).

PSYCHISCHE PHÄNOMENE, DIE DURCH ZENTRALE EFFEKTE VON HORMONEN BEEINFLUSST WERDEN KÖNNEN (AUS VOIGT U. FEHM 1983)

Verhalten	Beteiligte Hormone
Trinken	Angiotensin II Vasopressin
Nahrungsaufnahme	CCK-8 Bombesin
Sexualverhalten	Sexualsteroide Gn-RH
Aggression	Testosteron
Schmerz	Endorphine Enkephaline Dynorphine Substanz P (CCK)
Aufmerksamkeit, Lernen, Gedächtnis	Vasopressin Oxytocin ACTH/MSH
Affekt (Depression, Euphorie)	ACTH Glukokortikoide TRH

PSYCHISCHE STÖRUNGEN BEI ENDOKRINEN ERKRANKUNGEN (AUS VOIGT U. FEHM 1983)

M. Cushing	Affektive Störungen: Depression und Manie; Psychosen
M. Cushing-Syndrom bei Glukokortikoidtherapie	Euphorie, seltener Depression
M. Addison	Antriebsarmut, Apathie, Libidoverminderung, kognitive Störungen, Depression
Primärer Hyperparathyreoidismus	Temporäre Desorientiertheit, Halluzinationen, Gedächtnisschwäche, Depression
Idiopathischer Hypoparathyreoidismus	Intellektuelle Störungen, mentale Retardierung, hirnorganisches Syndrom
Hyperthyreose	Emotionale Labilität mit Angst, Spannung, Unruhe und Konzentrationsschwäche, Störung des Kurzzeitgedächtnisses, Schlafstörungen, manifeste Psychosen
Hypothyreose	Verlangsamung, Affektlabilität, auch Delir und psychotische Bilder, Störung des Kurzzeitgedächtnisses, Gefahr der permanenten Hirnschädigung, Kretinismus
Prämenstruelles Syndrom	Aggressivität, Affektlabilität, besonders Depression
Adrenogenitales Syndrom	Tendenz zu „männlichem" Verhalten (bei Mädchen)

9.1.1 Diabetes mellitus

Die häufigste Stoffwechselstörung ist die Zuckerkrankheit. Es hat sich gezeigt, daß die Blutzucker- und Insulinregulation nicht nur ein chemisch-humorales Problem ist, sondern von vielen Faktoren abhängt. Die Kenntnis psychologischer Zusammenhänge ist wichtig insbesondere für eine gute Arzt-Patienten-Beziehung zur Verbesserung und Stabilisierung auch der Stoffwechselsituation.

DEFINITION

Stoffwechselveränderungen durch dauerhafte Erhöhung der Blutzuckerkonzentration im Blut (Hyperglykämie).

- Ein manifester Diabetes mellitus liegt vor, wenn die Konzentration der Blutglukose
  - nüchtern 120 mg/dl (7,0 mmol/l) im Kapillarblut beträgt oder übersteigt,
  - zu einem beliebigen Zeitpunkt im Tagesprofil oder 2 h nach oraler Belastung mit 75 g Glukose 200 mg/dl (11,0 mmol/l) im Kapillarblut erreicht oder übersteigt.
- Eine pathologische Glukosetoleranz liegt vor, wenn 2 h nach oraler Belastung mit 75 g Glukose Konzentrationen der Blutglukose zwischen 140 und 199 mg/dl (8 und 10,9 mmol/l) im Kapillarblut erreicht werden.

FORMEN

Juveniler Diabetes mellitus (Typ-I-Diabetes):

- Häufigkeitsgipfel zwischen 11 und 12 Jahren,
- 10–15% aller Diabetiker,
- insulinpflichtig,
- neigt zu ketoazidotischer Entgleisung,
- Ursache:
  - genetisch,
  - virale Schädigung der β-Zellen des Pankreas,
  - Autoimmunvorgänge.

Altersdiabetes (Typ-II-Diabetes):

- Überernährung und mangelnde körperliche Aktivität,
- 90% aller Altersdiabetiker sind übergewichtig,
- meist stabile Stoffwechsellage mit nur geringer Ketoseneigung.

KLINIK

- 3 Schweregrade:
  - manifester Diabetes (Nüchternblutzucker obligat erhöht, Glukosurie),
  - latenter Diabetes (Nüchternblutzucker manchmal leicht erhöht, Belastungstests erforderlich),
  - Prädiabetes (nur zu vermuten aufgrund familiärer Belastung);
- Folgeerscheinungen:
  - somatisch: Angio-, Neuro-, Retinopathien,
  - psychisch:
    orale Abhängigkeit,
    neurotische Züge mit sozialen Anpassungsschwierigkeiten,

affektive Unreife, Mißtrauen, diffuse Ängste, Ich-Schwäche.

PSYCHO-PHYSIOLOGIE

- Psychosoziale Anpassung:
  - 17% der Diabetiker sind fähig, aufgrund ihrer Kenntnisse die Diät einzuhalten,
  - 18% kennen 2 oder mehr Symptome des Coma diabeticum,
  - 24% können 2 Schocksymptome aufzählen;
- Glukosurie bei Katzen, die angebunden werden;
- Wut, Hunger, Angst, Schmerzen führen zu erhöhter Adrenalinausschüttung (Bereitstellung zu Kampf oder Flucht):
  - Verminderung der Insulinsekretion,
  - Zunahme der Glykogenolyse,
  - Hyperglykämie → Glukosurie (s. auch S. 45–47, 208–209);
- nach Adrenalininjektion haben diabetische Kinder einen signifikant schnelleren Anstieg der Blutketonkörper als gesunde;
- Anstieg der Blutzuckerwerte, der freien Fettsäuren, der Plasmasteroide und des Wachstumshormons (plus gesteigerte Urinausscheidung von Adrenalin) nach Streßinterview.

PSYCHOSOMATISCHE ZUSAMMENHÄNGE

Juveniler Diabetes mellitus

- Epidemiologie:
  - 2–3% der Bevölkerung leiden an Diabetes mellitus, davon ca. 1–5% an juvenilem Diabetes;
  - Morbiditätsrate: 4000–8000 Diabetiker bis 15 Jahre (frühere BRD), ebensoviele der 15- bis 20jährigen; Morbidität: ca. 50:100000.
- Wichtig zur Klinik und Begleitpsychotherapie:
  - Juvenile Diabetiker befinden sich in einer rezidivierenden Notfallsituation durch drohende Ketoazidose.
- Psychogenetische Faktoren:
  - prämorbide Persönlichkeitsfaktoren mit Angst, Feindseligkeit, Geschwisterproblematik,
  - „life-stress" mit Objektverlusterlebnissen bis 4 Jahre vor Ausbruch der Erkrankung bzw. Verleugnung des Objektverlustes,
  - Streß (?).
- Psychosoziale Faktoren:
  - überhöhte infantile, abhängige, fordernde Einstellung und Feindseligkeit bei Versagung der infantilen Wünsche,
  - gestörtes Nahrungsverhalten im Sinne oraler Abhängigkeit,
  - Angst, depressive Reaktionen, Aggressionen, Suiziddrohungen gegenüber Autoritätsfiguren,
  - Probleme hinsichtlich
    Selbstbewußtsein,

Trennungs-Individuations-Prozeß,
sexueller Identifizierung,
Aggressionsverhalten,
Körper-Ich.

- Einstellung der Familie:
  - Mütter:
    besonders verunsichert und ängstlich, weniger aggressiv, irritierbarer, nachgiebiger; 3 typische mütterliche emotionale Einstellungen:
    41% der Mütter streng, fordernd, kontrollierend den diabetischen Kindern gegenüber (Kinder reagieren mit verdeckter oder offener Rebellion);
    30% der Mütter überprotektiv, initiativelos, halten Behandlungsvorschläge nicht ein (Kinder reagieren empfindsam, ängstlich);
    20% der Mütter sind ängstlich-unsicher, inkonsequent, halten Kinder abhängig (Kinder reagieren mit Trotz und Abwehr);
  - Geschwister:
    hohes Maß an Geschwisterrivalitäten.
  - Elterliche Beziehungen:
    erhöhte Rate von Partnerproblemen.
  - Emotional gesunde Familien integrieren die Krankheit des Kindes.
  - Ungünstige familiäre Voraussetzungen für die „Einstellbarkeit" des Kindes:
    Ärger und Gereiztheit gegenüber dem kranken Familienmitglied,
    Panikreaktion bei Auftreten alarmierender Symptome,
    hypochondrische Einstellungen,
    Überprotektion, unnötige Einschränkungen,
    Angst, von derselben Krankheit betroffen zu werden oder dieselbe weiterzugeben.
- Krankheitsverarbeitung
  - ist der Trauerarbeit bei anderen chronischen Erkrankungen ähnlich, Patient trauert um sein früheres Selbstbild; 2 Phasen der Krankheitsverarbeitung:
  - Initialphase:
    Krise in der Familie mit Anpassungsprozeß über mindestens 1 Jahr,
    80% der Mütter reagieren mit initialem Schock,
    20% der Eltern haben Schuldgefühle,
    Korrelation von gefaßter Reaktion des Kindes und späterer guter klinischer Kontrolle und positiver Krankheitsbewältigung,
    Kinder mit höheren Aggressionswerten reagieren mit Verwirrung, Angst und Depression;

- Weiterer Verlauf:
  hohes Maß an intrafamiliären Schwierigkeiten gemäß Schema auf S. 196, 197.
- Psychotherapeutische Ansätze:
  - Patientenführung unter Berücksichtigung der psychodynamischen Zusammenhänge (s. oben),
  - Familientherapie mit systemtheoretischem Konzept,
  - Gruppentherapien
    geben Gefühl der Geborgenheit, Minderung unbewußter Schuldgefühle und Ängste;
    ermöglichen Trauerarbeit um das verlorengegangene Selbstbild,
    Bedürfnis nach medizinischer Information über Krankheit kann leichter befriedigt werden;
    persönliche Konflikte können besser bearbeitet werden.
- Bei Kindern mit Diabetes mellitus bestehen Schwierigkeiten in bezug auf:
  - Abhängigkeit/Unabhängigkeit,
  - Selbstbewußtsein,
  - manifeste oder latente Ängste,
  - sexuelle Identifizierung,
  - orale Fixierung,
  - aggressiven Bereich,
  - Körperschema,
  - Krankheitsbewältigung,
  - zu Hause, in der Familie,
  - Spielen mit anderen Kindern.

Altersdiabetes:
- Definition/Klinik:
  - tritt im Erwachsenenalter auf,
  - meist mit Übergewicht verbunden,
  - wenig klinische Symptome, eher Folgeerscheinungen,
  - nicht (unbedingt) insulinpflichtig,
  - höhere familiäre Belastung;
- psychische Faktoren:
  - Patienten zwanghaft und süchtig an Essen fixiert,
  - Essen als Kompensation von frühkindlichem Mangel an Liebe und Fürsorge,
  - Überprotektion mit erschwerter Individuation (Essen erlebt als mütterliche Zuwendung),
  - Freßsucht als neurotische Grundstörung, die weniger kompensiert werden kann als bei Adipösen,
  - ausgeprägte frei flottierende Angst (führt zur Adrenalinüberproduktion und zu einer langanhaltenden Hyperglykämie),

VERHALTENSMÖGLICHKEITEN DER ELTERN GEGENÜBER IHREN DIABETISCHEN KINDERN UND DIE DARAUS RESULTIERENDEN VERHALTENSMUSTER DER KINDER (AUS CIERPKA 1982 N. VANDENBERGH 1971)

	Schuldgefühl	Angstgefühl			Wut
Die Reaktion der Eltern auf die Krankheit	verwöhnend, zu nachgiebig	Andauerndes Warnen und Drohen vor den Gefahren der Krankheit	überfürsorgliche Haltung	und strafende Haltung	Verleugnung
Die Reaktion der Kinder auf die Krankheit und auf das Verhalten der Eltern	Das Kind verwöhnt sich selbst, nützt die Nachgiebigkeit aus, begeht Diätfehler und Insulinunregelmäßigkeiten, selbstschädigende und depressive Persönlichkeit	ängstliche und paranoide oder sich unterordnende Persönlichkeit	Rebellion	zwanghaftes Regime und zwanghafte Persönlichkeit	Verleugnung
Die Auswirkung auf die Krankheit und das Kind	schlechte Kontrolle	gute Kontrolle, aber auf Kosten der Unterwürfigkeit in der Persönlichkeit und Individualität des Kindes	schlechte Kontrolle	gute Kontrolle, aber auf Kosten der Persönlichkeit und der psychischen Gesundheit des Kindes	geringgradige oder gar keine Kontrolle

Negative Krankheitsverarbeitung mit schlechter Diabeteskontrolle bei Objektverlust oder negativen Veränderungen in persönlichen Beziehungen (aus Cierpka 1982 nach Koski 1977)

a) Kind ist in einen ehelichen Konflikt involviert
→ Kind wird an einen der beiden Eltern gebunden, die Grenzen zwischen den Generationen werden verwischt
→ Dies stört die kindliche Notwendigkeit von emotionalem Wachstum und Unabhängigkeit
→ Kind reagiert auf die schwierige häusliche Situation mit Depression und Ausagieren, einschließlich der Verleugnung des Diabetes
→ Schlechte Kontrolle des Diabetes

b) Beziehung des Kindes zu einem Elternteil ist stark erotisiert
→ Kind reagiert mit oppositionellem Verhalten und dem Wunsch nach Freiheit
→ Opposition führt zu schlechter Kooperation und Verleugnung des Diabetes
→ Schlechte Kontrolle des Diabetes

c) Kind gehört zu einer isolierten, hilflosen Familie mit ein oder zwei Elternteilen
→ Verleugnung der Diabeteskontrolle ist nur eine der Manifestationsformen einer durch totale Hilflosigkeit ausgezeichneten Familie
→ Schlechte Kontrolle des Diabetes

d) Familienleben ist chaotisch
→ Einschränkungen durch die Krankheit des Kindes werden verleugnet und durch ein omnipotentes Verhalten ersetzt
→ Kind übernimmt über eine Identifikation mit der Verleugnung das omnipotente Verhalten der Eltern und verleugnet deshalb auch die Krankheit
→ Schlechte Kontrolle des Diabetes

e) Kind verliert ein oder beide Elternteile während der Krankheit
→ Kind reagiert mit Depression manchmal mit somatischen Symptomen
→ Kind fühlt, daß es entweder durch seine Unreife der neuen Situation nicht gewachsen ist oder symbiotisch von dem verbleibenden Elternteil festgehalten wird
→ Dies mündet in Hilflosigkeit gegenüber der Diabeteskontrolle
→ Schlechte Kontrolle des Diabetes

- auch Objektverluste und Liebesentzug mit unvollendeter Trauerreaktion und Einsamkeit,
- Unterdrückung von Schuld, Angstgefühlen, Feindseligkeit,
- Diabetiker mit schizoider Struktur können die Krankheit nur schwer integrieren,
- Gefahr einer „erzwungenen Regression",
- Regression führt zu einem partiellen Verlust der Autonomie,
- Wunsch nach Versorgung einerseits aktiviert, andererseits verleugnet und verneint,
- Auftreten von Hilf- und Hoffnungslosigkeit mit Ohnmachtsgefühlen,
- Angst vor totaler Abhängigkeit wie in der frühen Kindheit,
- Gefahr schwerer Depression mit Suizidgefahr,
- möglich sind auch Zwänge und Zwangshandlungen als Abwehr gegen Abhängigkeitsgefühle oder als Schutz gegen Autonomieverlust,
- Störung des Körperbildes,
- frühkindlicher Narzißmus reaktiviert: Omnipotenzgefühle, Grandiosität, Depression, Kontaktstörungen,
- Ausweitung auf die Familie: Angst vor Hypoglykämie, Rigidität der täglichen Routine, Kommunikationsstörungen, Überversorgung.

Psychische Einflüsse (allgemein)
- Ursächlich (möglich, aber selten),
- indirekt über das Eßverhalten und die Fettsucht,
- affektive Krisen und Verhaltensänderungen beeinflussen die Therapie,
- bewußte oder unbewußte Maßnahmen in bezug auf Diät und Medikation verändern optimale Behandlung,
- somatopsychische, krankheitsdependente Einflüsse verändern die Lebensführung und damit die Prognose des Diabetes.

PATHOGENETISCHE EINFLÜSSE BEIM TYP-II-DIABETES (AUS HERRMANN ET AL. 1990)

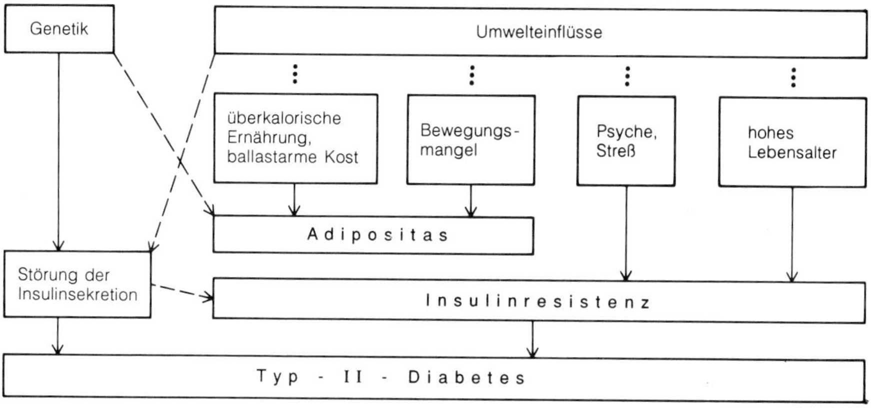

ARZT-PATIENT-BEZIEHUNG

Allgemein:
- Wie kann der Patient das Wissen um Krankheit, Risiken, Therapie aufnehmen?
- Lob ist besser als Tadel.
- Stark oral gefärbte Wünsche und rezeptive Einstellungen berücksichtigen.
- Patienten Gefühle, Ängste, Befürchtungen aussprechen lassen.
- Bei Diagnosemitteilung Verleugnung, Aggressionen, Feindseligkeiten, Unterwürfigkeit berücksichtigen und annehmen.
- Patient kann Schuldgefühle wegen seiner Aggressionen dem Arzt gegenüber haben (gemeint ist dann Krankheit!).
- Auch der Arzt hat Ängste bezüglich der Prognose und Therapie der Krankheit.
- Abhängigkeitsbedürfnisse des Patienten ertragen.
- Bei schwerer Einstellbarkeit eigenes ärztliches Versagen ertragen, Grenzen akzeptieren.

Diabetes bei Kleinkindern:
- Mit Eltern über Hypo- und Hyperglykämien sprechen.
- Schuldgefühle der Eltern berücksichtigen.
- Schulprobleme besprechen.
- Kindern eigene Entscheidungen einräumen.
- Eifersucht (wegen intensiverer Betreuung) von Geschwistern berücksichtigen.

Diabetes bei Adoleszenten:
- Heranwachsende wollen Unabhängigkeit gegenüber Autorität demonstrieren.
- Keine vermehrten Kontrollen und Strafen.
- Verständnis aufbringen für verlorene Unabhängigkeit.
- Haltung: Einstellung des Diabetes als gemeinsame Aufgabe.

- Sorgen über Berufs- und Partnerwahl, Vererbung, Folgeerscheinungen besprechen.

Berücksichtigung des Alters: Informationen den geistigen Fähigkeiten anpassen.

THERAPIE

- *Prinzip:* gute Austarierung von körperlicher Tätigkeit, Kalorienzufuhr, Insulindosis.
- Erfolg hängt davon ab, wie gut der Diabetiker seine Krankheit akzeptieren kann.
- Schwer einstellbare Diabetiker sind Patienten:
  - mit labilem Diabetes mellitus,
  - die durch ihr Betragen eine vernünftige Führung erschweren,
  - die unfähig sind, ihre Diät einzuhalten,
  - die gehäuft Familienprobleme haben.
- Keine eigentliche Psychotherapie.
- Gute, verstehende, haltgebende Führung des Patienten.
- Selbsthilfegruppen.

FALLBEISPIEL

Die 27jährige Goldschmiedin hat seit ihrem 9. Lebensjahr einen Diabetes mellitus. Sie wird in die Psychosomatik geschickt, weil es immer wieder zu Einstellungsschwierigkeiten kommt. Tatsächlich hat sich die Patientin wenig an die Empfehlungen des behandelnden Arztes gehalten, um ihr „Leben genießen" zu können.
Sie steht jetzt im Spannungsfeld zwischen dem Einhalten der von ihr empfundenen Einschränkungen und der Verleugnung der möglichen Krankheitsfolgen.
Die Patientin ist in einem Geschäftshaushalt aufgewachsen, in dem die Eltern nicht viel Zeit für die beiden Kinder haben. Sie werden den teils überfürsorglichen, teils strengen Großeltern überlassen; die Patientin wird später – mit etwa 9 Jahren – in ein Heim gegeben. Dennoch „war das Prinzip: die Familie geht über alles". In der Zeit des Todes des Großvaters werden die Einstellungsschwierigkeiten des Diabetes besonders deutlich.
Die Übergabe der Patientin in ein Heim kann als mitverursachend für den juvenilen Diabetes angesehen werden, weil bei der Abhängigkeitsbeziehung eine stark existenzbedrohende Situation eingetreten ist. Mit dem – späteren – Tod des Großvaters fällt für sie eine Abhängigkeits- und Regressionsmöglichkeit weg, was sie mit überkompensierendem Autonomiestreben mit entsprechenden Verleugnungsmechanismen (der Krankheit gegenüber) beantwortet.

9.1.2 Hyperthyreose

Wenn auch die Schilddrüsenüberfunktion eine der am besten untersuchten klassischen psychosomatischen Erkrankungen ist, so spielt sie in der Fachambulanz kaum noch eine Rolle. Dennoch wird der Arzt mit der Problematik immer wieder konfrontiert: bei einseitig somatischem Denken kommt es bei funktionellen Beschwerden immer wieder zu frustrierenden Untersuchungen dieses Organs, das häufig unbewußtes „Projektionsorgan“ für Angststörungen darstellt.

DEFINITION

Überfunktion der Schilddrüse mit gesteigerter Produktion und Sekretion der Schilddrüsenhormone mit krankhaften Auswirkungen auf den ganzen Organismus.

SYMPTOME

- *Allgemeinsymptome:*
  - Wärmeempfindlichkeit,
  - Schweißneigung,
  - Gewichtsabnahme bei gesteigertem Appetit,
  - Durchfälle,
  - allgemeine Nervosität,
  - motorische Unruhe,
  - Schwächegefühl,
  - Schlaflosigkeit;
- Struma,
- Exophthalmus,
- Tachykardie.

KOMPLIKATION:

- Thyreotoxische Krise mit lebensbedrohlicher Verschlimmerung einer hyperthyreoten Stoffwechsellage.

Drei Formen von Psychosyndromen bei endokrinen Erkrankungen:
- Begleitpsychose,
- chronischer diffuser Hirnschaden (bei lange anhaltenden Störungen),
- endokrines Psychosyndrom.

PSYCHO-PHYSIOLOGIE

Schreckhyperthyreose im Tierexperiment:
- Wildkaninchen mit Frettchen konfrontiert bei abgeschnittenem Fluchtweg: initiale Schreckwirkung und anhaltend erzwungene Feindkonfrontation wichtig: 60% der Versuchstiere starben; Schilddrüsenüberfunktion und Exophthalmus.

Schilddrüsenhormon steigert:
- Herzschlag,
- Blutumlauf,

- Atmung,
- Gasaustausch,
- Darmresorption,
- Energieumsatz,
- Gesamtmotilität,
- Nervenleitgeschwindigkeit,
- neuromuskuläre Erregbarkeit,
- Reflexzeit verkürzt.

Schilddrüsensekretion erhöht bei gesteigerter Gesamtvitalität (bei flüchtigen Leistungssteigerungen kurzfristige Hormonausschüttungen von der NN ausgehend).

EPIDEMIOLOGIE

- Frauen erkranken 4- bis 6mal häufiger als Männer,
- selten in der Kindheit,
- häufiger in der Pubertät und den folgenden Lebensjahrzehnten.

PSYCHODYNAMIK

- *Zweizeitiger Ansatz:* Anlage und frühkindlich-familiäre Sozialisationseinflüsse:
  - starkes Verantwortungsbewußtsein,
  - Leistungsbereitschaft (wird kontraphobisch eingesetzt),
  - antizipierte Bedrohung der Sicherheit wird durch eigene Kraftanstrengung überwunden,
  - Bereitschaft, für andere Sorge zu übernehmen (Übernahme mütterlicher Funktionen von jüngeren Geschwistern als Überkompensation von aggressiven Regungen diesen gegenüber),
  - eigene Ängste und Abhängigkeitsbedürfnisse können nicht direkt geäußert werden → Übernahme von Verantwortung, Anstrengung und kontraphobische Verleugnung als Abwehr,
  - kontraphobische Einstellung bei 2/3, Verdrängung von Angst bei 1/3 der Patienten,
  - bei 4/5 der Patienten: Streben weiterzukommen, bis zur Erschöpfung gehende Verpflichtung zu Leistung und Arbeit (bringen viele Kinder auf die Welt, nehmen andere an).
- *Grundschema:*
  Versagung von Abhängigkeitsbestrebungen und ständige Bedrohung des Sicherheitsgefühls in der frühen Kindheit →
  → erfolglose vorzeitige Versuche zur Identifizierung mit dem Objekt der Abhängigkeitsbestrebungen →
  → fortlaufende Anstrengungen, eine vorzeitige Selbstgenügsamkeit zu erreichen und anderen Hilfe zu geben →
  → Fehlschlag des Selbstgenügsamkeitsstrebens und des Füreinandersorgens →
  → Thyreotoxikose.

Psychische Abwehrmechanismen reichen unter Streß nicht mehr aus, das Individuum vor Angstüberflutung zu schützen.

- *Psychogenese:*
  - starke Bindung an die Mutter mit der Erfahrung, daß diese Sicherheit in der Kindheit bedroht wurde: Identifizierung mit der Mutter als Identifizierung mit dem Angreifer, seelische Bedürfnisse und psychische Fähigkeiten überfordert;
  - zu frühe Übernahme von Verantwortung für Geschwister oder kranke Eltern: frustrierte Abhängigkeit von diesen Personen (bei 96% der Fälle beschrieben);
  - es kann wenig Zweifel bestehen, daß der Hyperthyreotiker ein Mensch ist, „der versucht hat, einen lebenslangen Kampf gegen seine Angst durchzustehen" (Alexander 1951).
- *Persönlichkeit:*
  - vorzeitige Notwendigkeit, autark und reif zu sein (unzureichende elterliche Zuwendung, frustrierte Abhängigkeitswünsche),
  - Unfähigkeit, Feindseligkeitsgefühle auszudrücken,
  - Kampf gegen die Angst (Verleugnung, Unterdrückung, kontraphobische Einstellung),
  - Streben nach beruflichem Erfolg,
  - unerhört arbeitsam,
  - Bedürfnis, Kinder zu gebären (signifikant mehr als Durchschnitt),
  - häufige und affektgeladene Träume von Tod, Särgen usw.
- *Erkrankungssituation:*
  Lebensbedrohung mit Zusammenbruch der kontraphobischen Abwehr:
  - Todesfälle,
  - Unfälle,
  - Verlassenwerden von Angehörigen,
  - Untreue des Ehemanns.

THERAPIE

Psychotherapie:

- ärztliches Gespräch,
- gute psychische Führung,
- Konfliktbearbeitung: auslösende Situation, gegenwärtige psychische Symptome,
- große Psychotherapie hat keine Bedeutung mehr!

Somatisch:

Ziel: Wiederherstellung einer euthyreoten Stoffwechsellage bei diffus dekompensierter Hyperthyreose, Entfernen oder Unwirksammachen eines hormonproduzierenden Tumors.

FALLBEISPIEL

Der 33jährige Kraftfahrer leidet seit etwa einem Jahr unter den Zeichen einer Schilddrüsenüberfunktion mit Haarausfall, Durchfällen, Herzklopfen, Schwitzen: die typischen Laborwerte sind nachgewiesen worden. Unter der medikamentösen Behandlung hat sich die Erkrankung entscheidend gebessert. Zusätzlich hat er seit Jahren eine Fettleber wegen erhöhter Blutlipidwerte. Bei einem Laparoskopieversuch habe die Narkose nicht geklappt. Er habe starke Schmerzen und Todesängste ausgestanden. Das sei eine Wende in seinem Leben gewesen. Als Kind Nägelbeißen und Nervosität.
Er ist beruflich überlastet, viel unterwegs, fährt bis in den Orient unter härtesten Bedingungen, aber „Angst habe ich nie gekannt". Er habe Motorradwettbewerbe mitgemacht; das tue er nicht mehr seit einem Jahr, weil er die Verantwortung für seine Familie voll tragen wolle. Deshalb fahre er beruflich auch nur noch in Deutschland.
Seine Mutter sei tödlich verunglückt, als er 13 Jahre alt gewesen sei. „Ich war dabei. Sie wurde durch die Luft geschleudert. Das Thema ist für mich schwierig; ich konnte erst nicht weinen". Sie sei sehr streng gewesen: „Ich mußte bei Vater Schutz suchen". Aber sie habe sich auch um alles gekümmert. Leistung und Arbeit seien zu Hause immer wichtig gewesen.
Im Mittelpunkt der Psychodynamik steht die kontraphobische Abwehr. Patient hat sich immer wieder in Situationen begeben, die Mut erforderten und Angst nicht zuließen. Todesängste kommen zuerst bei dem Unfall der Mutter auf, an die er symbiotisch gebunden war (ist). Die eigene Lebensbedrohung wird durch den – mißglückten – Eingriff mobilisiert: die kontraphobische Abwehr bricht zusammen. Genetisch ist eine starke Bindung an die Mutter bei gleichzeitiger Bedrohung der Sicherheit wichtig. Frühe Übernahme von Verantwortung und eine enorme Leistungsbereitschaft sind charakteristische Elemente der Kindheit/Jugend des Patienten.

9.1.3 Psychogene Polydipsie

DEFINITION

Durch psychische Faktoren ausgelöster Reizzustand des hypothalamischen Durstzentrums.

DIFFERENTIALDIAGNOSE

- Diabetes insipidus (Polydipsie als Folge der Polyurie),
- symptomatisch durch Unfälle, Tumoren, nach neurochirurgischen Maßnahmen, Diabetes mellitus;
- Nephropathien;

- Hyperaldosteronismus;
- seltener: Tuberkulose, Sarkoidose usw.

PSYCHOSOMATISCHE ASPEKTE

- 80% der Patienten sind Frauen;
- Symptom entwickelt sich langsam, kann intermittierend verlaufen;
- häufig gravierende psychische Störungen mit:
  - hysterischem Verhalten,
  - Agitiertheit,
  - Depressionen,
  - Wahnvorstellungen;
- Schlafbedürfnis oft gesteigert;
- Sexualtrieb vermindert;
- eingeschränkter Bewegungsdrang;
- dysphorisch, depressiv-apathische Verstimmungen.

9.1.4 Cushing-Syndrom

DEFINITION

Alle Zustände einer pathologisch vermehrten Cortisolwirkung. Morbus Cushing: zentrale, hypothalamisch-hypophysäre Form des Cushing-Syndroms mit nachweisbarem Hypophysenadenom.

SYMPTOME

- Fettleibigkeit,
- Muskelschwund,
- Hautatrophie,
- Osteoporose,
- Plethora,
- Hypertonie,
- Salz- und Wasserretention,
- Hypertrichose,
- diabetische Stoffwechsellage.

PSYCHODYNAMISCHE ASPEKTE DES HYPOTHALAMO-HYPOPHYSÄREN CUSHING-SYNDROMS

- Störungen der frühen familiären Beziehungen;
- frühreife und ungewöhnliche Fähigkeiten;
- Neigung zu auffallend intensiven persönlichen Beziehungen;
- Stimmungslabilität und Schwankungen der Aktivität;
- neurotische Konflikte mit sexuellen und aggressiven Impulsen;
- ausgeprägte orale Persönlichkeitszüge;
- psychische Traumatisierung durch Trennung oder Tod von wichtigen Beziehungspersonen;
- Neigung zu Depressionen oder zu einer pathologischen Abwehr von Depressivität;

- rasche Besserung der akuten mentalen Symptome nach Adrenalektomie, aber keine Veränderungen der Persönlichkeitsstruktur.

9.1.5 Psychogener Zwergwuchs (Maternal-deprivation-Syndrom)

DEFINITION

Wachstumsstörungen bei Kindern aufgrund eines Mangels an emotionaler Zuwendung.

SYMPTOME

- Minderwuchs,
- auffällige Eßgewohnheiten:
  - Polydipsie,
  - Polyphagie,
- unruhiger Schlaf,
- Kontakt- und Sprachstörungen,
- endokrinologisch:
  - erniedrigte TSH-Spiegel,
  - kein Anstieg des Wachstumshormons im Insulinhypoglykämietest,
  - verminderte Ausscheidung von 17-Hydroxykortikoiden im Urin,
  - fehlender Anstieg der 17-Hydroxykortikoide im Metopirontest,
- Normalisierung der Werte während Hospitalisierung.

PSYCHOÄTIOPATHOLOGIE

Psychisch bedingte Inhibierung der TSH- und ACTH-Sekretion (Veränderung der Neurotransmitteraktivität im Hypothalamus).

PSYCHODYNAMIK

- Schwere emotionelle Störungen aufgrund extremer häuslich-familiärer Verhältnisse:
  - Trennung oder Scheidung der Eltern,
  - ausgeprägte Eheprobleme,
- Väter oft:
  - exzessive Trinker,
  - meist abwesend oder
  - emotionell nicht erreichbar,
- manchmal offene Ablehnung der Kinder.

9.1.6 Artifizielle endokrine Störungen

- Artifizielle Hyperthyreose durch Einnahme von Schilddrüsenhormonen:
  - Medikamenteneinnahme als einzige Möglichkeit, Versorgung zu erhalten;

- artifizielle Hypoglykämie:
  - Einnahme von Sulfonylharnstoff, Injektion von Insulin (schwer von Insulinom zu unterscheiden),
  - schwankende Blutglukosewerte bei Typ-I-Diabetes („brittle diabetes“)

  durch Automanipulation – bewußt oder unbewußt – möglich.

9.2 Stoffwechsel

Pathologische Stoffwechselparameter wie Cholesterin und Triglyzeride spielen in der Praxis eine große Rolle, werden in der Regel mit Diätempfehlungen und Medikamenten (oft genug ohne hinreichenden Erfolg) behandelt. Es ist erstaunlich, welch geringe Rolle bisher psychische Faktoren im Sinne eines „individuellen“ Streßes Berücksichtigung finden.

ALLGEMEINES

Enge Koppelung des Stoffwechsel mit dem ZNS (erkannt bereits 1859 durch Bernard: bei mechanischer Reizung am Boden des 4. Ventrikels: Glukosurie).

Einteilung möglicher Erkrankungen:
- Funktionell-vegetative Störungen (bei chronischer Belastung bleibende Stoffwechselveränderung);
- psychosomatische Störungen (z. B. Diabetes mellitus);
- somatopsychische Störungen (bei krankheitsreaktiver psychischer Symptomatik);
- Stoffwechselveränderungen als Reaktion des Menschen nicht nur auf physische Bedrohung (Einstellung auf Kampf oder Flucht), sondern auch auf psychosoziale Veränderungen (im Sinne einer Dauerspannung);
- Metabolische Veränderungen dienen nicht nur der existentiellen Selbsterhaltung, sondern sind Relikte früherer emotionaler Reaktionsweisen; z.B. erhöhte Katecholaminspiegel bei Typ-A-Verhalten (ruhelos, gehetzt, leistungsorientiert), nicht bei Typ-B-Verhalten;
- „Stiller Streß“ beim Rauchen: Herzfrequenz- und Blutdrucksteigerung, Plasmanoradrenalinerhöhung → Anstieg freier Fettsäuren (wobei der bereitgestellte Energieträger nicht utilisiert wird und im Plasma verbleibt).

STOFFWECHSELSTÖRUNGEN ALS RISIKOFAKTOREN

Für die koronare Herzkrankheit:
- Hyperlipoproteinämie,
- Zigarettenrauchen,
- Hypertonie,

- Diabetes mellitus,
- Hyperurikämie,
- (indirekt) Adipositas.

Für die Apoplexie:

- Hypertonie,
- ischämische Herzkrankheit,
- Diabetes mellitus,
- Adipositas.

Für die arterielle Verschlußkrankheit der Extremitäten:

- Zigarettenrauchen,
- Hyperlipoproteinämie,
- Diabetes mellitus.

9.2.1 Nebenniere

STRESS

- Freisetzung von Katecholaminen aus dem NNM (körperliche Überforderung, intrapsychisch, interindividuell, sozial). *Sinn:* dem Körper Energie zur Verfügung stellen, Ankurbelung der Stoffwechselvorgänge.
- Über ACTH-Stimulierung zusätzlich Aktivierung der Nebennierenrinde mit Ausschüttung von Glukokortikoiden. „Allgemeines Anpassungssyndrom" nach Selye:
  - Glukoneogenese,
  - Glykogenolyse,
  - Fettmobilisation.
- Direkte Beziehung zwischen Intensität emotionaler Belastung und Höhe des Plasmakortisolspiegels (auch im Streßinterview).
- 17-Hydroxy-Kortikosteroide:
  - erhöht bei Belastung, Angst (Kortisonpsychose),
  - erniedrigt bei Entlastung.

KATECHOLAMINE: DOPAMIN, NORADRENALIN, ADRENALIN

Freisetzung von Katecholaminen bei

- emotional belastenden Situationen:
  - beruflicher Streß,
  - geistige Arbeit,
  - Wettkämpfe (z.B. beim Rudern der Steuermann, nicht die Ruderer selbst),
  - Examenssituationen,
  - Situationen von Zeitnot, Hetze, verstärktem, nicht ausagiertem Aggressionsverhalten;
- introvertierten, emotional labileren Persönlichkeiten (im Gegensatz zu den extravertierten).

ADRENALIN, NORADRENALIN

Freisetzung von
- Noradrenalin:
  - bei nach außen gerichteter Wut („anger out“),
  - bei aggressivem Verhalten von Tieren;
- Adrenalin:
  - bei nach innen gerichteter Wut („anger in“) oder Angst,
  - bei Fluchtreaktion vor Tieren,
  - beim Fetus findet sich kein Adrenalin (nur Noradrenalin: Entwicklung nur möglich über vermehrtes Auftreten von Adrenalin und „anger in“?),
  - z. B. bei essentieller Hypertonie mit: erhöhter Empfindlichkeit gegenüber Katecholaminen, unterdrückten Affekten und Emotionen.

9.2.2 Plasmalipide

- Freie Fettsäuren,
- Glyzeride,
- Cholesterin,
- Cholesterinester,
- Phospholipide.

Freie Fettsäuren:
- Indirekter Parameter der Sympathikusaktivität;
- unter emotional belastenden Situationen Mobilisierung (in Leber mit Glyzerin zu Triglyzeriden aufgebaut) durch:
  - Aktivierung des sympathischen Nervensystems (vermehrte Freisetzung von Fettsäuren aus intrazellulären Triglyzeridspeichern),
  - Aktivierung der Plasmalipasen;
- Erhöhung auch bei:
  - Streßsituationen, die mit unlustvollem Affekt gekoppelt sind: Ausschüttung von Katecholaminen, Erhöhung der freien Fettsäuren,
  - Korrelation mit feindseligen Handlungen, Gefühlen und Dominanzverhalten,
  - Fastenkuren, die in autoritärer Weise angesetzt werden, nicht bei freiwilligen,
  - belastenden Stimmungsbildern in Hypnose.

Cholesterin:
Erhöhung bei chronischen Belastungen:
- berufliche Mißerfolge,
- Zustände von Niedergeschlagenheit und Depressivität,
- bei Infarktpatienten während streßvoller Lebensperioden, bei Niedergeschlagenheit und gleichzeitiger Verdrängung

von Aggressionen (niedrige Werte bei ausgeglichener Stimmung),
- bei dominierenden, leistungs- und normorientierten, aggressiven, verdecktängstlichen, rigiden, ehrgeizigen Persönlichkeiten,
- stark an soziale Normen angepaßt, beherrscht,
- abgewehrte, abgespaltene Angst,
- cholesterinarme Diät kann Aggressionen verstärken.

Beziehung zu psychosomatischen Krankheiten:
- Organismus reagiert auf Bedrohung mit Adrenalinausschüttung:
  - Bereitstellung zu Kampf oder Flucht („Bereitstellungskrankheit"),
- psychische Schäden der frühen Kindheit führen zu permanenter unbewußter Angst,
- dadurch psychophysische Dauerspannung, weil keine Affektabfuhr möglich.

9.2.3 Primäre familiäre Gicht

DEFINITION

Purinstoffwechselstörung, die durch Abscheidung von harnsauren Salzen an verschiedenen Körperstellen charakterisiert ist.

SYMPTOMATOLOGIE

- *Vier Stadien:*
  - Asymptomatische Hyperurikämie,
  - akuter Gichtanfall (zu 80% am Großzehengrundgelenk bei Erstmanifestation),
  - interkritische Gicht (symptomfreies Intervall zwischen den Anfällen),
  - chronische Gicht.
- *Gichtanfall:*
  - plötzlicher Beginn, meist am Großzehengrundgelenk, enorm schmerzhaft,
  - Beschränkung auf ein Gelenk,
  - intensive entzündliche Reaktion,
  - mit Colchizin gut therapierbar,
  - Harnsäurewert bei Männern über 6 mg/100 ml; es erkranken meist Männer, seltener Frauen jenseits der Menopause.
- *Differentialdiagnose:*
  - Pseudogicht,
  - entzündliche und degenerative Gelenkveränderungen.
- *Komplikationen und Risikofaktoren:*
  - Adipositas,
  - Hypertonie,

- Gichtniere,
- Tophi.

PSYCHISCHE PROBLEME UND PSYCHODYNAMIK

- Der Gichtkranke hält oft die Therapieempfehlungen nicht ein;
- dadurch Gefahr der Komplikationen groß;
- Pathologisch-narzißtische Persönlichkeiten überwiegend philobatärer Ausprägung;
- Als Abwehrmechanismen stehen Realitätsverleugnung und Regression im Vordergrund;
- Bei 75% aller Patienten ein Objektverlust bei Ausbruch der Erkrankung nachweisbar;
- Gebremste Expansionswünsche bereits in der frühen Kindheit, später bis zum Objektverlust überkompensiert.

THERAPIE

- *Somatisch:*
  - Diätempfehlungen,
  - medikamentös.
- *Psychotherapeutisch:*
  - Führung des Patienten mit genauer Aufklärung über mögliche Komplikationen,
  - keine Forderungen aufstellen,
  - dem Patienten Freiraum gewähren.

ARZT-PATIENT-BEZIEHUNG

- schlechte Compliance bei zu strenger Führung v. a. der Freiraum suchenden (philobatären) Patienten;
- bessere Compliance bei dem kleineren Anteil anklammernder (oknophiler) Patienten.

FALLBEISPIEL

Bei dem 40jährigen Angestellten traten vor 6 Jahren starke Schmerzen an seinem rechten Großzehengrundgelenk auf. Die Gicht geht später – nach Absetzen der Medikamente und der Diät – auf die Sprung- und Kniegelenke über. Patient hat zudem seit dem 18. Lebensjahr rezidivierende Zwölffingerdarmgeschwüre, schließlich 2/3-Resektion.
Keine Geborgenheit und Wärme in der Kindheit. Vater im Krieg gefallen, Mutter mußte arbeiten. Patient fühlte sich „als fünftes Rad am Wagen", war draußen jedoch ein „Treibauf", habe „immer was auf die Beine gestellt" und bekam von daher Zuwendung von seinen Mitschülern. Gemeinderat, Vorstandsvorsitzender eines Vereins, viel Musik, Geselligkeit gaben ihm im Rahmen eines expansiven Lebens viel Anerkennung. Es baut sich eine enge Freundschaft zu einem Mann auf, „eine einmalige Harmonie", „wir waren Tag und Nacht beisammen". Patient gab seine Schlossertätigkeit auf Anraten des Freundes auf, nahm einen „bequemeren Bürojob" an. Der

Freund ging aus beruflichen Gründen in eine andere Stadt, sie feiern Abschied: „Da waren wir ganz ausgelassen, da haben wir getrunken und gegessen, was das Zeug hielt. Das geliebte Leben mit dem Freund war endgültig zu Ende". Patient bekam seinen ersten Gichtanfall, wohl aus alimentären Gründen und aus dem Grund des Objektverlusts; zudem war seine Expansivität erheblich eingeschränkt, die in der Kindheit erfahrenen Weglaufimpulse stark gebremst. Alimentäre, genetische, biochemische Zusammenhänge sind gesicherte Faktoren für Entstehen und Unterhalt der Gicht. Psychodynamische Faktoren, insbesondere hinsichtlich der Auslösung der familiären Hyperurikämie bis zur klinischen Manifestation der Gicht, spielen hier ebenso eine Rolle wie bei der oft schlechten Compliance.

9.2.4
Prolaktin (nach Hellhammer et al. 1996)

Synthetisiert in den laktotropen Zellen des Hypophysenvorderlappens.

Gleichmäßige Sekretion, nachts und in der Mitte des Menstruationszyklus leicht erhöht; deutliche Zunahme in der Schwangerschaft und Stillzeit.

Protektive Wirkung bei Streßbelastung durch:
- Mobilisierung und Synchronisierung des noradrenergenen Systems, das die Adaption des Nervensystems verbessert,
- Aktivierung spezifischer Immunreaktionen, die durch eine streßinduzierte Kortisolfreisetzung blockiert werden;

30% einer sekundären Amenorrhö durch erhöhte Prolaktinspiegel bedingt.

Erhöhung bei Streß, z. B.
- Operationen,
- emotionaler Belastung (Fallschirmspringen).
- körperlicher Aktivität,
- Hypoglykämie,

Signifikant positive Korrelation von Trennungsangst und Depression mit Prolaktinveränderung: Zunahme bei Frauen, Abnahme bei Männern nach (vs vor) Interviews.

9.3
Störungen des Eßverhaltens

- Nahrungsaufnahme stark affektiv besetzt (lustvoller Akt, kommunikativer Akt);
- Zunahme der Eßstörungen mehrdimensional bedingt durch
  - individuelle und familiäre Störungen, vor allem durch
  - gesellschaftliche Veränderungen
- Diagnostik und Behandlung multifaktoriell

9.3.1 Allgemeines

FAKTOREN, DIE DIE NAHRUNGSAUFNAHME BEEINFLUSSEN (AUS STROHMEYER 1973 NACH MAYER)

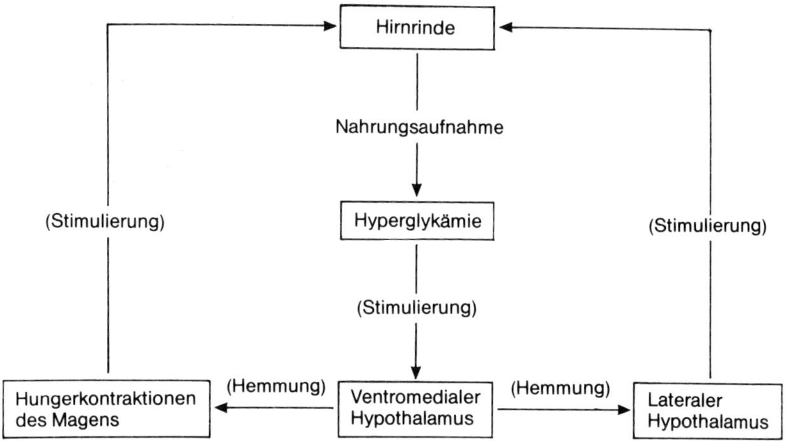

REGULIERUNG VON APPETIT UND SÄTTIGUNGSGEFÜHL (AUS STROHMEYER 1973 NACH BROBECK)

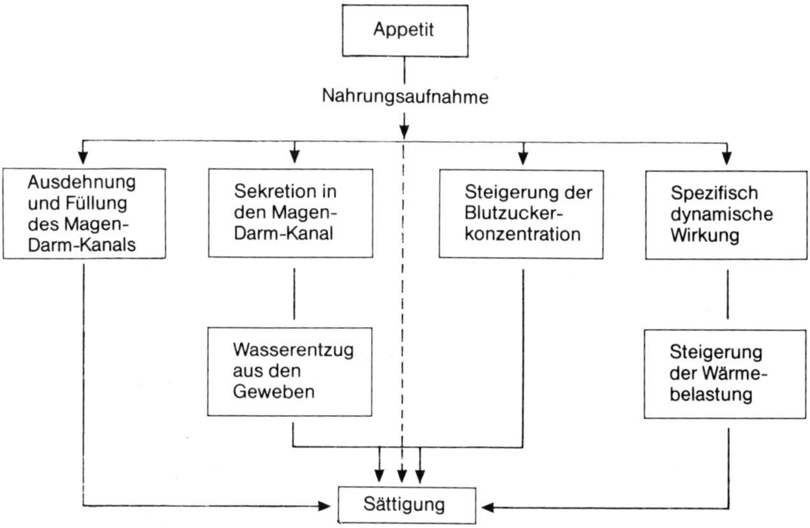

FRESSATTACKEN ALS SYMPTOM VERSCHIEDENER ESSSTÖRUNGEN (NACH BRAND-JACOBI 1984)

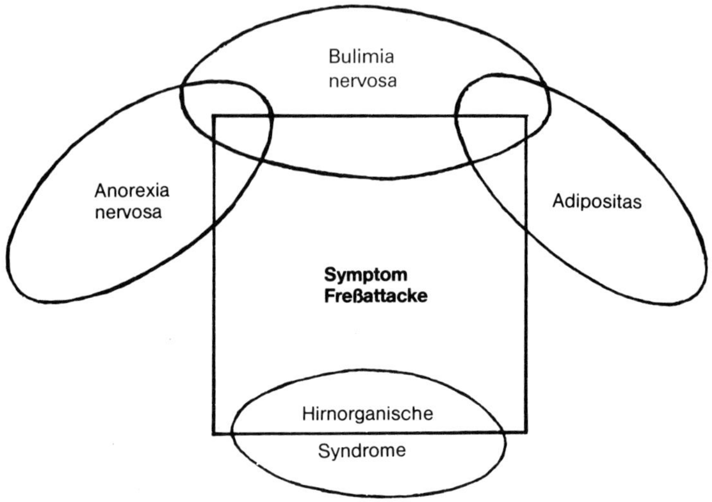

Psychogene Appetenzstörung:

- Der Mensch kann Hunger verdrängen, nicht Durst.
- Widerwille und Abwehrreaktionen gegen Nahrungsaufnahme können bis zum Tod führen - auch beim Tier.
- Wenn sich ein Tier nicht wohlfühlt (physisch wie psychisch), frißt es nicht.
- Ein Kind reagiert mit Appetenzstörung und Nahrungsverweigerung bei:
  - Liebesentzug,
  - fehlender Zärtlichkeit,
  - motorischer Einengung,
  - Unrast und Heftigkeit der Umgebung:
- Schlechtesser in Familien, die Essensdingen große Aufmerksamkeit widmen, bei überbesorgten, überängstlichen Müttern (die mit Härte und Grausamkeit arbeiten).
- Schamverhalten im Essensbereich: Nahrungsaufnahme erscheint niedrig, animalisch, triebhaft (wie Sexualität).
- Aversion gegen runde weibliche Formen (gegen Weibliches, gegen Sexualität).
- Fließende Übergänge zwischen Anorexia nervosa und psychogener Magersucht.

ZUR GENESE DER APPETENZSTÖRUNG

- Es gibt eine physiologische Pubertätsaskese.
- *Appetit* als Ausdruck der Freude an der Teilnahme an dieser Welt.
- *Inappetenz* als Protestreaktion gegenüber Mitmenschen und gegenüber der Welt.

- *Depression:* tiefe Unzufriedenheit mit sich selbst; Unfähigkeit, Wünsche und Verlangen nach der Welt, nach einer Triebbefriedigung zu realisieren,
- *Säugling:* Befriedigung des Hungers mit dem Gefühl von Wohlbefinden, Sicherheit und Geliebtwerden assoziiert.

9.3.2 Anorexia nervosa

Der Kampf um die Annahme der eigenen Geschlechtsrolle und die Stärkung des Selbst sind wichtige Faktoren im Prozeß der Ablösung der Jugendlichen von den Eltern.

DEFINITION

Selbstinduzierte Aversion gegen Nahrung als Symptom einer psychischen Erkrankung, meist bei jungen Frauen auftretend, mit einer sekundären Amenorrhö und einer oft schweren Auszehrung verbunden.

EPIDEMIOLOGIE

- In allen Ländern der westlichen Zivilisation;
- Erkrankungsinzidenz: 50–75 pro 100000 der Risikopopulation (Frauen zwischen 15 und 25 Jahren);
- 1% der Frauen, 0,1% der Männer während der Adoleszenz;
- Verhältnis Frauen : Männer 20–30:1;
- abhängig von kulturellen Idealvorstellungen: Schönheitsideal.

DIFFERENTIALDIAGNOSE

Es gibt keine endokrinologische Erkrankung mit so ausgeprägter Kachexie (ausgenommen Endstadien)!

- Thyreotoxikose,
- Nebennierenrindeninsuffizienz,
- Simmond-Kachexie,
- rasche Gewichtsabnahme mit Erbrechen bei:
  - stenosierenden Prozessen im Intestinaltrakt,
  - Malabsorption,
  - Nierenerkrankungen,
  - zerebralen Prozessen;
- somatische und psychische Folgeerscheinungen:
  - Elektrolytstörungen,
  - Hypoplasie des Knochenmarks mit Folgen,
  - anorektische Reaktion,
  - Schizophrenie,
  - gynäkologische Erkrankungen.

KÖRPERLICHE BEFUNDE ALS FOLGE DES HUNGERZUSTANDES

- Erniedrigter Grundumsatz,
- Hypokaliämie,
- Verminderung der 17-Ketosteroide,
- Erniedrigung des peripheren Schilddrüsenhormons (T_3 und T_4),

- Veränderungen des Gehirnvolumens im Computertomogramm.

SYMPTOMATIK

- Gewichtsabnahme (mindestens 25%, vereinzelt über 50% des Sollgewichts):
  - Reduktion der Nahrungsaufnahme (Menge und Kaloriengehalt): Betroffene meiden nahrhafte Speisen ebenso wie Tischgemeinschaft und lassen Speisen verschwinden,
  - Gewichtsabnahme durch Erbrechen,
  - Gewichtsabnahme durch Einnahme von Abführmitteln: häufig besteht Obstipation, Erleichterung durch Erreichen eines „sauberen, reinen, ihrem Selbst angemessenen Körpergefühls",
  - extreme Gewichtsabnahme als Ich-synton gerecht erlebt;
- sekundäre Amenorrhö
  - 1–3 Jahre nach der Menarche bei durchschnittlicher Gewichtsgrenze von 47 kg;
- motorische und intellektuelle Überaktivität;
- fehlendes seelisches und körperliches Krankheitsbewußtsein;
- Patienten lügen bewußt, sind skrupellos unehrlich, sofern es um Essen und Gewicht geht;
- Patienten damit konfrontieren, daß man darum weiß (bedeutet häufig Entlastung!).

Diagnostische Kriterien nach DSM IV

- Weigerung, das Minimum des für Alter und Körpergröße normalen Körpergewichts zu halten (z.B. der Gewichtsverlust führt dauerhaft zu einem Körpergewicht von weniger als 85% des zu erwartenden Gewichts; oder das Ausbleiben einer während der Wachstumsperiode zu erwartenden Gewichtszunahme führt zu einem Körpergewicht von weniger als 85% des zu erwartenden Gewichts).
- Ausgeprägte Ängste vor einer Gewichtszunahme oder davor, dick zu werden, trotz bestehenden Untergewichts.
- Störung in der Wahrnehmung der eigenen Figur und des Körpergewichts, übertriebener Einfluß des Körpergewichts oder der Figur auf die Selbstbewertung, oder Leugnen des Schweregrades des gegenwärtigen geringen Körpergewichts.
- Bei postmenarchalen Frauen das Vorliegen einer Amenorrhö, d.h. das Ausbleiben von mindestens 3 aufeinanderfolgenden Menstruationszyklen (Amenorrhö wird auch dann angenommen, wenn bei einer Frau die Periode nur nach Verabreichung von Hormonen, z.B. Östrogen, eintritt).

Ätiopathogenese

- Multifaktoriell, genetischer Erblichkeitsmodus anzunehmen;
- erbliche Komponente an Zwillingsuntersuchungen signifikant nachgewiesen;
- „das Krankheitsbild steht den schizophrenen Psychoseformen genetisch näher" (Schepank);
- hohe Vulnerabilität in der psychosozialen Entwicklung bei disponierten Persönlichkeiten;
- Persönlichkeitsdisposition zeigt sich in
  - einer besonderen Differenziertheit der intellektuellen und
  - der Vulnerabilität der emotionalen Sphäre;
- psychoanalytische Konzepte allein nicht ausreichend (wegen allein rückprojizierender Annahmen);
- systemische (Familien-)Konzepte mit der Annahme, daß Magersüchtige zum Delegierten eines systemisch interpretierten Familiensystems gemacht werden, werden der Ausgangspersönlichkeit nicht gerecht;
- psychoanalytische Konzepte mit
  - Abtretung eigener Triebansprüche an andere,
  - Verdrängung oder Verschiebung sexueller Konfliktbereiche auf den oralen Bereich;
  - Regressionen auf vorsexuelle frühe Stufe sind zu finden,
  - magersüchtigem Familiensystem mit stark gebundenen Kindern und heftigen ambivalenten Trennungsversuchen mit dem Ziel „bezogener Individuation" ist auffällig, aber auch „normales Thema" in der Pubertät.

Familie

„Psychosomatogen geprägte" Familien:

- Enge Vermaschung der Familienmitglieder (unscharfe interpersonelle Grenzen, überstarke Abhängigkeit, dyadischer Konflikt, Mangel an Privatheit);
- überprotektive Haltung der Familienmitglieder (Klärung des Konflikts wird vermieden);
- Rigidität (Reifung, Adoleszenz, Autonomiebestreben erschwert);
- Unfähigkeit, Konfliktlösungen zu erarbeiten (Vermeidungshaltung bei oft starrer religiöser und ethischer Einstellung);
- „Rollendominanz", „Autoritätsballung" von Mutter/Großmutter;
- sinnen- und triebfeindliches Leistungsideal;
- nach außen: asketische Reinheit;
- Familien- und Leistungsideologie.

Auslösung

- Schwellensituationen:
  Zu bewältigende neue Aufgaben, die mit körperlicher Reifung und der psychosozialen Entwicklung verbunden sind (wohl weniger Schicksalseinbrüche und Traumata):
  - Lösung vom Elternhaus,

- Beziehungsaufnahme im Sinne eines erwachsenen sexuellen Wesens;
- situagene Krankheitsauslösung:
  - an weibliche Rollenaufgabe der Adoleszenz gebunden,
  - bei sexuellen Annäherungen (Patientinnen waren früher eher „rundlich"; Periode tritt früher auf).

PERSÖNLICHKEIT

- Reserviertes, distanziertes Verhalten,
- intellektualisierende Abwehr,
- ängstlich, nervös, schüchtern, gehemmt,
- starke Bindung und Abhängigkeit bei Tendenz zu sozialer Isolation,
- schizoid, zwanghaft, hysterisch,
- schon früh „Musterkind", angepaßt,
- kein autonomes Ich, falsches Selbst, „Als-ob-Persönlichkeit",
- Ambivalenz gegenüber der geschlechtlichen Reife
  - Pubertätsaskese: Widerspruch zwischen eigenen Vorstellungen und den von außen herangetragenen und als fremd erlebten Rollenerwartungen führen zur somatischen Verweigerung.

PROGNOSE

- Mortalität 8–12%
  (Tod infolge von Kachexie, Hypokaliämie, Kreislaufinsuffizienz, interkurrente Infekte);
- Chronifizierung bei unbehandelten Fällen ca. 40%;
- heiraten weniger häufig als Patientinnen mit anderen Eßstörungen;
- prognostisch günstiger:
  - jugendliches Manifestationsalter
    (Erkrankung in der ersten Hälfte des 2. Lebensjahrzehnts),
  - bulimische Attacken
    (bei bulimischem Verhalten gegenüber rein asketischen Krankheitsformen),
  - bei Patientinnen mit hysterischen und depressiven Persönlichkeitszügen,
  - bei Konfliktbewußtsein
    (wenn sich Patientinnen in psychotherapeutische Beziehung einlassen);
- prognostisch ungünstiger:
  - bei depressiven oder schizophren-psychotischen Persönlichkeitszügen.

ARZT-PATIENT-BEZIEHUNG

Die Patienten versuchen, den Arzt durch kindliches und hilfloses, dabei differenziertes und vernünftiges Wesen, für sich einzunehmen. Sie haben wenig Krankheitseinsicht und versuchen die Behandlung selbst zu bestimmen mit

- Tricks der Nahrungsverweigerung:
  - heimlichem Erbrechen,
  - Laxantienabusus,
  - Täuschungsmanövern beim Liegen,
  - Diebstählen in der Küche.

Problem der Gegenübertragung:
- Arzt ist ärgerlich und feindselig,
- läßt sich auf Machtprobe ein mit der Folge
  - affektiver Isolierung mit Verstärkung des autistischen Rückzugs der Patientin,
  - die unbewußt ausgeprägten Ängste zu übersehen,
  - einen „Sündenbock" (meist die Mutter) verantwortlich zu machen.

THERAPIE

- Konfrontation mit dem Ernst der Erkrankung (Arbeitsbündnis: Eltern müssen zustimmen);
- Notfallbehandlung (Intensivstation):
  - Wiederauffütterung: 3000 kcal mit Magensonde, strenger Bettruhe, Sedativa, eingeschränkte Sozialkontakte;
- Konfliktaufdeckend-psychoanalytisch:
  - psychoanalytisch(e) (orientierte) Therapie (besonders wichtig: Gegenübertragung beachten),
  - Familientherapie (konfliktbearbeitende Familienbehandlung),
  - Indizierte Familienkrise (Konflikte können in Gegenwart des Therapeuten nicht vermieden werden),
  - Veränderungen in der Familienorganisation führen oft zu raschen Besserungen;
- verhaltenstherapeutisch:
  - systematisches Umlernen des Eßverhaltens (Belohnung für Essen und Gewichtszunahme),
  - zunächst soziale Isolation und Einschränkung der Körperaktivität (dann Belohnung mit Kontakten, Therapeut ißt mit),
  - Beurteilung nur über die Gewichtskurve (nicht über Sozialkontakte).

FALLBEISPIEL

Der 17jährige Schüler wiegt 43 kg bei einer Größe von 181 cm. Mit Ausnahme einer Magenverstimmung mit Erbrechen und Gewichtsabnahme von ca. 20 kg vor einem Jahr sei er nicht krank, fühle sich leistungsfähig. Der Gewichtsverlust sei ihm sehr recht. Vor einem Jahr ist eine enge Freundschaft auseinandergegangen, weil er von der Realschule aufs Gymnasium übergewechselt sei. Das sei ein großer Einschnitt gewesen. Er habe allen zeigen wollen, daß man das schaffen kann, und bald sei er auch der Beste der Klasse gewesen. Sonst treibe er

viel Sport, mache bis zu 2 Stunden Waldläufe, exzessive Berg-, Ski- und Radtouren und habe im Keller ein Tretrad. Er esse am liebsten Gemüse, Obst, Joghurt, interessiere sich aber sehr fürs Kochen und backe für die Familie Kuchen. Das Dünnsein erhebe ihn. Masturbation lehne er als „körperlich-sündig“ ab, da spüre er auch nichts mehr.
Zu Hause wird er der „dünne Hering“, seine kleine Schwester „das Nudele“ genannt. Er sei unerwünscht zur Welt gekommen. Seine Mutter sei sehr gründlich, habe „hausfraulichen Ehrgeiz“, sei sehr sparsam und streng. Der Vater, als Vertreter von Büchereien tätig, habe immer an die Vernunft appelliert. Er sei sehr kräftig, sportlich und lege Wert auf gute Bildung.
Die häusliche Atmosphäre ist geprägt von Zwang und Pedanterie, hohen ethischen Forderungen an Intellektualität, wobei alles Emotionale, Körperliche als niedrig eingestuft und weitgehend abgelehnt wird. Die eigenen Triebansprüche delegiert der Patient gleichsam an die Familie, rationalisiert seine Einstellung, kompensiert seine Wünsche durch Leistung, übertriebene körperliche Aktivität, asketische Einstellung und lebt damit vom Emotionalen her eine Vita minima. Der Zusammenbruch erfolgt beim Verlust eines sehr geliebten Freundes, der nicht nur als narzißtische Stütze diente, sondern möglicherweise auch körperlichen Kontakt suchte.

9.3.3 Bulimia nervosa

Die von einem „Ochsenhunger“ Betroffenen sind nicht nur Opfer unseres gesellschaftlichen Schönheits- und Jugendlichenideals, sondern kämpfen ebenso um die eigene Selbstwertfindung.

DEFINITION

Psychogene Eßstörung, bei der exzessive, meist hochkalorische Nahrungsmengen in kürzester Zeit zugeführt und anschließend Maßnahmen ergriffen werden, das Körpergewicht in einem normalen Rahmen zu halten.

Syndrom süchtigen Eßverhaltens („Ochsenhunger“) gekennzeichnet durch:
- Freßattacke (Gier nach Nahrung): rasches Hinunterschlingen großer Nahrungsmengen (hochkalorisch, leicht eßbar und zuzubereiten);
- selbstinduziertes Erbrechen (als Mittel zur Gewichtskontrolle, instrumentell eingesetzt, nicht genußreich oder demonstrativ) und Laxanzien und Diuretika (mit Störungen im Elektrolythaushalt, Nephropathien);

- übermäßige Angst, dick zu sein;
- Normalgewicht;
- nach Freßanfällen depressives Erleben mit Verzweiflung, Scham, Schuld, Selbstvorwürfen;
- Amenorrhö (30%);
- Diebstähle, Suizidversuche, Selbstbeschädigungen;
- Wundheit von Mund, Rachen, Ösophagus;
- Hypercholesterinämie, Elektrolytveränderungen;
- depressive Verstimmungen;
- Zwangssymptome;
- Konzentrations- und Arbeitsstörungen.

DIAGNOSEKRITERIEN NACH DSM-IV

- Wiederholte Episoden von „Freßattacken". Eine „Freßattackenepisode" ist gekennzeichnet durch beide der folgenden Merkmale:
  - Verzehr einer Nahrungsmenge in einem bestimmten Zeitraum (z.B. innerhalb eines Zeitraums von 2 h), wobei diese Nahrungsmenge erheblich größer ist, als die Menge, die die meisten Menschen in einem vergleichbaren Zeitraum und unter vergleichbaren Bedingungen essen würden,
  - das Gefühl, während der Episode die Kontrolle über das Eßverhalten zu verlieren (z.B. das Gefühl, weder mit dem Essen aufhören zu können, noch Kontrolle über Art und Menge der Nahrung zu haben).
- Wiederholte Anwendung von unangemessenen, einer Gewichtszunahme gegensteuernden Maßnahmen, wie z.B. selbstinduziertes Erbrechen, Mißbrauch von Laxanzien, Diuretika, Klistieren oder anderen Arzneimitteln, Fasten oder übermäßige körperliche Betätigung.
- Die „Freßattacken" und das unangemessene Kompensationsverhalten kommen 3 Monate lang im Durchschnitt mindestens zweimal pro Woche vor.
- Figur und Körpergewicht haben einen übermäßigen Einfluß auf die Selbstbewertung.
- Die Störung tritt nicht ausschließlich im Verlauf von Episoden einer Anorexia nervosa auf.

EPIDEMIOLOGIE

- 95% der Betroffenen sind Frauen,
- 3–5% der weiblichen Bevölkerung,
- Manifestationsalter zwischen 20 und 30 Jahren.

FUNKTIONALES MODELL DER BULIMIE (AUS BRAND-JACOBI 1984)

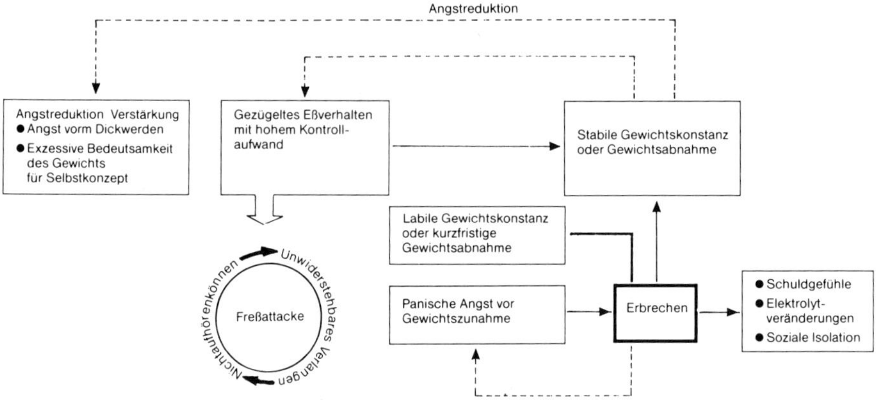

GEZÜGELTES ESSVERHALTEN – FRESSATTACKEN (AUS BRAND-JACOBI 1984)

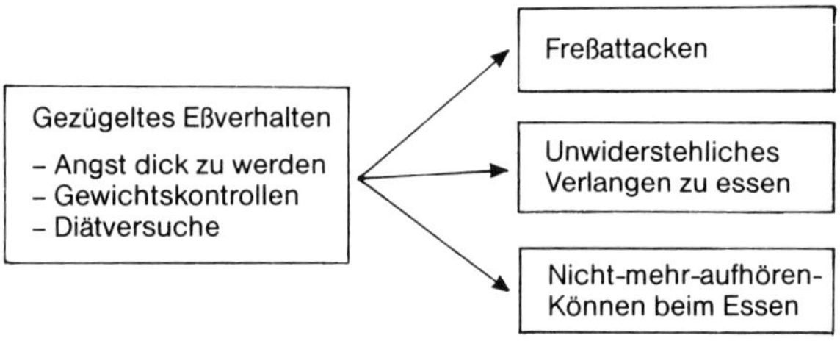

VERLAUF – 3 STADIEN

1. Wechsel vom Diät- zum Betäubungsesser (einseitiges Interesse an Nahrungsaufnahme mit Heißhungeranfällen, „binge eating“);
2. eigentliche Suchtphase:
   - Diätaskese mit Heißhungeranfällen und Erbrechen,
   - Einnahme von Appetitzüglern, Laxanzien,
   - soziale Isolation, Entdeckungsängste,
   - Kompensation im beruflichen Bereich;
3. chronische Phase:
   - Schneller Wechsel zwischen Zügellosigkeit und Enthaltsamkeit mit schweren Heißhungeranfällen („essen nur noch, um zu erbrechen; erbrechen nur noch, um weiter essen zu können“),
   - Kompensationen brechen zusammen,
   - vermehrter Alkoholkonsum, Aufputschmittel,
   - somatische Folgeerscheinungen:
     - Entzündungen im gesamten Verdauungstrakt,
     - Elektrolytstörungen mit entsprechenden Folgen.

DIFFERENTIALDIAGNOSE

- Anorexia nervosa:
  Bei der Anorexie
  - fehlen die typischen Heißhungeranfälle (diese eher nach erzwungenen Mahlzeiten in Familie, auf der Station),
  - typisch die überwertige, konsequent verfolgte Idee der Abmagerung mit Verleugnung des realen Körpergewichtes und deutlich selbstdestruktiven Tendenzen,
  - langfristiges Ausbleiben der Periodenblutung,
  - 50% der Frauen entwickeln jedoch bulimische Anfälle,
  - Bulimikerinnen haben meist ein normales oder leicht erhöhtes Körpergewicht.
- Chronische Brechneurose.

URSACHEN

- Gesellschaftlich:
  - Bulimische Frauen haben gesellschaftliche Maßstäbe und Leistungserwartungen internalisiert.
    Diskrepanz: Heirat, Schwangerschaft, Kinderaufzucht hinausgeschoben, erste sexuelle Kontakte und enge Bindungen aber vordatiert;
  - Schönheitsideal (schlank, attraktiv, mädchenhaft) und Attraktivität als Geschlechtspartnerin spielt entscheidende Rolle.
    Diskrepanz: übermäßiges Nahrungsangebot, auch in der Werbung=Widerspruch von gesellschaftlichen Erwartungen an berufliche Leistung, Schlankheitsideal und Nahrungsüberangebot.
- Bestimmte Persönlichkeitszüge mit gehäuft depressiven Strukturen, dennoch eher
  - extravertiert,
  - handlungsorientiert,
  - zu affektiven Impulsneigungen bereit.

  Bulimische Attacke aber
  - als Niederlage erlebt,
  - mit Schuldgefühlen und Selbstvorwürfen und
  - verzweifelten Gefühlszuständen verbunden.
- Bulimische Handlungen in Zusammenhang mit normalen Belastungen:
  - Trennungen von nahestehenden Menschen,
  - beruflichen Anforderungen,
  - Prüfungsvorbereitungen,
  - eintönigen Lern- und Lebenssituationen
    verbunden mit Gefühlen von
  - Alleingelassensein,
  - Langeweile,
  - Enttäuschungen,
  - Zurückgewiesenwerden,
  - Deprimiertheit,

und in der Folge: sich Trösten mit Essen und Trinken, was vorübergehend entspannt, aber zu Körperfülle führt, die abgelehnt wird.

- Psychoanalytisch-psychodynamisch:
  - Frühkindliche Deprivation,
  - orale Fixierung mit sadomasochistischer Komponente („orale Gier"),
  - Fixierung auf der Stufe des primären Narzißmus,
  - reife Objektbeziehungen verhindert,
  - Abwehr von Sexualitäts- und Schwangerschaftswünschen,
  - Borderlinestörung,
  - orale Fixierung mit sadomasochistischer Qualität,
  - Stehenbleiben auf der Stufe des primären Narzißmus (es können keine reifen Objektbeziehungen aufgebaut werden),
  - ausgeprägte Selbstkontrolle bei brüchigem Selbstwertgefühl,
  - aus Schuldgefühl kompensatorisch hilfsbereit und fleißig,
  - mit Erzeugen von leibhaften Empfindungen durch Nahrungsaufnahme, Völle- und Entleerungsgefühl, wird Identität hergestellt, Selbstfragmentation hintangehalten, Spannungen entlastet,
  - ausgeprägtes Krankheitsgefühl mit Ekel vor der eigenen Gier, dem Erbrechen,
  - durch Hungeranfall Verschiebung der Symptomatik von der psychischen auf die körperliche Ebene,
  - in Herkunftsfamilie Emotionalität verpönt und in Aktivität umgesetzt bei kurzem Spannungsbogen; dadurch größere Kränkbarkeit,
  - „Freß-kotz-Ritual" schützt vor (innerer und äußerer) Reizüberflutung,
  - Störung des weiblichen Identitätsgefühls mit der Angst, vom Mann sexuell abgelehnt zu werden,
  - Anlehnung an ein gesellschaftliches Weiblichkeitsstereotyp,
  - Freßattacken als oral-sadistische Impulse eingesetzt als Waffe gegen die Mutter,
  - Exzessives Essen=Einssein mit der Mutter und die Ablehnung der Symbiosewünsche durch Erbrechen.

Auslösesituationen:
- Trennung von elterlichen, geschwisterlichen Bezugspersonen und der Schwierigkeit, sich mit
  der Trauerreaktion,
  der Entidealisierung,
  der Enttäuschungsaggression,

den andrängenden sexuellen und vielfältigen genußversprechenden Impulsen auseinanderzusetzen,
- bei fehlender Kontrolle des mütterlichen Blicks am Eßtisch.

SCHEMA DER BULIMIE (AUS FEIEREIS 1989)

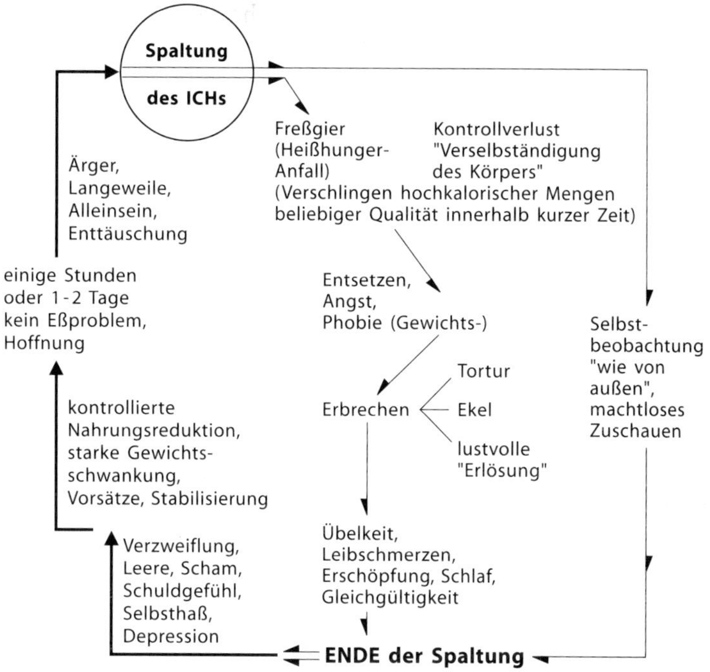

THERAPIE

- Behandlungsplan:
  - mehrdimensionaler Ansatz,
  - Berücksichtigung der Auswirkung des „toxischen" Hungerzustandes,
  - kausale Orientierung der Behandlung,
  - Beeinflussung der Körperschemastörung;
- konfliktaufdeckend (ambulant und/oder stationär) bei ausreichender Motivations- und Introspektionsfähigkeit;
- körperorientierte Verfahren:
  - zur Beeinflussung der Körperschemastörung,
  - zur körperlichen Entspannung;
- verhaltenstherapeutisches Konzept:
  - Aufbau von Selbstkontrolle des Eßverhaltens:
    Beobachtung und Beschreibung des Eßverhaltens,
    Suche nach spezifischen Auslösern,
    Reizkontrolltechniken zur Einhaltung geregelter Mahlzeiten,
    schrittweises Einführen „gemiedener" Nahrungsmittel,

- Korrektur verzerrter Einstellungen zum Körper, Essen und Gewicht;
  Bearbeitung weiterer damit zusammenhängender defizitärer Bereiche:
  kognitive Techniken,
  Körperübungen,
  Selbstsicherheitstraining,
  Diskussion allgemeiner Problembereiche.

KOMBINIERTE PSYCHOSOMATISCHE THERAPIE BEI BULIMIE (AUS FEIEREIS 1990)

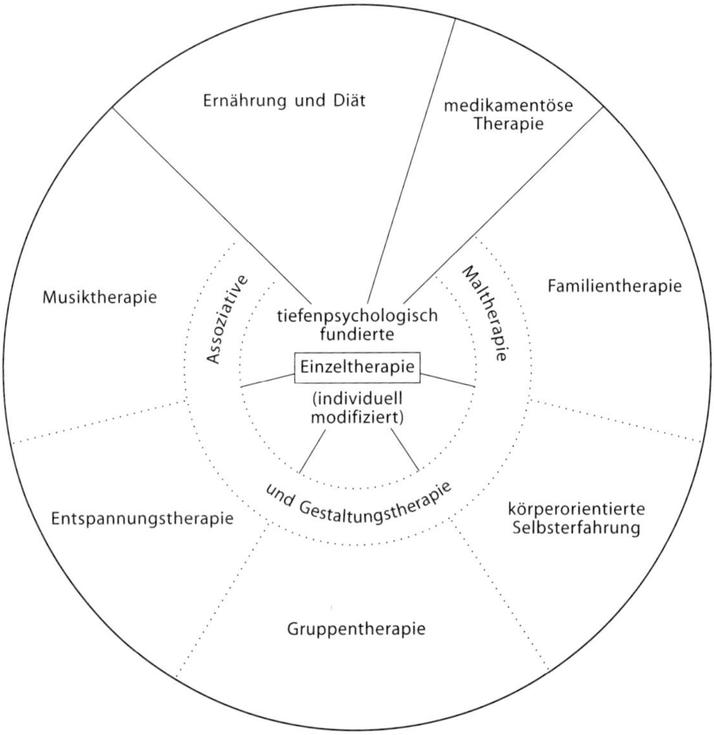

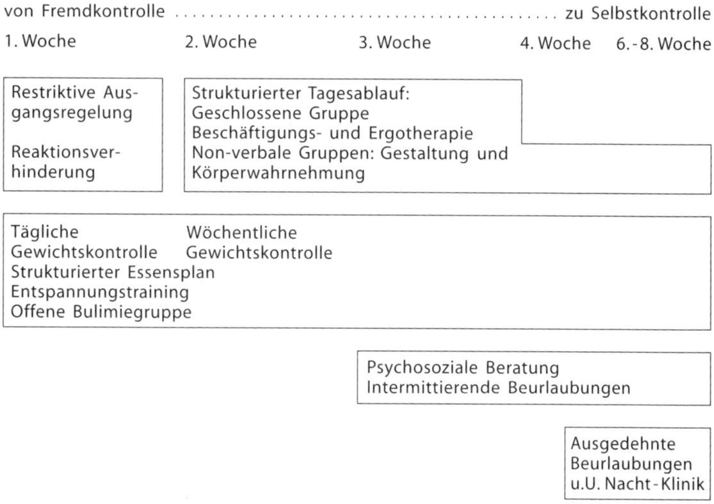

Verhaltenstherapeutisches Basisprogramm des integrativen Therapiekonzeptes (aus Dippel 1988)

Fallbeispiel

Die 25jährige Jurastudentin provoziert nach jedem Essen Erbrechen, indem sie den Finger in den Hals steckt. Darauf folgen „Freßphasen", auf die sie wiederum mit Erbrechen reagiert. Sie ist 173 cm groß und wiegt 65 kg. In der Kindheit sei sie insgesamt „krankheitsanfällig" gewesen. Keine Auffälligkeiten des organischen Befundes.

Die Symptomatik sei mit Beginn der Pubertät (13 Jahre) erstmals aufgetreten. „Da habe ich es schon regelmäßig gemacht. Das Eßverhalten gehörte nur mir selber. Das war zuerst schön für mich. Dann lief es wie automatisch ab, aber seit 3 Monaten leide ich darunter, bin depressiv geworden, komme nicht mehr mit mir zurecht."

Zur Zeit des Ausbruchs der Symptomatik ist sie zum erstenmal von zu Hause weg. Sie ist im Skilager, wo es zur ersten sexuell-erotischen Annäherung kommt.

Vor 3 Monaten kommt ihr Freund von einem längeren Auslandsaufenthalt zurück. „Ich mag ihn sehr, aber mit ihm habe ich noch nie einen Orgasmus gehabt. Und dann war ich zwischendurch mit einem anderen Mann zusammen. Und dann kamen jetzt die Schuldgefühle".

Vorbild der Patientin war eine „dünne Freundin", die dem eigenen und elterlichen „Idealbild von einer schlanken Frau" entsprach. Über Essen, Schönheit und Schlankheit sei in der Familie überhaupt viel gesprochen worden. „Das andere Thema war Leistung".

Die Eltern sind beide berufstätig, intellektuell-rationalisierend ausgerichtet, haben wenig Zeit, übergeben ihre beiden Kinder deshalb Nachbarn und Kindermädchen. Keine emotionale Wärme, aggressive Regungen werden unterdrückt. Die Mutter gibt der Patientin wenig weibliche Identifikationsmöglichkeit; dem Ideal ihres Vaters zu entsprechen, ist ihr Ziel. Wünsche nach oral-liebender Zuwendung drängen an und werden mit „Freßphasen" befriedigt, sind jedoch mit Schuldgefühlen verbunden. Hingabe, genital reife Sexualität ist ihr nur „heimlich" mit Männern möglich, die nicht ihren und des Vaters intellektuellen Ansprüchen genügen, aber ihre Triebwünsche äußern können. So kommt sie in Konflikt, als ihr gesellschaftlich hochstehender Freund zurückkommt; ihre Symptome werden ihr als Krankheit bewußt.

MÖGLICHE ORGANISCHE SYMPTOME: BEI LÄNGER BESTEHENDER KRANKHEIT

- Handverletzungen;
- Zahnschäden;
- Sialadenose;
- Reflux-Ösophagitis, Mallory-Weiss-Syndrom, Boerhave-Syndrom;
- Obstipation;
- Hyperamylasämie, Pseudopankreatitis;
- Elektrolytveränderungen: Hypokaliämie, Hypomagnesiämie, Hyponatriämie, Hypochlorämie mit met. Alkalose bzw. Azidose, hypokaliämischer Nephropathie (bis zur Niereninsuffizienz), musk. Schwäche, Herzrhythmusstörungen;
- endokrinologische Veränderungen:
  - infantiles Sekretionsmuster von LH/FSH mit Zyklusstörungen, Amenorrhö,
  - Hyperkortisolismus (path. Dexamethasonhemmtest),
  - Low T_3-Syndrom, TRH-Stimulation vermindert Folgen: LDL-Cholesterin-Erhöhung, Bradykardie, etc.,
  - CCK u.a. gastrointest. Neuropeptide,
  - Neurotransmitter,
  - Pseudo-Bartter-Syndrom (sek. Hyperaldosteronismus), Folge: Ödemneigung, Hypotonie;
- Mangelsymptome (Fehlernährung):
  - selten Vitamin D-Mangel mit Osteomalazie,
  - Calzium-Mangel mit Osteoporose,
  - selten Vitamin B-Komplex-Mangel,
  - selten (reversible) Hirnatrophie.

9.3.4 Psychogene Adipositas

Das Dicksein gilt in unserer Kultur eher als abstoßend mit der Unmöglichkeit des Sich-zusammenreißen-könnens. Die dahinter lauernde psychische Not wird häufig zu wenig bedacht.

DEFINITION

Übermäßige Anhäufung von Fett im Körper. Körpergewicht überschreitet Standardgewicht um 20%. Broca-Referenzgewicht in kg=Körpergewicht in cm minus 100 (Terminus „Fettsucht" diskriminierend).

EPIDEMIOLOGIE

- 37% der Männer;
- 34% der Frauen in Deutschland sind übergewichtig;
- 12× höhere Mortalität als Idealgewichtige bei Männern, zwischen 25 und 35 Jahren, die das Idealgewicht um 150–300% überschreiten;
- mehr als 50% der Todesfälle sind kardiovaskulär;
- bei Übergewicht von +20% über Broca haben
  - 29% einen erhöhten Blutdruck,
  - 29% eine Hypercholesterinämie,
  - 41% eine Hypertriglyzeridämie,
  - 7% einen erhöhten Nüchternblutzucker;
- Komplikationen:
  - Gallensteine,
  - degenerative Skelettveränderungen,
  - postoperative Thrombosen und Embolien,
  - Atemwegsobstruktionen,
  - Schlafapnoe (Pickwick-Syndrom),
  - Cor pulmonale,
  - erhöhtes Risiko für Koronarerkrankungen!

NEUROPHYSIOLOGIE DER ADIPOSITAS

Hungerzentrum im lateralen Hypothalamus,
Sättigungszentrum im Bereich des Nucleus ventromedialis des Hypothalamus:
Schädigung (bei Ratten):
- verminderte Reagibilität gegenüber viszeralen Afferenzen (*Folge:* Überfressen mit Fettsucht),
- gesteigerte Reagibilität gegenüber Geschmacksqualitäten (starkes Überfressen bei Hinzufügung schmackhafter Korrigentien).

PATHOLOGISCHES ESSVERHALTEN

- Rauschartig ablaufender Eßvorgang („oraler Orgasmus"),
- „Daueresser" bei vermindertem Sättigungsempfinden,
- „Vielesser" bei begonnener Mahlzeit („der Appetit kommt mit dem Essen", herabgesetzte Sättigungsempfindung),

- „Nachtesser", Eßvorgang kann nicht beendet werden (sexuelle Frustration?).

SOZIOLOGISCHE ASPEKTE

- Visueller Bezug: Dicke essen mehr, wenn sie Nahrung sehen, wenn die Tafel erleuchtet ist.
- Zeitlicher Bezug: Übergewichtige essen, wenn sie glauben, die Essenszeit sei gekommen.
- Bezug zur Bewegung: Zunahme der Nahrungsaufnahme nach Reduktion körperlicher Aktivitäten (im Anschluß an Autokauf!), Abnahme bei vermehrter körperlicher Bewegung).
- Bezug zur sozialen Schicht: häufiger in unteren Schichten.

PSYCHODYNAMIK

- *Füttern* als einziges Ausdrucksmittel für liebevolle Zuwendung (Nahrung als wichtigster emotionaler Beziehungsfaktor),
- *Essen* als Abwehr von Unlustempfindungen (Abwehr des drohenden Verlusts der körperlichen und seelischen Integrität).

  Regression:
  - Fixierung auf orale Befriedigungen,
  - Essen als Ersatz für fehlende Mutterliebe und zur Abwehr von Depression („Kummerspeck"),
  - Infantilität mit starken Abhängigkeitswünschen.

  Narzißtische Züge:
  - Essen als symbiotischer Ersatz,
  - sich selbst hoch und unrealistisch einschätzen,
  - depressive Reaktionsbereitschaft als Abwehr eigener aggressiver Triebwünsche:
    - Wendung gegen sich selbst,
    - Überempfindlichkeit gegen Versagungen.

  Störung des Körperschemas.

FAMILIENKONSTELLATION BEI ADIPÖSEN KINDERN

- Mütter dominierend, Väter passiv;
- adipöse Kinder meist Einzelkinder oder letzte Kinder;
- bedürftige, neurotische Mutter hält Kind in Abhängigkeit;
- Nahrung als wichtigster emotionaler Beziehungsfaktor Mutter/Kind;
- Kind kann Hunger und Sättigung nicht mehr differenzieren. *Folge:* unbewußte Verknüpfung zwischen bestimmten emotionalen Konstellationen und der Notwendigkeit sofortiger Nahrungszufuhr;
- *beim Kind:* psychische Reifungsstörung mit Abhängigkeitswünschen, Minderwertigkeitsgefühlen und depressiver Reaktionsbereitschaft.

PERSÖNLICHKEIT

- kein einheitlicher Typus, jedoch 2 Ausprägungen:
  - ein inaktiver Typ: lahm, antriebsarm, bequem, fühlen sich minderwertig, trauen sich wenig zu, neigen zu aggressiven Durchbrüchen,
  - ein aktiver Typ: kontaktfreudig, extravertiert, mit infantiler Anspruchshaltung;
- wesentliche Charakterzüge:
  - wenig differenzierte „Oralität",
  - alles haben wollen,
  - verwöhnen andere und lassen sich verwöhnen (speisen andere ab wie sie selber früher abgespeist worden sind),
  - orale Abhängigkeit,
  - auf Nähe und symbiotische Beziehungen angewiesen,
  - Trennungen bedeuten Versagungen,
  - häufig Potenzstörungen,
  - Ehe als orale Interessengemeinschaft,
  - 67% leiden stark, 7% mäßig, 26% nicht;
- Kinder:
  - rezeptiv, unreif, motorisch gehemmt,
  - kleben an der Mutter, sind fordernd, nie gesättigt.

Überprotektives Verhalten der Mutter als Folge von Schuldgefühlen, besonders dann, wenn das Kind in einer frühen Phasen erkrankt:
Freud (Ges. W. XV): „Es ist gewöhnlich, daß Mütter, denen das Schicksal ein krankes oder sonst benachteiligtes Kind geschenkt hat, es für diese ungerechte Zurücksetzung durch ein Übermaß an Liebe zu entschädigen suchen".

ERKRANKUNGS-SITUATION

Orale Ersatzhandlungen bei:
- Frustrationen (Trennung vom Liebesobjekt),
- Verstimmung, Leeregefühl, Antriebslosigkeit,
- Situationen seelischer Anspannung (Examensvorbereitung!).

ARZT-PATIENT-BEZIEHUNG

Erschwerende Faktoren:
- Krankheit wird nicht ernst genommen,
- Erwartung des Arztes, der Patient könne durch Vorsatz und Willen abnehmen,
- Äußerungen des Patienten, er esse nichts, werden als bewußte Täuschung und Lüge diffamiert.
- *Folgen:*
  - Arbeitsbündnis erschwert aufgrund dieser (ärztlichen) Gegenübertragung und des verminderten Selbstwertgefühls des Patienten,
  - Resignation, Depression werden verstärkt,
  - Patienten sprechen nicht mehr über das Thema „Essen",

- Patienten verleugnen (unbewußt!) die vermehrte Kalorienzufuhr und die dysplastische Körperbauform.

THERAPIE

Erfolge außerordentlich begrenzt wegen des Suchtcharakters. Wichtig ist, die innere Trieb-Konflikt-Erlebnis-Situation des Patienten ebenso zu berücksichtigen wie die Umweltfaktoren; deshalb kombiniertes psychotherapeutisches Programm:

- Verminderung der Kalorienzufuhr (schwer zu kontrollieren);
- Förderung der körperlichen Aktivität;
- Einführung in die Probleme der Ernährungslehre;
- Psychotherapeutisch-aufdeckende Maßnahmen nur indiziert, wenn ausgeprägte neurotische Symptome und ein deutlicher Leidensdruck vorliegen;
- Selbsthilfegruppen (Erfolge dort besser als rein ärztlicher Therapie);
- Verhaltenstherapie (pathologisches Eßverhalten wird verändert):
  - Beschreibung des zu kontrollierenden Verhaltens (z.B. Buchführen über die Nahrungsaufnahme),
  - Kontrolle der Stimuli, die dem Essen vorausgehen (Vorrat an Nahrungsmitteln begrenzen, Zugang erschweren, aparte Tischgarnituren bei allen Mahlzeiten),
  - Essenshandlung kontrollieren (langsam essen, Nebenbeschäftigungen unterlassen),
  - Modifikation der Folgen des Essens (Belohnung bei hoher Punktzahl, erworben durch Zählen des Kauens und Schluckens usw.).

  Gewisse Erfolge belegt, aber: hohe Rate an gleichzeitigen emotionalen Symptomen, Untersuchungen zur Symptomverschiebung liegen nicht vor.

  Basis der Verhaltenstherapie: Adipöse assoziieren fälschlicherweise die Beendigung der Nahrungsaufnahme mit dem Nicht-mehr-Vorhandensein von Nahrung.

FALLBEISPIEL

Die 20jährige Beiköchin hat seit 1 1/2 Jahren erheblich an Gewicht zugenommen (135 kg bei 176 cm); sie fühlt sich schlapp, kann nachts nicht mehr schlafen, ist mit sich selber nicht mehr zufrieden. Eine organische Ursache für die Fettsucht wird nicht gefunden. Sie raucht 60 Zigaretten pro Tag und sagt: „Wenn ich mich ärgere, kaufe ich mir einen Haufen süßes Zeug und verschlinge das". Sie ist vor 1 1/2 Jahren nach Bayern gekommen.

Sie ist unehelich, unerwünscht auf die Welt gekommen, muß früh auf die folgenden 6 Geschwister (aus 3 Ehen der Mutter) aufpassen, muß eigene Wünsche immer zurückstellen. Die Mutter sei hager, jähzornig, sehr streng. Sie habe die Patientin teilweise einer trinkenden Tante und einem gutmütigen Onkel („der mir wohl mal was zusteckte") übergeben. Die Patientin habe nie laut und lebhaft sein dürfen, „Sei ruhig, du kriegst was Süßes", habe es geheißen.

Patientin geht aus Enttäuschung darüber nach Bayern, daß sie ein Freund verlassen hat, den sie sehr verehrt. Ein weiterer „Freund" verläßt sie nach wenigen Tagen und verschwindet, nachdem er ihr die Ehe versprochen und ihr Geld an sich genommen hat.

Die Symptomatik bricht bei der Patientin aus, als der Freund sich von ihr trennt, sich entlobt, sie daraufhin nach Bayern geht und ihren Familienclan verläßt. Zudem ist gleichzeitig die Großmutter, zu der sie als einzige Person echtes Vertrauen hatte, gestorben. Die Mutter sagt schließlich bei einem Besuch: „Komm mir nicht mehr nach Hause, du bist uns zu fett-eklig!"

Jeder Wunsch der Patientin wird im frühen Kindesalter mit einem oralen Angebot beantwortet, mit Enttäuschungen kann sie nur mit Hilfe von Süßigkeiten fertig werden, eine gravierende Depression damit unterdrücken. Ein Selbstwertgefühl kann sie kaum entwickeln, sie sucht ihre Identität, ihre Stütze in anderen, gibt Freunden einen Vertrauensvorschuß, der realitätsfern ist. Enttäuschungen sind vorprogrammiert. Als sich die Situation für sie erheblich zuspitzt, „wählt" sie – unbewußt – den oralen Weg, der in die Freß-/Fettsucht führt.

Literatur

Adam K-U (1990) Physiologisch-biochemische Aspekte von Anorexie und ihre Bedeutung für die Psychotherapie. Prax Psychother Psychosom 35:217–227

Bleuler M (1954) Endokrinologische Psychiatrie. Thieme, Stuttgart

Bogdonoff MD, Brehm ML, Bach KW (1964) The effect of the experiments role upon subjects response to an unpleasant task. J Psychosom Res 8:137–143

Brand-Jacobi J (1984) Bulimia nervosa: Ein Syndrom süchtigen Eßverhaltens. Psychother Med Psychol 34:151–160

Bräutigam W (1976) Psychosomatische Gesichtspunkte zur Genese und Therapie der Übergewichtigkeit. Therapiewoche 26:1206–1212

Bräutigam W, Christian P, von Rad M (1992) Psychosomatische Medizin, 5. Aufl. Thieme, Stuttgart

Bruch H (1949) Physiologic and psychologic interrelationships in diabetes in children. Psychosom Med 26:1206–1212

Bruch H (1973) Eating disorders: Obesity, anorexia nervosa and the patient within. Basic, New York

Cannon WB (1925) Bodily changes in pain, fear and rage. Appleton, New York London

Cardon PV, Gordan RS (1959) Rapid increase of plasma unesterified fatty acids in man during fear. J Psychosom Res 4:5–9

Cierpka M (1982) Der juvenile Diabetiker und seine Familie. Z Psychosom Med 28:363–384
Cremerius J, Elhardt S, Hose W (1956/57) Psychosomatische Konzepte des Diabetes mellitus. Psyche 4:785–794
Crisp AH (1970) Reported birth weights and growth rates in a group of patients with primary anorexia nervosa. J psychosom Res 14:23–50
Crisp AH, Priest RG (1970) Nature of complaint in relation to social class. In: Recent research in psychosomatics. Karger, Basel
Delbridge L (1975) Educational and psychological factors in the management of diabetes in childhood. Med J Aust 2:737–739
Dippel B (1988) Vom Lernprozeß im Umgang mit bulimischen Patienten. Prax Psychother Psychosom 33:21–34
DMS-IV (1996) Diagnostisches und statistisches Manual psychischer Störungen. Beltz, Weinheim
Dreyfuss F, Czaczkes JW (1959) Blood cholesterol and uric acid of healthy medical students under stress of examination. Intern Med 103:708–712
Fehm KL, Voigt K (1990) Klinische Psychoneuroendokrinologie. In: Uexküll T von (Hrsg) Psychosomatische Medizin. Urban & Schwarzenberg, München
Feiereis H (1990) Bulimia nervosa. In: Uexküll T von (Hrsg) Psychosomatische Medizin. Urban & Schwarzenberg, München
Feiereis H (1989) Diagnostik und Therapie der Magersucht und Bulimie. Marseille, München
Fichter MM (1991) Anorexia und Bulimia nervosa: Symptomatik, medizinische Komplikationen, Ätiologie und Behandlung. Internist 32:38–49
Fowkes FGR, Leng GC, Donnan PT, Deary IJ, Riemersma RA, Housley E (1992) Serum cholesterol, triglycerides, and aggression in the general population. The Lancet 340:995–998
Frankenhäuser M, Mellis J, Rissler A, Björkvall C, Patkai P (1968) Catecholamine excretion as related to cognitive and emotional reaction patterns. Psychosom Med 30:109–120
Freyberger H (1960) Ergebnisse einer dreijährigen ambulanten Fettsuchttherapie. Arch Klin Med 206:247–251
Gerlinghoff M (1987) Anorexia nervosa und Bulimie – Eine mehrdimensionale stationäre Psychotherapie. Psychother med Psychol 37:312–316
Gerlinghoff M, Backmund H, Franzen U, Gorzewski B, Fenzel T (1997) Strukturiertes tagesklinisches Therapie-Programm für Eßstörungen. Psychother Psychosom med Psychol 47:12–20
Gries FA (1988) Der Kranke mit Diabetes mellitus: Überblick aus klinischer Sicht mit besonderer Berücksichtigung psychologischer Probleme. In: Klußmann R (Hrsg) Stoffwechsel. Springer, Berlin Heidelberg New York Tokyo (Psychosomatische Medizin im interdisziplinären Gespräch)
Groen JJ, de Loos WS (1973) Psychosomatische aspecten van diabetes mellitus. Excerpta Medica, Amsterdam
Habermas T (1987) Ist die Bulimie eine Sucht? Prax Psychother Psychosom 32:137–146
Ham EC, Alexander F, Carmichael HT (1958) A psychosomatic theory of thyreotoxicosis. Psychosom Med 13:18–35
Harlan WR, Oberman A, Mitchell RE, Graybiel A (1967) Constitutional and environmental factors related to serum lipid and lipoprotein levels. Ann Intern Med 66:540–555
Hellhammer D, Kirschbaum C, Lehnert H (1996) Psychoendokrinologie. In: Uexküll T von (Hrsg) Psychosomatische Medizin. Urban & Schwarzenberg, München
Herrmann JM, Beischer W, Berger F (1990) Diabetes mellitus. In: Uexküll T von (Hrsg) Psychosomatische Medizin. Urban & Schwarzenberg, München
Hinkle LE, Wolf S (1949) Experimental study of life situations, emotions and the occurrence of acidosis in a juvenile diabetic. Am J Med Sci 217:130–134
Hinkle LE, Evans FM, Wolf S (1951) Studies in diabetes mellitus. IV. Psychosom Med 13:184–202

Hoffmann SO, Hochapfel G (1995) Neurosenlehre. Psychosomatische und Psychotherapeutische Medizin, 5. Aufl. Schattauer, Stuttgart
Jenkins CD, Curtis GH, Zyzanski SJ, Rosenman RH, Friedman M (1969) Psychological trends and serum lipids. Psychosom Med 31:115–128
Jochmus J (1974) Diabetes mellitus im Kindesalter aus psychosomatischer Sicht. Ther Prax 15:419–430
Johnson CL, Stucky MK, Lewis LD (1983) Bulimia: A descriptive survey of 316 cases. Int J Eating Dis 2:3–16
Kasl SV, Cobb S, Brooks GW (1968) Changes in serum uric acid and cholesterol levels in men undergoing job loss. JAMA 206:1500–1507
Klußmann R (1981) Untersuchungen zum Persönlichkeitsbild des Gichtikers. Z Psychosom Med 27:347–359
Klußmann R (1983) Psychosomatische Aspekte der Gicht. Vandenhoeck & Ruprecht, Göttingen
Klußmann R (1988) Der Gichtpatient im Rahmen psychosomatischer Gichtforschung. In: Klußmann R (Hrsg) Stoffwechsel. Springer, Berlin Heidelberg New York Tokyo (Psychosomatische Medizin im interdisziplinären Gespräch)
Klußmann R, Wallmüller-Strycker A (1981) Beitrag zur psychogenen Polydipsie – Suizid als Lösung einer narzißtischen Krise. Z Psychosom Med 27:161–167
Krüskemper G, Krüskemper HL (1970) Neurotische Tendenzen und Extraversion bei Hyperthyreose. Z Psychosom Med 16:178–189
Krüskemper G, Pabst R, Zeidler HL (1970) Schilddrüse und Neurose. Verh Dtsch Ges Psychol 27:573–579
Laessle RG (1988) Strukturierte ambulante Gruppentherapie bei Bulimie – Vorläufige Ergebnisse einer kontrollierten Therapiestudie. Psychother med Psychol 38:324–327
Levi L (1965) The urinary output of adrenaline and noradrenaline during different experimentally induced pleasant and unpleasant emotional state. Psychosom Med 27:80–85
Liedtke R (1990) Bulimien mit und ohne Vorgeschichte einer Anorexie – Varianten oder Entitäten? Psychother med Psychol 40:271–277
Minuchin S (1973) Anorexia nervosa. A successful application of a family therapy approach. (Presented at the American Academy of Child Psychology, Washington)
Muhs A (1986) Bulimia mentalis. In: Hau TF (Hrsg) Psychosomatische Medizin. Oldenbourg, München
Muldoon MT, Manuck SB, Matthews KA (1990) Lowering cholesterol concentrations and mortality: a quantitative review of primary prevention trials. Br Med J 301:309–314
Niebel G (1987) Psychopathologische Aspekte gestörten Eßverhaltens II – Selbstbeurteilte Attraktivität, chronische Selbstkontrolle beim Essen und Kontrollverlust. Psychother med Psychol 37:324–330
Paar GH (1987) Selbstzerstörung als Selbstheilung. Eine Untersuchung zu Patienten mit artefiziellem Syndrom. Mater Psychoanal 13:1–54
Paul T (1989) Verhaltenstherapeutische Maßnahmen bei Eßstörungen. In: Hand I, Wittchen H-U: Verhaltenstherapie in der Medizin. Springer, Berlin Heidelberg New York Tokyo
Paul T, Jacobi C (1986) Ein ambulantes verhaltenstherapeutisches Gruppenprogramm bei Bulimia nervosa. Psychother med Psychol 36:232–239
Payne WR, Eveson MB, Sloane RB (1963) The relationship between blood cholesterol level and objective measures of personality. J Psychosom Res 7:23–24
Persky H, Hamburg DA, Basowitz H et al (1958) Relation and emotional responses and changes in plasma hydrocortisone level after stressful interview. Arch Neurol Psychiatry 79:434–439
Pudel V (1982) Zur Psychogenese und Therapie der Adipositas. Springer, Berlin Heidelberg New York
Pudel V, Meyer JE (1974) Die Fettsucht als Störung des Appetitverhaltens unter Stress. Dtsch Med Wochenschr 99:618–628

Pudel V, Westenhöfer J (1988) Verhaltenstheoretische Überlegungen zur Entstehung und Behandlung von Eßstörungen. In: Klußmann R (Hrsg) Stoffwechsel. Springer, Berlin Heidelberg New York Tokyo (Psychosomatische Medizin im interdisziplinären Gespräch)
Pyle RL, Mitchell JE, Eckert ED (1981) Bulimia: A report of 34 cases. J Clin Psychiatr 42:60–64
Rahe RH, Rubin RT, Arthur RJ, Clark DR (1968) Serum uric acid and cholesterol variability. JAMA 208:2075–2080
Rahe RH, Rubin RT, Gunderson EKE, Arthur CR (1971) Psychologic correlates of serum cholesterol in man. A longitudinal study. Psychosom Med 33:399–410
Rudolf G (1970) Psychodynamische und psychopathologische Aspekte des Diabetes mellitus. Z Psychosom Med 16:246–263
Sachar E (1976) Hormones, behavior and psychopathology. Raven, New York
Sapira JD, Lipman R, Shapiro A (1965) Effect of restraint on free fatty acid mobilization in rats. Psychosom Med 27:165–170
Schepank H (1956/57) Psychosomatische Faktoren bei endokrinen Störungen. Z Psychosom Med 3:77–95
Schepank H (1987) Verläufe. Seelische Erkrankungen der Stadtbevölkerung. Springer, Berlin Heidelberg New York Tokyo
Schmitt G (1987) Anorexia nervosa und Bulimie. Prax Psychother Psychosom 32:128–136
Sloane RB, Inglis J, Payne RW (1962) Personal traits and maternal attitudes in relation to blood lipid level. Psychosom Med 24:278–285
Sperling E, Massing A (1972) Besonderheiten in der Behandlung von Magersuchtfamilien. Psyche 26:257–369
Stern LS, Dixon KN, Nemzer E (1984) Affective disorder in the families of women with normal weight bulimia. Am J Psychiatry 141:1224–1227
Stone WN, Gleser CG, Gottschalk LA, Iacono JM (1969) Stimulus, affect, and plasma free fatty acid. Psychosom Med 31:331–341
Strohmeyer G (1973) Ernährung. In: Siegenthaler W (Hrsg) Pathophysiologie. Thieme, Stuttgart
Stunkard AJ (1975) From explanation to action in psychosomatic medicine: The case of obesity. Psychosom Med 37:195–236
Swift CR, Seidman F, Stein H (1967) Adjustment problems in juvenile diabetes. Psychosom Med 29:555–571
Voigt KM, Fehm HL (1983) Psychoendokrinologie. Intern Welt 5:130–136
Weiner H (1977) Psychobiology and human disease. Elsevier, New York
Whybrow P, Ferrell R (1975) Thyreoid state and human behavior. In: Prange AJ (ed) The thyreoid axis, drugs and behavior. Williams & Wilkins, Baltimore
Ziolko HU (1985) Bulimie. Z Psychosom Med 31:23–246

Kapitel 10

Bewegungsapparat

RHEUMA

EINFÜHRUNG

Unter dem Oberbegriff „Rheuma“ (=fließender Schmerz) sind eine Reihe verschiedener Krankheitsbilder des Bewegungsapparates zusammengefaßt, deren Ursache meist unklar ist. Verbunden sind die Beschwerden mit einem vermehrten Spannungszustand der Muskulatur, der nicht selten auf innerpsychische Ambivalenzkonflikte zurückzuführen ist. Diese Kontakte beziehen sich wiederum auf Entwicklungshemmungen der frühen Kindheit und wirken sich vor allem im Beziehungsbereich aus. Die Ausprägungen innerpsychischer chronischer Spannungszustände in verschiedenen Krankheitsbildern dürfte mit dem „organischen Entgegenkommen“ - einem genetischen Faktor - zusammenhängen.

EINTEILUNG DER RHEUMATISCHEN ERKRANKUNGEN

Gesamtmorbidität - ca. 8% der Bevölkerung

- Entzündlich rheumatische Erkrankungen — ca. 3% der Bevölkerung
  - Chronische Polyarthritis CP, — 1%
  - seronegative Spondylarthritiden (Spondylarthritis ankylopoetica, Mb Reiter, Arthritis psoriatica), — 1%
  - Rheumatisches Fieber, — 0%
  - Kollagenosen, — 0,01%
  - Polymyalgia rheumatica; — 1% (der 65–86jährigen)
- Degenerative und weichteilrheumatische Erkrankungen. — 5%

EPIDEMIOLOGIE UND KLASSIFIZIERUNG RHEUMATISCHER ERKRANKUNGEN (AUS SCHATTENKIRCHNER 1980)

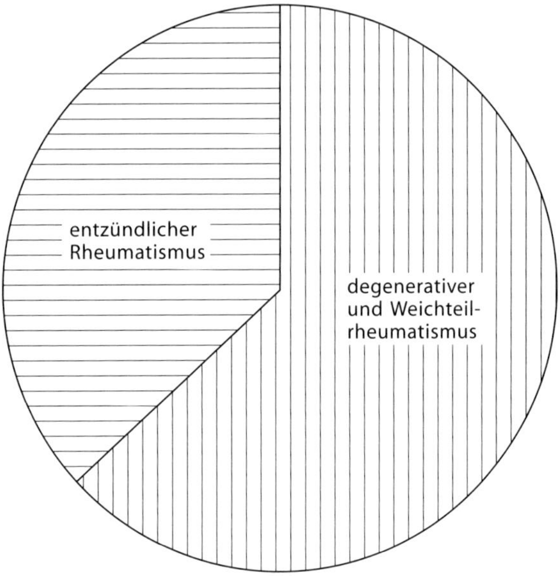

10.1
Rheumatoide Arthritis (cP)

Bei der rheumatoiden Arthritis (cP) finden wir nicht selten die psychodynamische „Grundformel" einer „liebevollen Tyrannei": ein Sich-aufopfern für den anderen hält diesen jedoch auch in Abhängigkeit.

DEFINITION

Entzündliche Allgemeinerkrankung der mesenchymalen Gewebe, bevorzugte Manifestation als Synovialitis, ungeklärter Ätiologie.

PRODROME

- Allgemeinschwäche,
- Müdigkeit,
- Anorexie,
- Gewichtsverlust,
- Nervosität,
- Depression,
- Hyperhydrosis an Händen und Füßen,
- Tachykardie.

KLINISCHE FRÜHZEICHEN

- Intermittierender Muskelschmerz (Schulterregion bevorzugt),
- Morgensteifigkeit, Kälteempfindlichkeit,
- umschriebene Gelenkschwellung,
- Überwärmung (Hand-, Fingergelenke und Vorderfüße bevorzugt),

- Volarflexionsschmerz,
- lateraler Druckschmerz (Gänsslen-Phänomen) über Finger- und Zehengrundgelenken, Endphasenschmerz bei extremer Extension und Flexion,
- Tendosynovitis (verdächtig bei hartnäckigem Bestehen).

DIAGNOSTISCH-ANAMNESTISCHE KRITERIEN NACH DER AMERICAN RHEUMATISM ASSOCIATION (AUFSTEIGENDE REIHENFOLGE)

- Morgensteifigkeit,
- Bewegungs- und Druckschmerz an mindestens einem Gelenk,
- Schwellung in mindestens einem Gelenk (Weichteilverdikkung),
- Schwellung in mindestens einem weiteren Gelenk,
- Symmetrische Schwellung von Gelenken,
- Subkutane Knoten über knöchernen Vorsprüngen,
- Typische Röntgenveränderungen (Osteoporose gelenknaher Zonen),
- Positive Agglutinationstests (Rheumafaktoren, ASL),
- Pathologisches Muzinpräzipitat der Synovialflüssigkeit,
- Histologische Veränderungen der Tunica synovialis,
- Histologische Veränderungen der Knötchen (granulomatöse Herde mit zentralen Nekrosezonen).

DIFFERENTIALDIAGNOSE

- Akuter Gelenkrheumatismus,
- Weichteilrheumatismus,
- Kollagenerkrankungen,
- Psoriasisarthritis,
- Stoffwechsel- und tumorbedingte Gelenkbeteiligungen,
- Allergien und Arzneimittelnebenwirkungen,
- verschiedene Erkrankungen wie Osteochondrose, Amyloidose, Erythema nodosum.

REGULATIONSMECHANISMUS DES MUSKELTONUS UND DIE BEZIEHUNG ZWISCHEN NERVENSYSTEM, PSYCHE UND MUSKULATUR (AUS HERRMANN ET AL. 1996, MOD. NACH NEUMAYER 1974)

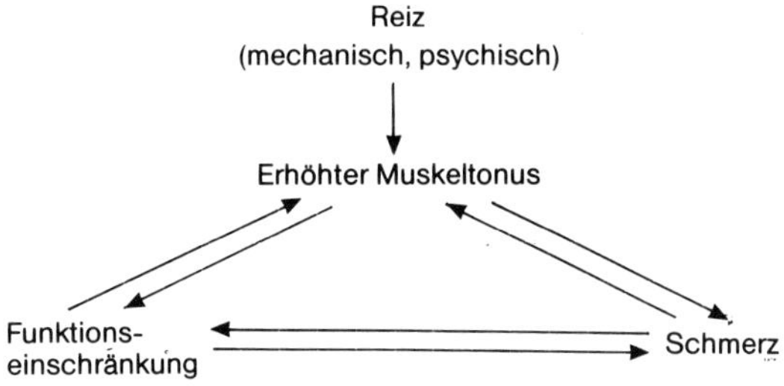

PSYCHOPATHOLOGIE

Patienten behalten Aktivität trotz erheblicher Einschränkung.

- *Psychophysiologie:*
  - Ausgeprägte Primärmotorik,
  - Konflikte auf muskulärem Wege abgeführt,

- aggressive Konflikte und Gefühle zeigen sich in erhöhter EMG-Aktivität.
- *Psychodynamik:*
  - Stadium der reifen motorischen und sexuellen Betätigung nicht erreicht,
  - Aggressionen durch Muskeltätigkeit ausgedrückt,
  - Kombination von Selbstkontrolle und wohlwollender Tyrannei („böse Demut“ – „liebevolle Tyrannei“),
  - Mütter kontrollieren Motorik,
  - Familientradition: Einschränkung körperlicher Freiheit.
- *Auslösende Situationen:*
  - Äußerer Anlaß mobilisiert abgewehrte Aggressionen und durchbricht die bisherige Abwehr.
  - Feindliche Gefühle können nicht abgewehrt werden: Kombination von Dienen und Herrschen geht nicht mehr (Tod, Wegzug, Selbständigwerden naher Bezugspersonen).
- *Persönlichkeit:*
  - Mischung von Herrschsucht und Selbstaufopferung,
  - Bevorzugung von Kampfsport=Gefühle beherrschen,
  - zwanghaft: übergewissenhaft, perfektionistisch, scheinbar fügsam und unflexibel,
  - masochistisch-depressiv: Selbstaufopferung, Helferhaltung, hoher moralischer Anspruch. Die Unauffälligkeit ist das Spezifische. Ich-syntone Symptomatik: deformierte Hände nicht als krank angesehen, Bescheidenheit, Unterwürfigkeit, Nachgiebigkeit, (bei starkem Über-Ich:) Übergewissenhaftigkeit.

THERAPIE

- kombiniert internistisch-psychosomatisches Vorgehen umfaßt die übliche
  - medikamentöse
  - evtl. chirurgisch-orthopädische Behandlung als auch
  - begleitende ärztliche Aufklärung des Patienten mit:
    kognitiver Information,
    lebenspraktischer Beratung,
    emotionaler Stützung,
  - krankengymnastisch angeleitete aktive und passive Bewegungsübungen,
  - lokale physikalische Anwendungen z. B. von Wärme oder Kälte,
  - ergotherapeutische Beratung und Behandlung mit:
    Gelenkschutz,
    Übungsbehandlung,
    Haushalts- und Arbeitsplatzanpassung,
    Versorgung mit Hilfsmitteln und Orthesen,
  - sozialrechtliche Beratung und Rehabilitation,

- Laienhilfe in Selbsthilfegruppen mit Bewegung, Beratung, Begegnung,
- psychotherapeutisch:
  - in frühen Stadien bei geeigneter Indikation konfliktaufdeckend,
  - körperentspannend wie Konzentrative Bewegungstherapie, funktionelle Muskelentspannung, autogenes Training.

ARZT-PATIENT-BEZIEHUNG:

- therapeutisches Bündnis schwer erreichbar,
- Patienten weichen Auseinandersetzungen aus,
- Verleugnen und bagatellisieren ihrer Krankheit,
- Folgen: Enttäuschung beim Arzt mit Rückzugsverhalten (Patient legt dem Arzt seinen Interaktionsstil auf), Überweisungen,
- Erleichterung der Beziehung, wenn sich Arzt folgende Fragen stellt:
  Warum kommt der Kranke – heute – zu mir?
  Wie präsentiert er sich in seiner Krankheit?
  Wie manifestiert sich die Krankheit?
  Was benennt der Kranke als sein z. Z. größtes Problem?
  Wie beurteilt er seinen augenblicklichen Gesundheitszustand?
  Welche Vorstellungen hat er sich über die Krankheit und die Behandlung gebildet?
  Wie ist er bisher mit sich, seiner Krankheit und den Therapeuten umgegangen?
  Welche Prognosen stelle ich der Krankheit, diesem Kranken und seiner therapeutischen Beziehung?
  Auf die Veränderung welcher dieser 3 Bereiche will ich in der Verlaufsbeobachtung achten?

FALLBEISPIEL

Der 33jährige Postbeamte erkrankt 2 Jahre vor der Vorstellung in der Psychosomatik mit Schmerzen und Schwellungen an verschiedenen Gelenken, geringgradigem Fieber, leichter BKS-Beschleunigung, pathologischen Rheumatests. Im Röntgenbild zeigen sich etwas später ein verschmälerter Gelenkspalt in den Radiokarpalgelenken, zystische Aufhellungen an den Handwurzelknochen und eine diskrete gelenknahe Osteoporose an den Fingergrund- und Mittelgelenken. Grund für die Überweisung in die Psychosomatik: zwischenzeitliche Depressionen mit Suizidgedanken (bei leichter Besserung der PcP-Symptomatik). Einengende häusliche Atmosphäre bei überzärtlicher, überängstlicher, erheblich überforderter Mutter (5 Kinder), nur abgekämpft, „kaputt", sehr streng: „Zappele nicht so mit den Füßen", Stillsitzen besonders bei Tisch und im Kinder-

garten. Vater trank viel, war schwach, kaum zu Hause, „gab Sicherheit, weil er das Geld brachte".
Zur Zeit des Beschwerdebeginns 3 belastende Situationen:
1. Seine 2. Frau trennt sich „überraschend" von ihm - ein Fotomodell, das er sehr gern mochte.
2. Damit verliert er seine 5jährige Tochter, die er sehr geliebt hat, um die er sich intensiv gekümmert hat - eine Situation, der er „sprachlos" begegnet, gegen die er sich nicht wehrt.
3. Seine Mutter erkrankt schwer; er sorgt intensiv für sie, läßt sich beurlauben, bis sie stirbt.

(Aggressive) Gefühle kann der Patient nicht zeigen („Die Unauffälligkeit ist das Spezifische"). Den Verlust der von ihm beherrschten Personen (Mutter, Tochter, Ehefrau) kann er nicht mit einer Trauerreaktion beantworten; er erstarrt gleichsam in seiner Krankheit.

10.2 Weichteilrheumatismus

Hinter den vielfältigen Symptomen des „Weichteilrheumatismus" stehen häufig unbewußte Probleme hinsichtlich der Verarbeitung aggressiver Impulse.

(*Synonyme*) Myalgie, „stiff shoulder", „low back pain", Hexenschuß, Muskelrheumatismus.

SYMPTOME

- Schlecht lokalisierbarer Schmerz am Bewegungsapparat, verschwindet bei Ablenkung.
- Dazu psychovegetative Beschwerden: Schwitzen, Dermographismus, Magen-Darm-Beschwerden.
- *Psychisch:* Depressionen, inadäquater Befund, Therapieresistenz, Arztwechsel, Logorrhö, aggressive Haltung.

PSYCHODYNAMIK DES WEICHTEILRHEUMATISMUS

Pathopsychophysiologie
- bei aggressiven Konflikten: erhöhter Muskeltonus, erhöhte Werte im EMG,
- lösen sich bei Verbalisierung,
- Hypoxie und Zerstörung der kontraktilen Substanz bei Dauertonus.

Psychodynamik
- Probleme im aggressiven Bereich,
- Bewältigung der Angst vor Bedrohung,

- chronisch gehemmte Aggressivität äußert sich in gesteigertem Muskeltonus,
- Konflikt zwischen:
  - Hingabe und Standfestigkeit,
  - Opfersinn und Egoismus,
  - Sanftmut und Aggressivität,
  - Versorgungswünschen und Abhängigkeitstendenzen,
- „Boxer vor dem Gong", „Läufer vor dem Start" - ohne Startsignal.

Persönlichkeit:
- beherrscht,
- zwanghaft,
- perfektionistisch,
- im Ambivalenzkonflikt von Dienen und Sichaufopfern,
- Züge des Beherrschenwollens.

PSYCHOSOMATISCHE SCHMERZSYNDROME (AUS WEINTRAUB 1983)

- Zervikalgie: erschwerte Behauptung, hartnäckiges Gesichtwahren,
- Dorsalgie: Trauer, Verzweiflung, Mutlosigkeit oder kompensatorische aufrechte Zwangshaltung,
- Lumbalgie: psychische Überbelastung, Sprunghaftigkeit, Frustration besonders bei gestörter Sexualität,
- Brachialgie: gehemmte Aggression: Wut, Zorn; Symbol: geballte Faust,
- Beinbeschwerden: „nicht mit den Beinen auf der Erde stehen", „nicht Fuß fassen", „kniefällig werden".

THERAPIE

- *Somatisch:* je nach Ursache (Balneotherapie, evtl. muskelrelaxierend).
- *Psychotherapeutisch:*
  - körperentspannende Verfahren (konzentrative Bewegungstherapie, autogenes Training),
  - konfliktzentriertes Gespräch (je nach Tiefe des Konflikts und des seelischen Hintergrunds: analytisch-psychotherapeutische Verfahren).

ARZT-PATIENT-BEZIEHUNG, GEPRÄGT VON:

- Unzufriedenheit der Patienten,
- hypochondrischer Einstellung,
- perfektionistischer Haltung,
- Versorgungswünschen - Abhängigkeitstendenzen,
- Tendenz zu sekundärem Krankheitsgewinn groß,
- Krankschreibungen werden verlangt,
- hohe Plazebowirksamkeit,
- unterschwellig aggressiv-unzufriedenes Verhalten.

FALLBEISPIEL

Die 56jährige Köchin wird wegen eines HWS-Schulter-Arm-Syndroms in die Psychosomatik überwiesen, weil weder physikalische noch medikamentöse Maßnahmen geholfen haben. Die Beschwerden bestehen seit 10 Jahren. Zusätzlich geringe funktionelle Beschwerden ohne größere Einschränkungen für die Patientin. Röntgenologisch degenerative Veränderungen, die die Beschwerden nicht ausreichend erklären; sonst kein pathologischer Befund.

Ihre Mutter hat sie weich, fürsorglich, einschränkend erlebt. Sie erlaubt nicht, daß die Patientin ins Kloster geht, aus der Angst heraus, eines ihrer 4 Kinder zu verlieren. „Dann habe ich halt so gelebt, als wenn ich im Kloster wäre; die Kirche ist mein einziger Halt". Der Vater ist sehr streng, schlägt die Kinder, hält sie zum Arbeiten an, Kranksein gibt es nicht. Er stirbt vor 10 Jahren.

Patientin arbeitet in einer Großküche, ist lange Zeit die „unumschränkte Herrscherin". „Das war wie zu Hause, wo ich auch alles machte, vor allem, wenn der Vater nicht da war". Auch ihr Chef läßt sie gewähren. Ein neuer, gleichaltriger Chef wird Nachfolger, „der riß mir alles aus der Hand, setzte seine Methoden durch. Ich solle nicht so viel arbeiten, lieber die Küchenmaschinen benutzen. Und die rühre ich nicht an. Aber das konnte ich ja auch nicht mehr, denn ich hatte die starken Schmerzen. Da fingen sie an".

Patientin hat sich immer viel „aufgehalst", auf eigene Bedürfnisse verzichtet, bekommt dadurch Anerkennung. Jetzt wird sie zurückgesetzt, fühlt sich gekränkt, ist aber nicht imstande, die Arbeit hinzuwerfen, muß ihren „Kopf oben behalten". Das HWS-Syndrom schützt sie gleichsam hinsichtlich ihres in Frage gestellten Selbstwertgefühls. Vor Schmerz kann sie nichts mehr anfassen, nicht mehr „herrschen". Ein zusätzliches Problem für den Beginn der Symptomatik ist der Tod des Vaters, dessen Herrschermethoden sie gleichsam introjiziert hat im Sinne einer narzißtischen Stütze, die ihr jetzt genommen ist.

10.3 Lumbago-Ischias-Syndrom

Bei den „Kreuzschmerzen" denken die Psychosomatiker an die unverarbeiteten triadischen Problemkreise des Umgangs mit der Aggression, der Sexualität und des Selbstwertgefühls.

DEFINITION

Meist akut einsetzende, ins Bein ausstrahlende Schmerzen, die beim Husten deutlich zunehmen.

EPIDEMIOLOGIE

- Auftreten von Kreuzschmerzen mindestens einmal im Leben bei 45–80% der Bevölkerung,
- Inzidenz lumbaler Schmerzen 11–18% der Bevölkerung,
- 6,6–11 Mio. Neuerkrankungen jährlich,
- 10% aller Arbeitsunfähigkeiten wegen „Wirbelsäulenerkrankungen",
- häufigster Grund der Frühberentung.

PATHOPHYSIOLOGIE

- 90–95% betreffen die Wurzeln L5 und S1; 1–3% L4
- lumbales Wurzelsyndrom:
  Hinweis auf Ruptur des Anulus fibrosus mit Verlagerung von Bandscheibengewebe, evtl. mit Stenose des lumbalen Wirbelkanals und/oder Foramen intervertebrale,
- „Lumbagie": geringe Strukturveränderungen.

PSYCHO-PHYSIOLOGIE

- Erhöhte elektromyografische Aktionspotentiale des M. erector trunci bei Ansprechen von Konflikten,
- hoher Depressionsindex und Zwanghaftigkeit im MMPI,
- im akuten Stadium eher hypomane Züge,
- Im Giessen-Test auffällige Selbstidealisierung und Schwanken zwischen Omnipotenz und Ohnmachtsgefühlen.

PSYCHODYNAMIK

- Angst vor passiver Abhängigkeit und Unterwerfung,
- Autoritätsprobleme,
- Fluchttendenzen,
- bei Frauen: maskuline Identifikation und masochistischer Altruismus,
- Ambivalenzkonflikt mit Abwehr im Sinne einer „strammen Haltung",
- „Rückgrat" beweisen als Antwort auf die Gefahr, daß es „brechen" könnte,
- Überwiegen retentiven gegenüber hingebungsvollen Erlebens,
- zwanghafte Helfereinstellung,
- übermäßiger Arbeitseifer,
- mangelnde Genußfähigkeit,
- Rivalisieren,
- Grundgefühl des Abgelehntseins und der Wertlosigkeit,
- Ambivalenz zwischen Verpflichtung und unbewußtem Aufbegehren.

PSYCHOSOMATISCHE SYMPTOMDYNAMIK BEI BESCHWERDEN IM BEREICH DER RÜCKENMUSKULATUR UND DER WIRBELSÄULE (AUS FRANZ 1992)

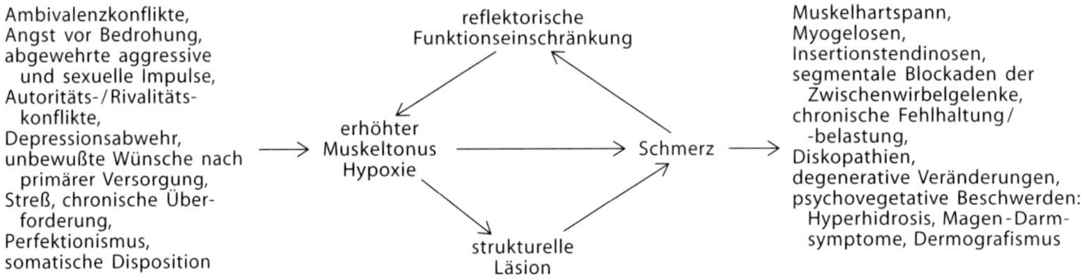

THERAPIE

- Allgemeine, dann lokale, Entspannung,
- Selbstwahrnehmung, funktionelle Entspannung, konzentrative Bewegungstherapie, autogenes Training,
- konfliktzentrierte Gespräche.

10.4 Fibromyalgie

Die Fibromyalgie steht in ihrer Psychodynamik derjenigen der chronischen Schmerzpatienten am nächsten.

DEFINITION

Bestimmt definierte Unterform des Weichteilrheumatismus.

KRITERIEN FÜR DAS PRIMÄRE FIBROMYALGIE-SYNDROM

1. *Obligatorische Kriterien*
a) Generalisierte dumpfe/stechende Schmerzen oder besondere („prominent“) Steifigkeitsgefühle an drei oder mehr anatomischen Regionen, seit wenigstens drei Monaten
b) Abwesenheit einer organischen Ursache (v.a. Traumen, andere rheumatologische oder infektiöse, endokrinologische oder maligne Erkrankungen)
c) Unauffällige Laboruntersuchungen (BB, BSG, RF, ANF, Muskelenzyme)
d) Unauffällige Röntgenaufnahmen

2. *Hauptkriterien*
a) =5 typische Schmerzpunkte („tender points“)
b) 3 oder 4 typische Schmerzpunkte

3. *Nebenkriterien*
a) Beeinflussung der Symptome durch physische Aktivität
b) durch Witterungseinflüsse
c) Verstärkung durch Angst oder Beanspruchung („Streß“)
d) Schlafstörung („nonrestorative sleep“)
e) Allgemeine Müdigkeit und Abgeschlagenheit
f) Ängstlichkeit
g) Anhaltende Kopfschmerzen, oft Migräne

h) Colon irritabile
i) Schwellungsgefühle
j) Parästhesien („Numbness“).

Diagnose: 1a–d+2a+3 Nebenkriterien
1a–d+2b+5 Nebenkriterien

HÄUFIGKEIT VERSCHIEDENER SYMPTOME (WOLFE 1986)

• Schlafstörung (NREM)	90–100%
• Müdigkeit	75–100%
• Steifheit am Morgen	84%
• Abdominalschmerz	64%
• Kopfschmerzen	44–55%
• Irritabiles Kolon	34–50%
• Obstipation	43%
• Diarrhö	34%
• Schwellungen (Hände/Finger)	32%
• Parästhesien	26%

BESONDERHEITEN VON PATIENTEN MIT FIBROMYALGIE

- Somatische „Fixierung“ (Mitbeteiligung der Ärzte),
- schwierige Arzt-Patient-Beziehung,
- großer Ärztekonsum (teilweise „Expertenkiller“),
- Problem der Chronizität,
- zwanghafte Persönlichkeitszüge (mit hysterischen und depressiven Komponenten),
- Aggressionsprobleme,
- vergebliche Therapieversuche,
- häufiger Erstgeborene,
- Anpassung, Leistung, Fügsamkeit.
- *Beschwerden-Liste:* Psychosomatischer Beschwerdekomplex mit
  - funktionellen Körperbeschwerden,
  - innerer Gespanntheit,
  - rascher Erschöpfbarkeit,
  - Energielosigkeit.
- *Narzißmusinventar:*
  - defizitäre Selbstorganisation,
  - schwacher Autarkie-Regulationsmodus,
  - ausgeprägte Existenzangst,
  - Sehnsucht nach Ruhe und dauerhafter Bindung,
  - hypochondrisch-ängstliche Sorgen um körperliche Gesundheit,
  - narzißtischer Krankheitsgewinn.
- *Konfliktauslösende Situationen:*
  - Trennung – Ablösung (phantasiert oder bevorstehend),
  - Trennung – Tod,
  - Kränkungen (Zurückweisungen),

- Ambivalenz des „ad-gredi" oder des „re-gredi" (Aufforderung zum Aggressiv-sein und Sich-hingeben),
- nach Operation oder Trauma,
- Aggression und Schuld,
- deutliche Identitätsfrage,
- unklar.

THERAPEUTISCHE MÖGLICHKEITEN

- Physikalische Therapie,
- körperliche Entspannung (autogenes Training, konzentrative Bewegungstherapie, Atemtherapie, funktionelle Entspannung),
- psychotherapeutisches Gespräch (supportiv, wenn möglich konfliktaufdeckend),
- psychosomatische Klinik (nicht „Kur"),
- evtl. Patientengruppen, Ergotherapie,
- medikamentöse Therapie (Antidepressiva).

BETREUUNG DER PATIENTEN

- Diagnose früh stellen,
- psychosomatische Zusammenhänge mit dem Patienten besprechen,
- Schmerzen des Patienten ernst nehmen,
- Vermeiden von therapeutischen Erfolgsversprechungen,
- keine halbherzigen Therapien, keine überflüssige Diagnostik, keine unnötigen Überweisungen,
- Psychotherapie in ein therapeutisches Gesamtkonzept integrieren.

10.5 Chronisches Schmerzsyndrom

Patienten mit einem chronischen Schmerzsyndrom sind nicht selten „geschlagene" Menschen, die sich über eine besondere Leistungsorientierung ihre emotionale Anerkennung holen. Besonders wichtig ist hier die Arzt-Patient-Beziehung, wobei der Patient allzu leicht den Arzt „verführt", aggressive Maßnahmen – wie etwa Operationen – zu unternehmen, dann aber oft doch scheitert mit seinen Bemühungen.

DEFINITION

„Schmerz ist eine grundlegend unangenehme Empfindung, die dem Körper zugeschrieben wird und dem Leiden entspricht, das durch die psychische Wahrnehmung einer realen, drohenden oder phantasierten Verletzung hervorgerufen wird" (Engel 1970).
Chronische Schmerzen bestehen länger als 6 Monate und bereiten dem Staat durch Krankenversorgung, Arbeitsausfälle und anderen Sozialleistungen Kosten von mehreren Milliarden Mark jährlich.

SCHMERZEMPFINDUNG NICHT NUR VON DER PERIPHER-EMPFINDLICHEN STRUKTUR ABHÄNGIG

Dafür spricht, daß
- schwere Schmerzen ohne Gewebsverletzung bestehen können,
- schwere Verletzungen nicht mit Schmerzen verbunden sein müssen,
- Angst Schmerz verstärken kann,
- Ablenkung Schmerz lindern kann,
- Plazebos analgetisch wirken können.

PSYCHO-PHYSIOLOGISCHE ZUSAMMENHÄNGE (AUS ADLER 1990)

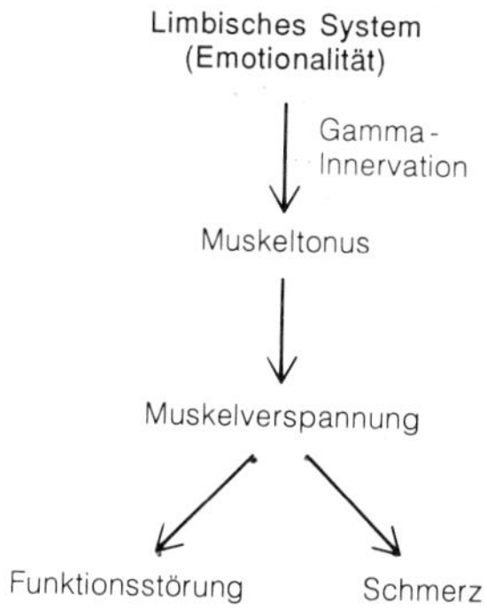

DIFFERENTIAL-DIAGNOSTISCHE MERKMALE VON SCHMERZEN

Merkmal	Organisch	Nicht organisch
Schmerzlokalisation	eindeutig, umschrieben	vage, unklar, wechselnd
Affekte des Patienten	passen zu geschildertem Schmerz	inadäquat
Zeitdimension	Phasen von Präsenz	immer vorhanden, gleich intensiv
Abhängigkeit von Willkürmotorik	vorhanden	fehlt
Reaktion auf Medikamente	pharmakokinetisch plausibel	nicht plausibel
Schmerz und mitmenschliche Beziehung	unabhängig davon	damit verbunden
Schmerzschilderung	Bild paßt	Bild inadäquat, z.B. dramatisch
Betonung der Ursache	psychische betont	organische betont
Sprache	einfach, klar, nüchtern	übertrieben, intelligenzlerisch, Ärztejargon
Affekte des Arztes beim Zuhören	ruhig, aufmerksam, einfühlend	Ärger, Wut, Langeweile, Ungeduld, Lächeln, Hilflosigkeit, Verwirrung

SCHMERZERLEBNISSE OHNE HINREICHENDE ORGANISCHE URSACHE

- Tendenziöse Konfliktreaktion
  (im Krieg, Kopfweh vor bedrohenden Schulaufgabe),
- Schmerz als Angstäquivalent:
  konversionsneurotischer Schmerz
  (eine ins Leibliche konvertierte Wunsch- und Konfliktdar-

stellung=Triebbefriedigung+Selbstbestrafung, führen oft zu Serien von Operationen),

- Hypochondrie
  (narzißtische Selbstbestrafung? Körper als Partner, Regression deutlich),
- Schmerzen bei psychosomatischen Krankheiten (Organbeteiligung).

ROLLE DES SCHMERZES IN DER PSYCHISCHEN ENTWICKLUNG

- Schmerz warnt vor Schädigung oder Verlust von Körperteilen:
  Schmerz verknüpft mit Kennenlernen:
  - der Umwelt und ihrer Gefahren,
  - des Körpers und seiner Grenzen,
  - und Entwicklung des Körperbildes (Unterscheidung von Selbst und Objekt),
- Schmerz in Objektbeziehungen eingebunden:
  - Leiden löst liebende Zuwendung aus,
  - Schmerzlinderung bedeutet Wiedervereinigung mit Objekt,
  - Schmerz-Weinen-Trost-Linderung,
- Verknüpfung von Schmerz und Bestrafung:
  - mit Schmerz Schuldgefühle erzeugen (verdiene ich den Schmerz?),
  - durch Schmerz Schuld büßen (Wiedervereinigung) (Lebensstil: böse sein und bestraft werden),
- Assoziation von Schmerz mit Macht und Aggression, mit Aggression Schmerz zufügen
  Lernen, Aggressionen zu kontrollieren
  (Aggression verhindern, selber Schmerz erleben),
- Assoziation von Schmerz und sexueller Entwicklung, Schmerz im Akt zugefügt und selber genossen, wenn beherrschend: Sadomasochismus.

CIRCULUS VITIOSUS CHRONISCHER SCHMERZEN (AUS SCHORS 1987)

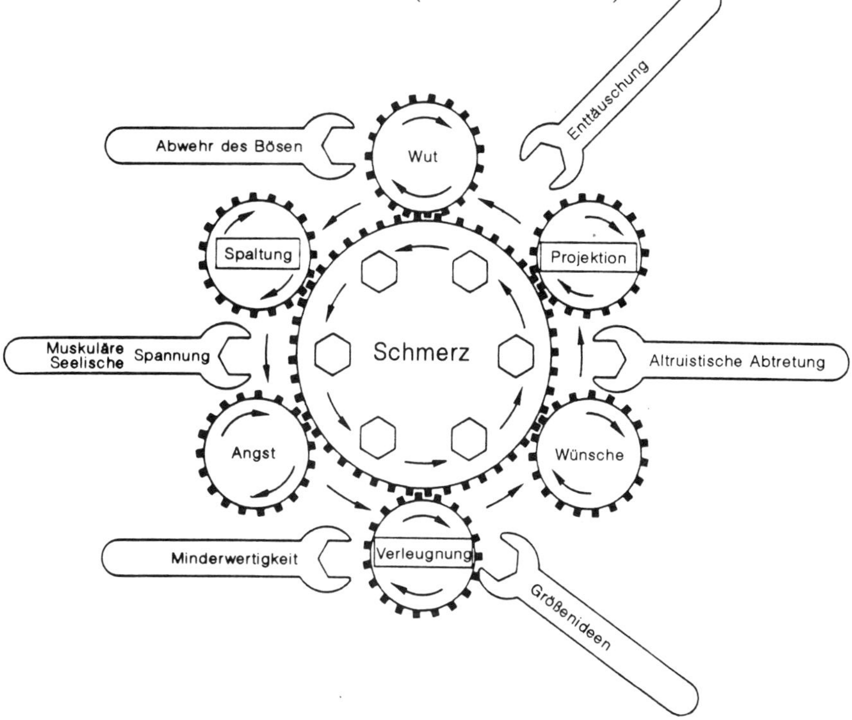

SCHMERZ

Zur biografischen Anamnese:

- zeitliche Beziehungen zu Konfliktsituationen,
- belastende Familienanamnese,
- weitere psychovegetative Störungen,
- therapieunabhängige schmerzfreie Intervalle,
- Art und Wirkung früherer Behandlungen,
- konversionsneurotische Zeichen.

KONFLIKTKONTEXT CHRONISCHER SCHMERZPATIENTEN (AUS SCHORS 1987)

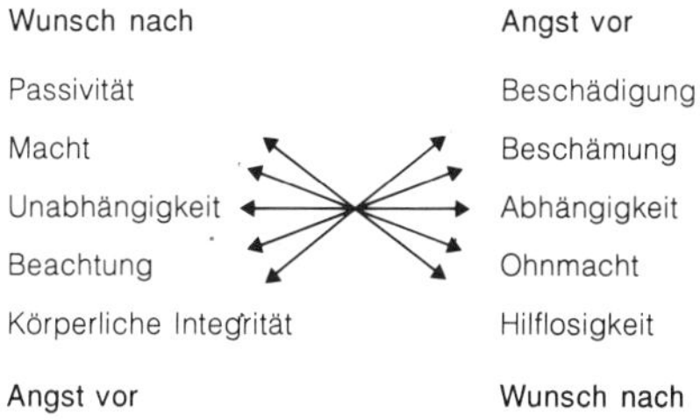

Chronische Schmerzpatienten, Kindheit, Jugend geprägt von:
- körperlicher Mißhandlung,
- emotionaler Deprivation,
- starker körperlicher Leistungsorientierung,
- extrem autoritärer Familienstruktur,
- rigider, harter disziplinarischer Kontrolle, ohne Möglichkeit zu klagen,
- Unterdrückung durch moralische und religiöse Motive rationalisiert,
- körperliche und seelische Unterdrückung,
- aggressive Impulse konnten nicht gelebt werden,
- Anpassung um jeden Preis,
- häufig Familienbetriebe (Gaststätte, Landwirtschaft, kleine Handwerksbetriebe) mit wenig Zeit für Emotionalität,
- Trias: Unterdrückung-Anpassung-körperliche Leistung.

PSYCHODYNAMISCHE ERKLÄRUNGSPRINZIPIEN

- Narzißtische Mechanismen:
  - existentielle Krise des Selbstgefühls („narzißtische Krise“) durch Bildung eines Symptoms begrenzt (Vermeidung eines psychischen Zusammenbruchs, „psychoprothetische Funktion“ des Symptoms, mißlungener „Heilungs- und Rekonstruktionsversuch“),
  - Bahnung der Schmerzzustände nach zufälligen, oft geringfügigen Traumen, Unfällen (als Triggerfunktion); dadurch: Dekompensation vorher (gerade noch) kompensierter psychischer Verarbeitungsmechanismen,
  - unbewußter „Zugewinn“ an „schmerzhafter“ Ordnungsstruktur (z.B. bei Borderline- und narzißtischen Persönlichkeiten),
  - Schmerzzustände bei Trauer- und Verlustreaktionen – Schmerz ersetzt unbewußt die verlorene Bezugsperson,
  - Persönlichkeitszüge:
    libidinöse Besetzung der eigenen Person und des eigenen Körpers, unverarbeitete infantile Unverletzlichkeitsphantasien, ausgeprägt regressives Verhalten in Versagungssituationen („narzißtische Krise“),
    Ärzte werden erst narzißtisch idealisiert, danach häufig entsprechend intensiv entwertet;
- Konversionsmechanismus:
  - Konversion bedeutet Entlastung innerer Konflikte durch ein körpersprachlich dargestelltes Symptom,
  - symptomgebundene Darstellung des verbal nicht aussprechbaren schlimmen früheren Erlebens: der seelische Schmerz wird dargestellt, kann nicht benannt werden,
  - Schmerzen als anhaltendes Leid entlasten von Schuldgefühlen (Schuldgefühle aus gehemmten aggressiven Bedürfnissen),

- Schmerz lenkt vom quälenden Affekt ab, von angsthaften und depressiven Verstimmungen, auch von Leere- und Sinnlosigkeitsgefühlen,
- Schmerz unterdrückt erfolgreich aggressive Motive, vermeidet damit Gewissenskonflikte und Selbstvorwürfe,
- Schmerz als Möglichkeit, soziale Bezüge aufrecht zu erhalten,
- Schmerz kann Fortbestehen einer Beziehung symbolisieren,
- chronischer Schmerz als unbewußte tröstliche Gewißheit, daß die Mutter kommen und helfen und trösten wird;

• psychovegetative Spannungszustände:
  - unzureichende Desomatisierung der Affekte (vegetative körperliche Korrelate bleiben bestehen: das vegetative Phänomen ersetzt den Affekt),
  - Erhöhung vegetativer Spannung mit Hemmung verbaler Affektabfuhr
    → erhöhter Muskeltonus → Schmerzen,
  - regressive Lebenseinstellung mit somatisierender Abwehrbewegung,
  - Aktivierung der körperzentrierten Wahrnehmung,
  - Rückgriff auf eine konfliktfreie Resomatisierung affektiver Abläufe;

• Lernvorgänge:
  - konflikthafte Bedingungen, die das Symptom haben entstehen lassen, werden durch andere Erhaltungsprinzipien abgelöst: operantes Konditionieren, soziale Verstärkung.

ZUR DIAGNOSE DES PSYCHOGENEN SCHMERZES

• Diagnose nicht durch Ausschluß einer organischen Erkrankung zu stellen, vielmehr
• positive Diagnostik: Schmerz zu verstehen als Ausdruck einer gestörten Persönlichkeitsentwicklung in Zusammenhang mit einer konflikthaften Auslösesituation.
• Warum wurde das Symptom Schmerz gewählt?
• Warum tritt er jetzt auf? (Auslösesituation)
• Warum tritt er an dieser Stelle auf? (Lokalisation)
• Vom „Sinn" des Symptoms: wird ein Konflikt neutralisiert? (primärer Krankheitsgewinn)
• Bringt der Schmerz dem Patienten Vorteile? (sekundärer Krankheitsgewinn)

AUSLÖSENDE FAKTOREN

Narzißtische Kränkung (Enttäuschung am Idealpartner)	→	Bedrohung der Selbstidentität und des Selbstwerts	→	Auftreten von Schmerzzuständen mit der Funktion, die Selbsteinheit wiederherzustellen

Entwicklungsprozess zum chronischen Schmerzpatienten (aus Hoffmann/Hochapfel durch Egle modifiziert nach Violon 1982)

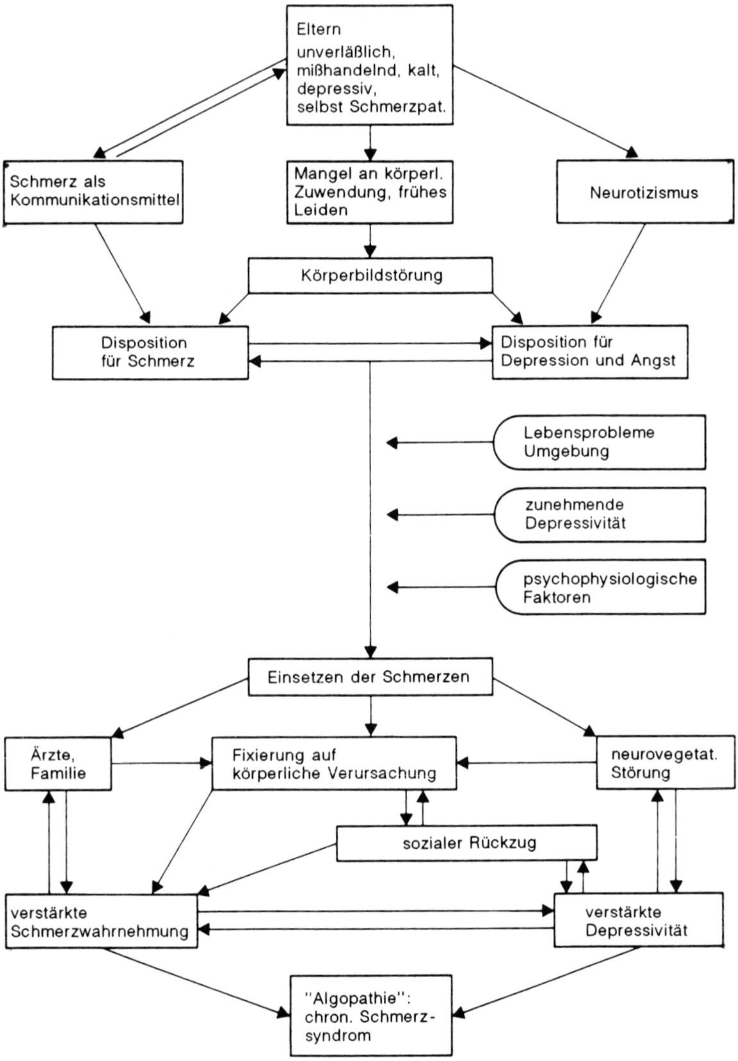

Klinische Trias des Koryphäenkillersyndroms (aus Beck 1977)

1. diffuse Schmerzsymptome mit einer Vielzahl von Untersuchungen und Operationen	unspezifische, funktionelle und wandernde Schmerzzustände	Hals Rücken → Bauch	verschiedene differential-diagnostische Maßnahmen und Operationen (3–10) ↓	
2. keine eindeutige Diagnose diagnostische Etiketten	funktionelle Beschwerden neurasthenisches Syndrom Organneurose Operationssucht vegetative asthenische Beschwerden usw.	→	Weiterweisung an Spezialisten und Koryphäen ↑	
3. pathologische Arzt-Patienten-Beziehung	Idealisierungstendenz → Entwertungstendenz →	Mobilisierung von Allmachtsphantasien Frustrations- und Versagensgefühle		beim Arzt

ARZT-PATIENT-BEZIEHUNG

- Wiederholt die familiäre Situation,
- Patienten suchen immer neue Spezialisten auf,
- großer Vertrauensvorschuß, Idealisierung birgt große Gefahr in sich.

Folge:
- Arzt verspricht vollständige Wiederherstellung mittels körperlicher Behandlung (Spritzen, Operationen).

Folge:
- Enttäuschung bei Nichtansprechen mit gegenseitigen Aggressionen: „Sie haben nichts“,
- Patient fühlt sich abgelehnt, zurückgewiesen, als Bestrafung erlebt, weil erwünschte Leistung nicht gebracht.

Umgang mit dem Patienten
- Wahrnehmung der Idealisierungstendenz,
- Einschränkung der diagnostischen Maßnahmen auf das Sinnvolle,
- schonungsvolle Andeutung der psychischen Hintergründe.

INDIKATION ZUR PSYCHOTHERAPIE UND/ODER KONSULTATION EINES PSYCHOTHERAPEUTEN

- Dauer der Schmerzen länger als 6 Monate,
- Mißverhältnis zwischen somatischen Befunden und den Klagen des Patienten,
- Symptome der Depression oder andere psychopathologische Auffälligkeiten,
- Hinweise für einen „Lebensknick“ oder beruflichen Abstieg im Zusammenhang mit der Schmerzerkrankung,
- Auffällige oder beunruhigende soziale Bedingungen oder Verhaltensweisen des Patienten,
- wenn der Patient seinen Arzt zur Verzweiflung treibt, ist er immer auch selbst verzweifelt und braucht mehr und andere Hilfe.

PSYCHOTHERAPEUTISCHER ZUGANG

- Biografische Anamnese (nach Morgan und Engel) zur integrativen Gestaltung des Erstgesprächs,
- Verstehen des Medikaments als „Ersatzobjekt“,
- interdisziplinäre Zusammenarbeit in Hinblick auf die „spinal gate control“,
- Darlegung der Spinal-gate-control-Theorie gegenüber dem Patienten,
- körperbezogene Therapieverfahren,
- Verlagerung der psychosomatischen Sprechstunde in die Klinik,
- suggestive Methoden (evtl. Plazebos),
- Hypnose,
- autosuggestive Verfahren (autogenes Training),

- konzentrative Bewegungstherapie,
- Biofeedbackmethoden,
- Atemtherapie,
- konfliktaufdeckende Verfahren,
- Schmerzmittel:
  - oft das einzig verläßliche „Objekt", über das Patienten selbst verfügen können,
  - Absetzen der Mittel kann Bedrohung bedeuten, deshalb:
  - sukzessive reduzieren, besser
  - Patienten selber reduzieren lassen.

PROGNOSE Ungünstig, wenn
- die chronischen Schmerzen mehr als 4 Jahre andauern,
- Arbeitsunfähigkeit seit mehr als 1 1/2 Jahren besteht,
- wenn 3 oder mehr Operationen wegen des Schmerzzustandes erfolgt sind,
- bei hohen Werten der Hypochondrie- und Hysterieskala im MMPI.

THERAPIE Multifaktorielles Bedingungsgefüge beachten, mehrdimensionales Vorgehen angezeigt, individuelles Vorgehen;
- biografische Anamnese zur integrativen Gestaltung des Erstgesprächs,
- Beurteilung im Einzelfall, ob konfliktaufdeckende Behandlung erfolgversprechend sein kann,
- körperentspannende Verfahren (Autogenes Training, Konzentrative Bewegungstherapie u. a.),
- Kreativverfahren (Gestaltungs-, Musiktherapie),
- Physiotherapie,
- Verhaltenstherapie (operantes Konditionieren),
- Verstehen der Medikamente als „Ersatzobjekte" auf dem Hintergrund der Erfahrungen dieser Patienten in Kindheit und Jugend und deren Wiederholung bei verschiedenen Ärzten.

ARZT-PATIENT-BEZIEHUNG

- aktiv
  - Übertragung-Gegenübertragung beachten,
  - Gespräch: klärend, stützend,
  - Balintgruppen (Klärung, Selbsterfahrung).

PROBLEME DER PSYCHOTHERAPIE

Probleme der Psychotherapie bei Patienten mit chronischen Schmerzen nach Diskusoperation

Haupthindernis für die Psychotherapie: Fortsetzung der somatischen Therapie, wenn die seelischen Aspekte das Übergewicht bekommen, weil das die Hauptabwehr unterstützt.

Hauptabwehr des Patienten: Betrachtungsweise als körperliche Krankheit allein.

Hauptschwierigkeit des Patienten: Trennung von Wunsch und Wirklichkeit – Verleugnung, die „Schattenseite" soll weg.

Hauptschwierigkeit des Therapeuten: Vermeidung der Alternative körperlich/seelisch, diese wird durch den organischen Schaden (Operation) unmöglich.

FALLBEISPIEL

Die 44jährige Hausfrau leidet seit vielen Jahren unter Schmerzen und Beschwerden am ganzen Körper, besonders ausgeprägt im Beckenbereich. Ein „Brennen überall" kommt seit einem Jahr hinzu. Weiterhin hat sie Menstruationsbeschwerden, wechselnden Stuhlgang, Kopfschmerzen, Schlafstörungen. Bei der internistischen Untersuchung kann kein pathologischer Befund erhoben werden.

Die Patientin stammt aus einer Metzgerei, die Eltern hatten für die 4 Kinder kaum Zeit. Der Vater war außerordentlich streng, schrie und schlug gleich zu, die Mutter sei sehr mit sich selbst beschäftigt gewesen, habe oft „geheult", war stets unzufrieden. Angst habe die Patientin in der Kindheit nie gehabt, sie habe aber täglich Schleim erbrochen. Sie sei seit 20 Jahren verheiratet, ihre beiden Töchter und ihr Mann seien ihr „Ein und Alles". Zudem wohnten sie schon immer bei der Schwiegermutter, die unordentlich, unsauber und sehr erdrückend sei. Ihr Mann wolle aber ihre Nähe, die Patientin könne sich nicht dagegen wehren. Sie schlucke alles. „Ich verkrieche mich und weine". Sie würde gern tanzen gehen, aber ihr Mann fühle sich zu Hause sehr wohl. „Und ich mache ja auch alles".

Eine konfliktauslösende Situation ist nicht zu eruieren. Zuwendung hat die Patientin schon in ihrer Kindheit nur über Krankheiten erfahren. Sonst bestand der Bezug insbesondere zum Vater überwiegend durch strafenden körperlichen Kontakt. Die Patientin hat jetzt die Möglichkeit, sich mit ihrem Schmerz (verstanden auch als Selbstbestrafung bei ausgeprägten Schuldgefühlen) aus ihr unangenehmen, ungewünschten Situationen zurückzuziehen (Schwiegermutter, enges Verhältnis von Mann und Töchtern). Sie zieht aber auch die Aufmerksamkeit auf sich und kann damit Feindseligkeitsgefühle abreagieren.

10.6 Sudeck-Syndrom

Die Biografie der Sudeck-Patienten gleicht denen der chronischen Schmerzpatienten; psychosomatische Überlegungen sollten von hier ausgehen.

DEFINITION

Vegetativ-dystrophisches Geschehen an Weich- und Knochengewebe einer bestimmten Körperpartie (meist einseitig an Extremitäten) auf der Basis neurovaskulärer Reflexvorgänge, wobei insbesondere Traumatisierungen (z.B. Fraktur, nach Gipsverbänden) eine auslösende Wirkung haben können.

SYMPTOMATIK

- Initial Überwärmung, lokalisiertes Ödem, Dauerschmerz;
- später Ablösung der Hyperthermie durch Hypothermie (ausgelöst durch Gefäßspasmen), Abblassen des Ödems, Schmerzen bei Belastung;
- Knochenveränderungen im Sinne einer fleckförmigen Osteoporose.

MERKMALE

Für eine psychogene Mitbeteiligung sprechen:
- „Schwierige" Patienten (schon vor Beginn der Erkrankung),
- auslösendes Trauma oft von Bagatellcharakter,
- Biografie der Sudeck-Patienten gleicht denen der chronischen Schmerzpatienten.

PSYCHODYNAMIK

- Übersteigerte Leistungsbereitschaft mit steter Überforderung, bereits prämorbid;
- Ähnlichkeiten mit Schmerzpatienten:
  - ausgeprägte Auseinandersetzungen zwischen den Eltern,
  - körperliche Mißhandlung des Kindes,
  - Verlust eines Elternteils durch Trennung,
  - lange Trennung von beiden Eltern,

- Aufwachsen in einem Familienbetrieb mit starker Beanspruchung der Eltern,
- ein Elternteil litt unter chronischen Schmerzen,
- oft ein chronisch krankes Geschwister;

• Auslösesituationen:
  - Trennung,
  - schwerwiegende Konflikte hinsichtlich aggressiver Impulse,
  - finanzielle Schwierigkeiten;
• Persönlichkeitsmerkmale:
  - beeinträchtigtes Selbstwertgefühl mit übersteigertem Anspruchsniveau, betonter Leistungsmotivation, bei Neigung zur Überforderung;
  - starke Kränkbarkeit,
  - Aggressionshemmung mit mangelnder Konflikt- und Durchsetzungsfähigkeit,
  - kontrollierte Emotionen,
  - unbefriedigende Sozialkontakte (wenig hingabefähig, befangen, ungesellig),
  - generalisierte Ängstlichkeit mit hypochondrischen Befürchtungen,
  - häufig zusätzlich psychosomatisch-funktionelle Symptome (Magen-Darm-, Herz-Kreislauf-Beschwerden, Schmerzsyndrom).

FALLBEISPIEL

Der 51jährige, höfliche, konventionell gekleidete Patient hat nach einer Sprunggelenkfraktur eine Sudeck-Atrophie entwickelt mit Schmerzen an seinem rechten Bein. Eine Reihe von vegetativ-funktionellen Körperbeschwerden von seiten des Magen-Darm-Traktes und des Herzens haben sich in den letzten 2–3 Jahren zusätzlich entwickelt.

Die Sudeck-Dystrophie begann in einer Zeit, wo er sich selbständig gemacht habe im beruflichen wie im persönlichen Bereich. Er habe in einer „Streitehe“ gelebt, in der sich die Frau immer mehr zurückgezogen habe. Der Patient habe viele außereheliche Beziehungen gehabt und habe sich schließlich – kurz vor Beginn der Erkrankung – von seiner Frau getrennt.

Der Patient betont, daß seine Mutter auch Knochen- und Gelenkbeschwerden habe. Sie habe sich früh von seinem Vater getrennt; „der Stiefvater sah in mir einen Fremdkörper“. Früh sei er für 5 Jahre zu Pflegeeltern gekommen, die außerordentlich pedantisch, sauber und ordentlich gewesen seien. Zu der Zeit haben sich frühneurotische Zeichen wie Nägelbeißen und eine asthmoide Bronchitis entwickelt.

Bei dem Patienten sind seine Hyperaktivität, seine perfektionistischen Tendenzen und seine hypochondrische Einstellung deutlich. Rigidität und angstvolle Unterwerfung charakterisieren ihn ebenso wie sein übersteigertes Anspruchsniveau bei großer Leistungsmotivation. Nach der Trennung von seiner Frau und der beruflichen Veränderung hat er sich in die Hand einer Freundin begeben, die ihn „total" versorgt, sich ihm jedoch sexuell verweigert und er seine früher nach außen gerichtete Aggressivität im Symptom in konversionsneurotischem Sinne auf sich zieht.

Literatur

Adler R (1984) Schmerz. Ther Umsch 41:765–769

Adler R (1990) Schmerz. In: Uexküll T von (Hrsg) Psychosomatische Medizin. Urban & Schwarzenberg, München

Beck D (1971) Psychosomatische Aspekte des chronischen Gelenkrheumatismus. Hoffmann-La Roche, Basel

Beck D (1977) Das Koryphäen-Killer-Syndrom. Zur Psychosomatik chronischer Schmerzzustände. Dtsch Med Wochenschr 102:303–307

Egle UT, Hoffmann SO (1989a) Psychotherapie und ihre Wirksamkeit bei chronischen Schmerzzuständen. Schmerz 3:8–21

Egle UT, Hoffmann SO (1989b) Psychotherapie bei chronischem Schmerz und Rheuma. In: Klußmann R, Schattenkirchner M (Hrsg) Der Schmerz- und Rheumakranke. Springer, Berlin Heidelberg New York Tokyo (Psychosomatische Medizin im interdisziplinären Gespräch)

Egle UT, Hoffmann SO (1990) Psychosomatische Zusammenhänge bei sympathischer Reflexdystrophie (Morbus Sudeck). Psychother Med Psychol 40:123–135

Engel GL (1970) Signs and symptoms: Applied physiology and clinical interpretation. In: MacBryde CM, Blackton RS (eds) Pain, 5th edn. Lippincott, Philadelphia

Franz M (1992) Das chronisch lumbale Schmerzsyndrom als symptomatische Endstrecke eines psychogenen Konflikts. Nervenarzt 63:21–27

Forrest AJ, Wolkind SN (1974) Masked depression in men with low back pain. Rheumatol Rehab 13:148–150

Herrmann JG, Geigges W, Schonecke OW (1996) Fibromyalgie. In: Uexküll von (Hrsg) Psychosomatische Medizin, 5. Aufl. Urban & Schwarzenberg, München

Hoffmann SO, Egle UT (1989) Der psychogen und psychosomatisch Schmerzkranke. Psychother Med Psychol 39:193–201

Holmes TH, Wolff HG (1952) Life situations, emotions and backache. Psychosom Med 14:18–33

Katon W (1984) Panic disorder and somatization. Am J Med 77:101–106

Klußmann R (1987) Psychosomatische Überlegungen zum Phänomen Schmerz als Grundlage zum Verständnis des Rheumakranken. Aktuel Rheumatol 12:340–343

Kockott G (1982) Psychiatrische Aspekte bei der Entstehung und Behandlung chronischer Schmerzzustände. Nervenarzt 53:365–376

Kütemeyer M, Schulz U (1990) Psychosomatik des Lumbago-Ischias-Syndroms. In: Uexküll T von (Hrsg) Psychosomatische Medizin. Urban & Schwarzenberg, München

Mau W, Lautenschläger J, Eich W (1997) Fibromyalgiesyndrom. In: Peter HH, Pfreundschuh M, Philipp T, Schölmrich J, Schuster HP, Seybrecht GW (Hrsg) Klinik der Gegenwart. Urban & Schwarzenberg, München

Schild R, Bloch C (1971) Der Problempatient in der Rheumatologie. Schweiz Med Wochenschr 101:299–303

Schors R (1987) Psychoanalytische Therapie bei chronischen Schmerzsyndromen. Nervenheilkunde 6:255–259

Seidl O, Klußmann R (1989) Zur Psychosomatik des Weichteilrheumatismus, insbesondere der Fibromyalgie. In: Klußmann R, Schattenkirchner M (Hrsg) Der Schmerz- und Rheumakranke. Springer, Berlin Heidelberg New York Tokyo (Psychosomatische Medizin im interdisziplinären Gespräch)

Thali A (1989) Das Sudeck-Syndrom und seine psychosomatische Diaposition: eine vergleichende klinisch-psychologische Studie zur Ätiologie bei Unfallpatienten. Psychother Med Psychol 39:260–265

Weintraub A (1983) Psychorheumatologie. Karger, Basel

Zander W (1976) Zum Problem der spezifischen Syndrombildung bei psychosomatischen Krankheitsbildern. Z Psychosom Med 22:150–168

KAPITEL 11

Funktionelles Syndrom

EINFÜHRUNG

Die Vielzahl der Synonyma für den Beschwerdekomplex des funktionellen Syndroms weist auf die Unsicherheit der nosologischen Einordnungsmöglichkeit der Vielzahl von Symptomen hin. Organische Veränderungen sind in der Regel nicht nachweisbar. Das Vegetativum ist eng mit dem Emotionalen verknüpft, der Übergang von „normalen" zu pathologischen Reaktionen ist oft fließend. Krankheitswert bekommen die Beschwerden insbesondere bei einem in der erweiterten Anamnese nachweisbaren neurotischen Konflikt.

DEFINITION

Große Gruppe neurotischer Erkrankungen, die durch funktionelle körperliche Störungen und Störungen des Allgemeinbefindens (vegetative und affektive Störungen) gekennzeichnet sind. Es sind psychogene, d.h. sozial vermittelte, anhaltende Störungen der vegetativen Regulation, die zu Organfunktionsstörungen und zu Störungen des körperlichen und affektiven Allgemeinbefindens führen.

EINORDNUNG DER FUNKTIONELLEN STÖRUNGEN IN PSYCHOGENE UND PSYCHOSOMATISCHE ERKRANKUNGEN

Erlebnisreaktionen:
- Psychosoziale Konfliktreaktionen und Anpassungsstörungen,
- somatopsychische Störungen;

Neurotische Störungen:
- Symptomneurosen:
  - seelische Störungen (Psychoneurosen),
  - Verhaltensstörungen,
  - körperliche Störungen (psychovegetative Störungen, Konversionsneurosen),
- Persönlichkeitsstörungen,

Psychosomatische Organerkrankungen.

SYNONYME

- Vegetative Dystonie,
- vegetative Regulationsstörung,
- vegetative Neurose,
- vegetative Stigmatisation,
- vegetativ-endokrines Syndrom,
- psychovegetatives Syndrom,
- diffuses funktionelles Syndrom,
- psychogenes Syndrom,
- Organneurose,
- Sympathikotonie, Vagotonie,
- larvierte Depression.

EINORDNUNG FUNKTIONELLER STÖRUNGEN (AUS HARRER 1981)

	Körperliche Symptome	Psychische Symptome
Psychogene Entstehung	Organneurose, psychosomatische Erkrankungen	Psychoneurosen
Somatogene Entstehung	Organische Erkrankungen	„Endogene" Psychosen

Funktionelle Störungen

VORGÄNGE, DIE PSYCHOVEGETATIVE PROZESSE AUSLÖSEN KÖNNEN (AUS DELIUS 1966)

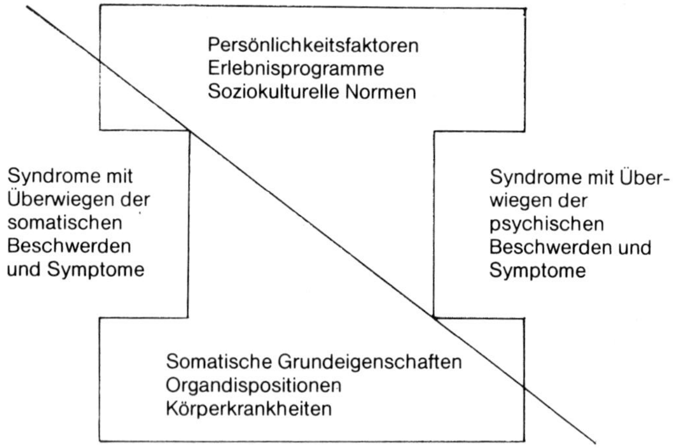

Funktionelle, psychovegetative Störungen liegen vor, wenn

- Störungen des Allgemeinbefindens und/oder Organfunktionsstörungen als Leitsymptome neben mehr oder minder ausgeprägten affektiven Störungen bestehen,
- die Symptomatik keinen offensichtlichen symbolischen Ausdrucksgehalt hat,
- die Symptomatik nachweislich psychogenen Ursprungs ist,
- andere Ursachen nicht in Frage kommen.

Beschwerden im körperlichen Bereich (aus Freyberger 1970)

Organ/Funktion	Symptom
Herz-Kreislauf-System	
Herz	Schmerzen, Mißempfindungen, Extrasystolen, Herzklopfen, anginöse Beschwerden, herzphobische Reaktionen
Herzrhythmus	Tachykardien, Extrasystolen, paroxysmale Tachykardie, respiratorische Arrhythmie
Blutdruck	Hypotone und hypertone Regulationsstörungen mit Folgeerscheinungen, krisenhafte Regulationsstörung
Verdauungstrakt	
Nahrungsaufnahme	Anorexie, gesteigertes Eßbedürfnis, Übelkeit, Erbrechen
Ösophagusmotilität	Globusgefühl, Dysphagie, retrosternale Schmerzen, Sodbrennen
Magen, Dünndarm	Aerophagie, Meteorismus, postprandiale dyspeptische Beschwerden, kolikartige Schmerzen, Völlegefühl
Gallenwegsmotilität	Schmerzen im rechten Oberbauch, Unverträglichkeit gewisser Speisen
Dickdarm	Flatulenz, Schmerzen, Colon irritabile, Diarrhöen, Obstipation, Pruritus ani
Atmung	
Ventilation	Hyperventilation, nervöses Atemsyndrom, Herzbeschwerden, „Nicht-durchatmen-Können“
Respiratorische Alkalose	Schwindelempfindungen, Benommenheit, Durchgangssyndrome, Herzbeschwerden, Parästhesien, Pfötchenstellung der Finger, Zittern
Bewegungsapparat	
Muskeln	„Hartspann“, Verkrampfungen, Verspannungen, ticartige Erscheinungen
Gelenke	Arthritische Beschwerden, WS-Syndrome
Urogenitalsystem	
– beim Mann	Chronische Prostatitis, Miktionsbeschwerden, Pruritus
– bei der Frau	Miktionsbeschwerden, Reizblase, Harnverhalten, Pruritus
Kopfschmerzen	
Schlafstörungen	

Modell der Symptombildung bei funktionellen Beschwerden (aus v. Uexküll 1962)

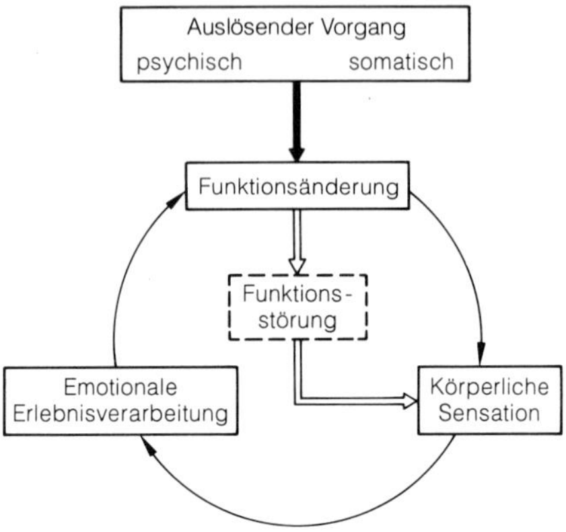

Epidemiologie

- Gruppe sehr groß, Angaben differieren;
- Einteilung in 3 Gruppen:
  - 1/3 aller Patienten sind der Gruppe der „reinen" funktionellen Syndrome (ohne Organbefund) zuzuordnen,
  - 1/3 haben funktionelle Beschwerden, bei denen organische Befunde erhoben werden,
  - bei etwa 1/3 sind organische Veränderungen für die Beschwerden verantwortlich.

Altersverteilung funktioneller Störungen (aus v. Uexküll, nach Köhle 1990)

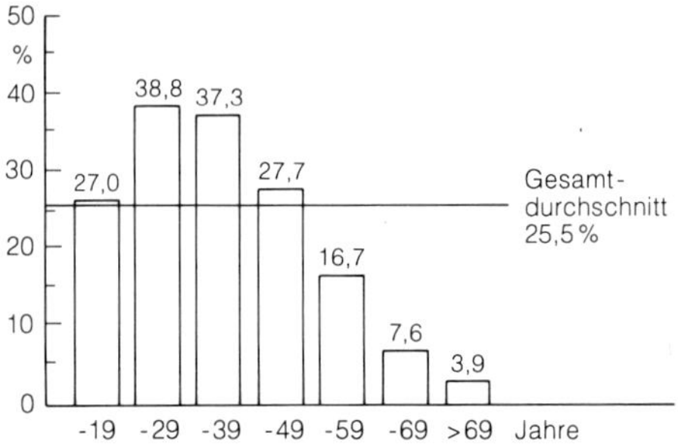

Funktionelles Syndrom als Crux medicorum

- Phänomenologisch größte Krankheitsgruppe von Patienten in der Praxis und in Poliklinik;
- läßt sich nosologisch nicht befriedigend einordnen (weder von der Organmedizin noch von der Psychoanalyse);
- therapeutische Hilflosigkeit des Arztes mit der Folge von Polypragmasie, paramedizinischen Heilverfahren usw.

Überweisungskreislauf bei Patienten mit funktionellen Störungen (aus v. Uexküll, nach Köhle 1990)

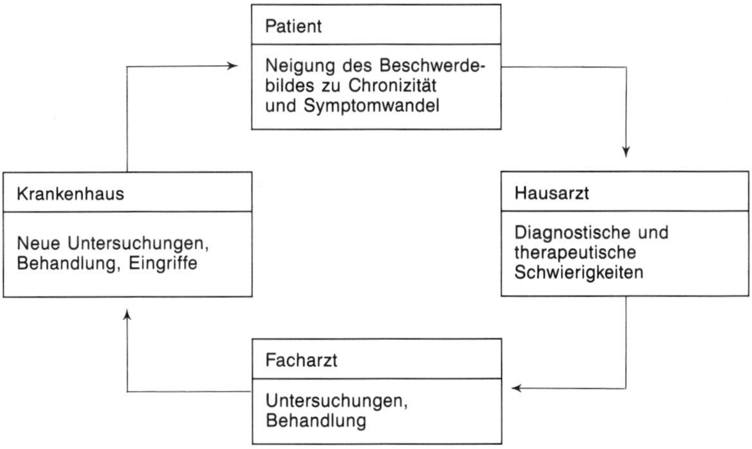

Symptomatik

- Wechselnde Bilder körperlich-seelischer Beschwerden;
- Allgemeinsymptome (früher: Neurasthenie):
  - Abgeschlagenheit, Mattigkeit, Gereiztheit,
  - Niedergeschlagenheit, Angst, Erschöpfung,
  - Schlafstörungen, Kopfdruck, Übelkeit, Appetitlosigkeit,
  - flüchtige Organbeschwerden, rasch wechselnd;
- Organsyndrome (s. Tabelle S. 265).

Diagnostische Kriterien

- Gründliche, aber nicht immer wiederholte körperliche Untersuchung;
- Symptombild diffus;
- Beschwerden wechseln, können sich wandeln;
- Vielfalt und Buntheit des Krankheitsbildes (ähnlich wie bei hysterischer Neurose);
- Beschwerden teils lokalisierbar (Kopf, Herz, Magen), teils ungenau („Bedrücktsein"), verbunden mit Spannungszuständen (Angst, Unruhe, Verlust);
- Beschwerden als mögliche Folge- und Begleiterscheinungen von seelischen Konflikten, organischen Prozessen.

Ätiopathogenese

- Funktionell-vegetative Störungen können sein:
  - primäre Erkrankungen des Nervensystems oder Endokriniums,
  - Mikroformen („formes frustes") bekannter organischer Erkrankungen,

- somatische Begleiterscheinungen larvierter „endogener" Depressionen,
- besondere Verlaufsformen neurotischer Krankheiten.

- Funktionell-vegetative Störungen sind zu verstehen als:
  - „larvierte" Depression,
  - Reaktion auf eine aktuelle Belastungssituation (mit einem biographischen Krisenpunkt, wobei das Symptom nach Auflösung der Streßsituation verschwindet),
  - neurotische Reaktion (Konflikt auf dem Boden einer frühkindlichen Entwicklungsstörung),
  - Konversion (mit Verdrängung triebhafter und aggressiver Impulse).

Modell der Entstehung psychovegetativer Symptome (funktionelle) (aus Hoffmann/Hochapfel 1995)

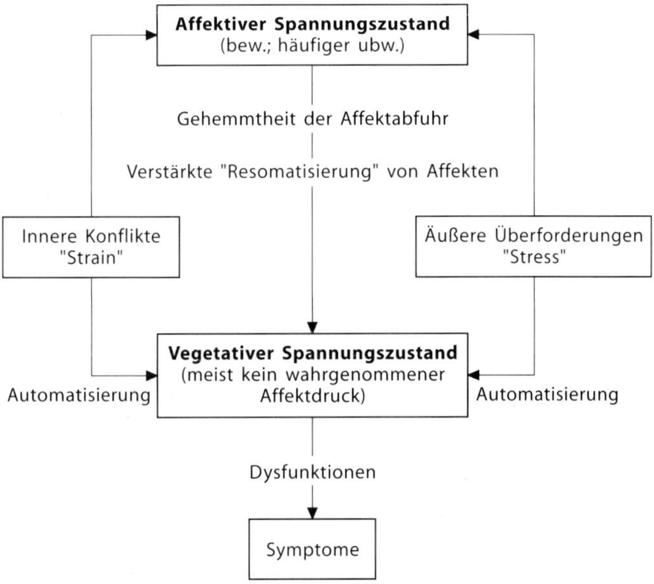

Psychodynamik

- Psychovegetative Störungen gehen meist nicht in eine Neurose oder psychosomatische Erkrankung über (Ausnahme: Magenbeschwerden → Ulkus);
- neigen zur Chronifizierung;
- Konflikte sind bewußtseinsnäher und leichter zu mobilisieren;
- hochgespanntes Ich-Ideal (hohe Idealvorstellungen von sich selbst) mit der Folge, ständig bemüht zu sein, die inneren und äußeren Forderungen zu erfüllen (daher „Erschöpfung", „reizbare Schwäche");
- frühkindliche und spätere Lebensentwicklung unauffällig (häufiger als bei psychosomatischen Erkrankungen);

- Primordialsymptomatik fehlt häufig;
- häufig ist nur eine schwache Stelle im Gefüge eines „Neurotoids" betroffen;
- häufig mehrere spezifische Konflikte (daher Buntheit der Symptomatik?);
- oft sozial unauffällige Verhaltensweisen;
- Alarmreaktion (Angst vor nicht zu bewältigendem Konflikt, organisch wie psychisch; Einstellung auf Kampf oder Flucht);
- Abwehrmechanismus: Repression (Form der Regression; innere Konflikte werden „übersehen"; Patient wendet sich resignierend ab);
- Persönlichkeit:
  - Auftreten zwischen 3. und 5. Lebensjahrzehnt,
  - Patienten wirken nicht schwer krank, zeigen keine Auffälligkeiten,
  - Erscheinungsbild bunt und vielfältig,
  - depressive, zwanghafte, hysterische Strukturanteile,
  - ausgeprägte Klagsamkeit,
  - hypochondrische Schilderung des Krankheitserlebens,
  - alexithyme Züge,
  - ausgeprägte Angepaßtheit (an ein projiziertes Ich-Ideal),
  - Anklammerungstendenzen (bei Abwehr von Selbständigkeit, Autonomie),
  - Verleugnung der Eigenständigkeit als zentraler Abwehrmechanismus,
  - Krankheitsauffassung: überzeugt von körperlicher Ursache der Beschwerden,
  - Gegenübertragung: Gleichgültigkeit oder aggressive Gereiztheit,
  - mögliche Sekundärfolgen:
    phobische oder
    hypochondrisch-narzißtische Verarbeitung,
    Suchtentwicklungen (Alkohol, Medikamente);
- Psychoanalytische Beiträge:
  - Konfliktpathologie
    im Rahmen mißglückter Konfliktlösungen treten Triebspannungen und Störungen im affektiven Erleben auf (z. B. Angst oder Depressionen als seelisch-körperliche Gesamtreaktion)
    Ich-Pathologie:
    Somatisierungsbereitschaft,
    Vernachlässigung der Affekte in der Wahrnehmung: psychische Aktivität wird auf die begleitenden und neu auftretenden körperlichen Störungen konzentriert,
    Grundstörung (Balint), körperliche Abfuhr nicht zu verbalisierender Konflikte auf der Basis einer präverbalen Grundstörung.

Ätiopathogenese funktioneller Störungen (Psychodynamik) (aus Ermann 1987)

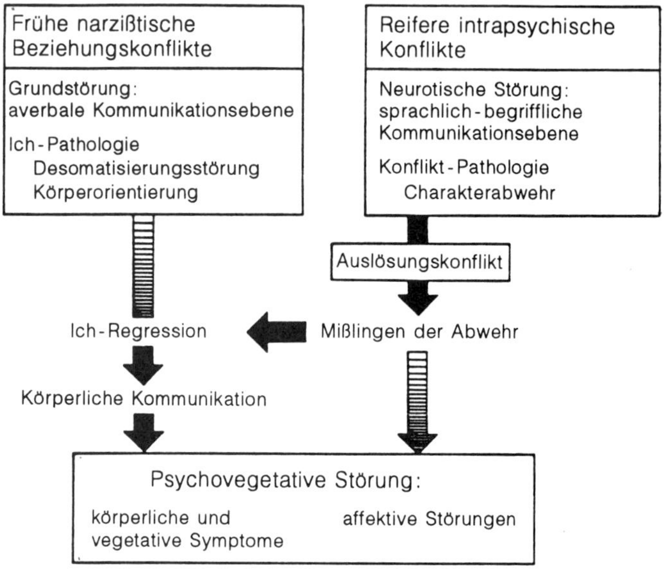

Verlauf

- Uncharakteristische Allgemeinstörung;
- Ausbildung der Leitsymptomatik;
- Hinzutreten sekundärer Symptome zu dem Primärsymptom (z.B. Medikamentenabusus, Alkoholmißbrauch);
- Chronifizierung mit hypochondrischer Verarbeitung der Symptome;
- in der Folge stereotyper Klagenkatalog mit zunehmender sozialer Isolierung.

Prognose

- Morbidität groß, Mortalität klein;
- Lebenserwartung signifikant höher als in der Durchschnittsbevölkerung (als Ausdruck intensiverer Betreuung?);
- 50% chronische Verläufe;
- 60% zeigen Symptomwandel;
- 11% haben später eine organische Erkrankung am funktionell irritierten Organ;
- 24% entwickeln psychosomatische Symptome;
- 8% bei Nachuntersuchung symptomfrei.

Therapie

- *Kombiniertes somatisch-psychotherapeutisches Vorgehen:*
  - allgemeine Verhaltensmaßregeln nach Ausschlußdiagnostik,
  - kombiniertes Vorgehen mit internistischer Medikation, physikalischen Maßnahmen, ärztlichem Gespräch,
  - Mitarbeit des Patienten gewinnen,

- oft helfen konkrete Ratschläge (wie Lebensführung zu ändern),
- nicht auf hypochondrisches Klagen eingehen, vielmehr über Gespräche die dahinterliegende Problematik aufdekken und besprechen,
- Beschwerden ernst nehmen (nicht iatrogen fixieren oder als „eingebildet" abweisen),
- Patienten evtl. bei einem psychologisch geschulten Arzt vorstellen;

- *Psychotherapie:*
  - Langzeitanalyse (konfliktaufdeckend, bei entsprechender Indikation),
  - Kurztherapie (analytisch), analytische Gruppentherapie,
  - Verhaltenstherapie bei entsprechender Indikation (Monosymptomatik, wenig Konfliktbewußtsein),
  - Körperentspannung, autogenes Training, konzentrative Bewegungstherapie,
  - physikalische, balneotherapeutische Maßnahmen;
- *Psychopharmaka:* nur bei strenger Indikation und auch dann nur vorübergehend.

LEITLINIEN DER THERAPIE DER FUNKTIONELLEN ERKRANKUNGEN

- Vertrauensvolle Atmosphäre schaffen;
- dem Patienten ausreichend Zeit zur Beschwerdeschilderung geben;
- psychosoziale Situation erkunden;
- einmalige sorgfältige Abklärung der somatischen Befunde;
- über die Erkrankung plastisch informieren;
- keine „Minibefunde" mitteilen;
- Zurückhaltung in der Verordnung von Medikamenten (Tranquilizern, Digitalis etc.);
- physikalische Therapiemaßnahmen;
- Patienten zur Psychotherapie motivieren;
- Patienten vor eingreifenden Untersuchungen und Operationen schützen.

FALLBEISPIEL

Die 45jährige Hausfrau und Mutter leidet seit 20 Jahren unter den verschiedensten Beschwerden von seiten des Herzens, des Muskel-Skelett-Apparates, hat Kopfschmerzen, immer wieder Magenbeschwerden (teilweise mit Zwölffingerdarmgeschwüren); wegen eines erhöhten Blutdrucks ist sie im Krankenhaus durchuntersucht worden; sie sei 2mal operiert worden (Eileiterschwangerschaft, einmal Probeexzision aus der Mamma); ihre Periode habe sie seit 7 Jahren nicht, „weil ich sie nicht mehr will". „Ich bin böse auf die Welt".

Die Patientin ist stets überfordert, arbeitet viel, war ebenso streng wie der viel schlagende Vater. Patientin drängt von zu Hause weg, heiratet bald nach ihrem Fortgang, bekommt einen Sohn. Die Ehe wird vor 3 Jahren geschieden, seither Verschlimmerung der Beschwerden. Sorge mit dem Sohn, der mehrfach seine Lehre abgebrochen hat, persönlich wie beruflich nicht weiterkomme, eher „rumhänge".
Die Patientin hat keine neuen Beziehungen aufbauen können, geht jedoch zum Tanzen, Schwimmen und in die Sauna, was ihre einzigen Aktivitäten sind.
Sie hat bei dem ablehnenden Verhalten der Eltern kein sicheres Selbstwert- und Identitätsgefühl aufbauen können. Die körperliche Beziehung zu ihnen lief über Geschlagenwerden (und wohl eine sexuelle Verführungssituation durch den Vater mit 3 Jahren). Störungen im zwischenmenschlichen und im emotional-aggressiven Bereich sind ebenso die Folge wie Störungen im Erleben des Körperschemas. Ihren eigenen Körper nimmt sie insbesondere über Krankheitserscheinungen wahr, die auch ihre tieferliegende Depression hintanhalten können.

11.1 Exkurs: Gähnen

DEFINITION

Gähnen: Ermüdungserscheinung, reflektorische Leistung bestimmter Muskelgruppen, die durch Sauerstoffmangel oder Blutleere im Atemzentrum ausgelöst wird.
Gähnkrampf (Chasma, Oscedo) Abnorm häufiges Gähnen bei organischen Hirnkrankheiten (Geschwülste und Abszesse des Kleinhirns und der Medulla), Aura bei Epilepsie.

Physiologisch:
- Reflexgeschehen mit Aufreißen des Mundes und tiefer, langsamer Einatmung, auf Höhepunkt verharrend;
- Gähnreflex;
- verantwortlich: bestimmter Bereich des Stammhirns bei Reiz=Gähnreflex.

Klinisch:
- Sauerstoffmangel;
- Schock, Bradykardie;
- Hirnerkrankungen.

Psychologisch:
- ähnlich bedingtem Reflex:
  - Verhalten des einen orientiert sich am Verhalten des anderen,

  - analytisch: Identifikation;
- „soziale Erleichterung";
- Gähnen aus Langeweile.

Bei Tieren:
- bei Pavianen im Zoo: auch „Zähne zeigen" (neben Ermüdungserscheinungen aggressive Impulse);
- Drohgähnen des Nilpferdes im Zoo wird zur Bettelbewegung;
- bei Tieren auch bei Magen- und Leber- sowie Hirnerkrankungen.

Literatur

Balint M (1958) Die drei seelischen Bereiche. Psyche 11:321–344
Cremerius J (1968) Zur Frage der nosologischen Einordnung funktioneller Syndrome. Med Welt 19:689–692
Delius L (1966) Psychovegetative Syndrome. Thieme, Stuttgart
Delius L (1977) Psychovegetative Allgemeinstörungen. Med Welt 28:222–225
Ermann M (1982) Die psychovegetativen Störungen als Ich-strukturelles Problem. Z Psychosom Med 28:255–265
Ermann M (1987) Die Persönlichkeit bei psychovegetativen Störungen. Springer, Berlin Heidelberg New York Tokyo
Freyberger H (1970) Psychosomatik, Psychotherapie und Psychopharmakotherapie der funktionellen Störungen („vegetative Dystonie"). Therapiewoche 36:1952–1968
Harrer G (1981) Pseudodiagnose psychovegetativer Syndrome. Ärztl Praxis 27:996
Hoffmann SO, Hochapfel G (1995) Neurosenlehre. Psychotherapeutische und Psychosomatische Medizin, 5. Aufl. Schattauer, Stuttgart
Köhle K (1990) Funktionelle Syndrome in der inneren Medizin. In: Uexküll T von (Hrsg) Psychosomatische Medizin. Urban & Schwarzenberg, München
Loch W (1969) Vegetative Dystonie, Neurasthenie und das Problem der Symptomwahl. Psyche (Stuttg) 13:49–62
Mentzel G (1976) Zur Psychodynamik psychovegetativer Störungen. Z Psychosom Med 22:250–266
Rad M von (1975) Reaktive, neurotische und funktionelle-vegetative Störungen in der Allgemeinpraxis. Z Allg Med 51:1–8
Uexküll T von (1962) Funktionelle Herz-Kreislaufstörungen. VEB Thieme, Leipzig
Wesiack W (1970) Zum Verständnis und zur Behandlung der funktionellen Syndrome. Therapiewoche 36:1958–1968

Kapitel 12

Infektionskrankheiten

EINFÜHRUNG

Schon Pasteur sagte: „Wie oft kommt es doch vor, daß die Konditionen des Patienten – seine Schwäche, sein Seelenzustand – eine allzu ungenügende Barriere gegen die Invasion der unendlich kleinen darstellt". Pasteur sah also nicht das Bakterium (wohl auch das Virus) als alleinige „Ursache" für Infektionen an und brachte damit bereits vor mehr als hundert Jahren psychologische Faktoren auch für entsprechende Krankheiten in die Diskussion.

12.1 Symptom Fieber

URSACHEN

- Infektionen (bakteriell, viral und protozoenbedingt),
- endogene Toxine (aseptisches und Resorptionsfieber) z.B. nach Blutungen, bei Hämolyse,
- exogene Gifte (Inhalation von Metallen, Staub, chemischen Reizstoffen, Arzneifieber),
- Tumoren (erhöhte Zelltätigkeit, Nekrosen),
- zerebrales Fieber (bei Commotio, Contusio, Apoplexie, bei Psychosen, nach Ventrikulographie, nach Lumbalpunktion, nach Hitzschlag),
- hormonelle Einflüsse (Hyperthyreose, prämenstruell, adrenogenitales Syndrom),
- neurovegetative Einflüsse (nicht hohe, aber lang anhaltende Temperaturen),
- artifizielles Fieber.

PSYCHOGENES FIEBER

Patienten mit:

- schweren Störungen im zwischenmenschlichen Bereich und der Familienstruktur,
- hohem Ich-Ideal (mit moralisch hochbewerteten Gedankeninhalten),

- gehemmten Aggressionen und mangelndem Durchsetzungsvermögen,
- anderen Symptomen, insbesondere Herzklopfen und Kopfschmerzen.

AUSLÖSESITUATIONEN

- Hohes Ich-Ideal zusammengebrochen,
- symbiotische Abhängigkeitsbeziehungen auseinandergerissen,
- Ehe- und Familienkonflikte,
- Aufregungen, Angst, Wut und Ärger,
- Berufswechsel, Hochzeitsreise.

ORGANISCHER BEFUND

- Häufig Lymphozytose (bis 40%, wie bei Tbc und Hyperthyreose),
- keine Senkungsbeschleunigung,
- oft keine Differenz axillar/rektal,
- kein Ansprechen auf Antipyretika, aber auf Sedativa.

ZUR EPIDEMIOLOGIE: KRANKHEITSKURVE DER POSTBEAMTEN (AUS SOPP 1958)

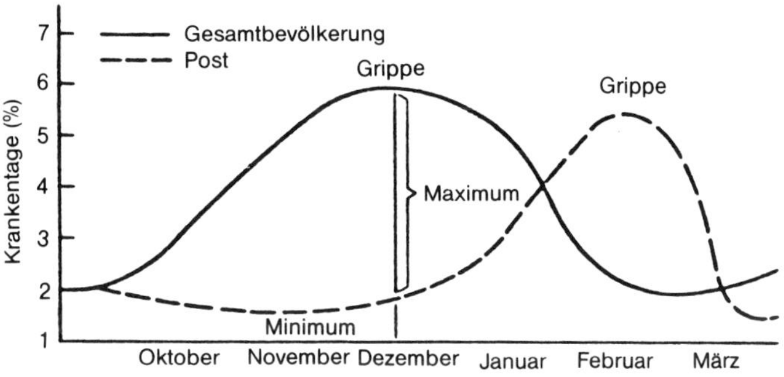

BANALE INFEKTE (DER OBEREN LUFTWEGE, VIRUSGRIPPE, FIEBERHAFTE ERKÄLTUNGEN)

- Häufigste Erkrankungen in der Landpraxis (40%),
- Hilfsarbeiter doppelt so viele Fehltage wie Facharbeiter,
- Unselbständige erkranken häufiger als Selbständige,
- Arbeiter erkranken doppelt so häufig wie Angestellte und Beamte,
- Pendler, unqualifizierte Arbeiterinnen, Angehörige der unteren Sozialschicht erkranken häufiger.

SCHEMA ENDOGENER UND EXOGENER FAKTOREN, DIE DAS INDIVIDUUM IN SEINER INTERAKTION MIT DEN ERREGERN IN SEINER UMWELT BEEINFLUSSEN KÖNNEN, SOWIE DAS MÖGLICHE ERGEBNIS DERARTIGER INTERAKTIONEN (AUS HERRMANN ET AL., MODIFIZIERT NACH FRIEDMAN UND GLASGOW 1990)

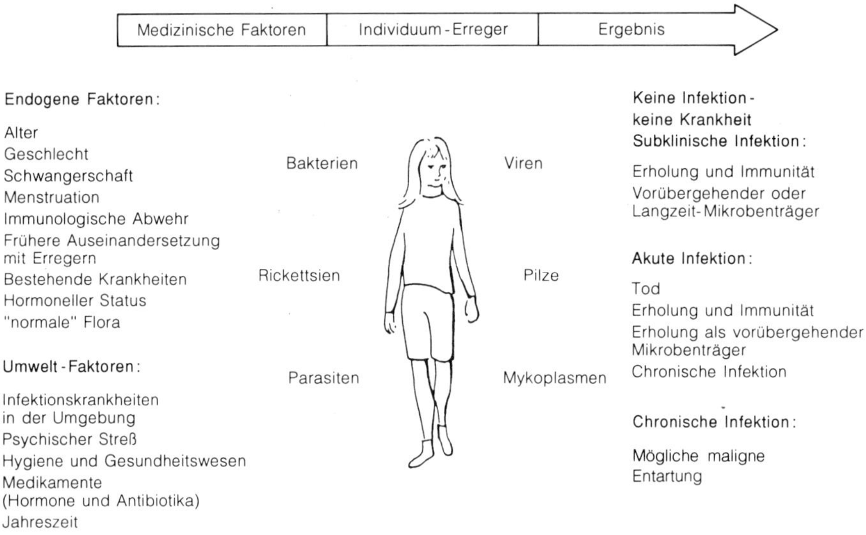

FALLBEISPIEL

Der 28jährige Produktmarketingmanager kommt wegen immer wieder auftretenden, ihm unerklärlichen, jedoch sehr störenden Infekten (Erkältungskrankheiten, Bronchitiden, grippale Infekte) zur psychosomatischen Untersuchung. Außerdem hat er Gelenkbeschwerden in Füßen, Knien, Armen, in Schulter und Hüfte. Organpathologisch keine Entzündungszeichen, kein Hinweis auf einen Immundefekt oder auf eine Kollagenose.

Auffallend ist, daß der Patient bei der vorhandenen Kränklichkeit immer versucht, besonders stark und kräftig zu wirken – v.a. in seinem Beruf als erfolgreicher Manager, aber auch beim Karate (als Leistungssport).

Zur Aufrechterhaltung dieser Fassade des „starken Mannes" der Umwelt gegenüber ist ständig Anstrengung erforderlich. Er kann diesen „Streß" nicht abstellen, wenn er erfolgreich sein will. Dies geht jedoch über seine – physischen und psychischen – Kräfte, sein Körper zwingt ihn gleichsam zurückzustecken.

12.2 Chronic-fatigue-Syndrom (Müdigkeit/Erschöpfung)

Es wäre gut, beim „Chronic-fatigue-Syndrom" das Phänomen der Müdigkeit in seiner psychodynamischen Dimension zu berücksichtigen.

DEFINITION

In der herkömmlichen Medizin auch „postvirale Müdigkeit" oder „myalgische Encephalomyelitis" genannt, handelt es sich um ein „neurasthenisches" Geschehen, bei dem bei etwa 70% der Betroffenen eine affektive Störung im Sinne eines Somatisierungssyndroms gefunden wird.

EPIDEMIOLOGIE

- 20% leiden unter abnormaler Müdigkeit und Erschöpfung,
- 11% bei Normalen,
- bis zu 50% bei Depressiven.

PSYCHODYNAMISCHE FAKTOREN

- Berufliche Belastung als chronischer Stressor,
- Zeitdruck, Feindseligkeit, Aggressivität, Erfolgszwang,
- passives Verhalten und Rückzug bei selbstunsicheren, sensibleren, anhängigen Menschen,
- Funktionseinschränkung des Ich durch verdrängten neurotischen Konflikt,
- als Rückzugs-Konservierungs-Muster mit Hilf- und Hoffnungslosigkeit als Folge des Versagens der Quelle im Rahmen des Kampf-Flucht-Verhaltens.

THERAPIE

- Stützende Gespräche durch Hausarzt,
- konfliktaufdeckend bei entsprechender Indikation,
- adjuvante Therapie:
  - körperorientiert-entspannend,
  - physiotherapeutisch-aktivierend,
  - Sport,
  - gegebenenfalls medikamentös-antidepressiv.

UNTERSCHEIDUNGSMERKMALE ZWISCHEN MÜDIGKEIT AUS PSYCHISCHEN ODER SOMATISCHEN GRÜNDEN (AUS RADVILA 1991)

Merkmale	Psychogene Müdigkeit	Organisch bedingte Müdigkeit
Zeitlicher Verlauf	morgens am stärksten, unerklärlich lang dauernd	im Laufe des Tages zunehmend
Ausruhen, Schlaf	keine Erholung	Besserung
Gewichtung des Symptoms	in den Vordergrund gestellt	eher dissimuliert
Somatische Begleitzeichen	vegetativer Art	vorhanden, z.B. Fieber, Gewichtsverlust
Psychische Begleitzeichen	eher vorhanden, z.B. Angst, Tiefs	eher fehlend

PSYCHIATRISCHE ERKRANKUNGEN UND MÜDIGKEIT (NACH DSM-III-R 1989)

Depression
dysthyme Störung (300.40)
(depressive Neurose, „minor depression“)
Major-Depression (296.2 und 296.3)
(inkl. bipolare (296.5 und 296.6), melancholische und psychotische Form)

Angstzustände (als Folge von)
generalisiertem Angstsyndrom (300.02)
Panikstörung mit/oder ohne Phobie (300.21, 300.01)
Zwangsstörung (300.30)
posttraumatische Belastungsstörung (309.89)

Somatoforme Störungen
Hypochondrie (300.20)
Somatisierungsstörung (300.81)
somatoforme Schmerzstörung (307.80)

Dissoziative Störungen
z.B. die Depersonalitätsstörung (300.60)

Organisch bedingtes affektives Syndrom
z.B. bei Demenz (Alzheimer-Typ) (290.21)
zerebrovaskulärem Insult (290.4)

Drogeninduzierte psychische Störungen
z.B. durch Alkohol (303.90)
Benzodiazepine (304.10)
Opiate (304.0)
Cannabis (304.30) usw.

12.3 Tuberkulose

DEFINITION

Organbezogene oder generalisierte bakterielle Erkrankung, die durch Mycobacterium tuberculosis, seltener durch M. bovis hervorgerufen wird. Für den Ausbruch der Erkrankung spielen die individuelle und erblich bedingte natürliche Resistenz sowie die mögliche effektive Immunantwort eine Rolle. Verschiedene Krankheiten, höheres Lebensalter, hormonelle Umstellung, Alkoholabusus, Mangelernährung und psychische Belastungen gehören zu den Risikofaktoren.

ERKRANKUNGSSITUATION (MEIST ZWISCHEN 18 UND 25 JAHREN)

- Eher chronisch-schleichende als akute Konfliktsituationen,
- Angst vor Annäherung an den Liebespartner, ambivalente Bindungen, die subjektiv als Katastrophe erlebt werden,
- berufliche Veränderungen mit ausgeprägter Ambivalenz, weil Arbeitsplatz=„Bühne der Selbstverwirklichung“,
- emotionale Belastungen (Life-event-Forschung),
- Abbruch einer Beziehung, Tod.

PSYCHODYNAMIK/ PERSÖNLICHKEIT

- Eher schizoide Strukturen,
- Labilität des Selbstwert- und Lebensgefühls,
- ungewöhnliches Bedürfnis nach Zuwendung,
- in der Kindheit häufiger Versagungen in bezug auf Zuneigung,
- gekennzeichnet durch:
  - innere Unruhe, Unausgeglichenheit, Stimmungslabilität,
  - Unsicherheit, Ängstlichkeit, Gefühl der Lebensschwäche,
  - Übererregbarkeit, Überempfindlichkeit,
  - verstärktes Liebesbedürfnis,
  - depressive Grundstimmung,
  - dissoziale Züge mit Neigung zum Alkoholismus und Sucht überhaupt,
  - Selbstschädigung, Hyperaktivität, Aufopferung, Neigung zu Unfällen,
  - Tendenz nach Anlehnung, Versorgung, Schutz, Abhängigkeit (bei Verlust vice versa: Haltlosigkeit, Unbeständigkeit, Interesselosigkeit),
- „tuberkulöses Psychom“: Labilität der Lebensführung imponiert als Leichtfertigkeit und Ungebundenheit,
- dissoziale Tuberkulöse oft aus Trinkerfamilien,
- dominierende Mütter, „schwache Väter“ (oft abwesend, Alkoholiker, Trennung der Eltern),
- Tuberkulose als „Flirt mit dem Tode“ (Dunbar 1946),
- Kafka kam „unter der übermenschlichen Anstrengung des Heiratenwollens das Blut aus der Lunge“.

ARZT-PATIENT-BEZIEHUNG

Gute Compliance ist nötig wegen der Therapie über 1–2 Jahre; lückenlose Führung bei gutem Arbeitsbündnis.

WEITERE INFEKTIONSKRANKHEITEN MIT DEUTLICH PSYCHOGENEM ANTEIL

- Herpesinfektionen (s. S. 376–377),
- Angina tonsillaris (s. S. 404),
- eine Anzahl rezidivierender Infektionen, z.B.
  - des Urogenitalsystems (s. Urologie S. 447–457, Gynäkologie S. 415–430),
  - der Atmungsorgane (s. S. 142–153),
  - des Muskel-Gelenk-Apparates (s. S. 237–262),
  - Immunerkrankungen (s. S. 287–289),
  - des Magen-Darm-Traktes (s. S. 154–189).

12.4 Infektiöse Mononukleose/Pfeiffer-Drüsenfieber

DEFINITION

Infektion mit Epstein-Barr-Virus, einhergehend mit Unwohlsein, Müdigkeit, später Fieber, Lymphdrüsenschwellungen und charakteristischen Blutbildveränderungen (mehr als 50% mononukleäre Zellen, lymphozytäre Reizformen).

DIAGNOSTIK Klinik, Blutbild, Antikörpernachweis.

THERAPIE Keine wirksamen Therapeutika.

EPIDEMIOLOGIE Zivilisationskrankheit; bei 50% der 15jährigen und 90% der 30jährigen ist das Viruskapsidantigen nachweisbar.

ÜBERTRAGUNG Orale Kontakte („kissing disease").

PSYCHISCHE FAKTOREN Signifikant erhöhte psychosoziale Faktoren, die die Infektion (mit-)verursachen und beeinflussen können; die Untersuchten
- hatten übererfolgreiche Väter,
- waren allgemein von großer Interessiertheit und Leistungsbereitschaft bei
- relativ geringen akademischen Erfolgen.

Die Kombination von hoher Leistungsbereitschaft und mäßiger Leistungsfähigkeit gilt als psychosozialer Risikofaktor.

12.5 Aids

Die neue Geißel der Menschheit AIDS birgt trotz Aufklärung der viralen Genese viele Unklarheiten, die mit Hilfe psychosomatischen Denkansatzes in einigen Punkten wenigstens beseitigt werden können.

DEFINITION Infektion mit dem Human-immune-deficiency-Virus, das hauptsächlich durch Geschlechtsverkehr, Injektionsnadeln und infizierten Blutkonserven oder Blutprodukten übertragen wird; ca. 30–40% der HIV-Infizierten erkranken an Aids.

HAUPTRISIKOGRUPPEN
- Homosexuelle, besonders Personen mit häufig wechselndem Geschlechtsverkehr,
- Drogenabhängige mit gemeinsamer Spritzenbenutzung,
- Hämophile, die vor dem routinemäßigen Screening mit Konserven behandelt wurden,
- Pflegepersonen, die mit kontaminiertem Blut in Kontakt kommen.

BESONDERE ANFORDERUNGEN AN DIE VON HIV BETROFFENEN
- Heilung bisher nicht möglich, aber Hoffnung, daß
  - Medikament gefunden wird,
  - die Chance besteht, nicht oder erst nach Jahren an Aids zu erkranken,
- Infektion zunächst nicht bemerkbar; deshalb nötig zu realisieren, daß Betroffene schwer bis lebensbedrohlich erkrankt sind,
- HIV-Infektion hat soziale Folgen:

- für Partnerschaft und Sexualität,
- für Kontakte überhaupt (Zwangsmaßnahmen, Kriminalisierung).

REAKTIONEN AUF DIE HIV-INFEKTION

- Depressionen und Suizidalität,
- Angst vor den sozialen und finanziellen Folgen,
- Angst vor Ansteckung bzw. Angst, bereits selbst infiziert zu sein,
- Schuldgefühle dem infizierten Kind oder Partner gegenüber,
- Wut auf die Krankheit, das „Schicksal", die „Gesellschaft",
- Vorwürfe gegen die Ärzte und die Pharmaindustrie wegen der kontaminierten Präparate (Familien mit hämophilen Angehörigen),
- Verunsicherung durch die Homosexualität oder Drogenabhängigkeit des Infizierten,
- Angst vor einem ungünstigen Krankheitsverlauf,
- Trauer über das, was bisher in der Beziehung nicht gelebt wurde und vielleicht nicht mehr gelebt werden kann,
- u.U. vermehrte Intimität und intensivere Gefühle dem HIV-Infizierten gegenüber.

KONFLIKTSCHWERPUNKTE DER BETROFFENEN

- Todesangst, erlebt als
  - narzißtische Katastrophe,
  - Angst vor Schwäche und Angewiesensein auf andere,
  - Angst vor dem „sozialen Tod",
- Diskriminierungsangst,
  - mit Erwartung feindseliger Reaktionen der Umgebung
    als realistische Situation,
    als projektive Abwehr einer schuldhaft erlebten sexuellen Lebensform,
- Partnerschaft und Sexualität:
  - Umstellung des Verhaltens nötig mit
    Einschränkung des sexuellen Lusterlebens,
    Beeinträchtigung der Stabilisierungsfunktion, die die Sexualität im psychischen Geschehen hat,
  - reduziertes sexuelles Verlangen („sexuelle Depression"),
  - stabile Situation, wenn Partner auch HIV-infiziert ist.

Bewältigungsverhalten (Coping): HIV (aus Weimer et al. 1989)

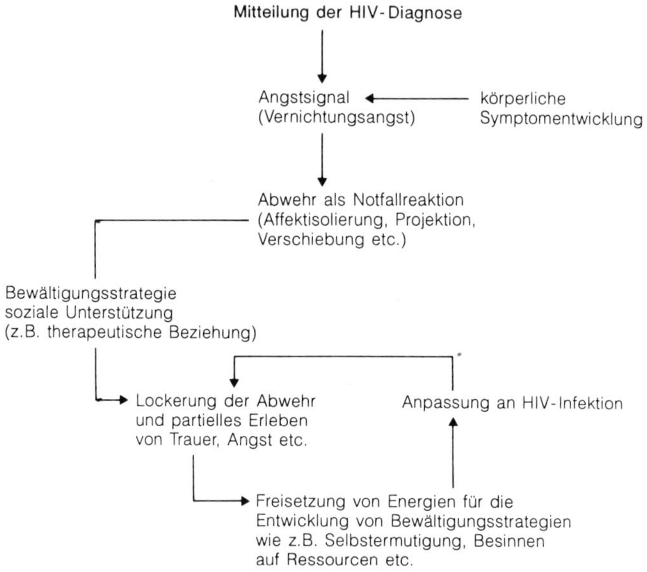

- Verleugnung (kann stabilisierende Funktion haben),
- Altruismus (kann Angst vor sozialer Diskriminierung und Alleingelassenwerden binden),
- aktive Auseinandersetzung (mit dem Überdenken der bisherigen Lebensweise).

Problem der einzelnen Gruppen

- Homosexuelle:
  - das soziale Stigma der Homosexualität führt zum Verbergen (als Selbstschutz vor dem Ausgestoßensein), dieser Schutzmechanismus durch Aids durchbrochen („Doppelstigma"),
  - Kontakt zur Ursprungsfamilie gestört, „schwule Ersatzfamilie" nicht aufgebaut; deshalb Selbsthilfeorganisation günstig,
  - Verunsicherung der homosexuellen Identität insgesamt,
- i.v.-Drogenabhängige und Exuser:
  - reagieren mit Resignation, sind rückfallgefährdet oder
  - andere verändern ihre Lebensziele, „kämpfen um ihr Leben",
- Bluter:
  - Hämophilie als geschlechtsgebundene Erbkrankheit erweckt Schuldgefühle bei den übertragenden Müttern, die oft überfürsorglich reagieren;
  - Väter erleben es als unerträgliche Kränkung, als Mann mit einem krankheitsbelasteten Sohn konfrontiert zu sein (lehnen Söhne oft offen ab),

- sind nicht in der Weise sozial diskriminiert wie andere Gruppen,
- neigen dazu, Krankheiten zu verleugnen und/oder zu bagatellisieren (achten z.B. wenig auf Verletzungen);
- müssen oft mehrfach aufgeklärt werden.

Aspekte der Arzt-Patient-Beziehung, der Beratung, der Behandlung – verschiedene Zugänge von Aids (aus Bahnson 1989)

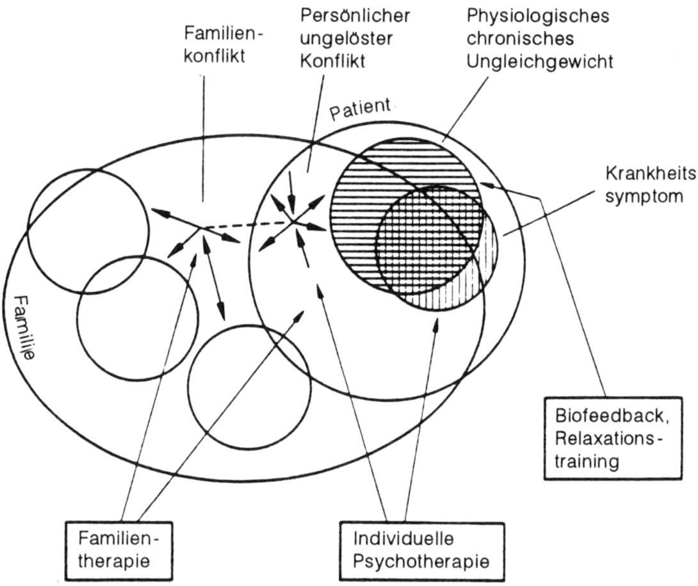

Probleme der Betreuer

Charakteristische Probleme der Betreuer von Aids-Patienten:
- Mobilisierung eigener Ängste (vor der Infektion, vor dem Sterben),
- Resignation (Vergeblichkeit medizinischer und pflegerischer Bemühungen bei hohem eigenen Anspruch),
- Aggressionen gegenüber den Patienten (wegen deren oft fordernder Haltung und fehlender Anerkennung),
- Mobilisierung von Vorurteilen und moralisierender Krankheitsinterpretation (als unbewußter Distanzierungsmechanismus),
- Überaktivitäten und Überidentifikation mit der Betreuerrolle und dem Patienten (unbewußte Abwehr von Ängsten, möglicherweise eigene Zugehörigkeit zur Risikogruppe).

Belastung von Ärzten

- Identifizierung mit den Patienten,
- Überforderung v.a. im emotionalen Bereich (dennoch rationale Kompensationsmöglichkeiten),
- Verunsicherung der ärztlichen Identität bezieht sich auf das Gefühl der Sinnlosigkeit ärztlichen Handelns,
- Angst vor Infektion.

Probleme, die in der psychosozialen Beratung zur Sprache kommen (sollen)

- Der Umgang mit der Sexualität, die Sicherheit von Kondomen,
- der nach wie vor bestehende Kinderwunsch trotz HIV-Infektion,
- das Hoffen auf ein wirksames Mittel gegen die HIV-Infektion,
- die Angst vor dem Bekanntwerden der Infektion am Arbeitsplatz oder im Freundeskreis, Angst vor drohender Isolation,
- die Angst vor einem womöglich nahen Tod und die Versorgung der Hinterbliebenen; hier wird die „Schuldthematik" der Hämophilen deutlich: Wie hoch wird die Abfindung für die Infektion sein? Wieviel ist ein Leben wert?,
- das Gefühl der Abhängigkeit, sei es von Mitmenschen, sei es von Medikamenten, was durch die HIV-Infektion nochmals verstärkt wurde,
- die Suizidalität.

12.6 Aids-Phobie

Für die AIDS-Phobie ist in der Regel eine neurotische Grunderkrankung verantwortlich.

Definition

Überhöhte Befürchtung, sich mit dem HIV infizieren zu können, obwohl ein Risiko eher unwahrscheinlich ist.

Symptomatik

- Unbegründete Ängste vor HIV-Infektion,
- hypochondrische Selbstbeobachtung:
  - Abtasten von Lymphknoten,
  - Beobachten von Hautflecken,
- Befürchtungen, andere anzustecken,
- Zwangsgrübeln,
- Selbstvorwürfe, Schuldgefühle,
- wiederholte HIV-Tests ohne sachliche Begründung.

Psychodynamik

- Kein neues Krankheitsbild;
- phobische Ängste benutzen äußere Objekte:
  - Krankheitsphobie (z. B. bei „kleinen Erregern"),
  - Sexualität als Gefahr in Verbindung mit phobischen Ängsten vor Geschlechtskrankheit;
- Aids-Erkrankung bietet sich zur hypochondrischen Verwendung an, weil
  - Sexualität mit Trennung und Schuld verbunden ist,
  - der tödliche Ausgang Bestrafungs- und Verschmelzungswünsche erfaßt;
- Ausprägungen:
  - Aids-phobische Reaktion:
    konflikthafte Sexualkontakte,

Angst verbunden mit intensiven Selbstvorwürfen,
Angst verbunden mit dem Gefühl der Selbstbestrafung (mit der Krankheit für Seitensprung zu „büßen“),
- neurotische Aids-Phobie:
Symptombildung im Rahmen eines Autonomiekonflikts zwischen
Anklammerung und Loslösung,
Nähe und Distanz,
konflikthaft erlebte Trennungsimpulse, aber auch Angst, sich durch Kontaktaufnahme zu infizieren (sexualisierte Befürchtung vor Neuanfang, verbunden mit Schuldgefühlen, den Partner durch Weggang zu verletzen und daraus folgender Selbstbestrafung mit der Phantasie, eine tödliche Krankheit in sich zu haben),
Trennungsambivalenz auf dem Boden einer konflikthaften Eltern-Kind-Beziehung:
Anklammerung und Ablösung sexualisiert und auf Aids-Thema verschoben;
- fast immer sexuelle Auslösesituationen:
  - Seitensprünge,
  - Kontakte zu Prostituierten,
  - homosexuelle Episoden Heterosexueller,
  - als bedrohend erlebte Versuchssituationen ohne realen Kontakt;
- Konfliktsituationen:
  - Aktualisierung eines Trieb-Über-Ich-Konfliktes, wenn sexuelle Wünsche schuldhaft verarbeitet werden (Symptom bekommt Bestrafungscharakter),
  - Bindungs-Autonomie-Konflikt (Autonomie- und Trennungswünsche mit Hilfe des Aids-hypochondrischen Symptoms zurückgedrängt).

THERAPIE

- Wie bei körperbezogenen Phobien;
- Vermeidung iatrogener Fixierungen (z.B. durch unbegründet wiederholte Tests);
- psychotherapeutische Abklärung (persönlichkeitsabhängig);
- paar- und familientherapeutische Intervention;
- Verhaltenstherapie im Hinblick auf konstruktivere Umgangsformen;
- vorübergehende Erleichterung mit Psychopharmaka.

Angina tonsillaris (s. S. 404)
Herpes simplex (s. S. 376–377)

Literatur

Bahnson CB (1989) Psychodynamischer Zugang zum Aids-Kranken. Psychodynamische und psychotherapeutische Aspekte. In: Klußmann R, Goebel FD (Hrsg) Zur Klinik und Praxis der Aids-Krankheit. Springer, Berlin Heidelberg New York Tokyo (Psychosomatische Medizin im interdisziplinären Gespräch)
Becker S, Clement U (1990) HIV-Infektion und AIDS. In: Uexküll T von (Hrsg) Psychosomatische Medizin. Urban & Schwarzenberg, München
Bräutigam W (1956) Beitrag zur Psychosomatik der Lungentuberkulösen. Fortschr Tuberk Forsch 7:184–192
DSM-III-R (1989) Belz, Weinheim
Engel GL (1970) Nervousness and fatigue. In: McBryde CM (Hrsg) Signs and symptoms: Applied physiology and clinical interpretation. Lippincott, New York
Ermann M, Waldvogel B (1992) Das Aids-Angst-Syndrom. In: Kaschka W, Lungerhausen E (Hrsg) Paranoide Syndrome. Springer, Berlin Heidelberg New York Tokyo
Hedrich D, Lind-Krämer R (1990) Bewältigungsstrategien HIV-infizierter Drogenabhängiger. Verhaltensther Psychosoz Prax 1:59–78
Herrmann JM, Geigges W (1990) Infektionskrankheiten. In: Uexküll T von (Hrsg) Psychosomatische Medizin. Urban & Schwarzenberg, München
Hirsch M (1989) Aids-Phobie - ein neues Krankheitsbild. In: Klußmann R, Goebel FD (Hrsg) Zur Klinik und Praxis der AIDS-Krankheit. Springer, Berlin Heidelberg New York Tokyo (Psychosomatische Medizin im interdisziplinären Gespräch)
Kasl SV, Evans AS, Niederman JC (1979) Psychosocial Risk Factors in Development of Infections Disease. Psychosom Med 41:445–466
Overbeck G (1973) Psychosomatische Aspekte bei unklaren Fieberzuständen. Z Psychosom Med 19:145–156
Radvila A (1991) Die große Müdigkeit des Menschen. Therap Umschau 48:756–761
Schneider MM, Ermann M, Schramm W (1989) Psychosoziale Probleme bei Hämophilen mit HIV-Infektion. In: Klußmann R, Goebel FD (Hrsg) Zur Klinik und Praxis der AIDS-Krankheit. Springer, Berlin Heidelberg New York Tokyo (Psychosomatische Medizin im interdisziplinären Gespräch)
Seidl O (1989) Der Aids-Patient und seine Betreuer. In: Klußmann R, Goebel FD (Hrsg) Zur Klinik und Praxis der AIDS-Krankheit. Springer, Berlin Heidelberg New York Tokyo (Psychosomatische Medizin im interdisziplinären Gespräch)
Sopp H (1958) Was der Mensch braucht. Econ, Düsseldorf
Studt HH (1973) Zur Problematik psychischer Faktoren bei der Lungentuberkulose. Z Psychosom Med 19:1–18 (Teil I, II), 110–113 (Teil III), 201–209 (Teil IV)
Weimer E, Nilsson-Schönesson L, Clement U (1989) HIV-Infektion: Traumata und Traumaverarbeitung. Psyche 8:720–735
Wittchen HU et al. (1989) (Hrsg) Diagnostisches und statistisches Manual psychischer Störungen. Beltz, Weinheim

Kapitel 13

Psychoneuroimmunologie

EINFÜHRUNG

Die Beziehungen zwischen emotionaler Befindlichkeit und den Auswirkungen auf das Immunsystem sind in den letzten Jahren vor allem in bezug auf Streßeinflüsse untersucht worden. Handelt es sich um ein Forschungsgebiet, das den „rätselhaften Sprung vom Seelischen zum Körperlichen" auf „exakt-naturwissenschaftliche" Weise wird erklären können?

ALLGEMEINES

Grundansatz: 3 Subsysteme regulieren interdependent die Homöostase des Körpers:
- Nervensystem,
- endokrines System,
- Immunsystem.

GRUNDLAGEN

- Es besteht eine morphologische Grundlage für die Annahme einer Regulation des Immunsystems und des Nervensystems;
- Effekte neuraler Läsion und Stimulation auf die Immunantwort:
  - Läsionen im vorderen Hypothalamus
    unterdrücken anaphylaktische Reaktionen (nicht solche im medialen und posterioren),
    reduzieren die Antikörperkonzentrationen,
    schränken die T-Zellproliferation nach Mitogenstimulation in vitro ein,
  - verstärkte neuronale Aktivität als Antwort auf einen antigenen Reiz.

IMMUNSYSTEM ALS BINDEGLIED ZWISCHEN PSYCHE UND KRANKHEITSMANIFESTATION BEI

- infektiösen,
- allergischen,
- Autoimmunerkrankungen,
- Neoplasmen (?),
- postoperativem Verlauf in der Chirurgie (?).

WECHSELWIRKUNGEN ZWISCHEN PSYCHE UND IMMUNSYSTEM

- Konditionierungsexperimente:
  - konditionierte Versuchstiere entwickeln einen geringeren Antikörperspiegel auf Antigenreiz („Geschmacks-Aversions-Konditionierung“);
- Streßexperimente:
  - Tierversuche (Lärm, „overcrowding“, Elektroschocks, Trennung) beweisen Einflüsse auf T-Lymphozyten und deren Proliferationsfähigkeit, auf Tumorwachstum;
- Humanstudien:
  - Trennungserlebnisse: 8 Wochen nach dem Tod des Lebenspartners hochsignifikante Unterschiede (zur Kontrollgruppe) in der Mitogenstimulierbarkeit, deutlich eingeschränkte T-Zellfunktion,
  - psychosoziale Einsamkeit, reaktive Depression:
    Korrelation einer verstärkten Infektionsausbreitung (mit verminderter zellulärer Immunkompetenz) mit dem Persönlichkeitsmerkmal „Introversion“, signifikant verringerte Aktivität- der „natural killer cells“ und geringere Stimulierbarkeit der T-Zellen bei sozial isolierten Patienten,
  - verminderte T-Zellantwort und verringerte Aktivität von „natural killer cells“ bei umschriebenen Läsionen im linken Neokortex (nicht bei solchen im rechten);
- Effekte verschiedener Hormone auf die Immunantwort:
  - Adrenalininjektion führt zu veränderten Helfer-/Suppressionsverhältnissen und zu einer reduzierten Mitogenstimulierbarkeit,
  - Immunsuppressive Wirkung von Kortikosteroiden,
  - Diskutiert wird der Einfluß von folgenden Hormonen auf die Immunfunktion:
    Geschlechtshormone,
    thyreoidale Hormone,
    β-Endorphin,
    Serotonin,
    höhere Kortisolkonzentrationen im Urin,
    eingeschränkte T- und B-Zellfunktion,
    eingeschränkte zelluläre und humorale Immunfunktion bei Prüflingen – reduzierte Kortisolspiegel, erhöhte Lymphozytenzahlen,
    Beziehung zwischen Unterdrückung emotionaler Reaktionen und einer Verschlechterung zellulärer Immunfunktionen bei Patienten vor einer Brustoperation.

Beziehung zwischen psychischen Faktoren und Immunsystem (aus Herrmann et al., mod. nach Solomon u. Moos 1990)

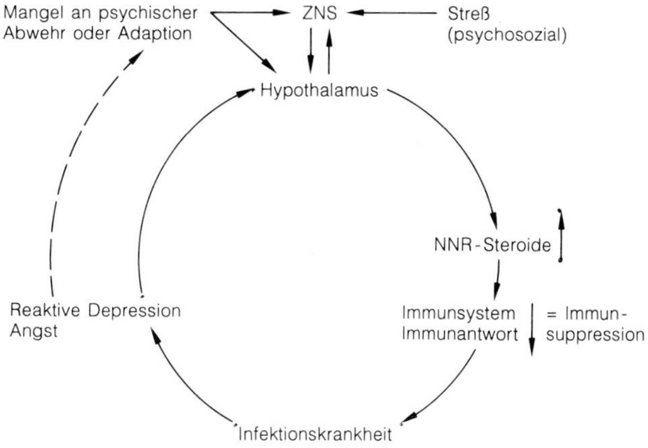

Weitere Einzelergebnisse und Zusammenhänge zwischen psychischem Verhalten, Reaktionen, Persönlichkeit, Beziehungen und Immunsystem [s. insbesondere bei Ader (1990)].

Literatur

Ader R (1990) Verhalten und Immunsystem: Konditionierung und ihre Auswirkungen. In: Uexküll T von (Hrsg) Psychosomatische Medizin. Urban & Schwarzenberg, München

Bartrop RW, Lazarus L, Luckhorst E, Kiloh LG, Penny T (1977) Depressed lymphocyte function after bereavement. Lancet I:834–836

Besedovsky HO, Sorkin E (1977) Network of immune-neuroendocrine interactions. Clin Exp Immunol 27:1–12

Biondi M, Cinti C, Panchieri P, Sega FM, Sega E (1981) Emotional reactivity and immune reactivity: A preliminary study of patients in a situation of pre-operatory stress. Riv Psychiatr 16:378–394

Crary B, Hauser SL, Borysenko M, Kutz I, Hoban C, Ault KA, Weiner HL, Benson H (1983) Epinephrine-induced changes in the distribution of lymphocyte subsets in peripheral blood of humans. J Immunol 131:1178–1181

Dorian B, Garfinkel P, Brown G, Shore A, Gladman D, Keystone E (1982) Aberrations in lymphocyte subpopulations and function during psychological stress. Clin Exp Immunol 50:132–138

Henningsen P (1993) Psychoimmunologische Forschung in der Psychosomatik. Psychother Psychosom med Psychol 43:348–355

Herrmann JM, Geigges W (1996) Infektionskrankheiten. In: von Uexküll T (Hrsg) Psychosomatische Medizin, 5. Aufl. Urban & Schwarzenberg, München

Kappauf HW (1991) Übersicht über derzeitige Konzepte in der Psychoneuroimmunologie. In: Bahnson CB (Hrsg) Psychoneuroimmunologie und Krebs. Onkologie 14 Suppl 1:10–13

Kiecolt-Glaser JK, Garner W, Speicher L, Penn GM, Holliday J, Glaser R (1984a) Psychosocial modifiers of immunocompetence in medical students. Psychosom Med 46:7–14

Kiecolt-Glaser JK, Ricker D, George J, Messick G, Speicher CE, Garner W, Glaser R (1984b) Urinary cortisol levels, cellular immunocompetency, and loneliness in psychiatric inpatients. Psychosom Med 46:15–23

Kronfol Z, Silva J, Greden J, Dembinski S, Gardner R, Carroll B (1983) Impaired lymphocyte, function in depressive illness. Life Sci 33:241–247

Kropiunigg U, Hamilton G, Roth E, Simmel A (1989) Selektive Wirkung von Persönlichkeitsmerkmalen und psychosozialem Stress auf die T-Lymphozyten-Subpopulation. Psychother Med Psychol 39:18–25

Renoux G, Viziere K, Renoux M, Guillaumin JM, Degenne D (1983) A balanced brain asymmetry modulates T cell-mediated events. J Neuroimmunol 5:227–238

Schulz KH, Schulz H (1992) Overview of psychoneuroimmunological stress- and intervention studies in humans with emphasis on the uses of immunological parameters. Psycho-Onkology 1:51–70

Stein M, Keller S, Schleifer S (1981) The hypothalamus and the immune response. In: Weiner H, Hofer MA, Stunkard AJ (eds) Brain, behavior, and bodily disease. Raven, New York

Totman R, Kiff J, Reed SE, Craig JW (1980) Predicting experimental colds in volunteers from different measures of recent life stress. J Psychosom Res 24:155–163

KAPITEL 14

Onkologie, Geriatrie, chronische Krankheit

EINFÜHRUNG

Das Phänomen „Krebs“ ist mit Vorurteilen, Ängsten, Verdrängungen, unheimlichen Vorstellungen verbunden und erschwert damit die rationale wie emotionale Auseinandersetzung mit dem Krebskranken. Der Tod gilt in Medizin und Gesellschaft eher als „peinlicher Unfall“, wird kaum in das Leben einbezogen. Ebenso ist der Umgang mit alten – und gar kranken – Menschen erschwert. Kann die psychosomatische Betrachtungsweise zu einer anderen – ärztlichen wie gesellschaftlichen Einstellung beitragen?

14.1 Krebs und Tod

- Tod verstanden als:
  - biologische Erscheinung,
  - medizinischer Mißerfolg,
  - Grundgegebenheit der menschlichen Existenz. (Die Mehrzahl der Kranken will aufgeklärt werden, aber 80–90% der Ärzte halten es nicht für richtig; 74% der Kranken sind nicht aufgeklärt, ahnen aber den bevorstehenden Tod.)
- Warum der Arzt nicht aufklärt:
  - Eingeständnis eigener Ohnmacht (Folge: Veränderung des Macht-Ohnmacht-Verhältnisses),
  - Leben ist begrenzt, auch das des Arztes,
  - durch Mitteilung (zu große) Verpflichtung und Nähe.
- Gespräch mit Krebskranken:
  - Arzt muß die Krankheit kennen,
  - Frage, was der Patient schon weiß,
  - Phantasien, auch über die Prognose,
  - Wann ist die Krankheit (in der Biographie) aufgetreten?
  - Wie sind die jetzigen Beziehungen zur Umwelt?
- Phasen der Verarbeitung (Kübler-Ross 1973):
  - Nichtwahrhabenwollen,

- Zorn und Revolte,
- Verhandeln,
- Depression,
- Zustimmung und neue Hoffnung.

EINSTELLUNG ZUR KRANKHEIT BEI KREBSPATIENTEN (AUS RINGEL 1975)

Im günstigen Falle	Im ungünstigen Falle
Eingliederung und Ernstnehmen der Krankheit	Verdrängung und Verleugnung der Krankheit
Bereitschaft zu emotionalen und affektiven Reaktionen (vegetative Instabilität, neurotische Symptome)	Emotionale Verkümmerung, keine neurotischen Symptome
Richtung der Aggressivität nach außen	Gehemmte Aggressivität
Im günstigen Falle	Im ungünstigen Falle
Fähigkeit, Angst und Spannung abzureagieren	Wendung der Aggression gegen die eigene Person
Hypomanische Einstellung, Optimismus	Depression, Pessimismus
Bereitschaft zu kämpfen, Aufbau neuer Ziele	Passives, nicht zielbezogenes Verhalten
Fähigkeit zur Kommunikation	Tendenz zur Isolation

SCHEMA MÖGLICHER VERLÄUFE VON TUMORERKRANKUNGEN (AUS DRINGS U. SELLSCHOPP 1984)

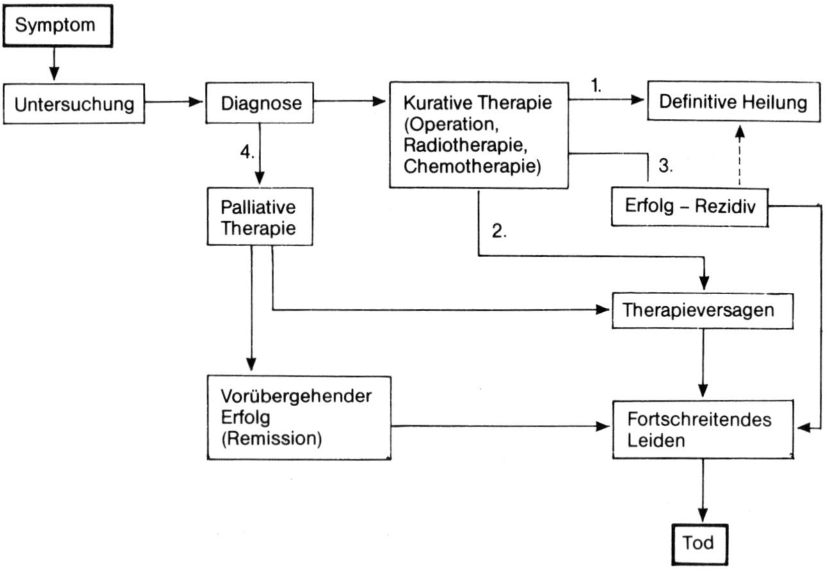

Multifaktorielle Krebsgenese (aus Hürny 1987)

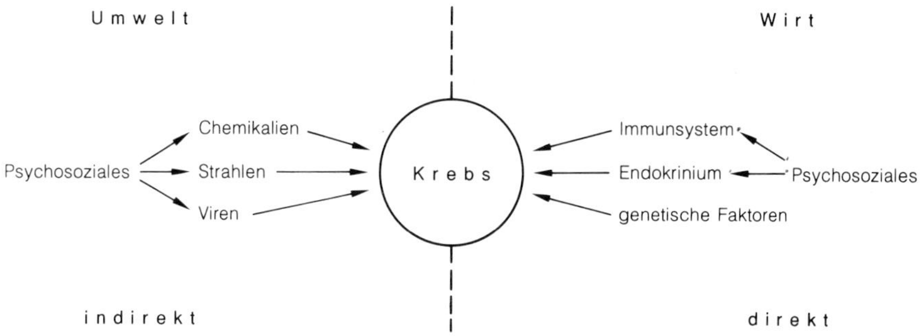

Mögliche Wirkungsweisen direkter psychosozialer Risikofaktoren (aus Hürny 1987)

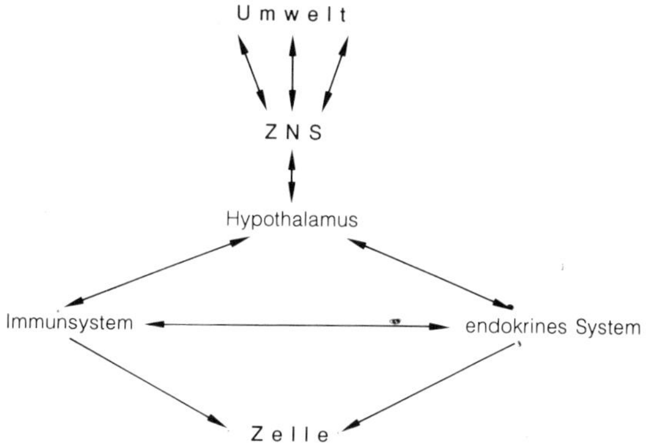

Mögliche Wechselwirkungen zwischen Umwelt, Patient und Neoplasie (aus Hürny 1987)

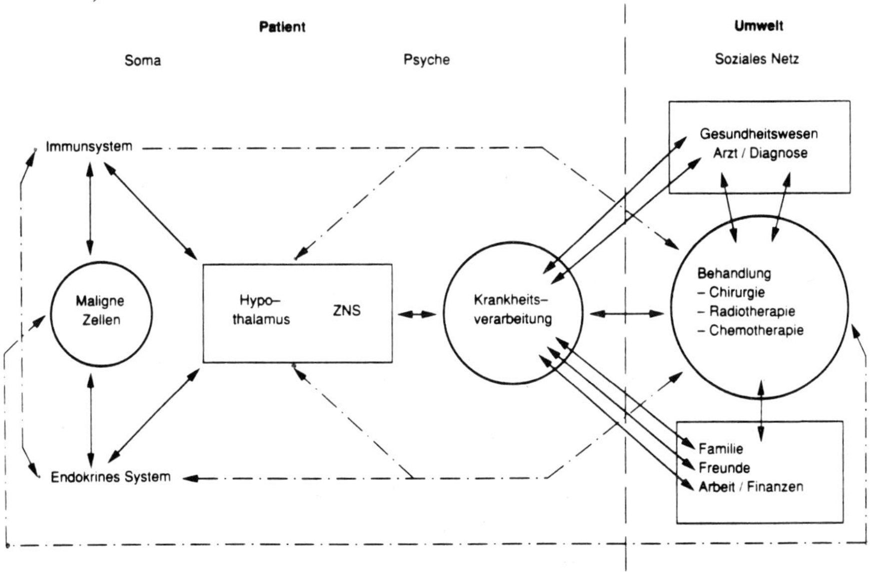

PERSÖNLICHKEITSMERKMALE KREBSKRANKER

- Gefühl von Hilf- und Hoffnungslosigkeit, Verzweiflung, Resignation, Depression,
- Verlust einer zentralen Bezugsperson, starke Abhängigkeitswünsche,
- Tendenz zur Harmonisierung, Genügsamkeit,
- Normen verpflichtet,
- Verdrängung unangenehmer Gefühle,
- deutlich alexithyme Züge,
- Unfähigkeit, aggressive Gefühle zu äußern,
- überkontrolliert,
- gewissenhaft, verantwortungsbewußt,
- verschlossen,
- Selbstwahrnehmung beeinträchtigt.

PSYCHOSOZIALES VERHALTEN DES KREBSKRANKEN

Psychodynamische Prozesse:
Objektverlusterlebnis als narzißtische Kränkung (im Sinne der Wahrnehmung der eigenen Erkrankung).
Folgen:
- Infantile Regression mit stärkeren Abhängigkeitswünschen;
- Aggressionsabwehr mit emotionaler Ohnmacht, Unterdrücken von Feindseligkeitsgefühlen, teilweise „Frustrationsaggression". *Folge:* Depressivität eher larviert im Sinne einer Erschöpfungsdepression; Hilflosigkeit, Resignation.

Abwehrverhalten (verstanden als psychischer Bewältigungsmechanismus):
- sekundäre Hypochondrie durch gestörtes Körperschema,
- Verleugnungsarbeit (Selbstschutz) abhängig von:
  - Funktionieren früherer Abwehr,
  - Qualität der supportiven Zufuhr seitens der Angehörigen, der Umgebung,
  - somatotherapeutischer Situation.

Vorstadium häufig gekennzeichnet durch:
- Depression,
- Verzweiflung,
- Hoffnungslosigkeit.

VORAUSSETZUNGEN FÜR DIAGNOSEMITTEILUNG

- Psychisch stabile Struktur des Patienten,
- gute Objektbeziehungen, die eine stabile Stützung und Ermutigung gewährleisten (Familie),
- ständige potentielle Verfügbarkeit des Arztes.

FAKTOREN, DIE DIE KOMMUNIKATION MIT DEM UNHEILBAR KRANKEN BEEINFLUSSEN

- Wie sind die intellektuellen und emotionalen Reserven des Kranken beschaffen?
- Welche individuellen Vorstellungen hat der Patient über seine Krankheit?
- Welches Vorwissen besitzt der Patient?
- Wieviel will er wissen?

SPEZIELLE PSYCHOTHERAPEUTISCHE INTERVENTIONEN

- *Supportive Psychotherapie:*
  - Aufbau und/oder Verstärkung von Objektbeziehungen,
  - positive Übertragung: kontinuierliche Pflege eines tragenden Kontakts,
  - Handlungsanweisungen und Ratschläge zur Stützung und Umweltbewältigung,
  - ständige potentielle Verfügbarkeit des Arztes,
  - Anregung zur Verbalisierung der sekundären Hypochondrie,
  - strikte Beachtung des Zutagetretens von Feindseligkeitsgefühlen,
  - Stabilisierung der Verleugnungsarbeit.
- *Notfallpsychotherapie:*
  - bei ängstlichem Getriebensein,
  - bei Zuständen von Hoffnungslosigkeit.

PSYCHOSOZIALES NACHSORGEPROGRAMM

- Angst, Depression, Schuldgefühle beim Patienten reduzieren,
- Wiederanpassung an Arbeit, Schule und wichtige soziale Bereiche anstreben,
- Selbstauffassung und -vorstellung des Patienten stärken,
- Beziehungen mit Schlüsselpersonen fördern,
- Kommunikationsfähigkeit der Beteiligten verbessern,
- Familien beim Umgang mit unheilbar Kranken behilflich sein.

Allgemein: individuell unterstützende Psychotherapie und Familientherapie.

FALLBEISPIEL (MAMMAKARZINOM)

Die 40jährige Fremdsprachenkorrespondentin erkrankt (vor 10 Jahren) an Antriebsschwäche und zunehmenden Depressionen, sie isoliert sich, fühlt sich „wie verbohrt", kann nichts dagegen machen. Schon immer sei sie „verstopft" gewesen. Die Beschwerden hätten in der letzten Zeit zugenommen, ein organischer Befund habe nicht erhoben werden können. Allerdings sei vor 1/4 Jahr ein Brustdrüsenkrebs festgestellt und operiert worden. Man habe alle pathologischen Gewebe entfernen können.

Die Patientin sei hauptsächlich bei ihren strengen, wenig zärtlichen Großeltern aufgewachsen, weil die Mutter nach der

Geburt der Patientin an einer multiplen Sklerose erkrankt sei und kaum habe arbeiten können. Sie habe aber immer in der Familie gewohnt. Der Vater sei im Krieg gefallen.

Die großgewachsene, freundliche, gut gebaute, auch attraktive Patientin macht einen starren Eindruck. Ihr Lächeln ist fast maskenhaft, ihre Mimik und Gestik wie nur angelernt, erstarrt, ihr Händedruck ohne Wärme. Im Gespräch ist die „man"-Welt für sie bestimmend, sie richtet sich nach dem gesellschaftlich „Verlangten", hat ihre eigenen Wünsche weit zurückgestellt. Sie lebt allein mit ihrer Katze. Wenn sich Partnerschaften einstellen, dann gehen sie entweder schnell zu Ende, oder die Bindungen dauern aufgrund ihrer Anhänglichkeit lange – bis zu dem Zeitpunkt, wo es dem Partner „zu eng" wird. Beruflich tut sie das, was von ihr erwartet wird, mit Akribie.

Der Beschwerdekomplex beginnt nach Abbruch ihrer bis dahin längsten Beziehung, was sie „nicht verstehen" kann. Die nachfolgende Isolation erträgt sie nach außen hin mit freundlicher Fassade. Ein weiterer Einbruch ist der Abbruch und das endgültige Ende einer illusionären Beziehung, in die sie viele Hoffnungen gelegt hatte.

Möglicherweise spielen die Beziehungsunfähigkeit der Patientin, ihre alexithyme Persönlichkeit zusammen mit einem „organischen Entgegenkommen" bei der Entstehung des Mammakarzinoms eine Rolle.

14.2 Alter und psychosomatische Störungen

Psychosomatisches Denken und Handeln hat in der Altersmedizin eine besondere Bedeutung; auch hier spielen Verluste, Bedrohungen, Kränkungen eine große Rolle. Eine rein organische und defizit-orientierte Sicht- und Handlungsweise kann dem alten Menschen kaum gerecht werden und erfordert einen Zugang, der die psychosoziale Dimension in das Denken einbezieht.

EPIDEMIOLOGIE

- Prävalenz psychischer Störungen 23,1% in der Bevölkerung über 65,
- Erstmanifestation neurotischer Erkrankungen bei über 60jährigen ca. 10%,
- der größte Teil der Frauen über 60, alleinstehend,
- 54% aller Einpersonenhaushalte von Personen über 65 (davon 86% Frauen).

AUFGABENSTELLUNGEN UND VERÄNDERUNGEN WÄHREND DES ALTERNS

Zweiter Teil des mittleren Erwachsenenalters (45./50.–60. Lebensjahr):

- Eintritt in die postfamiliäre Phase durch Verselbständigung und Weggang der Kinder.
- (Neu)gestaltung der alternden Ehe.
  Gestaltung der Beziehung zu den Kindern im Sinne einer Beziehung zwischen jüngeren und älteren Erwachsenen.
- Frau: Wechsel der Aufgaben, Eintritt bzw. Rückkehr in Beruf oder andere Tätigkeit, Beendigung der Gebärfähigkeit, Durchlaufen des Klimakteriums.
- Mann: Fortführung der Berufstätigkeit ohne weitere Veränderungsmöglichkeiten, Abnahme der Leistungsfähigkeit, Auftreten von Erkrankungen.
- Übernahme von Großelternaufgaben.
  Zunehmende Veränderung der Beziehung zu den Eltern aufgrund möglicher Hilflosigkeit, evtl. Verlust der Eltern.
- Intensivierung außerfamiliärer Interessen
  Vorbereitung des Ausscheidens aus dem Arbeitsprozeß.

Höheres Erwachsenenalter (58./60.–75. Lebensjahr)

- Eintritt in die nachberufliche Lebenszeit durch Ausscheiden aus dem Arbeitsprozeß und ihre gemeinsame Gestaltung.
- Gestaltung der alten Ehe mit Veränderungen der Beziehung bei Behinderungen, Erkrankungen, möglicher Partnerverlust.
- Zunehmende Krankheiten (Multimorbidität) chronischen Charakters.
- Verlust der Eltern und gleichaltriger Verwandter, Freunde. Soziale und finanzielle Einschränkungen.

Hohes Erwachsenenalter (ab 75. Lebensjahr)

- Leben in der Alterssituation in Vereinzelung.
- Fortführung nachberuflicher Lebenszeit.
- Übernahme von Urgroßelternaufgaben.
- Zunehmende Leistungseinschränkung, Multimorbidität.
- Evtl. Hilfs- und Pflegebedürftigkeit und institutionelle Unterbringung.

UNTERSCHIEDE PSYCHOSOMATISCHER ERKRANKUNGEN IN VERSCHIEDENEN LEBENSALTERN

- Störungen/Erkrankungen beginnen schleichend, sind langfristiger, zeigen weniger Symptome bei abgeschwächtem Verlauf,
- typische Reaktionen gegenüber jüngeren Lebensaltern gelten nicht (z. B. „Männerkrankheit Ulkus"),
- die funktionelle Störung wird zunehmend von der organischen Schädigung abgelöst,
- vorhandene Krankheiten werden bei ansteigender Unspezifität zum Ausdruck von Konflikten und Schwierigkeiten benutzt,
- spezifische innerpsychische Konflikte treten im Alter zurück.

Verarbeitungsmöglichkeiten von Verlusten und Gebrechlichkeit im Alter

- *Verdrängung und Verleugnung:* angstauslösende Befürchtungen werden nicht zugelassen, Hilflosigkeit nicht wahrhabenwollen.
- *Regression:* Egozentrik, nur der eigene Körper ist wichtig, Abhängigkeit (je autoritärer die Umgebung, um so unselbständiger der Kranke).
- *Projektion:* eigene Schwächen werden anderen zugeschrieben.
- *Erstarrung:* Festhalten am Gewohnten.
- *Resignation:* Selbstvorwürfe, Schuldgefühle, Sinnlosigkeit.
- *Überkompensation:* Aktivität betont, „erfolgreich altern".
- *Isolation:* Sichzurückziehen, Angst, zur Last zu fallen.
- *Aggressionen:* Kränkungen durch Verluste können nicht mehr ertragen werden.
- *Realitätsgerechtes Verhalten:* angepaßt, jedoch selbständig, Leiden wird akzeptiert, bewußteres Leben.

Psychische Situation des Alternden

Abhängig von:
- Gesundheitszustand (50% aller über 65jährigen suchen den Arzt nur selten auf),
- sozialen Kontakten (Menschen mit vielen Kontakten fühlen sich wohler),
- Erwerbsfähigkeit (Berufstätige über 65 fühlen sich wohler als solche, die aus Altersgründen ausscheiden mußten),
- Einkommen,
- Wohnverhältnissen (über 65jährige: 21% leben in Einpersonenhaushalt, 5% in Alteneinrichtungen; weniger als 10% sozial isoliert),
- Umgebungsbedingungen (Passivität und Antriebslosigkeit, wenn keine Anregungen vorhanden).

Zur Diagnostik psychosomatischer Störungen alter Menschen

- Fragen nach der Gesamtsituation des Patienten:
  - Welche physischen und psychischen Einschränkungen ergeben sich durch die jetzige Erkrankung (Leistungsfähigkeit, Beweglichkeit, Sinnesorgane)?
  - Welche Bedeutung mißt der Patient der Krankheit zu?
  - Wie ist die soziale Situation (Versorgung, Wohnung, Einkommen, Status)? Sind Änderungen zu erwarten?
  - Welche Beziehungen (Familie, Partner, Freunde) bestehen noch; ergeben sich Veränderungen?
  - Wie erlebt der Patient seine jetzige Situation?
  - Verhält sich die Umwelt fördernd oder einschränkend?
  - Welche Interessen kann er erhalten, entwickeln?
- Fragen nach dem Einfluß psychosozialer Aspekte auf die Krankheit:
  - Inwieweit beeinflußt die jetzige Lebenssituation die Krankheit? Die Therapie?

- Abschätzung der Wechselwirkungen zwischen geklagter Symptomatik und psychosozialen Faktoren,
- Sind geklagte oder gezeigte psychische Symptome Ausdruck einer organischen Erkrankung?
- Verknüpft Patient Bedrohungen, Kränkungen, Verluste zeitlich und inhaltlich mit seiner Symptomatik?
- Fremdanamnese manchmal erforderlich.

PSYCHOTHERAPIE

- Voraussetzung: Klärung der Fragen zwischen Arzt und Patient, ob
  - psychosoziale Faktoren Krankheit und deren Verlauf beeinflussen,
  - mögliche Lösungen der bestehenden Schwierigkeiten gewünscht sind,
  - Bereitschaft zu einer längerfristigen Hilfestellung besteht;
- Hilfestellung:
  - gesunde Anteile wahrnehmen und stärken,
  - Tagesablauf strukturieren helfen,
  - Interessen und Aktivitäten unterstützen,
  - Beziehungen reaktivieren helfen,
  - vorhandene Fähigkeiten nutzen,
  - keine Ratschläge, eher Probleme deutlich benennen, durchsprechen, alternative Lösungen diskutieren,
  - Trauerarbeit, -prozeß verstehen und damit Patient und dessen Umfeld entlasten,
  - Kooperation mit verschiedenen Berufsgruppen im medizinischen und pflegerischen Bereich;
- spezifische Schwierigkeiten:
  - Umkehrung der klassischen Übertragungskonstellation (Behandler läßt sich in die kindliche Position drängen mit all den Folgen abgewehrter Ängste),
  - regressive Patienten fördern die klassische Übertragungskonstellation mit der Gefahr, das Altern „als zweite Kindheit“ abzuqualifizieren und Aktivitäten und Verantwortungsübernahme abzublocken;
- Medikamente:
  - wegen der Multimorbidität oft medikamentöse Polypragmasie,
  - Rezept erlaubt distanzierte indirekte Beziehung, beweist gleichzeitig Bemühungen; dadurch bleiben Ängste, Traurigkeit außerhalb der Beziehung,
  - Verordnung bedeutet ständige Zuwendung, Förderung der regressiven Einstellung,
  - häufig zu wenig Krankengymnastik, Ergotherapie, Logopädie, Psychotherapie;
- Psychotherapie:
  - körperentspannende Verfahren,

- psychoanalytisch orientierte Einzelbehandlung bei
  Krisenintervention (3–5 Behandlungen),
  pathologischer Trauerreaktion (15–20 Sitzungen über Monate),
  reaktiven und wieder auftretenden neurotischen Erkrankungen (bei 2 Wochenstunden 1–2 Jahre Dauer),
- Gruppenpsychotherapie, als Langzeitgruppen, Tagesklinikgruppen, in Beratungseinrichtungen, in Heimen zur/zum
  Förderung von Kontakten,
  Austausch von Erfahrungen,
  gegenseitigen Hilfestellung,
  Schutz gegen Angst und Isolierung.

14.3 Chronisch Kranke und Sterbende

Chronisch Kranke und Sterbende werden von der Gesellschaft und damit der üblichen Medizin eher als „lästig", als ein Versagen, der Tod als „Unfall" erlebt. Das Interesse an diesen Menschen – und sie nehmen mit zunehmendem Alter eher zu – schwindet.

ZU BEWÄLTIGENDE PSYCHOSOZIALE BELASTUNGEN

- Körperintegrität und Wohlbefinden verändert:
  - Behinderung, Schmerz, Beschwerden,
- Selbstkonzept verändert:
  - neues Selbstbild, Körperschema,
  - Ungewißheit der Zukunft,
- emotionales Gleichgewicht gestört,
- Verunsicherung durch neue soziale Rolle,
- situative Anpassung,
- Bedrohung des Lebens, Angst vor dem Sterben.

FORMEN DER PSYCHISCHEN VERARBEITUNG CHRONISCHER KRANKHEITEN

- Hypochondrische Verarbeitung,
- (psychisches) Zerbrechen an der Krankheit,
- Flucht in die Krankheit (als masochistische und neurotische Selbstbestrafungstendenz),
- Verleugnung als „Ausgliederung" der Krankheit (Krankheit als Makel, Gezeichnetsein, Überkompensation),
- „Eingliederung" der Krankheit:
  „Kein Weiser trauert um Verlust, er macht aus den verbleibenden Möglichkeiten das Beste" (Östliche Weisheit).

VERÄNDERUNGEN BEI CHRONISCH KRANKEN (AUS GERBER 1986)

Persönlichkeit:
- psychomotorische Verlangsamung,
- Reizbarkeit,
- Hypochondrie,
- Depressivität,

Verhalten: – fordernd-manipulativ,
– Suchtentwicklung,
– sekundärer Krankheitsgewinn,
– schlechte Compliance,
– soziale Isolation,

Somatische Folgen: – Schlafstörungen,
– Obstipation,
– Adipositas,
– Appetenzstörungen,

Schmerzverhalten: – Absinken der Schmerzschwelle.

DIE HOSPITALISATION FÜHRT BEI DEN PATIENTEN ZU EINEM VERÄNDERTEN SELBSTVERSTÄNDNIS UND EINEM ERZWUNGENEN ROLLENWECHSEL

Der Patient verliert:
- die vertraute Umgebung,
- die Unabhängigkeit,
- seine Intimsphäre,
- seine soziale Funktion,
- seine Mobilität.

BEWÄLTIGUNGSZIELE DES COPINGPROZESSES

- Aus der Sicht des Patienten:
  - Wiedergewinnen der Körperintegrität,
  - Wiedergewinnen von Wohlbefinden,
  - Wiederherstellen des emotionalen Gleichgewichtes,
  - Erarbeiten von Zukunftsperspektiven nach Kontrollverlust,
  - Anpassung an ungewohnte situative Bedingungen (Hospitalisation),
  - Durchstehen von existentieller Bedrohung,
  - Erhalten einer optimalen Lebensqualität;
- aus der Sicht des Umfeldes:
  - Wiedergewinnen der familiären Rolle,
  - Wiedergewinnen der Beziehungsfähigkeit in Partnerschaft,
  - Aufrechterhalten oder Umstellung in beruflicher Tätigkeit,
  - Sichern der finanziellen und sozialen Ressourcen,
  - Pflege der sozialen Beziehungen;
- aus ärztlich-medizinischer Sicht:
  - optimale Compliance im diagnostischen und therapeutischen Prozeß,
  - Ertragen von schmerzhaften oder unangenehmen diagnostischen Verfahren,
  - Anpassen an die sozialen Regeln (bei Hospitalisation),
  - aktive Kooperation im Rehabilitationsprozeß,
  - bei Chronifizierung ausreichende emotionale Stabilität, die den Umgang mit dem Patienten nicht zur Belastung der Betreuer werden läßt.

Kriterien des Umgangs mit Sterbenden (aus Rest 1979)

- Je totaler die Institution, desto unpersönlicher die Todesprägung,
- je routinierter das pflegerische Handeln, desto unkommunikativer die Interaktion,
- je absoluter der Rehabilitations- und Aktivitätsgedanke, desto vereinsamender der Umgang mit dem Sterbenden,
- je verwirrender der psychosoziale Umgang, desto vollkommener der Identitätstod vor dem somatischen Tod,
- je geringer das Ausbildungsniveau der Helfer, desto verminderter die Kommunikation,
- je eingegrenzter die Kommunikation und Interaktion, desto brutaler das Sterben,
- je unbewältigter die eigene Sterblichkeit des Helfers, desto oberflächlicher sein Beistand.

Richtlinien zum Umgang mit Kranken und Sterbenden (aus Rest 1979)

- Stelle dir immer den Patienten ohne seine Krankheit vor.
- Identifiziere ihn nie mit seiner Krankheit und seinem Zustand.
- Laß den Patienten immer über seine Veränderungen reden, so gut er es vermag.
- Laß den Patienten noch so viele Entscheidungen selber treffen, so gut er es vermag.
- Versuche, bedeutende Personen aus dem Leben des Patienten mit einzubeziehen (direkt oder in der Erinnerung).
- Sei stets objektiv, aber niemals gefühllos.
- Hilf dem Patienten, so zu sterben, wie er es sich wünscht.

Zur Arzt-Patient-Beziehung bei chronisch Kranken

Patient:
- Patient muß sich ernst genommen fühlen,
- Autonomie des Patienten muß gewahrt bleiben,
- nichts darf über den Kopf des Patienten geschehen,
- nichts darf verheimlicht werden,
- Patient muß sich aktiv an der Therapie beteiligen,
- das Selbstwertgefühl muß aufgebaut werden;

Arzt:
- muß seine eigene Situation reflektieren,
- muß seine eigenen Probleme lösen,
- muß ein Arbeitsbündnis aufbauen können:
  Kranke reagieren besonders empfindlich auf ein Ausweichen wie auf zu große Fürsorge,
- muß Fehler vermeiden, die dem Patienten das Gefühl geben, nicht ernst genommen zu werden.

Langzeitbetreuungsaspekte chronisch Kranker (aus Gerber 1986)

Hilfsmittel: Gehhilfen, Rollstuhl, Sitzdusche, Mahlzeitendienst, Invaliden-/Alterswohnung;

Betreuer: Hauspflege, Putzfrau, Gemeindeschwester, Angehörige, Arzt, Seelsorger;

Bezugspersonen: Angehörige, Kinder, Partner, Freunde;
Aktivierungsprogramm: Gruppen, Heimergotherapieprogramm, ambulante Physiotherapie, Invaliden-/Altersturnen.

KONZEPT DER BETREUUNG CHRONISCH KRANKER IM KRANKENHAUS (AUS GERBER 1986)

Schrittweises Vorgehen:
1. *Schritt:* tragfähige Arzt-Patienten-Beziehung herstellen,
2. *Schritt:* Aktivierung, Abbau der Regression, des Hospitalismus,
3. *Schritt:* Bündnis mit gesunden Anteilen,
4. *Schritt:* pathologisches Kommunikationsverhalten abbauen,
5. *Schritt:* Konfrontation mit der Realität,
6. *Schritt:* Planung der Langzeitbetreuung.

Literatur

Adler R, Hemmeler W, Hürny C (1985) Psychologie des Krebskranken, seine Begleitung und die Behandlung seiner Schmerzen. In: Gross R, Schmidt CG (Hrsg) Klinische Onkologie. Thieme, Stuttgart

Bahnson CB (1975) Psychologic and emotional issues in cancer: The psychotherapeutic care of the cancer patient. Semin Oncol 2:293–309

Bahnson CB (1990) Familientherapie bei Krebskranken unter Berücksichtigung von Objektverlust und Verdrängung. In: Klußmann R, Emmerich B (Hrsg) Der Krebs-Kranke. Springer, Berlin Heidelberg New York Tokyo (Psychosomatische Medizin im interdisziplinären Gespräch)

Beutel M, Sellschopp A, Henrich G, Fink U (1990) Die Tagesklinik als Modell übergreifender Versorgung Krebskranker. In: Klußmann R, Emmerich B (Hrsg) Der Krebs-Kranke. Springer, Berlin Heidelberg New York Tokyo (Psychosomatische Medizin im interdisziplinären Gespräch)

Bräutigam W (1981) Zur Psychosomatik des Krebses. Dtsch Med Wochenschr 106:1563–1565

Cooper B, Sosna U (1983) Psychische Erkrankungen in der Altenbevölkerung. Nervenarzt 54:239–249

Cramer I, Blohmke M, Bahnson CB, Bahnson MB, Scherg H, Weinhold M (1977) Psychosoziale Faktoren und Krebs. MMW 119:1387–1392

Dilling H, Weyerer S (1980) Behandelte und nicht behandelte Morbidität in der Bevölkerung. (Schlußbericht an die Deutsche Forschungsgemeinschaft, SFB 116, Mannheim)

Drings P, Sellschopp A (1984) Die psychische Betreuung des Tumorpatienten. Dtsch Ärztebl 81:1708–1712

Freyberger H (1977) Ärztlicher Umgang mit Tumorpatienten in psychologisch-medizinischer Sicht. MMW 119:1381–1386

Gerber RA (1986) Chronisches Kranksein. In: Heim E, Willi J (Hrsg) Psychosoziale Medizin 2. Springer, Berlin Heidelberg New York Tokyo

Hackett T (1976) Psychological assistance for the dying patient and his family. Ann Rev Med 27:371–378

Heim E (1986a) Krankheitsauslösung – Krankheitsverarbeitung. In: Heim E, Willi J (Hrsg) Psychosoziale Medizin 2. Springer, Berlin Heidelberg New York Tokyo

Heim E (1986b) Arzt-Patienten-Beziehung. In: Heim E, Willi J (Hrsg) Psychosoziale Medizin 2. Springer, Berlin Heidelberg New York Tokyo

Heim E (1988) Coping und Adaptivität: Gibt es geeignetes und ungeeignetes Coping? Psychother Med Psychol 38:8–18

Heim E, Moser A, Adler R (1978) Defense mechanisms and coping behavior in terminal illness. Psychother Psychosom 30:1–70

Hürny C (1987) Psyche und Krebs. Schweiz Med Wochenschr 114:1827–1833

Hürny C (1990) Psychische und soziale Faktoren in Entstehung und Verlauf maligner Erkrankungen. In: Uexküll T von (Hrsg) Psychosomatische Medizin. Urban & Schwarzenberg, München

Kerekjarto M von (1990) Begleitung sterbender Krebspatienten. In: Klußmann R, Emmerich B (Hrsg) Der Krebs-Kranke. Springer, Berlin Heidelberg New York Tokyo (Pschosomatische Medizin im interdisziplinären Gespräch)

Klußmann R (1990a) Zur Psychoonkologie - Erfahrungen - Überlegungen - Fragen. In: Klußmann R, Emmerich B (Hrsg) Der Krebs-Kranke. Springer, Berlin Heidelberg New York Tokyo (Psychosomatische Medizin im interdisziplinären Gespräch)

Klußmann R (1990b) Zur Bedeutung des Wortes „Krebs" im täglichen Sprachgebrauch, in der Mythologie, im Traum. In: Klußmann R, Emmerich B (Hrsg) Der Krebs-Kranke. Springer, Berlin Heidelberg New York Tokyo (Psychosomatische Medizin im interdisziplinären Gespräch)

Klußmann R, Emmerich B (Hrsg) (1990) Der Krebs-Kranke. Springer, Berlin Heidelberg New York Tokyo

Kubanek B, Köhle K (1981) Psychologische Führung von Krebskranken. MMW 123:16–20

Kübler-Ross E (1973) Interviews mit Sterbenden. Kreuz, Berlin

Leshan LL (1982) Psychotherapie gegen den Krebs. Klett-Cotta, Stuttgart

Möhring P, Vietinghoff-Scheel A von (1981) Wie Krebskranke und Ärzte mit der Diagnose umgehen. Prax Psychother Psychosom 26:67–72

Niemi T, Jääskeläinen J (1978) Cancer morbidity in depressive persons. J Psychosom Res 22:117–120

Radebold H (1990) Die psychosomatische Sicht alternder Patienten. In: Uexküll T von (Hrsg) Psychosomatische Medizin. Urban & Schwarzenberg, München

Rest HOF (1979) Psychosoziale Aspekte des institutionellen Sterbens alter Menschen. Gerontologie 9:35–48

Ringel E (1975) Psychosomatische Aspekte der Krebserkrankung. In: Kärcher KH (Hrsg) Krebsbehandlung als interdisziplinäre Aufgabe. Springer, Heidelberg

Schmale AH, Iker MP (1969) The effect of hopelessness and the development of the cancer. Psychosom Med 28:714–721

Wirsching M (1988) Krebs im Kontext. Klett-Cotta, Stuttgart

Wirsching M, Stierlin H, Weber G, Wirsching B, Hoffmann F (1981) Brustkrebs im Kontext - Ergebnisse einer Vorhersagestudie und Konsequenzen für die Therapie. Z Psychosom Med 27:239–252

Psychoneurotisch-psychosomatische Erkrankungen (häufig der *Psychiatrie* zugeordnet)

EINFÜHRUNG

Die Verwechslung von Psychiatrie einerseits und Psychosomatik-Psychodynamik-Psychologie andererseits ist häufig. Es gibt aber eine Reihe von Krankheitsbildern, die Überschneidungen der Fächer anzeigen wie etwa die große Gruppe der Angststörungen, die – je nach Indikation – mit Hilfe der erweiterten Anamnese von dem jeweiligen Fachgebiet – psychotherapeutisch-psychopharmakologisch – behandelt werden sollten. Nicht selten finden wir auch hinter einem organischen Beschwerdeangebot eine psychodynamisch verstehbare Erkrankung, die nosologisch entsprechend einzuordnen ist.

EINTEILUNG

- Endogene Psychosen mit psychosomatischem Beschwerdeangebot,
- psychoreaktive Störungen:
  - reaktive Depression,
  - Erschöpfungsreaktion,
- organisches Psychosyndrom,
- Angst, Phobie, Panikstörung,
- Suizid,
- Sucht:
  - Alkoholismus,
  - Rauchen,
  - Drogenabhängigkeit,
- Sexualstörungen.

15.1
Endogene Psychosen mit psychosomatischen Beschwerden

FALLBEISPIEL (PSYCHOSE, VERBORGEN HINTER VEGETATIVEN ERSCHEINUNGEN)

Die 35jährige Angestellte erkrankt 15 Jahre vor der Untersuchung in der Psychosomatik mit Schmerzen in den Kniegelenken, Kreuzschmerzen, Reizmagen und rezidivierenden Iritiden; gravierende Befunde können von rheumatologischer wie neurologischer Seite nicht erhoben werden.
Sie ist das vierte von 6 Kindern, der Vater starb, als sie 3 Jahre alt war. Die Mutter ist ein „Nervenbündel", mußte immer arbeiten. Patientin sei deshalb früh von zu Hause „weggelaufen", habe viele Jobs gehabt, ein uneheliches Kind bekommen, mit dem sie jetzt zusammenlebe.
Sie habe viel Ärger mit ihrer Nachbarin, die habe ein Mikrophon bei ihr eingebaut, um alles mitzuhören. „Die Menschen sehen mich alle an, so komisch". Zu Hause rede ich einfach nicht mehr. Die Kriminalpolizei habe bei ihr schon alles abgesucht. „Aber aus der Wohnung lasse ich mich nicht herausdrängen".
Die Diagnose einer Psychose des schizophrenen Formenkreises konnte nach langer Anamnese bei uns gestellt und die Patientin in psychiatrische Behandlung überwiesen werden.
In der psychosomatischen (auch allgemeinärztlichen) Ambulanz kommt es vor, daß sich psychotische Symptome hinter einer „vegetativen Dystonie" verbergen und erst bei längerem, tiefenpsychologischen Gespräch deutlich werden. Dabei sei darauf hingewiesen, daß 1. körperliche und psychotische Symptome alternieren, daß sie 2. gleichzeitig vorkommen und daß 3. körperliche Symptome zu Beginn psychotischer Phasen auftreten können.

15.2
Psychoreaktive Störungen

DEFINITION

Störungen, die in einem zeitlichen und verständlichen Zusammenhang mit einer situativen Belastung oder einem Erlebnis auftreten.

REAKTIVE DEPRESSION

- Bei Verlusterlebnissen, beruflichen Enttäuschungen, in kritischen Lebensphasen,
- Symptome:
  - psychisch: depressive, ängstliche, verzweifelte Verstimmung, Antriebshemmung, innere Leere,
  - organisch: Kopfschmerzen, Inappetenz, Schlaflosigkeit, funktionelle Magen-Darm- u. Herz-Kreislauf-Beschwerden.

Therapie:
- konfliktzentrierte Kurzpsychotherapie,
- auch nichtdirektive und kognitive Verfahren,
- evtl. Psychopharmaka.

ERSCHÖPFUNGS-REAKTION

- Bei „asthenischen" Personen in konflikthaftem Moment der Überforderung,
- Symptome:
  - funktionelle körperliche Beschwerden,
  - Organdysfunktionen,
- Verschlimmerung durch Alkohol, Stimulantien, Schlafmittel, hektische Lebensweise,
- vergleichbar:
  - psychasthenischer Versagenszustand,
  - psychovegetatives Syndrom (s. auch S. 263–273),
- konfliktzentrierte und beratende Gespräche,
- Entspannungstechniken,
- vorübergehende Herausnahme aus dem Konfliktfeld.

15.3 Organisches Psychosyndrom

DEFINITION

Allgemeine Bezeichnung für psychische Störungen, die infolge einer umschriebenen oder diffusen Schädigung des Gehirns auftreten.

Vier Hauptgruppen:
- Diffuse Hirnatrophie (Arteriosklerose, Altersblödsinn),
- umschriebener Hirnherd (Enzephalitis, Tumoren) mit hirnlokalem Psychosyndrom (affektive, nicht aber intellektuelle Störungen),
- endokrine Krankheiten mit endokrinem Psychosyndrom,
- bei akuten, schweren Katastrophen (Rausch, Narkose, Delir) mit akutem exogenem Reaktionstyp (Bewußtseinsminderung oder -verschiebung).

Differentialdiagnose: psychoneurotische oder schizophrene Störungen.

FALLBEISPIEL

Die 64jährige Rentnerin leidet unter zahlreichen Beschwerden unklarer Genese. Sie mußte sich vor 3 Monaten einer schweren Unterleibsoperation unterziehen. Sie wird im Rahmen der stationär-internistischen Durchuntersuchung mit der Frage zur psychosomatischen Untersuchung geschickt, ob eine Schizophrenie bestehen könnte.

Die Patientin gibt an, daß sie bis zur Operation ein heiterer Mensch gewesen sei, seither habe sich jedoch alles verändert: sie habe Gedächtnisausfälle, ein verändertes Erleben ihres Selbst, v.a. des Körperselbst. Hier hat sie das Gefühl des Gespaltenseins, ein Bein oder ein Arm sei länger, ein Teil des Kopfes höher etc. Auch ihr erweitertes Selbsterleben im Raum-Zeit-Kontinuum ist gestört: mache sie die Augen auf, seien die Möbel verstellt, sie lebe in einem anderen Jahrhundert. Ihr jetziger Zustand sei ein Hundeleben, am liebsten würde sie sterben, ihre Kinder sollten sie möglichst in dem jämmerlichen Zustand nicht sehen. Sie befürchte auch, eine Schizophrenie zu haben.
Die intelligente Patientin wirkt verlangsamt, hat Wort- und Satzfindungsstörungen. Sehr oft werden zentral organische Anfälle, die sich z.B. als Aphasie äußern, als existentielle Bedrohung erlebt.
Die tiefgehende narzißtische Verunsicherung aufgrund der organischen Defekte läßt ohne weiteres auch an eine Schizophrenie denken. Mit einer teilweise erhaltenen Wahrnehmung und Kritikfähigkeit (gewisse Ich-Anteile sind nicht betroffen) ist sie sich ihres jämmerlichen Zustands bewußt und leidet darunter.

15.4 Angst, Phobie

15.4.1 Angst

EINFÜHRUNG

Angst gehört als Schutz ebenso zum Leben wie der Schmerz. Angst begleitet auch viele psychosomatische Erkrankungen oder ist hinter ihnen verborgen. Lebens- und Weltangst gehören zur Basis des Menschseins überhaupt.

ALLGEMEINES

- Angst und Angstbewältigung Zentralproblem jeder Neurose,
- Ängste des erwachsenen Neurotikers stehen in Zusammenhang mit kindlichen Erlebnissen,
- Angst in der Kindheit besonders ausgeprägt durch
  - Abhängigkeit,
  - Hilflosigkeit,
  - Angewiesensein auf Bezugspersonen,
  - (später) Über-Ich-Ängste,

- Angst ist nötig für die Entwicklung: es sind normale Erlebnisqualitäten von Mensch und Tier,
- krankhaft ist die frei flottierende Angst ohne sichtbaren Anhaltspunkt,
- Angst unter genetischem Gesichtspunkt:
  - Seit wann besteht diese Angst?
  - Bei welcher Situation ist sie entstanden?
  - Zu welch einem Zeitpunkt war sie noch bewußte Furcht?
- Angst unter strukturellem Gesichtspunkt:
  - Wie hat dieser Mensch als Kind versucht, diese Angst zu bewältigen?
  - Welche Abwehrmechanismen hat er aufgebaut?
  - Sind diese reflektorisch geworden?
  - Welche Folgen sind für die Charakterhaltung entstanden?
- Furcht ist auf etwas gerichtet, Angst ist gegenstandslos (Jaspers 1913).

Die enterozeptive Selbstverstärkung im Angstanfall (aus Hoffmann 1994)

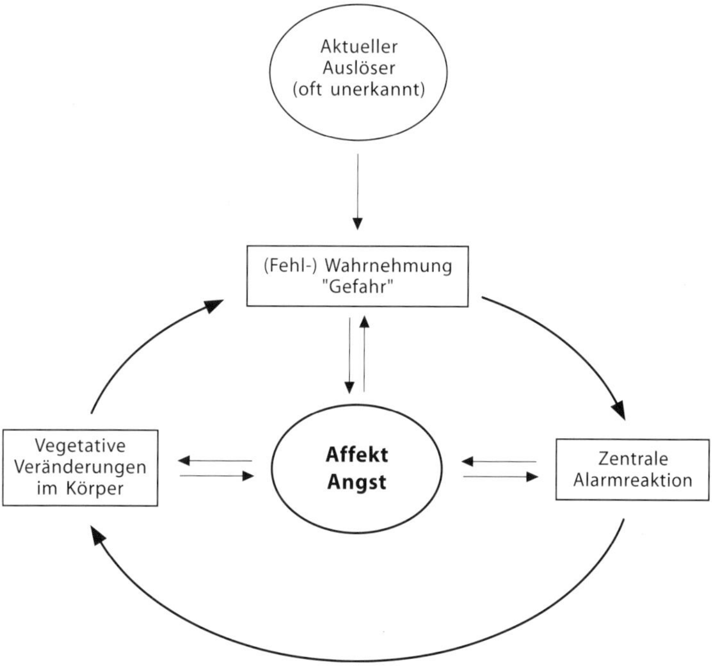

Angstformen (1)

- Realangst: objektiv vorhandene Gefahrenquellen – also realistisch.
- *neurotische Angst:*
  - „objektive“ Gefahrenquellen fehlen,

  - irrationaler Charakter, aber
  - subjektiv begründet;
  - Angst- und Gefahrenquelle unbewußt.
- *Angstkrankheit* zu verstehen aus:
  - psychosexueller Entwicklung (Triebtheorie),
  - Entwicklung des Selbst (Narzißmustheorie).

ANGSTFORMEN (2)

- „Normale Angst"
  - Signalangst (z. B. Herzklopfen als affektbegleitende Funktionsänderung).
- Objektbezogener Angstanfall gegenüber:
  - Partner („Monophobie": Angst vor dem Alleingelassenwerden),
  - Tieren (Hunde-, Spinnen-, Schlangenphobie usw.),
  - Situationen: Klaustrophobie = Raumangst, Agoraphobie = Platzangst.
- Angst um ein Körperorgan:
  - Herzphobie, Karzinophobie usw.
- Überschwemmtwerden mit diffuser Angst:
  - „Angstkrankheit", Psychose.

ANGSTFORMEN (3)

- *Bindungsangst* als depressive Schutzangst (schutzlos ausgeliefert sein);
- *Ansteckungsangst:* eine Kontaktangst (mit den eigenen Triebelementen);
- *Examensangst* als Kastrationsangst;
- *Angst vor Krankheit:* nach innen gewendete Aggression;
- *Angst vor Blamage:* Scham- und Schuldgefühle über verbotene Antriebe;
- *Verarmungsangst:* „Mutter läßt mich verhungern", „Ich habe von der Welt nichts bekommen";
- *existentielle Angst:* frühe Angst (häufig vorkommend), Unfähigkeit zur Hingabe, zum Vertrauenkönnen.

KÖRPERLICHE SYMPTOME

- *kardial:* unregelmäßiges, rasches oder verstärktes Herzklopfen, Brustschmerzen;
- *vaskulär:* Blässe oder Erröten in Gesicht und Extremitäten, kalte Akren;
- *muskulär:* Zittern, Muskelverspannung, weiche Knie, motorische Unruhe;
- *respiratorisch:* beschleunigte Atmung, Gefühl der Enge, Atemnot, Erstickungsangst;
- *gastrointestinal:* Luftschlucken, Aufstoßen, Kloßgefühl im Hals, Magenschmerzen, Erbrechen, Blähungen, Durchfall;

- *vegetatives Nervensystem:* Schwitzen, weite Pupillen, Harndrang;
- *zentrales Nervensystem:* Kopfschmerzen, Augenflattern, Schwindel, Ohnmachtsgefühl, Schlafstörungen.

PSYCHOPHYSIOLOGISCHE ZUSAMMENHÄNGE (AUS HOFFMANN 1994)

Angst kann einer körperlichen Krankheit vorausgehen. Beeinflussung physiologischer Vorgänge durch Angst:
- *Katecholaminstoffwechsel:*
  - Noradrenalinfreisetzung über peripher-sympathisches Nervensystem, Adrenalinfreisetzung aus Nebennierenmark;
  - Ängstliche haben höhere Plasmaadrenalinwerte (bedrohliche Situationen mit unsicherem Ausgang);
  - Noradrenalinausschüttung bei bedrohlichen, aber vorhersagbaren Situationen, angepaßte Reaktion möglich.
- *Kohlenhydratstoffwechsel:* Blutzuckerspiegel steigt bei Diabetikern in Angstsituationen.
- *Herzfrequenz, Blutdruck, peripherer Gefäßwiderstand:* chronisch gehemmte, aggressive Triebe → Blutdruckerhöhung. 2 Typen von Herzinfarktpatienten:
  - angepaßt-sozial,
  - dynamisch-impulsiv, ängstlich-aggressiv.
- *Plasmalipide:*
  - Triglyzeriderhöhung bei Individuen, die mit ihrer Aggressivität ungehemmter umgehen können,
  - Cholesterinerhöhung bei verdrängten Ängsten.
- *Atmung:*
  - Angstatmung,
  - Hyperventilation,
  - Seufzeratmung.

Angst als Schlüsselbegriff psychophysischer Zusammenhänge; Angst als „leibseelische Verdichtungsstelle" (Gehlen 1950).

PSYCHOVEGETATIVE ANGSTKORRELATE (AUS HOFFMANN 1994)

⇛ Gefäßveränderungen (Blässe)	⇛ Schwindel
⇛ Schweißausbrüche	⇛ Mundtrockenheit
⇛ Tonusveränderungen (Zittern, Schwäche)	⇛ Gastrointestinale Sensationen (Übelkeit, Erbrechen, Diarrhö)
⇛ Herzsensationen (Tachykardie, Extrasystolen)	⇛ Harndrang
⇛ Atemveränderungen (Frequenz, Dyspnoe)	⇛ Schlafstörungen
⇛ Parästhesien	⇛ Abgeschlagenheit, Erschöpfung

Jedes dieser Phänomene kann, oder mehrere zusammen können, auch ohne wahrgenommene Angstattacke die Angst allein vegetativ vertreten (Angstäquivalente).

PSYCHODYNAMIK

Triebtheorie:

- Intentionale Phase:
  - Störung: schizoid,
  - Angst vor Selbsthingabe,
  - Angst vor Objektverlust.
- Orale Phase:
  - Störung: depressiv,
  - Angst vor Selbstwerdung,
  - Angst vor Liebesverlust durch das Objekt.
- Anale Phase:
  - Störung: zwanghaft,
  - Angst vor Wandel,
  - Über-Ich- oder Gewissensangst,
- Phallische Phase:
  - Störung: hysterisch,
  - Angst vor Endgültigkeit,
  - Kastrationsangst als Angst, in jeder Weise „beschnitten" zu werden.

Narzißmustheorie:

- *Vernichtungsangst* (früheste Angstform).
- *Desintegrationsangst:*
  - Zeichen schwerer Fragmentierung (bis zum Persönlichkeitszerfall),
  - starker Antriebsverlust,
  - Absinken der Selbstachtung,
  - Gefühl von Sinnlosigkeit.
- *Angst vor der eigenen Triebstärke* (im Rahmen der Desintegrationsangst als Furcht vor dem Zerbrechen des Selbst, nicht als Furcht vor der Stärke des Triebes zu verstehen).
- *Angst vor dem „Wiederverschlungenwerden"* (Angst vor symbiotischer Vernichtung); klinisch:
  - Angst vor dem Verlust der eigenen Identität (leidenschaftliche Gefühle führen zu einem symbiotischen Verschmelzungszustand),
  - Angst, von anderen eingenommen und verschlungen zu werden, wenn man diesen Menschen entgegenkommt und deren Anforderungen erfüllt,
  - Angst- und Panikreaktionen werden dadurch abgewendet, daß man andere kontrolliert (damit das Nähe-Distanz-Problem löst).

Symptome von Patienten mit behindertem Individuationsprozeß und mit Angst vor Verlust der omnipotenten Kontrolle über das (als Selbstobjekt erlebte) Objekt:

- Befürchtungen, leidenschaftliche Gefühle führen zu symbiotischem Verschmelzungszustand mit Angst vor Verlust der eigenen Identität;
- Angst vor Verpflichtungen und Anforderungen, die als Schwäche und Eingenommenwerden („Verschlungenwerden“) erlebt werden;
- Bedürfnis, über andere verfügen zu können, zur Nähe-Distanz-Kontrolle.

Modell der Angstentstehung bei der Angstneurose (nach Hoffmann/Hochapfel)

Erlebnis „innerer Gefahr“ → Angst → unzureichende Abwehrmöglichkeiten → Durchbruch der Angst selbst als Symptom.

Grade der Organisiertheit von Ängsten (aus Hoffmann 1994)

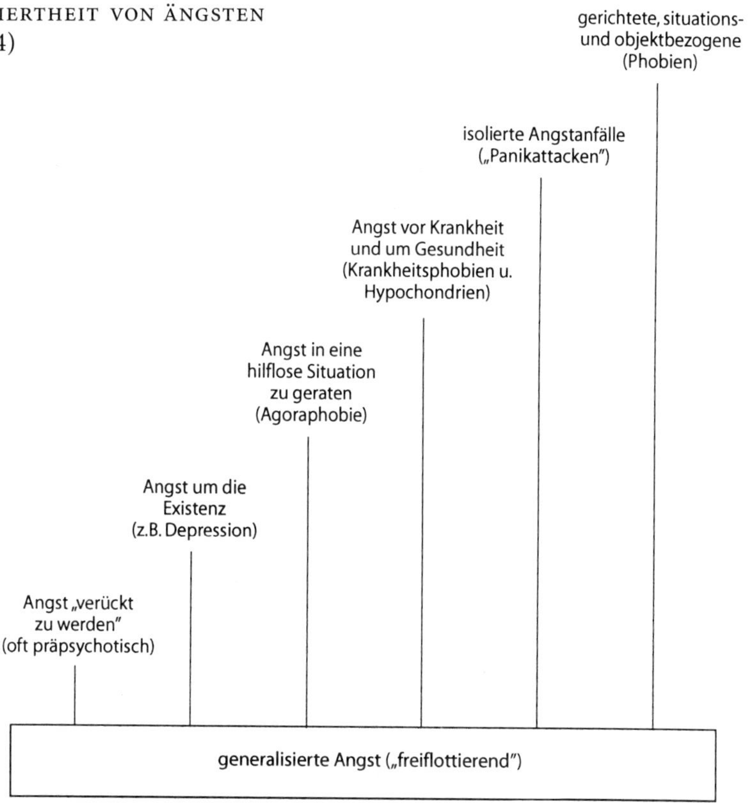

Die Abbildung stellt die auf die Ich-Struktur bezogenen Grade der Organisiertheit von Ängsten dar.
Dieser Entwurf ist modellhaft und sicher vorläufig; im Einzelfall müssen individuelle Störungsbilder wohl häufig anders als auf diesem Kontinuum gewichtet werden. Verdeutlicht werden soll, daß Angst (auch therapeutisch) nicht gleich Angst ist.

PSYCHODYNAMIK DES ANGSTANFALLS (AUS HOFFMANN, MODIFIZIERT NACH HUMBLE 1994)

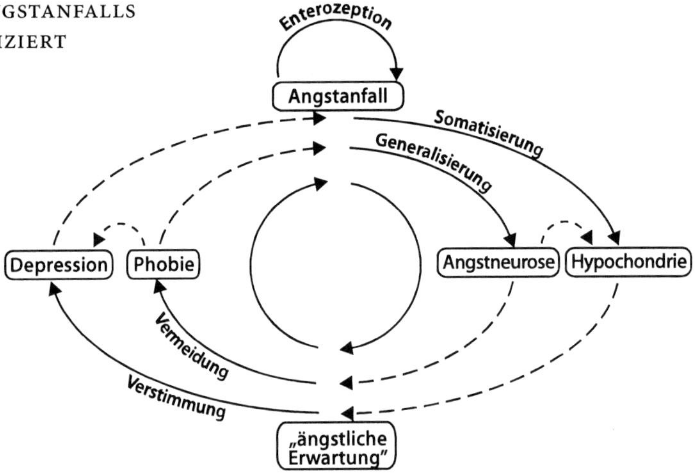

In obiger Abbildung wird die Bedeutung der Psychodynamik des Angstanfalls (Panikattacke) für die Entstehung differentieller Angstkrankheiten veranschaulicht.

15.4.2 Panikstörung

DEFINITION

Schwere, nicht vorhersehbare, wiederkehrende Angstattacken.

SYMPTOMATIK

- Plötzlicher Beginn mit Herzklopfen, Schweißausbrüchen, Erstickungsgefühlen, Schwindel, Depersonalisations- und Derealisationserscheinungen,
- in der Folge: Angst
  - zu sterben,
  - vor Kontrollverlust,
  - wahnsinnig zu werden,
- Anfallsdauer meist kurz.

VERLAUF

- Symptomatik wiederholt sich, manchmal im Sinne eines Circulus vitiosus, einer Angst vor der Angst.

THERAPIE

- Wenn möglich Psychotherapie (analytisch oder evtl. verhaltenstherapeutisch, je nach Indikation);
- psychopharmakologisch.

15.4.3 Phobie

DEFINITION

Exzessive, inadäquate Angstreaktion, die durch bestimmte Gegenstände oder Situationen ausgelöst wird und gleichzeitig mit Einsicht in die Unbegründetheit verbunden ist.

ALLGEMEINES

- Veräußerlichung der Triebgefahr.
- Der Phobiker bleibt mit seinen Triebansprüchen der Außenwelt verpflichtet.
- Regressive Triebansprüche und Inzestobjekte werden verdrängt.
- Unverträglichkeit bestimmter Triebansprüche mit den Forderungen des Über-Ich.
- Dominierende Angst der Phobie ist die Kastrationsangst.
- Regression des Ich auf die phallisch-narzißtische Trieborganisation.
- Situative Angstanfälle sind typisch.

ARTEN VON PHOBIE

Tierphobie:
- ein Tier wird zum Ersatzobjekt einer Eltern- oder Geschwisterfigur,
- Konflikt mit äußerer Bezugsperson,
  (Freud: Beispiel kleiner Hans: das eigentliche Angstobjekt (Vater) wird verdrängt; der Trieb und die dazugehörige Angst wird auf das Tier (Pferd) verschoben: die Aggressionen gegen das Pferd werden schuldfreier erlebt),
- kollektiv-symbolische Bedeutung des Tieres: Schlange: Verführerin, Phallus-Symbol, Erdtier; Spinne: übermächtige Mutter, die aussaugt, Gift spritzt; Skorpion; usw.

Agoraphobie:
- Unbewußte Angst vor Versuchung (meist sexueller Art),
- Begleitperson diejenige, vor der man weglaufen möchte, gegen die man Aggressionen hat,
- Aggressionen gegen Vater und/oder Mutter gerichtet,
- Angst, allein auf die Straße oder öffentliche Plätze zu gehen.

Klaustrophobie:
- Angst, in engen Räumen oder unter vielen Menschen zu sein (Kaufhäuser, Theater, Hörsaal),
- Nähe anderer Menschen macht Angst, vor denen man nicht ausweichen kann,

- Nähe weckt vitale Impulse, die nach Erfüllung drängen,
- das Angstmachende ist der Verbindlichkeitsanspruch der eigenen Impulse bei Nicht-fliehen-können.

Bakteriophobie:
- Angst vor Ansteckungsgefahren,
- grundlegende Angst vor allem Irrationalen, Unberechenbaren,
- Mangel an Vertrauen in das Lebendige,
- Angst vor den eigenen Kontaktwünschen, vor sexuellen und analen Impulsen (Zwangscharakter),
- vitale Impulse auf das Kleinste verschoben: Bakterien (ihnen kann man nicht ausweichen).

Dynamisches Grundmuster (aus Hoffmann u. Hochapfel 1995)

Verdrängung umschriebener Impulse oder Wünsche → innerer Konflikt → Erlebnis „innerer Gefahr“ → Angst → Verschiebung der Angst auf einen Gegenstand oder eine Situation der Außenwelt → Vermeidung der äußeren Situation.

Möglichkeiten der Angstverarbeitung (mod. nach Pöldinger 1984)

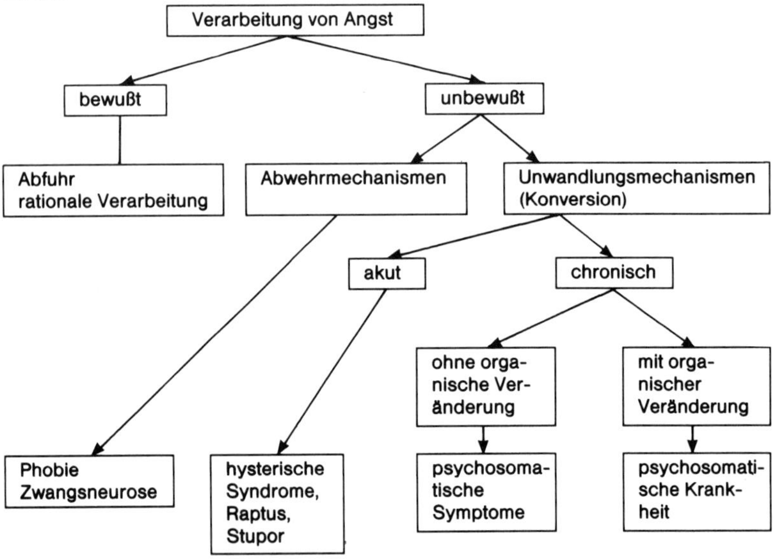

Fallbeispiel

Die 42jährige kaufmännische Angestellte leidet seit 4 Jahren unter einer Reihe von Beschwerden (Schwindelgefühle bei zu niedrigem Blutdruck, Kopfschmerzen, Menstruationsstörungen, Schlaflosigkeit), bei denen Angstzustände im Vorder–

grund stehen. Gefühle wie „ich kann nichts", „mich freut nichts mehr", „ich komme nicht an" kommen hinzu. Patientin ist seit 17 Jahren verheiratet, hat keine Kinder, weil ihr Ehemann zeugungsunfähig ist. Vor 4 Jahren Umzug nach München. Patientin muß sich deshalb von einem Freund trennen, den sie ohne Wissen ihres Mannes „nebenher" hatte. Mit dem Umzug ist sie ganz ihrem sie als einengend erlebenden Mann ausgeliefert. Auf ihn ist sie sehr eifersüchtig und hat Angst, daß er andere Beziehungen aufbauen könnte.
Schon in der Kindheit war die Patientin „übernervös", zeigte Schaukelbewegungen bis zu ihrem 14. Lebensjahr, hatte viel Angst, z.B. allein auf die Toilette zu gehen, „weil da jemand rausgehen könnte".
Der Vater war „nervenkrank", deswegen Frührentner, unbeherrscht und unberechenbar, wollte keine Kinder. Die Mutter sei wie ein Kind, habe vor allem Angst, sei sehr besorgt gewesen: „Ich denke, ich ersticke bei der Mutter". Nie Zärtlichkeiten. Die Angstkrankheit der Patientin wird vorgeprägt durch die Unberechenbarkeit des Vaters einerseits und durch die überängstliche, überprotektive Mutter andererseits. Orientierungsmöglichkeiten sind ebenso erschwert wie der Weg zur Individuation. Die Problematik wird wiederbelebt nach dem Umzug. Sie ist jetzt ihrem nach dem elterlichen Vorbild ausgewählten Ehemann ausgeliefert und muß die Beziehung zu ihrem Freund (der die tieferliegende Angst kompensiert hatte) aufgeben.

THERAPIE DER ANGSTNEUROSE

- Leichtere Formen einer Angstneurose:
  - konfliktbearbeitende Psychotherapie,
  - Kranke sollten lernen:
    eigene Möglichkeiten Angstbewältigung zu entwickeln,
    Ängste zu ertragen,
    mehr Verantwortung für sich zu übernehmen,
- schwere Formen:
  - konfliktaufdeckende Langzeittherapie, wenn indiziert,
  - evtl. nur stützende Gespräche möglich,
  - verhaltenstherapeutische Methoden zur Befähigung eigener Schritte ohne ständige Blick- und Rufnähe einer helfenden Person,
  - unterstützende medikamentöse Therapie:
    für den akuten Angstanfall Tranquilizer für streng begrenzten Zeitraum wegen der Gefahr der Abhängigkeit. Deshalb evtl. Neuroleptika in kleinen Dosen manchmal vorzuziehen;

für Angst mit starker Somatisierung und Erwartungsängsten β-Rezeptorenblocker (durch verminderte Wahrnehmung etwa des Herzklopfens Angst mindern).

THERAPIE DER PHOBIE

- Bei akuten Angst- und Erregungszuständen s.u. „Therapie der Angst",
- Indikation zur Psychotherapie abwägen:
  - Verhaltenstherapie,
  - konfliktaufdeckend-psychoanalytisch,
- Versuch einer medikamentösen Beeinflussung (Kombination mit Psychotherapie immer anstreben):
  - Versuch mit Antidepressiva (75–150 mg Tofranil p.o. oder 75–150 mg Anafranil p.o.),
  - möglichst keine Tranquilizer (hypno-sedative Wirkung, Gefahr der Abhängigkeit).

THERAPIE DER HERZNEUROSE/-PHOBIE (s. S. 111-115)

- Notfall (s. Therapie der Angst):
  - beruhigende, sachliche Zuwendung im Gespräch,
  - medikamentös: Tranquilizer (z. B. Valium) evtl. Betarezeptoren-Blocker (Dociton),
- mittelfristig:
  - konfliktaufdeckend-psychoanalytisch (in Gruppen),
  - evtl. Verhaltenstherapie,
  - zusätzlich physikalische Therapie.

15.5 Suizid

Der Suizid ist die letzte autonome Handlung des Menschen. Versuche weisen immer auf behinderte Reifung und Entfaltung der Persönlichkeit hin und fordern einen besonderen Handlungsbedarf des Arztes und der Umgebung heraus.

DEFINITION

des chronisch Suizidalen: Dazu gehört, wer
- nach dem ersten Suizidversuch Selbstmord begangen hat,
- einmal oder mehrfach einen Suizidversuch wiederholt hat,
- anhaltend Suizidgedanken hat, ohne aber einen Suizidversuch wiederholt zu haben,
- wiederholt in suizidale Krisen gerät.

EPIDEMIOLOGIE

- 13000 Suizide pro Jahr in der alten Bundesrepublik,
- Männer : Frauen 2:1
- Suizidversuch: Männer : Frauen=1:3–4 (Suizid: 2 : 1),
- Suizid: Versuch=1:20,
- Altersgipfel bei Suizid: 55–65 Jahren,
- Altersgipfel bei Suizidversuch: 20–40 Jahre,

- 20–30% der Suizidpatienten sind weiterhin bzw. später erneut suizidgefährdet,
- 14–20% der Allgemeinbevölkerung kennen Suizidgedanken,
- Ärzte häufiger: ca. 50%.

Motive zu einer Suizidhandlung (aus Feldmann 1984)

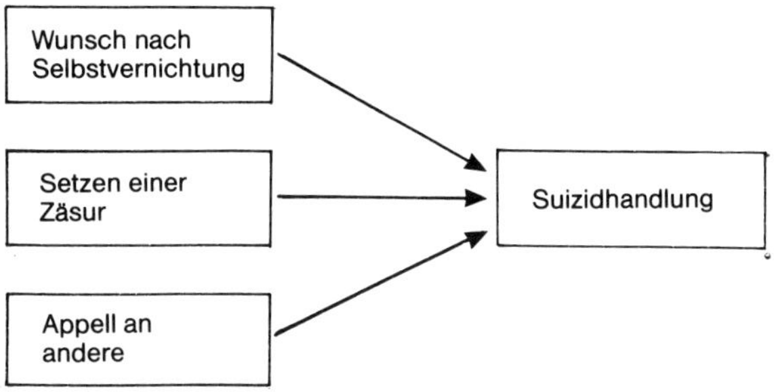

Häufige Erscheinungsbilder seelischer Krisen (s. S. 320)

Suizid und körperliche Krankheit

- Körperliche Erkrankung als zusätzlich belastender Faktor bei Suizidgefährdeten neben:
  - präsuizidaler Einengung, Not, Verzweiflung,
  - Beziehungsstörungen,
  - Problemen im Leistungs- und Lebensbereich überhaupt,
- Von 1000 Suizidenten (mit 473 unterschiedlichen Erkrankungen) fielen auf:
  - Polyarthritis (39%),
  - Herzerkrankung (33%),
  - Krebserkrankung (32%),
  - zerebrovaskuläre Erkrankungen (27%),
  - aktives peptisches Ulkus (26%),
  - Epilepsie (25%),
  - Bluthochdruck (24%),
  - abgeheiltes peptisches Ulkus (24%),
  - chronische Krankheiten insgesamt (20%),
  - Störungen im Urogenitalsystem (26%),
  - lebensnotwendige Operationen kurz vor dem Suizidversuch (32%).

Risikoliste

- Eigentliche Suizidthematik und Suizidhinweise:
  - eigene frühe Suizidversuche und -hinweise,
  - Vorkommen von Suiziden in Familie oder Umgebung (Suggestivwirkung),
  - direkte oder indirekte Suiziddrohungen,
  - Äußerung konkreter Vorstellungen über die Durchführung oder Vorbereitungshandlungen,
  - „unheimliche Ruhe“ nach vorheriger Suizidthematik und Unruhe,

Suizid: psychische Krisen und somatische Symptome (aus Irniger nach Häfner 1986)

Erscheinungsbilder / Störungsebenen	*Psychosomatische Syndrome*		*Psychische Krisen ohne wesentliche körperliche Syndrome*	
	Unspezifische	Spezifische	Unspezifische	Spezifische
Körperliche Symptomatik	Vegetative Syndrome	Anfälle mit Atemnot Tachykardie Hyperventilationstetanie etc.	Uncharakteristische Beschwerden Hypochondrie Einschlafstörungen	Keine
Psychische Symptomatik	Offene oder verdeckte Angst Stimmungslabilität Gesteigerte Empfindsamkeit	Verdeckte Angst und Spannungszustände	Meist depressive oder passiv-regressive Reaktion	Erregungszustand* Trauerreaktion** Suizidversuch***
Bevorzugte *Krisenfelder*	Partnerkonflikte Ehekrisen Probleme im Berufsfeld	Spannungsreiche Partner- und Ehekonflikte Neurotische Ängste	Trennungen und Verluste Vereinsamung Soziale Probleme	*Schwere Kränkungen Partnerkonflikte **Partnerverlust/Trennung ***Drohender Partnerverlust Konflikte Krankheit Soziale Belastung

- Selbstvernichtungs-, Sturz- und Katastrophenträume;
- Spezielle Symptome und Syndrombilder:
  - ängstlich-agitiertes Gepräge,
  - langdauernde Schlafstörungen,
  - Affekt- und Aggressionsstauungen,
  - Beginn oder Abklingen depressiver Phasen, Mischzustände,
  - biologische Krisenzeiten (Pubertät, Gravidität, Puerperium, Klimakterium),
  - alte und einsame Menschen mit:
    Verlust des Lebenspartners,
    Einbußen sozialer Kontakte,
    ungünstigen Wohnverhältnissen,
    finanziellen Schwierigkeiten,
  - schwere Schuld- und Insuffizienzgefühle,
  - unheilbare Krankheiten oder Krankheitswahn,
  - Alkoholismus und Toxikomanie;
- Umweltverhältnisse:
  - familiäre Zerrüttung in der Kindheit („broken home"),
  - Fehlen oder Verlust mitmenschlicher Kontakte (Vereinsamung, Entwurzelung, Liebesenttäuschung),
  - berufliche und finanzielle Schwierigkeiten,
  - Fehlen eines Aufgabenbereichs und Lebensziels,
  - Fehlen und Verlust tragfähiger religiöser Bindungen.

PSYCHODYNAMIK

- Suizidales Erleben dient der Regulierung eines labilen und gefährdeten Selbstwertgefühls;
- Selbstwertgefühl durch Kränkung beeinträchtigt
  → Verleugnung der tatsächlichen oder phantastierten Mängel oder Idealisierung der eigenen Person (um Minderwertigkeitsgefühl, Hilflosigkeit und Ohnmacht hintanzuhalten),
  → bei Zusammenbruch der Abwehr regressive Phantasien mit Rückzug auf phantasierten harmonischen Primärzustand (psychogenetisch: Mutter-Kind-Dyade),
  → Agieren dient der Vermeidung der narzißtischen Katastrophe: mit der aktiven Regression und Phantasie behält der Suizident für seine Phantasie die Kontrolle über die Situation und rettet so sein Selbstgefühl;
- Chronisch Suizidale sind in ihrem Konfliktbereich besonders leicht kränkbar (weniger Flexibilität im Umgang mit Kränkungen);
- Narzißtische Konflikte beziehen sich vornehmlich auf:
  - die psychosexuelle Identität,
  - Wert und Macht,
  - das Akzeptiertsein schlechthin.

VORSTELLUNG DER AGGRESSIONSUMKEHR BEI SUIZIDGEFÄHRDUNG (AUS REIMER NACH FREUD UND ABRAHAM 1986)

Streit/Trennung/Verlust
↓
Depressivität und Haß
↓
Unmöglichkeit, Haß zu äußern
↓
Wendung des Hasses gegen die eigene Person (Aggressionsumkehr)
↓
Selbstmord, Selbstmordversuch

NEUERE THEORETISCHE VORSTELLUNG, WIE SIE SICH IN DER BEHANDLUNG VON SUIZIDPATIENTEN BEWÄHRT (AUS REIMER 1986)

Kränkung (häufig durch Trennung oder Trennungsdrohung des Partners)
↓
narzißtische Persönlichkeit
↓
Dekompensation des labilen inneren Gleichgewichts
↓
Depressivität, Angst
Kompensationsversuche (Abwehr), bei Mißlingen
↓
Rückzug, Sehnsucht nach Schlaf, Pause, Zustand von Ruhe, Wärme, Geborgenheit
↓
Verwirklichung dieser Sehnsucht im Selbstmord, Selbstmordversuch

KENNZEICHNUNG DES PRÄSUIZIDALEN SYNDROMS

- Einengung:
  - Situative Einengung,
  - dynamische Einengung (einseitige Ausrichtung von Apperzeption, Assoziationen, Affekten und Verhaltensmustern; Reduktion der Abwehrmechanismen),
  - Einengung der zwischenmenschlichen Beziehungen,
  - Einengung der Wertwelt;
- gehemmte und gegen die eigene Person gerichtete Aggressionen;
- Selbstmordphantasien.

AUSLÖSESITUATIONEN, PRÄSUIZIDALES SYNDROM

- Erleben von Ausweglosigkeit und Hilflosigkeit,
- gehemmte Aggression, Vorwurfshaltung mit Wendung gegen die eigene Person,
- Sichhineinwühlen in Todesgedanken (in masochistischer Weise),
- sozialer Rückzug und Isolierung,
- Suizidankündigungen sind häufig (75% der Fälle),
- kurzschlußartige Suizidversuche überwiegen.

Erkennen der Suizidalität

Für die Erkennung eines aktuellen Suizidrisikos ist die Kenntnis besonderer Risikofaktoren und Hinweise wichtig.

Allgemeine Risikofaktoren
- Suizidhandlungen in der Familie oder näheren Umgebung (suggestive Sogwirkung, Lerneffekt);
- Suizidversuche in der eigenen Vorgeschichte;
- Es besteht eine Psychose;
- Höheres Lebensalter.

Psychosoziale Risikofaktoren
- Alleinstehend (ledig, geschieden, verwitwet);
- Verlust oder Zusammenbruch tragender und haltgebender Strukturen (Arbeit, Familie);
- Soziale Isolierung.

Unmittelbare Hinweise auf Suizidalität
- Gedankliche Einengung, keine Lösungsmöglichkeiten in Sicht, Suizidphantasien;
- Aufgeben jeder Zukunftsplanung;
- Der Kranke denkt an konkrete Möglichkeiten der Verwirklichung eines Suizids, trifft Vorbereitungen. Eventuell Suizidankündigungen, auch versteckte;
- Der Kranke zieht sich zurück, bricht Kontakte ab, nimmt Termine beim Arzt nicht mehr wahr.

FRAGENKATALOG ZUR ABSCHÄTZUNG DER SUIZIDALITÄT (AUS FEUERLEIN 1977)

Je mehr Fragen im Sinne der angegebenen Antwort beantwortet werden, um so höher muß das Suizidrisiko eingeschätzt werden.

1.	Haben Sie in letzter Zeit daran denken müssen, sich das Leben zu nehmen?	ja	
2.	Häufig	ja	
3.	Haben Sie auch daran denken müssen, ohne es zu wollen? Haben sich Selbstmordgedanken aufgedrängt?	ja	
4.	Haben Sie konkrete Ideen, wie Sie es machen würden?	ja	
5.	Haben Sie Vorbereitungen getroffen?	ja	
6.	Haben Sie schon zu jemandem über Ihre Selbstmordabsicht gesprochen?	ja	
7.	Haben Sie einmal einen Selbstmordversuch unternommen?	ja	
8.	Hat sich in Ihrer Familie oder in Ihrem Freundes- und Bekanntenkreis schon jemand das Leben genommen?	ja	
9.	Halten Sie Ihre Situation für aussichts- und hoffnungslos?	ja	
10.	Fällt es Ihnen schwer, an etwas anderes als an Ihre Probleme zu denken?	ja	
11.	Haben Sie in letzter Zeit weniger Kontakte zu Ihren Verwandten, Bekannten und Freunden?	ja	
12.	Haben Sie noch Interesse daran, was in Ihrem Beruf und in Ihrer Umgebung vorgeht? Interessieren Sie noch Ihre Hobbies?		nein
13.	Haben Sie jemanden, mit dem Sie offen und vertraulich über Ihre Probleme sprechen können?		nein
14.	Wohnen Sie zusammen mit Familienmitgliedern oder Bekannten?		nein
15.	Fühlen Sie sich unter starken familiären oder beruflichen Verpflichtungen stehend?		nein
16.	Fühlen Sie sich in einer religiösen bzw. weltanschaulichen Gemeinschaft verwurzelt?		nein
	Anzahl entsprechend beantworteter Fragen		
	Endzahl=max. 16		

NORMALE UND PATHOLOGISCHE BEWÄLTIGUNGS- UND LÖSUNGSSTRATEGIEN (AUS IRNIGER 1986)

Normal	Pathologisch
• Distanz schaffen („schlafen drüber“, ausspannen, wegreisen, Stelle wechseln usw.)	→ Passivität, Resignation, Regression, Depression
• Aktivität (zupacken, sich ausgeben, Sport usw.)	→ Erregung, Überaktivität
• Kognitive Bewältigungsmechanismen: Ordnung, Hierarchisierung, Priorisierung, Planung, Sequenzierung	→ Obsessionalisierung, Zerfahrenheit, Verwirrung

THERAPIE

Empfehlungen zur Gesprächsführung:
- störungsfreie Atmosphäre ohne Zeitdruck,
- offenes Ansprechen vermuteter Suizidgedanken oder -absichten,
- Absprache treffen, daß bei erneuten Suizidimpulsen Therapeut benachrichtigt wird,
- kurzfristige Gesprächstermine,
- Besprechen längerfristiger Hilfs- bzw. Therapiemaßnahmen,
- Trias:
  - Entlasten (Situation entschärfen, „Dampf ablassen“),
  - Klarheit schaffen (für sich selber und für den Betroffenen),
  - Maßnahmen treffen, Weiterhelfen.

DIE INTERVENTION

Der Ablauf der Intervention in 4 Phasen:
- Beginn der Intervention (nach Meldung, evtl. durch Drittpersonen sofortiger Kontakt, kein Zeitverlust durch langwierige somatische Untersuchungen):
  - Errichten einer Beziehung (ist der Patient überhaupt kommunikationsfähig?)
    Ist ein Arbeitsbündnis möglich?
  - Abschätzen des Zustandes des Patienten bzw. des Schweregrades der Krise (Klarheit schaffen: sorgfältiges Zuhören; Suizidgefahr?),
  - Aktionsplan (kurzfristige Ziele setzen, Behandlungsplan: Wer soll zuständig sein?).
- Eigentliche Intervention (so schnell und intensiv wie möglich):
  - Ermutigung (Selbstwertgefühl des Patienten durch Erfolgserlebnisse heben),
  - Entspannung (evtl. medikamentös),
  - Distanzierung von der Krise durch Reflexion des Geschehenen,
  - Angehörige mit einbeziehen,
  - Gemeinsame Erwartungen von Helfer und Betroffenem überprüfen.

- Beendigung der Intervention: Der Betroffene soll das Gefühl haben, erfolgreich gewesen zu sein.
- Phase des Nachkontaktes: Die eigentliche Intervention soll rasch, umfassend, gezielt und geordnet in 6 Schritten erfolgen:
  - Krisenanlaß verstehen („Was ist wirklich los?"),
  - gemeinsame Krisendefinition erarbeiten (klärendes Ordnen),
  - aufgestaute Affekte abführen (Angst, Wut, Schuldgefühle),
  - gewohnte Lösungsstrategien aktivieren (z.B. Rückkehr an den Arbeitsplatz usw.),
  - wenn nötig, nach neuen Lösungswegen suchen lassen,
  - retrospektive Bilanz ziehen;

  wenn immer möglich, sollten die Schritte bereits im ersten Gespräch, also rasch und unverzüglich, behandelt werden können.

Überweisung an Facharzt/Klinik

Die Überweisung ist notwendig, wenn
- Diagnose unklar bleibt,
- keine tragfähige Arzt-Patienten-Beziehung hergestellt werden kann,
- der Patient einer speziellen Risikogruppe angehört,
- ungünstige soziale Situation besteht (Arbeitslosigkeit, soziale Isolation),
- sich die psychische oder soziale Situation akut verschlechtert hat (Depressivität, Angst, Vereinsamung, Verlust naher Angehöriger),
- Patient selber stationäre Behandlung wünscht,
- ein Suizidversuch unternommen wurde.

Manchmal ist eine Klinikeinweisung gegen den Willen des Patienten erforderlich.

Häufige Fehler im Umgang mit suizidalen Patienten (präsuizidal, häufig ambulant):
- latente Signale übersehen bzw. nicht aufgreifen,
- Appelle verharmlosen/nicht ernst nehmen,
- direkte Fragen nach Suizidalität vermeiden (Angst, „schlafende Hunde" zu wecken).

Häufige Fehler im Umgang mit suizidalen Patienten (postsuizidal, häufig stationär):
- Bagatellisierungstendenzen des Patienten mitmachen (Abwehr),
- zu rasche Suche nach positiven Veränderungsmöglichkeiten (Abwehr),
- „Internalisierte" Klassifikation von Suizidversuchen anwenden,

- Provokation persönlich nehmen (Agieren von Ablehnung),
- falsche oder einseitige theoretische Vorstellungen über die Hintergründe der Suiziddynamik,
- Bestrafung durch Nichtbeachtung.

FALLBEISPIEL

Der 37jährige Arbeiter leidet seit dem 18. Lebensjahr unter den Zeichen eines Diabetes insipidus mit dem Bedürfnis, vermehrt Flüssigkeit zu sich zu nehmen. Eine organische Ursache für das Krankheitsbild ist ausgeschlossen worden. Der Patient ist das vierte von 6 Geschwistern. Die Mutter hat er gluckenhaft und viel leistend erlebt; sie habe auch schon viel getrunken, sei vor 2 Jahren gestorben. Der Vater sei zur See gefahren, war kaum daheim, die Ehe war schlecht. Der Patient sei „vergöttert" worden, die Mutter habe aber nie Zeit gehabt. Er ist verheiratet, hat 3 Kinder. Seine Frau sei wie seine Mutter. Schwierigkeiten mit ihr kann er nur andeuten. Während des Klinikaufenthaltes (zum Abklären der Polydipsie) reicht die Frau jedoch die Scheidung ein. Die Beziehungsschwierigkeiten sind so ausgeprägt, daß die Frau mit Hilfe ihres Rechtsanwaltes den Mann gleichsam ausquartiert, für ihn ein Zimmer besorgt hat. Kurz vor der Entlassung wird der Patient mit dieser neuen Situation konfrontiert, die um so schlimmer für ihn ist, als er in der Gemeinde des kleinen Ortes tätig ist und fürchtet, sein Ansehen zu verlieren. Der Patient muß ein tieferliegendes Gefühl von Minderwertigkeit und Untauglichkeit mit Hilfe von Leistungen, Suche nach Anerkennung, Aktivitäten und den Abwehrmechanismen der Idealisierung und Realitätsverleugnung abwehren. Diese Abwehr bricht in dem geschilderten Moment zusammen, was zur Suizidhandlung führt. Es ist anzunehmen, daß bei dem Patienten das narzißtisch geliebte Objekt gleichsam versagt hat, nachdem es vorher als Selbstobjekt introjiziert worden war. Es hat versagt und wird deshalb im Selbstmord getötet. Die Schuld des Mordes an dem Objekt wird dann durch den eigenen Tod (durch den Tod des eigenen Selbst) gesühnt.

15.6 Sucht

Wenn das Wort „suht" auch aus dem Alt-/Mittelhochdeutschen „siech"/„Seuche" stammt, so sind die Betroffenen meist auch auf der „Suche" nach metaphysischem Erleben, um aus ihrer Not der Realität herauszufinden.

SUCHTFORMEN

- Alkoholismus;
- Toxikomanie (Medikamentensucht):
  - Opiate und andere Betäubungsmittel,
  - Analgetika,
  - Schlafmittel,
  - Stimulantien (Psychoanaleptika),
  - Rauschmittel (Psychodysleptika),
  - Nikotin (Zigarettenrauchen);
- Drogenabhängigkeit.

BEDINGUNGSFAKTOREN SÜCHTIGEN VERHALTENS (AUS BRAND-JACOBI 1984)

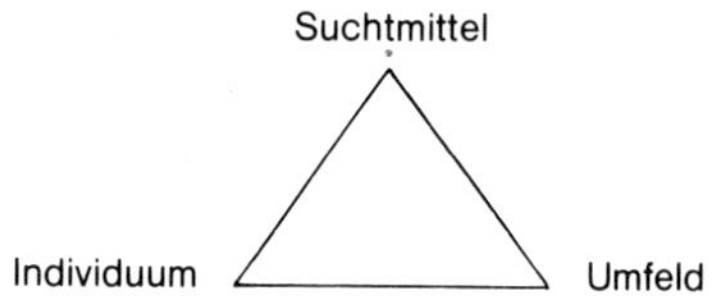

DIMENSIONEN SÜCHTIGEN VERHALTENS (AUS BRAND-JACOBI 1984)

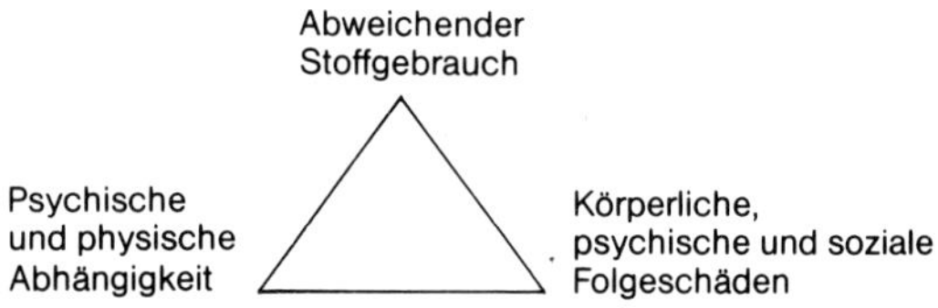
Abweichender Stoffgebrauch
Psychische und physische Abhängigkeit
Körperliche, psychische und soziale Folgeschäden

15.6.1 Alkoholismus

DIAGNOSE

Diese stützt sich auf:
- abweichendes Trinkverhalten,
- Zeichen körperlicher und psychischer Abhängigkeit,
- Konflikte mit körperlicher und/oder geistiger Gesundheit,
- Probleme mit zwischenmenschlichen Beziehungen und
- entsprechenden sozialen Folgen.

Abhängigkeit: mehr als 80 g reinen Alkohol am Tag oder mehr als 240 g mehrmals in der Woche.

FOLGESCHÄDEN

- *Körperlich:*
  - Nerven- und Gehirnschädigungen (Polyneuropathien, Hirnatrophien, Alkoholpsychosen),
  - Herz- und Kreislaufstörungen,
  - Leberschäden,
  - Potenzstörungen.
- *Seelisch:*
  - Umweltkonflikte,

  - Bagatellisieren und Rationalisieren des Konsums,
  - intellektuelle Niveausenkung,
  - Stimmungslabilität,
  - dysphorisch-depressiv bis reizbar-aggressiv,
  - Suggestibilität,
  - Minderung der Kritikfähigkeit.
- *Sozial:*
  - Vermehrte Fehlzeiten im Beruf,
  - Unfallhäufung,
  - Rangverlust und Rollenwandel in der Familie,
  - ökonomische Schwierigkeiten,
  - soziale Desintegration.

THERAPIE

Behandlungsphasen:
- Kontakt- und Motivationsphase:
  - Umfassende medizinische und psychosoziale Diagnostik,
  - Auswirkungen auf Familie, Beruf, Finanzen klären,
  - prognostische Beurteilung.
- Entgiftungsphase:
  - Entzug von Alkohol, meist ambulant,
  - Milderung der Entzugserscheinungen (vegetative Störungen, Unruhe usw.) durch Neuroleptika,
  - Entgiftung bedeutet körperliche Erholung.
- Entwöhnungsphase:
  - oft abruptes Abbrechen der Behandlung, weil es besser geht,
  - Aufklärung der Patienten über Behandlung und Komplikationen,
  - Aufbau eines Lebens mit neuen Inhalten,
  - Selbstkontrolle verbessern,
  - Lösung familiärer Konflikte,
  - berufliche Rehabilitation,
  - *Voraussetzungen:* Patient muß kooperativ sein, Bezugsperson soll vorhanden sein, Therapie muß längere Zeit dauern.
  - Medikamente: Disulfiram (Antabus).
- Nachsorge- und Rehabilitationsphase: Alkoholikerselbsthilfegruppen (Anonyme Alkoholiker, Blaues Kreuz, Guttempler).

Psychotherapie:
- Einzelgespräche mit Aufklärung zu Beginn,
- analytische Gruppentherapie (Einzeltherapie kaum möglich),
- Verhaltenstherapie (Aversionstherapie, positive und negative Verstärkung).

FALLBEISPIEL (ALKOHOLISMUS)

Der 32jährige Konditoreimeister trinkt seit 10 Jahren täglich 7–8 halbe Bier. Am folgenden Tag gehe es ihm schlecht, er fühle sich unsicher, habe Schuldgefühle und Selbstmordgedanken. Das habe sich seit 1 1/2 Jahren verschlimmert. Er könne jetzt nur noch schlecht schlafen, habe auch Kreuzschmerzen. Vor 10 Jahren Operation nach einer Hodentorsion, vor einem Jahr Leistenbruchoperation. Der Patient ist in Südamerika geboren; der Vater, Maschinenschlosser, wanderte 1946 aus. Er sei vor 17 Jahren an einer Leberzirrhose (nach Hepatitis) gestorben. Nach seinem Tod hat der Patient die Vaterrolle übernommen. Die Mutter habe damals angefangen zu trinken. Bis dahin hätten die Eltern viel gearbeitet, um sich eine eigene Existenz aufzubauen; für den Patienten und seine um 3 Jahre ältere Schwester ist nicht viel Zeit. Häufiger Ortswechsel. Der Patient hat seine Mutter als hart, viel unterwegs (mit anderen Partnern), aber lustig erlebt. Teilweise habe sie ihn sehr verwöhnt, habe sich aber sonst um wenig gekümmert.
Der Patient geht vor 14 Jahren nach Deutschland, hat zunächst engen telefonischen und brieflichen Kontakt zu seiner Mutter, der plötzlich abbricht, als diese einen anderen Lebenspartner findet und die Verbindung zu ihrem Sohn ohne Begründung abreißen läßt.
Der Patient heiratet (vor 3 Jahren) eine sehr selbständige Frau „mit Ehrgeiz, der Mutter ähnlich". Mit ihr kommt es zunehmend zu Schwierigkeiten, weil er ihre beruflichen Erwartungen an ihn, ein eigenes Konditorunternehmen aufzubauen, nicht erfüllen kann. Sie wendet sich mehr und mehr ab, wodurch sich die Symptomatik bei dem Patienten verstärkt. Psychodynamisch wichtig ist eine emotional karge häusliche Atmosphäre (allerdings mit „Verwöhnungsinseln") bei häufigem Ortswechsel sowie das Vorbild der Mutter, die sich bei Enttäuschungen in den Alkohol zurückzieht.

15.6.2 Rauchen

DEFINITION

Zigarettenrauchen=abhängiges oder Suchtverhalten (nach WHO):

- hat psychoreaktive Wirkungen,
- verlangt nach regelmäßigem Konsum und Dosissteigerung,
- bei Entzug psychisches und physisches Mißempfinden,
- Rückfalltendenzen auch bei langer Abstinenz.

PSYCHODYNAMIK

- Unfähigkeit, Triebbedürfnisse aufzuschieben,
- Beantwortung von Konflikten mit oraler Regression,
- Probleme im Selbstwertbereich.

PEER-GROUP-VERHALTEN

- Soziale Modelle von großer Bedeutung (Verhaltensmodelle):
  - klassisches Konditionieren: situative Hinweisreize animieren zum Griff zur Zigarette,
  - operantes Konditionieren: Wirkung durch angenehme (oder unangenehme) Konsequenzen. Bei Rauchen angenehme Effekte (z.B. Unsicherheit überspielen, Pausen machen, entspannen),
  - kognitive Verhaltenstheorien mit Bagatellisierung und Verleugnung der möglichen Folgeerscheinungen; positive Etikettierungen des Rauchverhaltens (jung, dynamisch, erfolgreich).

THERAPIE (VERHALTENS-)

- Nur 10–15% der entwöhnungswilligen Raucher werden ohne therapeutische Unterstützung abstinent,
- Suggestivverfahren,
- aversive Verfahren: verdeckte Sensibilisierung mit
  - Provokation von Intoxikationserscheinungen,
  - Verbindung mit unangenehmen Vorstellungen (z.B. Erbrechen),
- Selbstkontrollverfahren: Betonung der Eigenaktivität und Selbstverantwortung („Punkt-Schluß-Methode"; „schrittweise Reduktion"),
- pharmakologisch mit geschmacksvergällenden Mitteln.

15.6.3 Drogenabhängigkeit

TYPEN DER DROGEN-ABHÄNGIGKEIT

- Morphin,
- Barbiturat/Alkohol,
- Kokain,
- Cannabis,
- Amphetamin,
- Halluzinogen,
- Opiatantagonist.

VERLAUFSTYPEN DES PHANTASTIKA-RAUSCHES

- *Psychedelischer Verlaufstyp:* im Rausch buntes, vielfältiges Bild, in die Persönlichkeitsentwicklung integriert.
- *Neurotischer Verlaufstyp:* Rauscherlebnisse verlaufen meist introvertiert, neurotische Persönlichkeitsanteile werden aktualisiert, meist angstbesetzt.
- *Akut-verworrener Verlaufstyp:* akut-verworrene psychotische Zustände bei jüngeren, weniger differenzierteren Konsumenten:

innerseelische Impulse unterliegen keinerlei Erkenntnis, sondern werden unverändert und dranghaft ausagiert.

MÖGLICHE VERLAUFSFORMEN NACH DROGENGEBRAUCH

- *Angstpsychotische Reaktionen:* häufigster Notfall, nach Haschisch und LSD.
- *Horrortrip:* Jede neue halluzinierte oder reale Wahrnehmung ist angstbesetzt. Therapie: „herunterreden", „Dualunion" (Schutz) anbieten.
- *Abnorm verlängerter Rausch:* Art und Menge der Droge entscheidend.
- *Nachhallpsychosen:* spontanes Auftreten ohne unmittelbare Drogeneinwirkung, ähnlich den Rauschverläufen.
- *Paranoide Zustände:* bei Stimulanziengebrauch (Amphetamine).
- *Körperlich begründbare Erschöpfungsdepression:*
  - nach Stimulanziengebrauch,
  - Depressionen mit Suizidgefahr.
- *Entzugssyndrom bei Opiaten:*
  - mit demonstrativen Symptomen, Jammern, Klagen; Patienten wollen Opiate verschrieben bekommen,
  - Behandlung nur in der Klinik!

FALLBEISPIEL (DROGEN)

Der 18jährige arbeitslose Patient kommt wegen körperlicher Schwäche, Ohnmachtsgefühlen, zu niedrigem Blutdruck, Schwitzen an den Händen zur psychosomatischen Untersuchung. Organischerseits wurde kein pathologischer Befund erhoben. Erst nach längerem Gespräch stellt sich heraus, daß er seit 2 Jahren Drogen (Haschisch, Heroin, Pattexschnüffeln) nimmt.

Er ist einziges Kind sehr junger Eltern, die sich vor 10 Jahren haben scheiden lassen. Zunächst ist er bei der Mutter, dann beim Vater. Der Vater sei oft „zu locker", alles sei ihm „egal", habe nur gelästert. Die Mutter erlebt der Patient als „infantil". Zärtlichkeiten habe es nie gegeben, wenn er auch regelmäßig aus Angst zu den Eltern ins Bett gekrochen sei. Primordialsymptomatik: starkes Nägelkauen (bis heute), Bettnässen, Stottern, ausgeprägte Angst.

Der Patient hat die Realschule abgeschlossen, ist in der Fachschule gescheitert, kann sich für keine Berufsausbildung entscheiden, macht Musik, lebt mit einer um 10 Jahre älteren Frau mit 3 Kindern zusammen.

Er „braucht" die Drogen, um sich aus der chaotischen Welt seiner Kindheit, der ihn bedrohenden Realität und der aktuellen Situation – jetzt mit Hilfe der Drogen – in die frühkindlich-normale Welt der Allmachtphantasien, Halluzinationen und Träume zurückzuziehen.

15.7 Störungen der Sexualität

Die Probleme der Sexualität haben auch seit der größeren Freizügigkeit der Gesellschaft nicht nachgelassen, sind zumindest deutlicher hervorgetreten seit es „erlaubt“ ist, offener darüber zu sprechen.

LIEBESFÄHIGKEIT

- Intentional-sensorisch:
  + Fähigkeit zur naiv-ungehemmten, spontanen Triebäußerung,
  - ohne Rücksicht auf den Partner;
- oral:
  + Fähigkeit zu gefühlhafter Bindung an den Partner,
  - aus Verlustangst starke Abhängigkeit vom Objekt;
- anal:
  + Selbstbehauptung und selbstbeherrschte Rücksichtnahme,
  - anal-sadistische und masochistische Einstellungen;
- phallisch-ödipal:
  + Bejahung der eigenen Geschlechtsrolle,
  - Rollenspiel, sich nicht einlassen, sich festlegen.

AUFRECHTERHALTUNG UNGESTÖRTEN UND GESTÖRTEN SEXUALVERHALTENS (AUS SIEF ET AL. 1987)

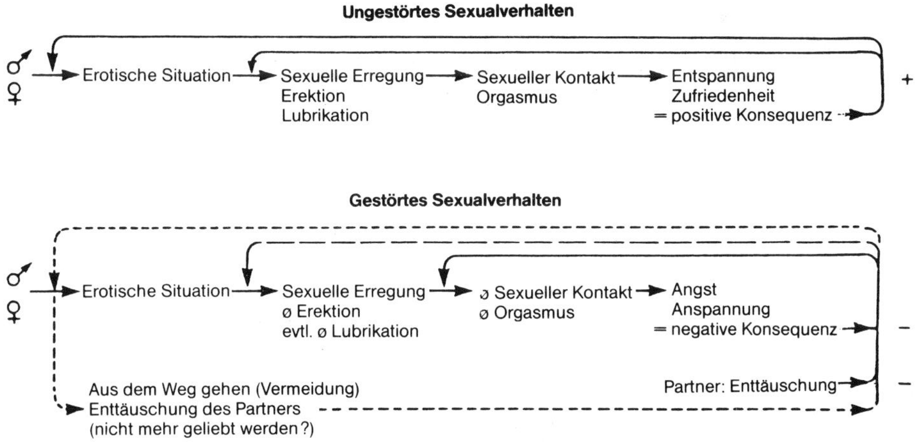

PSYCHOSOZIALE URSACHEN SEXUELLER FUNKTIONSSTÖRUNGEN

- *Mangelnde Sexualinformation und -erfahrung;*
- *Fehlvorstellungen:*
  sexueller Leistungsdruck, Masturbation, Orgasmus, Kongruenz sexuellen Erlebens, mechanisches Sexualitätskonzept, Stellenwert der Sexualität in verschiedenen Lebensphasen;
- *traumatisierende Erfahrungen in der Kindheit,*
- *intrapsychische Ursachen:*

- Triebängste: Kontrollverlust, Ekel, Gewaltphantasien, Kastrationsangst,
- Beziehungsängste: Ablehnung, Partnerverlust, Inzestwünsche,
- Geschlechtsidentitätsängste: männlich/weibliche Identität, Homosexualität, Bisexualität,
- Gewissensängste: Strafängste, Konflikt sexualfreundliches Ich-Ideal, sexualfeindliches Über-Ich;

- *partnerschaftsbezogene Ursachen:* sexuelle Störung als Machtmittel, als Ausdruck einer Nähe-Distanz-Problematik, bei sexueller Deviation eines Partners.

ORGANISCH BEDINGTE IMPOTENZ

Beischlafstörungen durch:
- kongenitale Anomalien;
- somatische Erkrankungen:
  - Gefäßsystem,
  - Nervensystem,
  - Muskulatur,
  - Endokrinium,
  - Allgemeinerkrankungen,
  - Genitalerkrankungen,
  - Algopareunie;
- psychiatrische Erkrankungen;
- Medikamente und Drogen.

Algopareunie mit Schmerzen bei:
- Erektion (Phimose, Entzündungen am/im Penis, Induratio penis plastica, Hernia incipiens);
- Orgasmus (Urethritis, Prostatitis, Urethro-/Prostatopathie, Funikulitis, analer Symptomenkomplex);
- Ejakulation (Urethritis, Prostatitis, Analfissur).

KRANKHEITSBILDER BEI DER FRAU

- *Primäre Amenorrhö:*
  - Infantiles Mädchen, kann nicht Frau werden („Dornröschen"),
  - männliche Identifizierung; phallische Frau („Brunhilde").
- *Sekundäre Amenorrhö:* auslösend: Kastrationserlebnis (Weiblichkeit nicht angenommen);
  - situative Einflüsse: Schreck, Angst, Notstandsamenorrhö, Trennung von vertrauten Personen,
  - Anorexia nervosa,
  - Unsicherheit des eigenen Körperschemas mit verzerrter Wahrnehmung der genitalen Sphäre.
- *Pseudogravidität*
  - wunschhaft motiviert,
  - Geschlechtsverkehr schuldhaft erlebt.

- *Dysmenorrhö:*
  - Erste Periode als Krankheit dramatisiert,
  - negative Lernerfahrung in bezug auf Weiblichkeit,
  - Konflikte um das Gelingen von Partnerbeziehungen,
  - Problematik des Analretentiven mit Verlustängsten (Sich-verschließen, Verkrampfung, mit Obstipation verbunden),
  - sexuelle Verführung, inzestuöse Fixierungen.
- *Psychogene Sterilität:*
  - Anovulatorische Zyklen, Tubenspasmen, Uterushypermotilität,
  - Schwierigkeiten mit der Weiblichkeits- und Mutterrolle.
- *Frigidität:*
  - Sexuelles Erlebnis im Rahmen der Gesamtbeziehung zum Partner,
  - Hingabestörung,
  - Angst vor Schwangerschaft und Geburt,
  - Furcht, vom Penis verletzt zu werden.

KRANKHEITSBILDER BEIM MANN

- *Impotenz*
  - Impotentia erigendi, ejaculandi, coeundi,
  - Probleme aus allen Stadien der Entwicklung,
  - Hemmungen und Verdrängungen, „falsche Scham“,
  - Unvermögen, zu geben,
  - übermäßige Abhängigkeit,
  - verbotene inzestuöse Gefühle müssen abgewehrt werden,
  - Scham und Erwartungsangst in bezug auf Versagen.
- *Ejaculatio praecox*
  - Entleerungsdrang überwuchert das zurückhaltende Element (z.B. nach langer Abstinenz).
  - Fixierung an die Urethralerotik (durch Masturbation und Enuresis „trainiert“),
  - unbewußte Identifizierung von Samen und Urin (bei Druck sofortige Entleerung),
  - Höhepunkt wird an Peniswurzel und Damm empfunden (weibliche Orientierung nicht überwunden),
  - aggressive Gehemmtheit mit Rücksicht auf die Frau,
  - Ängste vor der alles verschlingenden Frau,
  - nicht gelöste Mutterbindungen mit Inzestvorstellungen,
  - Schuldgefühle.

SEXUELLE FUNKTIONSSTÖRUNGEN BEI DER FRAU (NACH EICHER 1976)

Störung der Libido primäre, sekundäre Frigidität	Identitätsprobleme, Frühstörung ödipale Konflikte
Orgasmusstörung	Identitätsprobleme, Annahme der weiblichen Rolle, ödipale Problematik
Vaginismus	Identitätsstörung, „phallische Frau", Perfektionismus
Dyspareunie	Grundstörung, Partnerprobleme

SEXUELLE FUNKTIONSSTÖRUNGEN BEIM MANN (NACH EICHER 1976)

Impotenz	Kastrationsangst: Angst vor Vergeltung Ödipale Fixierung: ständige Konkurrenz mit vermeintlichem Nebenbuhler Angst vor aggressiver Komponente der eigenen Sexualität
Ejaculatio praecox	Ödipal idealisierte Haltung der Frau gegenüber: nicht verletzen, aber auch nichts geben Urethrale Fixierung: Nichthergebenwollen
Ejaculatio retarda	Schuldgefühle machen Genuß unmöglich Nichtgebenwollen aus Angst vor Kastration bei Angst vor Ich-Verlust in organischer Regression (Todesangst)

PERVERSIONEN

Perversion als Positiv der Neurose:
- Der Perverse lebt seinen Trieb aus, in der Neurose wird er verdrängt.
- Das Kind ist „polymorph pervers".

Bedingungen:
- Bisexuelle Veranlagung,
- Umwelt (Verhalten von Eltern und Geschwistern),
- milieubedingte Verführung (wo Sexualstreben labil),
- Gewöhnung (sekundärer Krankheitsgewinn),
- narzißtische Besetzung mit ideologischem Überbau.

Phasenspezifisch:
- Intentional:
  - exzessive Onanie (ohne Phantasien),
  - Transvestitismus (nehmen sich selbst zum Partner),
  - Fetischismus (Penisersatz),
  - Nekrophilie,
  - Sodomie,
  - Lustmord;

- oral: Fellatio, Cunnilingus;
- anal:
  - Koprophilie,
  - Sadomasochismus,
  - Flagellantentum (Autosadismus),
  - Homosexualität, Lesbiertum;
- phallisch:
  - Päderastie,
  - Exhibitionismus, Voyeurismus,
  - Homosexualität, Lesbiertum.

Frühe Störung: jede Objektbeziehung wird vermieden.
Späte Störung: Objektbeziehung möglich, aber unter der Vorherrschaft des Sexualtriebes.

HOMOSEXUALITÄT

- Objekt – Selbst:
  - Partner stark, wird bewundert,
  - sexuelle Unterwerfung unter den gegengeschlechtlichen Elternteil als Abwehr ödipaler Rivalität,
  - das infantile, unterwürfige, ödipale Selbst geht eine Beziehung zum dominierenden, verbietenden Vater ein.
- Selbst – Objekt:
  - Partner schwach,
  - konflikthafte Identifizierung mit dem Bild der Mutter,
  - homosexuelle Objekte als Vertretungen seines eigenen infantilen Selbst erlebt.
- Selbst – Selbst:
  - Partner gleichwertig,
  - der homosexuelle Partner wird geliebt als Erweiterung des eigenen pathologischen Größenselbst.

INHALT UND GLIEDERUNG DER SEXUALANAMNESE

Anfangsphase:
- Augenblickliche Lebenssituation,
- wesentliche somatische und psychische Begleiterkrankungen,
- augenblickliche sexuelle Zufriedenheit.

Mittelphase:
- Augenblickliche Symptomatik der sexuellen Störung (sexuelle Interaktion, Einstellungen, Normvorstellungen, Erwartungen),
- Auswirkungen auf Paarbeziehung,
- Entstehung der sexuellen Schwierigkeiten,
- sexuelle Entwicklung beider Partner,
- bisherige Behandlungsmaßnahmen.

Abschlußphase:
- Zusammenfassung der wichtigsten Information,

- erste Beurteilung der Störung,
- Besprechung weiterer diagnostischer Maßnahmen und therapeutischer Möglichkeiten.

THERAPIE SEXUELLER STÖRUNGEN

- *Verhaltenstherapie:* Zusammen mit Partner, Aufhebung der Versagensängste, „bedingungsfreie" Zärtlichkeit; Erfolgsquote bei 80% (nach Masters u. Johnson).
- *Konfliktzentriert:* Bewußtmachen von:
  - Kastrations-, Ablösungs- oder Verschmelzungsängsten,
  - Ängsten vor Bedrohung, Zerstörung des eigenen Körpers oder des Körpers des anderen.
- *Somatisch:* je nach Ursache, bei älteren Menschen evtl. Hormonbehandlung.
- *Allgemein:*
  - Arzt muß allein mit dem Patienten sprechen können.
  - Patient muß sich angenommen fühlen.
  - Patient muß sich ernstgenommen fühlen.
  - Die Sprache des Arztes sollte der des Patienten angemessen sein.
  - Der Arzt sollte sich Zeit für das Gespräch nehmen.
  - Der Arzt sollte eine sichere Einstellung zur eigenen Sexualität haben.

Grundelemente der Verhaltenstherapie

- Koitus für Tage bis Wochen aussetzen (ängstliche Erwartungsspannung und Leistungsdruck abbauen).
- Sensualitätstraining (langsame Steigerung bis zu den Genitalien, noch kein Orgasmus, wechselnde Aktivität der Partner. Abwehr- und Vermeidungshaltungen werden besprochen).
- Nichtfordernder Koitus (ohne Zwang und ohne Rücksicht auf Lustgewinn des Partners).
- Stopp-Start-Technik (Kontrolle bei Ejaculatio praecox; nach manueller Manipulation wird kurz vor Orgasmus und Ejakulation gestoppt, dann weiter stimuliert).

FALLBEISPIEL (EREKTIONSSCHWÄCHE)

Der 25jährige Student der Betriebswirtschaftslehre (Raucher) leidet seit 2 Jahren unter einer Erektionsschwäche, die – bei Annahme einer Gonorrhö (ohne Erregernachweis) – vergeblich mit Penicillin behandelt wurde. Weitere Beschwerden bestehen nicht; keine ernsthaften Krankheiten in der Vorgeschichte.

Der Patient fühlt sich seinem weichen, „netten" Vater stets überlegen. Seine Mutter ist überängstlich, besorgt, daher einengend, aber auch streng, zuschlagend. Die Beziehung zum Elternhaus ist hochambivalent. Der Patient hat sich nie recht lösen können, geht aber von zu Hause weg, weil es ihm „zu eng“ ist. Er zieht (vor 2 Jahren) zu einer um 15 Jahre älteren Freundin, die er als mütterlich erlebt. Die Erektionsstörungen treten bei dieser Freundin auf, nicht aber, wenn er es sich „erlaubt“, mal mit einer anderen Frau zu schlafen. Der Auszug aus dem elterlichen Haus und die enger werdende Beziehung zu der mütterlichen Freundin ist auslösend für die Symptomatik. Der Patient hat ein sicheres Identitätsgefühl bei der häuslichen Konstellation nicht erwerben können, der weiche Vater gibt ihm kein männliches Vorbild, der aggressive Bereich wird durch sein Vorbild wie auch durch die teils überängstliche, teils schnell zuschlagende Mutter nur mangelhaft gefördert. Als der Patient von zu Hause weggeht (und in eine vermeintliche „Ersatzgeborgenheit“ flieht), von ihm ein Zugehen auf die Welt gefordert wird, versagt er im sexuell-aggressiv-penetrativen Bereich (wohl auch als Bestrafung) seiner mütterlichen Freundin gegenüber.

Fallbeispiel (Ejaculatio praecox)

Der 27jährige Fernsehtechniker leidet seit einigen Jahren unter einem zu frühen Samenerguß; eine richtige Beziehung habe er nie aufbauen können, die längste habe 3 Monate bestanden. Bei der Selbstbefriedigung habe er keinerlei Schwierigkeiten. Sonst habe er zeitweise Magenbeschwerden (ohne organischen Befund). In der Kindheit habe er Angst vor Dunkelheit gehabt, „ich war der ruhende Pol, ich konnte mich nicht freuen und auch nicht traurig sein“.

Zu Hause habe man nebeneinander her gelebt, der Vater habe sich um nichts gekümmert, lebe zurückgezogen „hinter dem Fernseher“. Die Mutter sei unternehmungslustig, „fällt als Beziehung weg“. Die Sexualität sei „schmutzig, die Neugier wurde dann immer größer; das Thema war tabu. Ich war ein Zufallstreffer“.

Patient fühlt sich eher zum Vater hingezogen, weil die „Mutter einesteils zu fürsorglich und einengend, andernteils auch anziehend in ihrer Lustigkeit“ gewesen sei.

Eine nicht gelöste Mutterbindung ist anzunehmen. Die Hemmung im aggressiven Bereich steht in Widerstreit mit einem schnellen „Entleerungsbedürfnis“, das im Symptom zum Ausdruck kommt.

Literatur

Anderson DJ, Noyes H, Crowe RR (1984) A comparison of panic disorder and generalized anxiety disorder. Am J Psychiatry 141:572–575
Bents H, Bents E (1991) Psychosomatische Aspekte der Nikotinabhängigkeit und Raucherentwöhnung. In: Meermann R, Vandereyken W (Hrsg) Verhaltenstherapeutische Psychosomatik in Klinik und Praxis. Schattauer, Stuttgart
Böning J (1975) Suizid und Suizidversuch als internistischer Notfall. Internist 16:6–9
Brand-Jacobi J (1984) Suchtverhalten. In: Feldmann H (Hrsg) Psychiatrie und Psychotherapie. Karger, Basel
Bräutigam W (1978) Reaktionen – Neurosen – abnorme Persönlichkeiten. Thieme, Stuttgart
Buddeberg C (1987) Sexualberatung – Eine Einführung für Ärzte, Psychotherapeuten und Familienberater. Enke, Stuttgart
Dilling H, Reimer C (1994) Psychiatrie und Psychotherapie, 2. Aufl. Springer, Berlin Heidelberg New York Tokyo
Eicher W (1976) Geschlechtsidentität und psychosoziale Aspekte bei fehlerhafter Geschlechtsentwicklung. Gynäkologie 9:39–46
Feldmann H (Hrsg) (1984) Psychiatrie und Psychotherapie. Karger, Basel
Feuerlein W (1977) Therapie des Alkoholismus. Dtsch Ärztebl 49:2911–2914
Freud S (1916/17, 1952) Vorlesungen zur Einführung in die Psychoanalyse. Imago, London
Freud S (1926–32, 1952) Hemmung, Symptom und Angst. Imago, London
Friedman RC, Aronoff MS, Clarkin JE, Corn R, Hurst SW (1983) History of suicidal behavior in depressed borderline inpatients. Am J Psychiatry 140:1023–1026
Haemel T, Pöldinger W (1986) Erkennung und Beurteilung der Suizidalität. In: Kisker KP, Lauter H, Meyer JE, Müller C, Strömgren E (Hrsg) Psychiatrie der Gegenwart, Bd 2. Springer, Berlin Heidelberg New York Tokyo
Hartl G (1984) Selecta 2 (Suppl):5
Heigl-Evers A (1973) Das Ehepaargespräch in der gynäkologischen Praxis. Sexualmedizin 12:663–669
Henseler H (1974) Narzißtische Krisen. Zur Psychodynamik des Selbstmordes. Rowohlt, Hamburg
Henseler H, Marten RF, Sodemann U (1983) Krisenliste als Screening-Instrument zur Erfassung von chronischer Suizidalität. Nervenarzt 54:33–41
Hoffmann SO (1994) Angststörungen. Psychotherapeut 39:25–32
Humble M (1987) Aetiology and mechanisms of anxiety disorders. Acta Psychiatr Scand, Suppl 335, 76:15–30
Irniger W (1986) Akute Krisenintervention in der Allgemeinpraxis. Ther Umsch 43:34–42
Kernberg O (1978) Borderline-Störungen und pathologischer Narzißmus. Suhrkamp, Frankfurt am Main
Klußmann R (1993) Psychotherapie. Springer, Berlin Heidelberg New York Tokyo
König K (1981) Angst und Persönlichkeit. Vandenhoeck & Ruprecht, Göttingen
Mertens W (1981) Psychoanalyse. Kohlhammer, Stuttgart
Nissen G, Trott GE (1989) Suizidales Verhalten von Kindern und Jugendlichen. Dtsch Ärzteblatt 86:2226–2229
Pöldinger W (1984) Möglichkeiten und Grenzen der Suizidprophylaxe. Med Welt 35:1176–1178
Pöldinger W (1985) Beurteilung des Suizidrisikos. MMW 127:833–837
Reindell A (1981) Körperdynamik der Angst. Prax Psychother Psychosom 26:265–273
Reimer C (1986) Prävention und Therapie der Suizidalität. In: Kisker KP, Lauter H, Meyer JE, Müller C, Strömgren E (Hrsg) Psychiatrie der Gegenwart, Bd 2. Springer, Berlin Heidelberg New York Tokyo
Riemann F (1961) Grundformen der Angst. Reinhardt, München

Sief CG, Bähren W, Scherb W, Allwein JE (1987) Erektile Dysfunktion. Dtsch Ärzteblatt 84:862–873
Stabenau JR (1984) Implications of family history of alcoholism, antisocial personality and sex differences in alcohol dependence. Am J Psychiatry 141:1178–1182
Vollmoeller W (1989) Beurteilung der Suizidalität durch den nicht spezialisierten Arzt. Dtsch Med Wochenschr 114:1422–1423
Waldmann H (1975) Psychische Krankheitsbilder bei Drogenabhängigen. Öff Gesundheits 37:18–22
Wolfersdorf M (1988) Depression und Suizid bei körperlichen Krankheiten. Fortschr Med 106:269–274

Kapitel 16

Neurologie

EINFÜHRUNG

Psychosomatische und neurologische Symptomatik überschneidet sich häufig. Auch bei so häufigen Beschwerden wie Kopfschmerzen und Schlafstörungen, für die meist ein psychodynamischer Hintergrund gefunden werden kann, sollten eingehend klinisch-apparativ untersucht werden, insbesondere um operativ angehbares Tumorgeschehen auszuschließen.

16.1 Kopfschmerzen

Kopfschmerzen und Migräne sind in den modernen Zivilisationsstaaten ein weit verbreitetes Leiden, das einen Zusammenhang mit unserer Leistungsgesellschaft und dem entsprechenden Rückzug daraus darstellt.

FORMEN CHRONISCHER KOPFSCHMERZ-SYNDROME

- Neuralgien:
  Trigeminusneuralgien (Tic douloureux, akute trigeminale Herpes-zoster-Neuralgie, postherpetische trigeminale Neuralgie), Glossopharyngeusneuralgie;
- kraniofaziale Schmerzen muskuloskelettalen Ursprungs:
  akuter und chronischer Spannungskopfschmerz, temporomandibuläres Schmerzsyndrom;
- Verletzungen von Ohr, Nase und Mundhöhle:
  Sinusitis maxillaris, Zahnschmerzen verschiedener Genese, Glossodynie, Dry-socket-Syndrom;
- primäre Kopfschmerzsyndrome:
  einfache und klassische Migräne, Migränevarianten, kombinierter Kopfschmerz, Clusterkopfschmerz, posttraumatischer Kopfschmerz;
- Kopf- und Gesichtsschmerzen psychologischen Ursprungs:
  wahnhafte Kopfschmerzen, hypochondrische Kopfschmerzen.

KOPFSCHMERZFORMEN MIT PSYCHOLOGISCHEN URSACHEN

Kopfschmerzformen, bei denen psychologische oder psychophysiologische Ursachen für denkbar oder wahrscheinlich gehalten werden:

- Die verschiedenen Formen der Migräne,
- akuter oder chronischer Spannungskopfschmerz,
- kombinierter Kopfschmerz,
- wahnhafter, konversionsneurotischer oder hypochondrischer Kopfschmerz.

VERLAUF VERSCHIEDENER FORMEN VON KOPFSCHMERZ (AUS BEYME 1981)

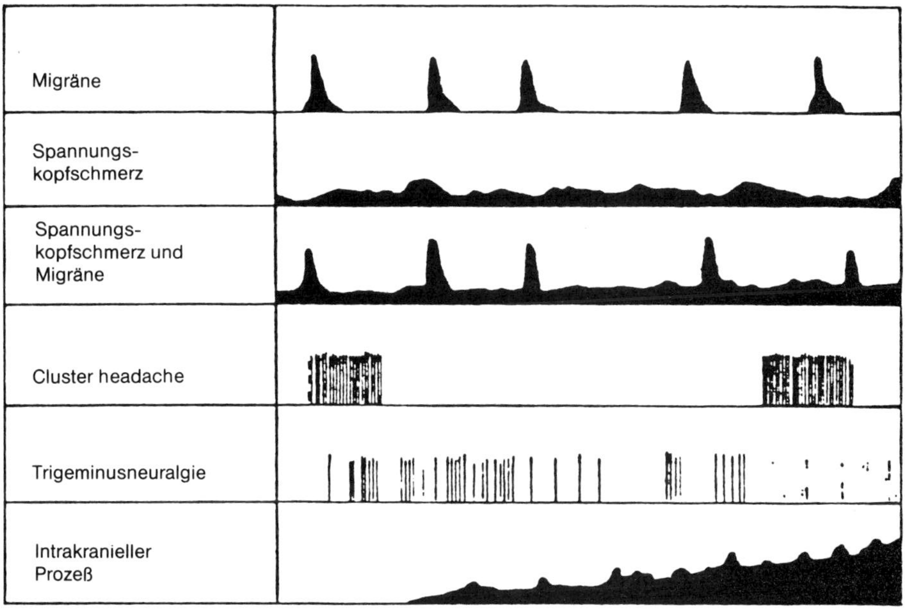

DIFFERENTIALDIAGNOSTISCHE HINWEISE MIGRÄNE – SPANNUNGSKOPFSCHMERZ – LEIBEMPFINDUNGEN (AUS ZENZ 1988)

	Migräne	Spannungskopfschmerz	Leibempfindungsstörung
Biologische Grundlage	biphasischer Verlauf: Vasokonstriktion mit nachfolgender Vasodilatation der Kopfgefäße	kritisches „Mehr“ an Muskelarbeit der Kopf-/Nackenmuskulatur	unbekannt

	Migräne	Spannungs-kopfschmerz	Leibempfin-dungsstörung
Vorausgehen-de Symptome	veränderte Stimmungslage, Sehstörungen, z. B. Flimmer-skotome	schleichend	ständig vor-handen
Beginn	sehr rasch oder mit dem Auf-wachen	schleichend	ständig vor-handen
Lokalisation	einseitig, meist Schläfe und Stirn	„helmartig" über den gan-zen Schädel	unklar; eher „im Kopf"
Qualität	hämmernd-pochend	drückend	dumpf, nebe-lig
Intensität	stark bis uner-träglich	mittel bis stark	leicht bis mittel
Ende	rasch abklin-gend oder im Schlaf	langsam ab-klingend	–
Begleit-symptome	Übelkeit, Erbre-chen, Reizem-pfindlichkeit	bei starker In-tensität: wie Migräne	Konzentrati-onsschwäche, schwindeliges Gefühl
Nachfolgende Symptome	„nachhallen-der" Kopf-schmerz ande-rer Qualität: veränderte Stimmung	–	–

SYMPTOMATIK

- Meist subakut beginnend, diffus, drückend; verbunden mit muskulärer Anspannung: Nacken, Schulter.
- Migräne:
  - halbseitig,
  - Sehstörungen (Lichtempfindlichkeit, Flimmerskotom),
  - Erbrechen,
  - Durchfälle,
  - mehrere Stunden bis Tage anhaltend,
  - Wunsch, allein zu sein,
  - Zimmer verdunkeln, Sichzurückziehen.

EPIDEMIOLOGIE

- 20% der Gesunden, Frauen häufiger betroffen:
  - häufiger in Konfliktsituationen,
  - bei Frauen der oberen Schichten häufiger,
  - oft bei Frauen, die innerhalb der letzten 2 Jahre geheiratet haben,
- 6–8% der Bevölkerung haben Migräne (suchen jetzt häufiger den Arzt auf, verbrauchen mehr Medikamente).

PSYCHODYNAMIK

- Äußerer oder innerer Leistungskonflikt,
- übergroße Ansprüche an das eigene Vermögen,
- Riesenerwartungen in bezug auf Erfolg und Anerkennung,
- Enttäuschungen vorprogrammiert, besonders dann, wenn Schuldgefühle die Entfaltung hindern.

Lösung einer schwierigen Aufgabe mit der Befürchtung, es nicht zu schaffen:

- „Man zerbricht sich den Kopf".
- „Das bereitet Kopfschmerzen".

PERSÖNLICHKEITS-MERKMALE

- Ehrgeizig,
- überforderndes Leistungsstreben,
- Perfektionismus,
- überhöhtes Anspruchsniveau,
- Dauerspannung ohne Entspannung,
- rigide, unelastisch.

ERKRANKUNGS-SITUATIONEN

- Leistungsdruck,
- Aufstiegssituationen (beruflich, gesellschaftlich),
- Überforderung (viel und ohne Erfolg arbeiten),
- Ambivalenz von Leistungswunsch und Nichtleistendürfen,
- Wut (verdrängt und/oder aufgestaut),
- intensive Anstrengungen, um ein Programm durchzuführen oder ein Ziel zu erreichen;
- Bei Erreichen des Ziels Einsetzen der Schmerzen:
  „Ich mußte damit fertig werden".
  „Ich versuche, alle Dinge zu erledigen".
- Migräneanfälle mit körperlicher Ursache:
  - Änderungen im Schlaf-Wach-Rhythmus,
  - Wetterwechsel,
  - Diätfehler,
  - Lärmeinflüsse,
  - Lichtreize.

FALLBEISPIEL

Die 34jährige Sekretärin hat seit einem Jahr Kopfschmerzen, die sich seit 6 Wochen verschlimmert haben und sich am Hinterkopf und an der Stirn manifestieren. Keine weiteren Krankheiten, kein internistischer oder neurologischer Befund.

Die Patientin ist seit 12 Jahren mit einem selbständigen Kaufmann verheiratet, der sie anhält, im Geschäft mit anzufassen. Er sei aufgeschlossen, korrekt; auch sexuell sei „alles in Ordnung". Sie habe sich immer gegen die Arbeit im Geschäft gewehrt, habe dafür den Haushalt peinlich genau in Ordnung gehalten und ihrem Mann alles nachgeräumt. „Dann kam der Hausbau - es war kaum zu schaffen. Und seit mein Mann vor 6 Wochen wegen eines Bandscheibenvorfalls operiert werden mußte, lastet alles - das Geschäft, der Haushalt und der Hausbau - auf mir. Wenn ich liege, dann wird der Schmerz leichter". Die Patientin kam als Mädchen unerwünscht auf die Welt, wurde von einem sehr „korrekten", strengen Vater und einer „verständnisvollen", aber „sehr ordentlichen" Mutter erzogen. Leistung habe ebenso gezählt wie ein „in jeder Hinsicht sauberes Auftreten".

Sie hat ein hohes Anspruchsniveau und befindet sich mit dem beruflichen und finanziellen Erfolg ihres Mannes in einer Aufstiegssituation, die sie mit hohem Einsatz mitkonstelliert, sich aber überfordert fühlt.

GRUNDSCHEMA DER THERAPIE (AUS PETERS 1983)

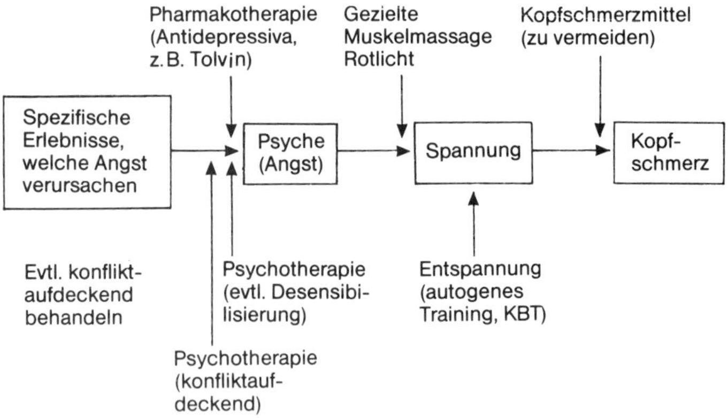

THERAPIE

- Patientin selbst motivieren, die Widersprüche in ihrer Lebensführung herauszufinden: oft banale äußere Dinge wie Schlafrhythmus, Noxen durch Nahrungs- und Genußmittel,
- fokale Kurztherapie,

- analytische Gruppentherapie,
- übende Verfahren:
  - autogenes Training,
  - konzentrative Bewegungstherapie,
  - Bindegewebsmassage der Nackenmuskulatur.

16.2 Migräne („classical migraine")

DEFINITION

Anfallartig auftretende, sich wiederholende, oft halbseitig lokalisierte Kopfschmerzattacken, die von Seh- und gastrointestinalen Störungen begleitet sind.

EPIDEMIOLOGIE

- Prävalenz bei Männern ca. 5%,
- Frauen zwischen 35 und 45 bis zu 19%.

FORMEN

- Spannungskopfschmerz („common migraine"),
- Migräne in engerem Sinne („classical migraine", „migraine accompagnée").

DIFFERENTIALDIAGNOSE (NACH SOYKA 1984)

Echte Migräne		Verdacht auf intrakraniellen Prozeß
Familienanamnese positiv, Anfälle zeitgebunden, gleichzeitig nur einseitig, aber evtl. seitenwechselnd; Auslöser bekannt	Anamnese	negative Familienanamnese, keine Zeitbindung, doppelseitig; kein Auslöser bekannt
Lichtscheu – Übelkeit, Pupillendifferenzen	Begleiterscheinungen	keine vegetativen Symptome
Pupillendifferenz, Gereiztheit, evtl. Halbseitenzeichen	im Anfall	keine wesentlichen vegetativen Symptome,
normaler neurologischer Befund	Befund im Intervall	neurologischer Befund im Laufe der Zeit zunehmend
unauffällig	Röntgen	evtl. pathologisch
unauffällig	CT	evtl. pathologisch
frequenzlabil, steile Wellen	EEG	evtl. pathologisch (Herdbefund)
keine Änderung der Anfallsymptomatik, es sei denn durch Therapie	weiterer Verlauf	Auftreten weiterer neurologischer Symptome (Paresen, hirnorganische Anfälle)

Klinische Kriterien für die Diagnose der Migräne (nach Soyka 1984)

Grundbedingung	Wichtige Zusatzsymptome	Weniger wichtige Zusatzsymptome
- rezidivierend anfallsweise Kopfschmerzen mit mehrstündiger Dauer - Ausschluß einer organischen Ursache	- Halbseitigkeit - phasenhafter Ablauf - Erbrechen - Flimmerskotom - fokale zerebrale Symptome - weitgehende Beschwerdefreiheit während der Schwangerschaft	- Übelkeit - Schwindel - Lichtscheu

Psychodynamik

- Oral fixierte Persönlichkeitsstrukturen mit starker Mutterbindung;
- ausgeprägte anal-sadistische Züge, die mit Hilfe einer rigiden und einer höflich-neutralen Fassade im Sinne einer Reaktionsbildung abgewehrt werden;
- hohe Empfindlichkeit gegenüber narzißtischen Kränkungen;
- ausgeprägte verdrängte Feindseligkeitstendenzen;
- „kopfgerichtete Tötungsphantasien" mit dem unbewußten Wunsch, den Gegner gleichsam am Kopf treffen zu wollen;
- affektive Mangelsituation mit mütterlicher Kühle, Härte, Zwanghaftigkeit;
- trieb- und sexualfeindliche Atmosphäre;
- Väter eher weich, nachgiebig, nicht durchsetzungsfähig;
- feindselige Gefühle gegenüber bewußt geliebten Personen werden verdrängt;
- elterliche Leistungsideale;
- Versagensängste in Schule, Beruf, Partnerschaften;
- Partnerschaften mit symbiotischem Charakter;
- Denkleistungsfähigkeit mit rationaler Kontrollmöglichkeit der affektiven Situation;
- schmerzhafte Überstimulation des Kopfes (nicht neutralisierte Wut infolge erlittener narzißtischer Kränkungen);
- Migräneanfall als adaptiver Selbstheilungsversuch zur Hintanhaltung einer Selbstfragmentierung;
- Migräneanfall als „Schutz" vor Depression.

Auslösesituationen

- Biophysikalisch:
  - Klimabedingte Einflüsse (mit Schwankungen des Serotonin- und Katecholaminstoffwechsels),

- Menstruation (Östrogene?),
- Nahrungs- und Genußmittel (tyraminreiche Käsesorten, bestimmte Alkoholika, Tabak, glutaminhaltige chinesische Gerichte),
- zu lange Bettruhe,
- Medikamente,
- nach Operationen;

- psychisch:
  - Schwellensituationen mit Verselbständigungsschritten wie Pubertät, Eheschließung, Geburt,
  - langes Wochenende, Urlaubsbeginn, Feierabend,
  - Affektlage mit Freude, Furcht, Angst, Ärger; nach Streßbelastung Vasokonstriktion und nachfolgend überschießender Vasodilatation.

THERAPIE

- Konfliktaufdeckend-analytisch, wenn möglich
- körperentspannende Verfahren (funktionelle Entspannung, konzentrative Bewegungstherapie, autogenes Training u.a.),
- verhaltenstherapeutisch:
  - Entspannung mit apparativer Unterstützung (Biofeedback) wie Handwärmungstraining, autogenes Feedbacktraining, Feedbacktraining der Temporalarterie; EMG-Biofeedback (Entspannung der Stirnmuskulatur),
  - kognitive Verfahren,
- Allgemeine Maßnahmen:
  - Entspannung, Schlaf, in manchen Fällen auch Aktivität,
  - Kälteanwendungen,
  - Druck auf die A. temporalis.

16.3 Phantomschmerz

DEFINITION

Anhaltende Wahrnehmung eines nicht existierenden Körperteils, berichtet von 85% der Amputationspatienten.

PSYCHODYNAMIK

- Auf die Integrität des eigenen Körpers kann nicht verzichtet werden,
- Konflikt zwischen Streben nach Regeneration und endgültigem Verzicht auf das amputierte Glied,
- autoaggressive Einstellung,
- Schmerz ersetzt illusorisch das verlorene Glied.

THERAPIE

- Möglichst keine chirurgische Intervention,
- konfliktzentrierte Gespräche,
- Hypnose.

16.4 Gesichtsschmerzen (Trigeminusneuralgie)

Gesichtsschmerzen werden wie ein „Hieb ins Gesicht“ erlebt, der nicht beantwortet werden kann.

DEFINITION

Heftige, blitzartig einschießende Schmerzen im Bereich eines oder mehrerer Trigeminusäste. Dauer: Sekunden bis Minuten.

DIFFERENTIALDIAGNOSE

- Kieferhöhlen- und Zahnerkrankungen,
- Glaukomanfall,
- Migräne,
- Arteriitis temporalis.

PSYCHODYNAMIK

- Tic douloureux wie „Hieb ins Gesicht“,
- wie „unverdiente, unerwiderte und unbeweinte Ohrfeige“.

THERAPIE

- Psychotherapeutischer Zugang oft blockiert,
- seelische Verarbeitung der erlittenen Kränkungen ermöglichen,
- Gefahr der Induktion ärztlich aggressiven, operativen Zugangs,
- Physio- und Pharmakotherapie,
- Entspannungstraining.

Weitere Schmerzsyndrome
- Kopfschmerzen (s. S. 342–347),
- Migräne (s. S. 347–349),
- Lumbago-Ischias-Syndrom (s. S. 244–246).

16.5 „Restless legs“

DEFINITION

Syndrom mit quälenden Mißempfindungen und Unruhe in den Beinen („anxietas tibiarum“ der älteren Ärzte).

SYMPTOMATIK

- Dumpfe Schmerzen im Unterschenkel überwiegend nachts, abends, in Ruhe,
- unwiderstehlicher Drang, die Beine zu bewegen,
- mit Schlaflosigkeit verbunden.

PSYCHODYNAMIK

- Nicht gesichert und untersucht,
- Symptom als Äquivalent einer nicht gelebten Angst vor dem Tod und dem Schlaf, dem „Bruder des Todes“,
- Angst vor Hingabe,
- Weglauftendenzen,
- Probleme im aggressiven Bereich.

16.6 Epilepsie

Die unheimlichen Kräfte der Epilepsieanfälle haben die Menschheit seit jeher fasziniert. Psychodynamisch handelt es sich um eine affektive Entladung, die in der Lage ist, innerpsychische Abwehrmechanismen und Hemmungen zu unterlaufen.

DEFINITION

Zerebrale Erkrankung, die mit einer anfallartigen Bewußtseinsstörung einhergeht und abnormen motorischen Phänomenen begleitet ist. Diagnose mit Hilfe spezifischer EEG-Veränderungen.

EPIDEMIOLOGIE

- 0,5% der Bevölkerung sind Epileptiker,
- Beginn der Anfälle zwischen 3. und 15. Lebensjahr,
- Suizidalität 4mal so hoch, bei Kindern 10mal.

DIFFERENTIALDIAGNOSTISCHE MERKMALE PSYCHOGENER ANFÄLLE (s. S. 352)

EPILEPTISCHE WESENSVERÄNDERUNG

- Verlangsamung, Umständlichkeit,
- Reizbarkeit, Oberflächlichkeit, Unzuverlässigkeit,
- Affektdurchbrüche,
- unterwürfige Höflichkeit bis Distanzlosigkeit im Umgang mit anderen,
- aggressive Fehlverarbeitungen und Behinderungen.

PSYCHODYNAMIK

- Aufwachepilepsie mehr umweltbezogen, weniger Verdrängung,
- Schlafepilepsie meist nicht bewußtes Anfallserleben, eher enechetisch, Charaktertyp, ausgeprägte Verdrängung,
- wesentlich: Art des Erlebens der eigenen Anfälle und der Umweltreaktion,
- reaktiv „Festungsfamilie", „ewiges Kind",
- Anlagefaktoren möglich auch in Richtung lebhafter Motorik und Vitalität, gedämpft durch überängstliche Bezugspersonen,
- Mütter zeigen überfürsorgliche Opferhaltung mit latent aggressiven Zügen,
- starre Erziehungsprinzipien,
- geringe emotionale Zuwendung,
- Erziehung in Richtung früher Selbständigkeit, ohne Expansionsdrang zuzulassen,
- mangelhafte Triebneutralisierung,
- Instabilität des Ich,
- erhöhte Abhängigkeit in Beziehungen mit Reaktionsbildungen,
- oft vitale Kinder, überschüttende Mütter, distanzierte Väter,

DIFFERENTIALDIAGNOSTISCHE MERKMALE PSYCHOGENER ANFÄLLE (AUS STEFFENS 1978)

Merkmale	Affektkrampf	Synkope	Hyperventilationstetanie	Hysterischer Anfall	Grand mal	Psychomotorischer Anfall
Alter	Kleinkinder	– ab Schulalter, bevorzugt in der Pubertät –			keine Altersbindung	ab Kleinkindalter, Gipfel zwischen 10. und 20. Lebensjahr
Initialsymptome	Schreiweinen	Übelkeit, Ohrgeräusche	Parästhesien an den Akren u. perioral	uncharakteristisch	Aura fakultativ	Aura, dreamy state
Motorische Phänomene	Opisthotonus; extrem selten Toni/Kloni	Tonus schlaff, selten terminale Kloni	schmerzhafte tonische Muskelkontraktionen (Karpopedalspasmen)	wild, dramatisches Gebaren	zuerst Toni, dann Kloni	Adversivbewegungen; oral-sensorische oder sprachliche Automatismen
Sturz	uncharakteristisch	In-sich-Zusammensacken	uncharakteristisch	theatralisch, variationsreich	jäh, wie ein gefällter Baum	möglich, aber selten
Zungenbiß	fehlt	fehlt	fehlt	nur selten, Zungenspitze	seitlich, kann fehlen	möglich, aber sehr selten
Einnässen	fehlt	in der Regel nicht	fehlt	fehlt	häufig, kann fehlen	möglich, aber sehr selten
Bewußtsein	kurzfristige Bewußtseinstrübung	kurzfristiger Bewußtseinsverlust	meist nur Bewußtseinstrübung	psychogener Stupor täuscht Bewußtseinsverlust vor	Bewußtseinsverlust während des gesamten Anfalls	in der Regel nur Bewußtseinstrübung
Dauer	etwa 1 Minute	wenige Minuten	unterschiedlich	unterschiedlich, u. U. wiederaufflackernd	Sekunden bis mehrere Minuten; Übergehen in Anfallshäufung oder Status möglich	Kern des Anfalls dauert $\frac{1}{2}$ bis 2 Minuten
Postparoxysmale Phase	schläfrig, weinerlich	u. U. Erbrechen (selten)	uncharakteristisch, Übergang in hysterischen Anfall	u. U. den Anfall überdauernder psychogener Stupor	Erbrechen; Nachschlaf	reorientierend oder szenisch ablaufender Dämmerzustand

- eingeschränkte Entwicklung der Realitätsprüfung in bezug auf die motorisch-aggressiven Fähigkeiten (prämorbid),
- im Anfall abgewehrte Impulse wie
  - Todesgedanken, Weltuntergangserlebnisse,
  - exhibitionistische, inzestuöse, anal-sadistische Impulse,
- Persönlichkeitsmerkmale (vor der epileptischen Wesensveränderung):
  - Vermeiden direkter Auseinandersetzung,
  - Mißtrauenshaltung mit Ohnmachts- und Hilflosigkeitsgefühlen,
  - Neigung, sich mit Autoritäten zu identifizieren,
  - zwangsneurotisch-schizoide Züge,
- Auslösesituationen:
  - verpönte (aggressive, sexuelle) Impulse treten ins Bewußtsein, können aber wegen einer moralisierend-ideologisierenden Einstellung und starken Idealisierungen nicht zugelassen werden. Steuerung fällt durch Wahrnehmungsverlust aus. Motorische Impulse dringen relativ ungehindert durch.

THERAPIE

- Neben den üblichen medikamentös vorbeugenden Maßnahmen werden diätetische und körperentspannende versucht,
- vom Patienten selbst vorgenommene Strategien zur Anfallsunterbrechung mit Einsetzen
  - spezifischer Sinnesreize (rasch hinlegen, Schokolade essen ...) bei komplex-motorischen Anfällen,
  - unspezifische konzentrative und entspannende Übungen (bei fokalen Jackson-Anfällen),
- Versuch mit biofeedbackorientierten Ansätzen zur Anfallsunterdrückung,
- Psychotherapie der Lebensführung:
  - regelmäßiger Schlaf-Wach-Rhythmus,
  - keine Über- oder Unterforderung,
  - Alkoholabstinenz,
  - guter Arzt-Kontakt,
  - *Ziel:* aus ohnmächtigem Erleiden aktives Erleben und bewußtes Akzeptieren und Beherrschen,
- vorsichtig konfliktaufdeckend, verbunden mit körperbezogener Behandlungsform.

16.7 Morbus Parkinson

Hängen die auffälligen Persönlichkeitsveränderungen des Parkinsonkranken nur mit entsprechenden Zelluntergängen im ZNS zusammen, oder spielen prämorbide – anlagemäßige wie psychisch erworbene – Faktoren eine Rolle?

DEFINITION Chronische Erkrankung des ZNS mit Zelluntergang der Substantia nigra.

EPIDEMIOLOGIE

- Beginn meist nach dem 60. Lebensjahr,
- 250000 Erkrankungsfälle in der alten BRD,
- Neuerkrankungen: 20 von 100000 Personen jährlich.

GENESE

- Postenzephalitisch,
- idiopathisch.

SYMPTOMATIK

- Hyperkinetische Symptome: Ruhetremor,
- hypokinetische Symptome:
- Akinesie, Amimie,
  - fehlende Mitbewegungen,
  - Kleinschrittigkeit, Mikrografie, Rigor,
- verlangsamtes Auffassungs- und Reaktionsvermögen,
- depressive Symptome.

PSYCHODYNAMIK

- Prämorbid Anlehnung an dominanten Elternteil:
  - Ordnungsfanatismus,
  - extremer Arbeitseifer,
  - rigide soziale Wertvorstellungen,
  - zunehmend eingeengte Existenz,
  - starke Unterdrückung aggressiver und libidinöser Impulse,
  - Selbstbeschuldigungen, Selbstbestrafungstendenzen,
- Tremor als Ausdruck zielloser Aktivität,
- Tremor vermittelt Entzügelung intentionaler Impulse,
- Maskengesicht als Ausdruck jahrelangen Zurückhaltens eigener Gefühle zugunsten einer sozialen Anpassung,
- vornüber geneigte Physiognomie als Verteidigungshaltung (Vereinigung von Angst und Feindseligkeit),
- der Körper wird erlebt als Gegenstand, der durch angestrengten Willensakt in Bewegung oder zur Ruhe zu bringen ist,
- Steigerung der Leibentfremdung durch Beobachtung.

THERAPIE

- Medikamentös,
- Krankengymnastik, ausgerichtet auf spielerische Freude an Bewegungen (Bewegungs- und Entspannungsübungen, Tanzen nach Musik),
- Psychotherapie im Sinne einer Entlastung der starken Forderungen des Über-Ich,
- evtl. vorübergehende Distanzierung vom sich überprotektiv verhaltenden Partner.

16.8 Psychogener *Torticollis spasticus*

Der Schiefhals galt schon früh als neurotische Erkrankung und wird mit dem Ausdruck der Verneinung und der Abwehr voyeuristischer Tendenzen in Zusammenhang gebracht.

DEFINITION

Unwillkürliche Drehung des Kopfes nach einer Seite, oft mit bestimmten Hilfsgriffen zu bessern.

PSYCHODYNAMIK

• Torticollis spasticus als Suchbewegung, als Wendung des Kopfes zur allzeit präsenten Mutter (Symbiose)	Ausdruck erster Verneinung, Differenzierung aus der Einheit mit der Mutter, primitives Ausdrucksgeschehen „Affekt gegen". Protest, Ansatz zur Selbständigkeit auf der Stufe der Willkür
• Als Handlungsansatz, Teil einer Fluchttendenz	Durchkreuzt durch das Bestreben, sich am anderen anzuklammern
• Ausdruck von Wut, jemanden den Hals umzudrehen, den Kopf abzuschlagen (auch Phallusneid)	Als Ausdruck von Schuldgefühlen und als Demutshaltung. Den Hals hinhalten, sich nicht selbst verteidigen können. Dem Gegner nicht ins Auge schauen können
• Neigung zur verdrängten animalischen Seite (links= unheimlich, anziehend, verlockend, alles Verbotene wie Emotionen einschließlich Haß, Wut, Schmutziges, Sexuelles, auch das Neue, Freie, Unkonventionelle)	Suche nach Halt bei den allseits präsenten Eltern. Rechts=Sauber, langweilig, veraltet (Kirche, Elternhaus, altväterliche Sitte)
• Den Eltern beim Geschlechtsverkehr zuschauen, den Penis zu sehen	Abwehr voyeuristischer Wünsche, geekelte Abwendung. Abwehr inzestuöser Wünsche
• Magische Einverleibung und Wiedergewinnung (oral) des verlorenen Phallus	Abwendung von der „Penislosigkeit", Verleugnung von ödipalen Problemen (Rivalität in sexuellen Beziehungen)

• Auslösesituation:
Gefühl, beobachtet zu werden, vor andere hintreten zu müssen

(PSYCHO)THERAPIE

- *Cave:* allzu rasche Deutung des Ausdruckscharakters verhindert tieferes Verständnis und zerstört den therapeutischen Zugang,
- EMG-Feedback,
- Entspannungstraining,
- evtl. konfliktaufdeckende Langzeittherapie.

FALLBEISPIEL

Die 39jährige Hausfrau leidet seit 20 Jahren unter den Zeichen eines Torticollis spasticus wechselnder Ausprägung. Die Patientin war von klein auf von Gebrechen anderer fasziniert. Sie habe sich besonders über ein Mädchen lustig gemacht, dessen Oberkörper verdreht gewesen sei; nach dessen Tod habe sie sich sehr vor diesem Mädchen gefürchtet.

Nach dieser Vorprägung sind 2 Ereignisse für die Auslösung der eigenen Symptomatik verantwortlich: einmal schleicht sie sich heimlich aus dem Haus, um – gegen den Willen ihrer Eltern – den Führerschein zu machen. Zum andern geht sie eine Verbindung mit einem verheirateten Mann ein, die sie ebenfalls verheimlichen muß. Schon in der Kindheit habe sie alles verheimlichen müssen. Die Eltern seien sehr religiös gewesen, so daß „ich dachte, daß ich sexuelle Wünsche habe, das aber eine Sünde sei. So habe ich mich lange zurückgehalten". Mit Männern habe sie aufpassen müssen, wo Mutter immer gesagt habe: „Der schaut schon so schief". Ihr Vater sei gestorben, als sie 4 Wochen alt gewesen sei. Der Stiefvater (kam ins Haus, als die Patientin 5 Jahre alt war) sei sehr streng gewesen, die Mutter habe viel geweint.

Es ist anzunehmen, daß der Schiefhals mit der mütterlichen Einstellung und dem Erlebnis mit dem Mädchen in der Schule zusammenhängt und sich in Situationen des (unbewußten) Wegschauenmüssens nach Überschreitungen (die als solche empfunden werden) fixiert.

16.9 „Maladie de Gilles de la Tourette"

DEFINITION

Extrapyramidale Bewegungsstörung mit ticartigen Zuckungen v.a. im Hals- und Gesichtsbereich, verbunden mit Zwangshandlungen und Ausstoßen von unanständigen Ausdrücken im Sinne einer Koprolalie.

SYMPTOMATIK

- Hemmung autonomen Handelns,
- Durchbruch aggressiver Impulse mit ausfahrenden Bewegungen und Koprolalie (verbunden mit Scham- und Schuldgefühlen, aber als Befreiung erlebt),

- rasende Gedanken,
- überhelle Wahrnehmungs- und Reaktionsfähigkeit.

THERAPIE

- Medikamentös (schwierig),
- Kombination von Psychotherapie und Entspannungs- oder Bewegungsübungen,
- auch psychoanalytische Behandlungen.

16.10 Chorea minor (Veitstanz)

DEFINITION

Erkrankung des ZNS, schleichend einsetzend, begrenzte Dauer, charakterisiert durch unwillkürliche, zwecklose Bewegungen.

ÄTIOPATHOGENESE

Entzündliche Komplikation nach Infektion mit Streptokokken der Gruppe A.

16.11 Huntington-Chorea

DEFINITION

Erbkrankheit, die durch choreatische Bewegungen und psychischen Verfall charakterisiert ist. Veränderungen werden oft als Konversion, Simulation, Hysterie fehlgedeutet, zumal die affektive Beeinflussung deutlich ist.

Phasen der Krankheitsbewältigung:
Schock → Abwehr, Verleugnung → Depression → Akzeptanz; dementieller Prozeß wirkt mildernd.

Weitere Krankheitsbilder mit Störungen der Psychomotorik:

- Allgemeine motorische Unruhe (s. S. 404–411),
- hyperkinetisches Syndrom (s. S. 405–406),
- Jaktationen (s. S. 406),
- ticartige Erscheinungen (s. S. 406–407),
- Schreibkrampf (s. S. 407–408),
- Sprachentwicklungsstörungen:
  - Stottern (s. S. 408–411).

Andere Krankheitsbilder (Übergang zur HNO-Heilkunde):

- Schwindel (s. S. 466–468),
- Morbus Menière (s. S. 468–469),
- Schluckstörungen, Globusgefühl (s. S. 469–471),
- psychogene Hörstörungen (s. S. 471–473),
- psychogener Tinnitus (s. S. 473–475).

16.12 Myasthenia gravis

Bei der Myasthenia gravis, der abnormen Ermüdbarkeit der quergestreiften Muskulatur, drücken sich Abhängigkeit, Minderwertigkeit, ängstlich-depressive Gestimmtheit und Kontaktstörungen, aber auch Autonomiestreben und Eigensinn aus.

DEFINITION

Sporadisch auftretende Krankheit, die durch wandernde Muskelschwäche charakterisiert ist. Kopfmuskeln bevorzugt beteiligt. Besserung durch Cholinergika.

ÄTIOPATHOGENESE

Neuromuskuläre Autoimmunerkrankung, die sich an der motorischen Nervenendplatte manifestiert.

EPIDEMIOLOGIE

- Vorwiegend bei jungen Frauen,
- 5% aller Betroffenen haben eine Thyreotoxikose,
- 20% der über 40jährigen haben ein Thymom,
- 50% weisen eine Thymushyperplasie auf,
- Spontanremissionen 5–15%.

SYMPTOME

Abnorme Ermüdbarkeit der Willkürmuskulatur bei Belastung:
  - Augenmuskeln (Ptosis, Doppelbilder),
  - mimische Muskulatur (Kau-, Schluck-, Sprechstörung),
  - proximale Extremitätenmuskulatur,
- Symptome abends ausgeprägter als morgens,
- vital bedrohlich: Atem- und Schlucklähmung,
- abzugrenzen von „larvierter Depression“, Konversion, Psychasthenie.

PSYCHODYNAMIK/ PSYCHOSOMATISCHE ASPEKTE

- Frühstadien als hysterisch oder hypochondrisch mißdeutet,
- Auftreten nach psychischen Belastungen wie Heirat, Schwangerschaft, Tod von Angehörigen,
- Mutterabhängigkeit bei gleichzeitigem forcierten Selbständigkeitsstreben,
- exzessiver Bewegungsdrang,
- Hemmung aggressiver Impulse,
- Gefühl der Fremdbestimmtheit des Körpers durch die Mutter,
- Krankheit als Selbstheilungsversuch (Abwehr gegen die Fremdbestimmtheit, Autoaggressionskrankheit),
- Depression, phobisch-anankastisches Verhalten und hypochondrischer Selbstbeobachtung als Reaktion auf motorische Behinderung, verbunden mit
  - Schwäche, Gangstörung,
  - Gedächtnisstörung,
- 2 Persönlichkeitsausprägungen:

- der überaktive, unabhängige, autonome, aggressive Typ (fühlt sich Arzt ausgeliefert),
- der passiv-depressiv-abhängige Typ, fühlt sich minderwertig (hat Schwierigkeiten in der Rehabilitation).

THERAPIE

- Symptomatisch mit Cholesterasehemmern,
- Thymektomie, Cortison, Immunsuppression,
- psychotherapeutisch:
  - körperbezogene Redewendungen hilfreich,
  - Besserung bei verstehender Anteilnahme,
  - körperliche Anstrengung kann mobilisierenden Effekt haben,
  - Träume erleichtern konfliktaufdeckende Arbeit,
  - Protokolle über Beschwerden können die Körperwahrnehmung schärfen,
  - *Ziel:* Eigeninitiative des Patienten stärken.

16.13 Multiple Sklerose

Bei der Multiplen Sklerose sind die Verquickungen von somatischem und psychischem Geschehen immer eng, die „Überlagerungen" groß. Die Kranken sind vielfach von einem erstaunlichen Optimismus geprägt.

DEFINITION

Langsam progrediente Krankheit des ZNS, charakterisiert durch disseminierte Markscheidenzerfallsherde in Gehirn und Rückenmark, klinisch durch multiple Symptome sowie durch Remissionen und Exazerbationen.

EPIDEMIOLOGIE

- 2/3 der Ersterkrankungen zwischen 20. und 40. Lebensjahr,
- Frauen erkranken 2mal häufiger als Männer,
- Prävalenz: 50–100/100000 Einwohner.

ÄTIOPATHOGENESE

- Multifaktorielle Autoimmunerkrankung.

PSYCHODYNAMIK

- Affektivität, Vegetativum, Körpererleben, körperlich-seelische Integration *somatogen* früh gestört,
- differentialdiagnostisch abzugrenzen von der „Hysterie" und Angstneurose,
- unerfülltes ausgeprägtes Liebes- und Zuwendungsbedürfnis bei einer Maske von Gefügigkeit und unschuldigem Lächeln,
- Hemmung aggressiver Impulse,
- sind stolz auf konformistisches Verhalten,
- Harmoniebedürfnis bei verborgener (Auto)aggression,
- Wechsel zwischen vernünftig genügsamem (erwachsenem) und kindlich-anhängigem Verhalten,

- Anpassungstendenz mit ausgeprägtem Pflichtbewußtsein, Perfektionismus,
- wählen eher mechanische Berufe,
- kognitives Defizit bei neuropsychologischen Untersuchungen,
- Euphorie als Folge des demyelinisierenden Prozesses? Oder Ausdruck der prämorbiden Persönlichkeit?
- Auslösend: reale oder phantasierte Trennungen von elterlichen Bezugsfiguren.

Umgang mit der Krankheit

- Beruf und Partnerschaft wirken stabilisierend,
- Krankheitsbewältigung unabhängig vom Schweregrad der Erkrankung,
- die unverarbeitete Kränkung durch die Krankheit erschwert den Umgang und überfordert den Partner,
- günstigerer Krankheitsverlauf bei Akzeptanz der Krankheit und deren Folgen und Unterstützung durch Beruf und Partnerschaft.

Therapie

- Hohes Suizidrisiko in frühen Krankheitsstadien beachten,
- behutsame Aufklärung über die Diagnose mit dem Hinweis, daß 1/3 aller MS-Patienten über Jahrzehnte gutartigen Verlauf zeigen und 3/4 nur leicht behindert sind (viel objektive Krankheitsinformation),
- psychotherapeutisch vorsichtig aufdeckend unter Aufbau einer sicheren Objektbeziehung,
- Bearbeitung von Ängsten und Verlusterfahrung bei jedem Schub.

16.14 Anosognosie

Definition

A-noso-gnosie, fehlende Selbstwahrnehmung von Krankheitssymptomen.

Auftreten

- Bei parietalen Läsionen der nichtdominanten Hemisphäre bei:
  - zerebral bedingten Halbseitenlähmungen,
  - Hemianopsie, Blindheit, Taubheit,
  - fokalen Anfällen.

Differentialdiagnostisch: anhaltende Verleugnungstendenzen anderer Krankheitssymptome.

Symptomatik

- Leugnen einer Lähmung auch auf drängendes Fragen hin,
- Indifferenz gegenüber Behinderung,
- Lähmung wird nicht beklagt,

- Lähmung als andere „Person" empfunden, wie Depersonalisationserscheinung.

PSYCHODYNAMIK

- Körperlicher Mangel (Lähmung, Blindheit) bei narzißtischer Kränkung und Selbstbildstörung,
- Symptomverleugnung als Schutz vor katastrophaler Erschütterung.

16.15 Schlafstörungen

Mit dem Schlaf verbinden wir Rückzug (von der Welt), Erholung, Regeneration, auch Abschied. Voraussetzung dafür ist ein Vertrauen-können in die Welt, ein Sich-fallen-lassen-können.

EINTEILUNG UND DIFFERENTIALDIAGNOSE (DREI FORMEN)

- Einschlafschwierigkeiten,
- Erwachen in der Nacht,
- Erwachen frühmorgens.

- Psychogen.
- Einnahme von Genußmitteln oder Medikamenten:
  - Koffein,
  - Thyreoideapräparate,
  - Weckamine,
  - bei Entwöhnung nach Schlafmitteln.
- Organisch:
  - kardial (Dyspnoe, Cheyne-Stokes-Atmung, Nykturie; Angina pectoris),
  - chronische Erkrankungen der Respirationsorgane (mit nächtlichem Husten),
  - Magen-Darm-Erkrankungen (Hiatushernie, Ulcus duodeni, nach opulenten Mahlzeiten),
  - Urogenitaltrakt (Prostatahypertrophie mit häufigem nächtlichem Urinieren),
  - endokrin (Hyperthyreose, Klimakterium),
  - Durchblutungsstörungen („restless legs", polyneuritische Schmerzen).

ZUR NEUROPHYSIOLOGIE DES SCHLAFES

- Klassischer (synchronisierter) Schlaf mit großen, verlangsamten EEG-Wellen: Erholungsschlaf.
- Paradoxer (desynchronisierter) Schlaf (REM-Phasen, rasche Augenbewegungen, flaches EEG: Traumschlaf).

BEMERKUNGEN ZUM NORMALEN SCHLAF

- Schlaf als Rückkehr zur vorgeburtlichen Existenz,
- Regression der Libido auf den primären Narzißmus,
- Analogie von Tod und Schlaf,
- Rückzug von der Außenwelt,

- Ich-Gefühl geht im Es auf,
- Objektlosigkeit,
- Reizlosigkeit.

PSYCHODYNAMIK DER SCHLAFSTÖRUNGEN

Intrapsychische Genese der Schlafstörungen immer mehrdimensional

- Schlafstörung steht im Dienste gestörter Kommunikation mit Beziehungspersonen (v.a. im Kindesalter),
- Unfähigkeit zur Entspannung (Besetzungen von Tagesresten und unbewußten Reizen können nicht aufgegeben werden),
- verdrängte Konflikte,
- Behinderung der Rückkehr des Ich in das Es,
- Insomnie vermeidet die Wahrnehmung innerpsychischer Realitäten,
- bei Ich-Schwachen Angst vor Ausfall der Wahrnehmungsfunktion,
- Todesängste über das Nicht-wieder-Erwachen [besonders bei (prä)senilen Störungen],
- Ich-Regression als Herabsetzung der Abwehr (der „Zensur") gefürchtet, Kontrollverlustangst,
- sexuelle, aggressive Impulse gefürchtet,
- Angstäquivalent, Angstsymptom,
- Rolle des Über-Ich:
  - wendet sich gegen narzißtische Regression, toleriert nicht den Lustgewinn des Ich,
  - Intoleranz gegenüber den Triebinhalten der Träume,
- unbewußte Aggressionen kommen zum Tragen,
- Schuldgefühle, masochistische Bedürfnisse werden mobilisiert.

STRUKTURTHEORETISCHE ASPEKTE

Neurotische Schlafstörungen mit internalisierten Konflikten:

- Beschränkung des Schlafs durch das Über-Ich:
  - Intoleranz gegenüber der narzißtischen Regression (Sühnethematik),
  - Intoleranz gegenüber den Triebinhalten der Träume (Strafängste),
- Beschränkung des Schlafs durch das Ich:
  - Vermeidung der regressiven Strukturdesintegration des Ich im Erholungsschlaf (Todesängste),
  - Vermeidung der Strukturdesintegration durch Triebüberflutung im Traumschlaf (Kontrollverlust, existentielle Ängste).
- Beschränkung des Schlafs von seiten des Es durch Spannungen bei Aufstauung der (nicht Ich-syntonen) Triebimpulse.

Neurotische Schlafstörungen mit nach außen gerichteten Konflikten:

Ein unreifes Ich trägt seine Wünsche konflikthaft an die Objekte der Umwelt heran.

Nichtneurotische Schlafstörungen

Die Realität spielt die entscheidende Rolle:

- Beschränkung des Schlafs von seiten des Über-Ich bei realen Verfehlungen;
- von seiten des Ich: das Realgeschehen löst starke Emotionen aus;
- von seiten des Es: aufgestaute Triebspannung (Ich-synton).

THERAPIE

Somatisch:

- Auswahl des Schlafmittels:
  - Wirkung früher eingenommener Schlafmittel?
  - Wirkung mit Überhang in den Tag erwünscht oder nicht?
  - Allergische Reaktionen?
  - Gewöhnung?
  - Neigung zur Einnahme von Medikamenten?
  - Suizidgefahr?
  - Genügen leichte Sedativa?
- Behandlung eines Grundleidens,
- Schutz vor Lärm,
- sedierende Getränke in kleinen Mengen (Bier).

Psychotherapeutisch:

- Beratung: Sport, Hydrotherapie, Schlaflosigkeit ist zwar für den Patienten qualvoll, aber sie beeinträchtigt seine körperliche und geistige Gesundheit nicht. Häufig hilft die Versicherung, daß sich der Körper früher oder später den nötigen Schlaf holen wird und daß die Schlafenszeit individuell variabel ist.
- Regeln der Schlafhygiene:
  - Körperliche Tätigkeit fördert die Müdigkeit (Abendspaziergang),
  - Mahlzeiten: abends nur leichte Mahlzeit,
  - Training des Vegetativums: warm und kalt duschen,
  - Kaffee, Tee und andere Stimulanzien stören,
  - Alkohol erleichtert das Einschlafen, beeinträchtigt aber Schlafrhythmus,
  - Schlafzimmer: wohliges Bett, Dunkelheit, Ruhe,
  - Schlafzeit knapp bemessen: Schlafdefizit ist zwar unangenehm, aber ungefährlich, Mittagsschlaf programmiert abendliche Schlafstörung,
  - Regelmäßigkeit: zur gleichen Zeit zu Bett gehen und am Morgen aufstehen, Einschlafritual, Monotonie hilft einschlafen,
  - lieber aufstehen und lesen als stundenlang im Bett wälzen,
  - Paradoxie: „Ich will gar nicht einschlafen“,

- Durchbrechen des Terrors der Erwartungshaltung,
- entspannende Verfahren,
- konzentrative Bewegungstherapie,
- autogenes Training,
- konfliktzentrierte Gespräche,
- analytische Psychotherapie.

FALLBEISPIEL

Der 35jährige Universitätsdozent klagt über Schlafstörungen, die verstärkt seit einem Jahr bestehen. Sonst sei er nie ernstlich krank gewesen.

Der Patient ist Humboldt-Stipendiat, hielt sich über einige Monate bis Jahre in verschiedenen Ländern auf, ist auf seinem Gebiet eine Kapazität und sehr gefragt. Er lebt weitgehend kontaktlos nur seiner Arbeit. Im Fernen Osten gelingt es ihm, eine Beziehung aufzubauen, die er nach kurzer Zeit aufgeben muß, als er vor einem Jahr ein Angebot, nach Deutschland zu gehen, annimmt. Seither bemerkt er seine Schlaflosigkeit als außerordentlich störend. Er ist in einem streng katholischen Elternhaus mit 4 Geschwistern aufgewachsen. Jegliche Gefühlsäußerungen werden vermieden, hohe moralische und intellektuelle Forderungen stehen im Mittelpunkt der Familienatmosphäre.

Der Patient hat nicht gelernt, sich zu entspannen, sich hinzugeben, ist von Leistung und Ortswechsel getrieben, um Anerkennung zu bekommen. Sexuelle und aggressive Impulse hat er immer beiseite schieben müssen (bis zu der erwähnten Versuchungs- und Versagungssituation) und verhindert mit seiner Schlaflosigkeit eine Konfrontation mit seiner inneren Leere. Er muß immer auf der Hut sein, seine Wahrnehmung intakt zu halten, um sich keiner Angst und Depression aussetzen zu müssen.

Literatur

Beck D (1980) Psychoanalytische Aspekte der Migräne. Z Psychosom Med 26:47–56

Beyme F (1981) Die Psychosomatik der Kranken mit Migräne und Kopfschmerz. In: Jores A (Hrsg) Praktische Psychosomatik. Huber, Bern

Bischoff C, Zenz H, Traue HC (1990) Kopfschmerz. In: Uexküll T von (Hrsg) Psychosomatische Medizin. Urban & Schwarzenberg, München

Bräutigam W (1964) Grundlagen und Erscheinungsweise des Torticollis spasticus. Nervenarzt 25:451–462

Finke J, Schulte W (1970) Schlafstörungen. Ursache und Behandlung. Thieme, Stuttgart

Forster A von (1986) Migräne. In: Hau T (Hrsg) Psychosomatische Medizin. Verlag für angewandte Wissenschaften, München

Gilman L (1950) Insomnia in relation to guilt, fear and masochistic intent. J Clin Psychopathol Psychother 11:63–67

Görres HJ, Ziegeler G, Friedrich H, Lücke G (1988) Krankheit und Bedrohung. Formen psychosozialer Bewältigung der Multiplen Sklerose. Z Psychosom Med 34:274–290
Heim E, Willi J (1986) Psychosoziale Medizin, Bd 2. Springer, Berlin Heidelberg New York Tokyo
Heyk H (1975) Der Kopfschmerz. Thieme, Stuttgart
Hillenbrand D (1972) Psychosomatische Aspekte der Myasthenie. Z Psychother Med Psychol 22:69–76
Hoffmann SO (1975) Zum psychoanalytischen Verständnis von Schlafstörungen. Psychother Med Psychol 25:51–58
Kütemeyer M, Schultz U (1990) Neurologie. In: Uexküll T von (Hrsg) Psychosomatische Medizin. Urban & Scharzenberg, München
Mitscherlich M (1973) Analytische Behandlung von Hyperkinesen. Med Welt 24:420–426
Muhs A (1986) Epilepsie. In: Hau T (Hrsg) Psychosomatische Medizin. Verlag für angewandte Wissenschaften, München
Peters UH (1983) Die erfolgreiche Therapie des chronischen Kopfschmerzes. Perimed, Erlangen
Peyser JM, Edwards KR, Perser CM (1980) Psychological profiles in patients with multiple sklerosis. Arch Neurol 37:437–440
Sommer M (1979) Überlegungen zur Struktur und Psychodynamik von Kopfschmerzattacken. Psyche 9/10:874–882
Sommer M, Overbeck G (1977) Zur Psychosomatik der Kopfschmerzen. Prax Psychother 3:117–127
Soyka D (1984) Kopfschmerz. Edition Medizin, Weinheim
Soyka D (1988) Diagnostik der Migräne. Dtsch Med Wochenschr 113:735–736
Steffens W (1978) Psychogene Anfälle bei Kindern und Jugendlichen. Dtsch Ärzteblatt 16
Wolff HG (1963) Headache and other headpain. Oxford Univ Press, New York
Zenz H (1988) Kopfschmerz. Ther Gegenwart 127:23–24

KAPITEL 17

Dermatologie

EINFÜHRUNG

Die Haut ist ein empfindliches Begrenzungsorgan zwischen Körperinnerem und Umwelt. Es ist ebenso Schutz- sowie Ausdrucksorgan und wird damit zu einem vermittelnden Element der Kommunikation. Sie macht psychische Reaktionen sichtbar, die mit elementaren frühkindlichen Erlebnissen mit den ersten Bezugspersonen zusammenhängen. Sie ist nicht nur eine Hülle des Körpers, sondern ebenso eine „psychische Hülle" mit Be- und Abgrenzungsfunktionen, die – wird sie „löcherig" – auf eine Nähe-Distanz und damit Abgrenzungsproblematik hinweist.

FUNKTIONEN DER HAUT

- Schutzfunktion,
- Ausdrucks- und Darstellungsorgan,
- Kontaktorgan,
- Wärme- und Flüssigkeitsabgabe,
- Sinnesorgan für Berührung, Wahrnehmung von Wärme, Kälte, Schmerz,
- Durchblutungsveränderungen (Erröten),
- Schwitzen, Kontraktieren (Gänsehaut),
- Sprache:
  - dünne/dicke Haut/Fell,
  - aus der Haut fahren,
  - unter die Haut gehen,
  - mit heiler Haut davon kommen.

EINTEILUNG PSYCHOSOMATISCHER KRANKHEITSBILDER DER HAUT

- Neurodermitis,
- Lichen planus,
- Psoriasis,
- Urtikaria,
- Allergie (allgemein),
- Akne vulgaris,
- periorale Dermatitis,
- Alopezie,

- psychogener Pruritus,
- artifizielles Syndrom (Münchhausen-Syndrom).

17.1 Neurodermitis

Bei der Neurodermitis wird die Hülle des Körpers durchlässig, die Abgrenzung nach außen hin ist gestört. Dahinter verborgen ist nicht selten der Wunsch nach Nähe bei gleichzeitiger Distanzierung, ein Ambivalenzkonflikt, der im Symptom seinen Ausdruck findet.

DEFINITION

Chronische oder chronisch-rezidivierende atopische Dermatitis.

SOMATISCHE ASPEKTE

- *Definition:* chronische, juckende, oberflächliche Entzündung der Haut; in Familien mit Urtikaria, Asthma bronchiale, Rhinitis vasomotorica.
- *Ursache:* unklar (Allergene? Nahrungsmittel?).
- *Verlauf:* Beginn mit Juckreiz → Bildung kleiner Bläschen → Kratzen → Exkoriationen → Verdickung der Haut mit rautenförmigen Erscheinungen (Lichenifikation).
- *Befall:* Gesicht, Hals, Ellbogen, Kniekehlen.
- *Prognose:*
  - intervallartiger Verlauf, im Winter Verschlimmerung,
  - eher im Kindesalter, kann verschwinden,
  - bei Erwachsenen eher lokalisiert.

ZUR GENESE

- Mütter emotional unterentwickelt,
- Kinder unerwünscht,
- Mütter reagieren nicht auf Schreien und Tränen der Kinder,
- Mütter berühren ihre Kinder kaum,
- insgesamt: fehlende mütterliche Zuwendung.
  Spitz (1967): Ungeeignete Mutter-Kind-Beziehung („psychotoxisch"), „Feindseligkeit in Form von Ängstlichkeit".
  Mütter infantil bis debil, wenig Hautkontakt, unbewußte Feindseligkeit.

PSYCHODYNAMIK

Konflikt zwischen Exhibitionismus, Schuld und Masochismus bei tieferliegendem Wunsch nach körperlichem Ausdruck von Liebe durch einen anderen Menschen;
- zurückweisende Mütter;
- Verlangen nach liebender körperlicher Zuwendung: über exhibitionistische Versuche Aufmerksamkeit auf sich zu lenken; bei Erfolg: Schuldgefühle mit Selbstbestrafungstendenzen;
- Tendenz, in „schlechtem Licht" zu erscheinen;
- Alexander (1971): Darbietung des Körpers, um Aufmerksamkeit, Liebe und Bevorzugung zu gewinnen (Exhibitionis-

mus); wie Waffe im Konkurrenzstreben benutzt, löst Schuldgefühle aus;
- sadomasochistische und exhibitionistische Züge (wichtig für die Ätiologie);
- Kratzen: feindseliger Antrieb wird von seinem ursprünglichen Ziel infolge von Schuldgefühlen abgelenkt und gegen das eigene Selbst gerichtet;
- gehemmte Abhängigkeitswünsche von einem Elternobjekt.

THERAPIE

- Medikamentös, lokal oder innerlich;
- Psychotherapie (wenn möglich aufdeckend): oft gute Voraussetzung, weil Patienten introspektionsfähig, Leidensdruck groß, Motivation gut.

ARZT-PATIENT-BEZIEHUNG

Hier wiederholt sich oft der Konflikt zwischen intensiven Wünschen nach Liebe, Geborgenheit, Nähe und Hautkontakt und der Erwartung, abgelehnt zu werden.

FALLBEISPIEL

14 Monate vor der psychosomatischen Untersuchung erkrankt die 22jährige Studentin der Betriebswirtschaftslehre an einer Neurodermitis, die sich mit typischen Veränderungen an Arm- und Kniebeugen, Hals und Oberkörper zeigt. Bis dahin habe sie – seit dem 15. Lebensjahr – eine Migräne gehabt. Weiterhin: Neigung zu niedrigem Blutdruck, unregelmäßige, zu starke Periode, wechselnder Stuhlgang. Vor 7 Jahren asthmoide Bronchitis.

Aus der Kindheit erwähnt sie, daß der Vater ein Gemütsmensch sei, der keine Konflikte zeige. Die Mutter habe alles in der Hand gehabt, sei korrekt, ein realistischer Typ, pflicht- und verantwortungsbewußt. Sie habe sich sehr um die Haut der Patientin gesorgt, weil die ältere Schwester Milchschorf gehabt habe. Sie sei viel eingecremt worden. An Zärtlichkeiten könne sie sich aber nicht erinnern.

Die Patientin sei in einer Klosterschule für Mädchen erzogen worden, um nicht von den Buben abgelenkt zu werden. Kontakte zu einem Mann habe sie erst bei Studienbeginn gehabt. „Das war ein Alternativer, ganz toll: ich stelle mir das Leben körperlich vor. So schnell wie es angefangen hat, ging es zu Ende. Dann lernte ich meinen jetzigen Freund kennen. Und dann fing es mit der Haut an".

Zur Psychodynamik: von der Mutter verhätschelt, eingeengt durch Ängstlichkeit, dabei wenig offene Zärtlichkeit bis auf die Betonung der Haut mit Eincremen. Versuchssituation mit dem „alternativen Freund", den die Eltern ablehnen. Entwicklung von Schuldgefühlen, die feindselige Gefühle von dem eigentlichen Ziel ablenken und gegen sich selber richten. Zugleich sadomasochistische und exhibitionistische Züge bei großem Verlangen nach liebender körperlicher Zuwendung.

17.2 Lichen planus, Urtikaria, Psoriasis

LICHEN PLANUS

(flache Knötchenflechte)

- Deutliche Angsttendenzen,
- obsessionelle Tendenzen häufig und stark,
- hypochondrische Züge.

URTIKARIA

(Nessel- oder Quaddelsucht)

- Urtikariaschübe gehen mit Anfällen von Weinen einher,
- spezifische Beziehung zwischen Urtikaria und Unterdrücken des Weinens (Beziehung von Haut- und Tränendrüsensekretion),
- verdrängte Wünsche nach Abhängigkeit von den Eltern,
- Fehlen elterlicher Liebe und Zuneigung,
- verstärkter Wunsch nach Zärtlichkeit,
- verdrängte Aggressivität, Masochismus, exhibitionistische Tendenzen,
- Wunsch nach Aufmerksamkeit → Schuldgefühle und anschließende Selbstbestrafungstendenzen,
- Störungen im aggressiven Erlebnisbereich.

PSORIASIS

(Schuppenflechte)

- 2% der Bevölkerung leiden an Schuppenflechte,
- Haut als sensorisches Leitorgan stark libidinös besetzt in Richtung Wunsch nach Berührung und Geborgenheit,
- intentional-symbiotische Wünsche mit Abhängigkeitsambivalenz,
- Wünsche an den sexuellen Partner reaktivieren Abhängigkeitsängste und die damit verbundene Abwehr,
- aggressive Impulse können nicht abgeführt werden, richten sich gegen die eigene Person („Schreien gegen den Spiegel"),
- „Thersites-Komplex" (Thersites war der „häßlichste und ungriechischste" unter den Griechen),
- Signalfunktion der Haut: „Noli me tangere".

17.3 Allergie

Umweltverschmutzung, toxische Einflüsse aller Art spielen bei der Allergie eine wesentliche Rolle, psychische Faktoren im Sinne seelisch sensiblen Verhaltens mit unterdrückter Aggressionsbereitschaft komplettieren die Vorstellung von „der" Allergie.

DEFINITION

Ein Zustand, in dem der Körper eine veränderte Reaktionsweise auf Fremdmaterial in dem Sinne entwickelt hat, daß eine spätere Exposition gegenüber diesem Material zu einer Gewebeschädigung (allergische Reaktion) führt.

URSACHEN (ALLGEMEIN)

- Zunahme materieller zivilisatorischer Einflüsse,
- psychologische Auswirkungen sozialer Umschichtungen,
- zunehmender Einfluß mangelhafter Geborgenheit und Sicherheit in zwischenmenschlicher Beziehung,
- Konflikte im Bereich libidinöser und aggressiver Triebimpulse.

PERSÖNLICHKEITSMERKMALE

Allergiker:
- sind erfüllt von Angst, Unsicherheit, Bedrohtsein, Suche nach Schutz,
- zeigen Tabuphänomene („Vermeidungshaltung"),
- haben eine gute rationale und intellektuelle Entwicklung,
- stammen oft aus sozial höherstehenden Schichten,
- verdrängen libidinöse und aggressive Triebregungen,
- zeigen deutliche Reaktionsbildungen,
- „erinnern" sich an libidinöse oder aggressive Versuchungssituationen, die sie meiden müssen – Abwehr gegen:
  - Riechlust,
  - aggressive Regungen gegen Einengung und Einschränkung,
  - sexuelle Impulse (z. B. Pollen als Sexualsymbol für Überschwemmtwerden mit grenzenloser sexueller Aktivität);
- haben „sich" Allergene als Ersatzobjekte von libidinös und aggressiv besetzten Objekten „gewählt".

PSYCHODYNAMIK

- *Objektbeziehungen:*
  - Der Allergiker möchte sich dem Objekt so weit wie möglich nähern bis zur Verschmelzung,
  - Grenzen zwischen Subjekt und Objekt verschwimmen,
  - zunehmende gegenseitige Durchdringung,
  - dadurch Identifikationsschwierigkeiten,
  - projektive Mechanismen: „Das Objekt hat meine Eigenschaften",

  - identifikatorische Mechanismen: der Allergiker legt sich Eigenschaften des Objekts zu,
  - Verbindung mit dem Objekt erfolgt auf jeder Ebene bis hin zur humoralen,
  - idealisierte Objektbeziehungen,
  - bei Objektverlust: Besitzergreifen eines neuen Objekts oder allergisches Symptom,
  - allergisches Symptom als Abwehr gegen die Desintegration der Persönlichkeit,
  - allergisches Symptom tritt auf, wenn Objektbeziehung infolge innerseelischer Triebkonstellation unmöglich geworden oder wenn vom Objekt auftretende Hindernisse da sind,
  - totale Identifizierung und Besitzergreifung (Dominanz) des Objekts wiederholt die mütterliche Besitzergreifung gegenüber dem Kind.
- *Triebdynamik:*
  - Der Allergiker hat Angst, daß seine Mutter ihn nie geliebt hat,
  - Entwicklung überstarker Feindseligkeit, gegen sich selbst gerichtet,
  - Mütter provozieren Schuldgefühle und Konflikte,
  - dadurch werden Feindseligkeitsgefühle blockiert;
  - das allergische Symptom dient der Abfuhr unterdrückter aggressiver und libidinöser Triebregungen.

„Das Kind nimmt sinnlich wahr und antwortet leibhaftig vom ersten Augenblick seines Daseins an – längst bevor es sich seiner Not bewußt wird“ (de Boor 1965). Vorzeitige Belastung des Kindes mit Fremdwelt bei nicht ausreichendem mütterlichen Schutz: vitale Störung der Mutter-Kind-Einheit.

Persönlichkeit „des Allergikers“ bei:
- Asthma bronchiale,
- Ekzem,
- Heufieber,
- Urtikaria,
- (evtl. Migräne).

THERAPIE
- Expositionsvermeidung,
- Symptomatisch-medikamentös,
- Desensibilisierung (Immuntherapie),
- Psychotherapeutisch-konfliktaufdeckend.

INTERAKTION SENSORISCHER, PSYCHISCHER UND ALLERGISCHER STIMULI UND DEREN VERARBEITUNG (AUS RADVILA 1986)

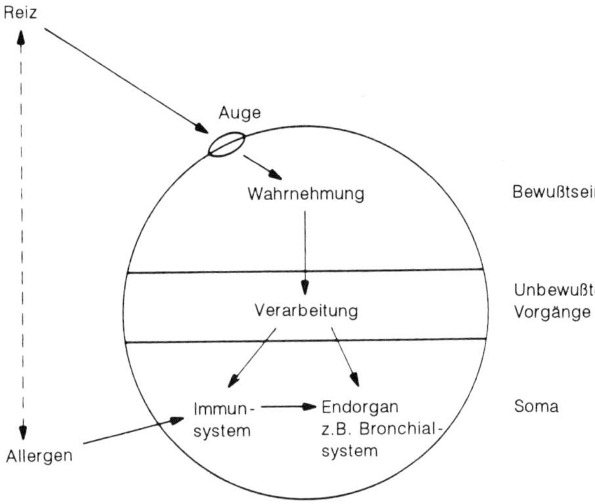

FALLBEISPIEL

Die 36jährige kaufmännische Angestellte leidet seit 3 Jahren unter einer Allergie, die anfallsweise mit Fieber, Schüttelfrost, Zittern und Juckreiz am ganzen Körper, mit Schweißausbrüchen sowie einer Rötung am Oberkörper einhergeht. Seit 10 Jahren habe sie eine empfindliche Haut. Zusätzlich „manchmal" heftige Kopf-, seltener Magenschmerzen. Behandlung mit Euthyrox wegen einer Struma diffusa II. Allergietestung: Überempfindlichkeit gegen Hausstaub und Gräser. Die Patientin ist als Einzelkind in einem außerordentlich sauberen, fast sterilen Elternhaus aufgewachsen. Spraydosen stehen überall bereit, um unangenehme Gerüche (insbesondere auf der Toilette) zu beseitigen. Mutter hat als Geschäftsfrau keine Zeit für die Patientin. Sie findet einen engen, überzärtlichen Kontakt zu ihrem Vater, an dem sie heute noch „hängt". Den Schüttelfrost habe sie von ihm übernommen, „den hatte er immer". Die Trennung von ihm ist nie erfolgt. Patientin heiratet (vor 10 Jahren) einen Mann, den sie als ihrem Vater sehr ähnlich erlebt. „Auch er verwöhnt mich sehr". Dennoch – so erlebt sie es – ist die Beziehung zu ihrem Dackel enger: „Der war so süß und anhänglich und plötzlich (vor 3 Jahren) war er verschwunden. Ich habe ihn nie wiedergesehen". Gleich darauf folgt der erste „allergische Anfall". Patientin ist weich, nachgiebig, gibt sich jedoch stark und überkompensierend fröhlich. Die Mutter übersauber, hart, wenig Hautkontakt, überempfindlich gegen Gerüche, der Vater streng, überprotektiv, besonders eng. Das Nähe-Distanz-Problem ist ausgeprägt. Überempfindlichkeit der Haut nach der Heirat (Protest gegen den vaterähnlichen Mann im Sinne eines „noli me tangere"?).

Keine Internalisierung von Objektrepräsentanzen, Abhängigkeit vom Realobjekt außen. Konflikte im Bereich libidinöser und aggressiver Triebimpulse deutlich.

17.4 Akne vulgaris

Die Akne vulgaris weist auf Rückzug, Hemmung, Kontaktprobleme hin in einer Lebenszeit, in der das Auf-die-Welt-zugehen in besonderer, auch geschlechtsspezifischer Weise gefordert ist.

DEFINITION

Entzündliche Erkrankung der Hautbereiche mit den größten und aktivsten Talgdrüsen.

EPIDEMIOLOGIE

- Etwa 12% aller Personen zwischen 14 und 45 Jahren betroffen,
- Verhältnis Frauen : Männer ca. 3:1,
- pubertierende Jugendliche zu ca. 22% betroffen,
- postpubertäre Adoleszenten zu 43% betroffen,
- 75% der Aknepatienten empfinden die Akne nicht als Krankheit,
  1% als schwere.

PSYCHODYNAMIK

- Via individuellen psychischen „Streß" kommt es zur Suppression der Immunabwehr, die sich bakteriell im Follikel selbst, aber auch im Zusammenhang mit Follikelperforation auswirken kann;
- deutliche Diskrepanz zwischen hohem Ich-Ideal und reduziertem Selbstkonzept;
- Persönlichkeitsmerkmale:
  - Angst vor Abwertung und Unterlegenheit,
  - soziale Abkapselung, Kontaktarmut, Zurückhaltung,
  - leichte Erregbarkeit bei niedriger Frustrationstoleranz,
  - neigen zu Aggressivität, Ungeselligkeit,
  - erhebliche Inkongruenz zwischen objektivem klinischen Bild und Leidensdruck,
  - beschäftigen sich intensiv mit dem Symptom:
    ständiges Kontrollieren der Hautveränderungen,
    Drücken und Quetschen von Komedonen, Papeln, Pusteln (Nähe der Dermatitis artefacta);
- Auslösesituationen:
  - Verlust von nahen Angehörigen,
  - Ortswechsel,
  - Veränderung der sozialen Umgebung.

THERAPIE

- Einbeziehen der psychosozialen Situation des Patienten:
  - einfache und konkrete Darstellung des Krankheitsverlaufes und der Therapiemöglichkeiten,
  - Erkennen und Eingehen auf den subjektiven Leidensdruck,
  - Eingehen auf psychische Störungen wie Depressionen, Suizidgedanken, soziale Ängste, negatives Selbstbild,
- biofeedbackunterstütztes Entspannungstraining,
- medikamentös.

FALLBEISPIEL

Die 21jährige Sprachenstudentin ist seit 1 1/2 Jahren wegen einer Akne mit Befall von Gesicht, Brust und Rücken in ärztlicher Behandlung. Meist unbewußt kratzt sich die Patientin die Effloreszenzen auf, so daß es zu erheblichen Narbenbildungen und Pigmentveränderungen gekommen ist. Der Verlauf des Krankheitsbildes und das Symptom des Kratzens ist in Zusammenhang mit der inneren Situation der Patientin und der Familienkonstellation zu sehen. Das wesentliche Problem ist eine ungelöste Mutter-Kind-Beziehung mit erheblichen Anklammerungstendenzen von seiten der Mutter und zunehmend schuldhaft empfundenen Selbständigkeitsbestrebungen von seiten der Patientin. Die Akne hält in diesem Zusammenhang die Patientin von allen persönlichen und intimen Kontakten fern und besitzt insofern einen Symbolcharakter für die tiefe Beziehungskrise. In dem Symptom des Kratzens spiegelt sich die aggressive Problematik, die autoaggressiv „verarbeitet" wird, wider.

17.5 Periorale Dermatitis

Bei einer Dermatitis, die perioral abläuft, spielen Kontakt- und Beziehungsprobleme eine hervorragende Rolle.

DEFINITION

Schubweises Auftreten kleiner entzündlicher Papeln auf fleckig oder diffus geröteter Haut der Perioralregion.

SYMPTOMATIK

- Vorwiegend bei jungen Frauen,
- meist mit vegetativen Begleiterscheinungen,
- örtliches Spannungsgefühl ohne Juckreiz,
- extreme Irritation gegenüber äußeren Dermatika, Kosmetika,
- Therapieresistenz gegenüber kortikoidhaltigen Externa (können zur Verschlimmerung führen).

PSYCHODYNAMIK

- Oft Glorifizierung eines meist abwesenden Vaters und Identifizierung mit ihm,

- Überhöhung des Ich-Ideals (Vater und ich sind eins),
- Bildung eines idealistischen Selbstwertgefühls, das in Krisensituationen umschlägt in ein Gefühl von Minderwertigkeit und Häßlichkeit,
- Region der Haut, des Mundes, Kommunikationsbereiche des Sichberührens, Sichliebens,
- Symptom als Ausdruck des Sichzurückziehens aus der fordernden Welt der Intimbeziehungen,
- Symptom schützt vor Enttäuschungen,
- Mängel der Partnerschaft werden durch besonders positive Berufssituation auszugleichen versucht,
- Erkrankung in abgewehrter Versuchungssituation, wobei der narzißtische Rückzug, die Isolierung siegt,
- Persönlichkeit:
  - „Vaterkinder", Vaterabhängigkeit,
  - emotionale Unreife bei relativ hoher Intelligenz (oft gehobene Berufspositionen),
  - Kontaktstörungen mit Anpassungsbemühungen:
    aktiver Typ mit kompensatorischer Selbständigkeit, Aktivität, Rivalisieren,
    passiver Typ mit Fluchtneigung, Sichfügen, Sichunterordnen, unauffällig, bescheiden, zurückgezogen, empfindlich,
  - gepflegte, modische, attraktive Patientinnen.

THERAPIE

- Keine Kortikoidsalben,
- konfliktansprechende, aufdeckende Form von psychotherapeutischen Gesprächen.

PROGNOSE

- Bei Einbeziehung psychotherapeutischer Behandlungsmethoden günstige Prognose,
- bei Patientinnen ohne vegetative Begleiterscheinungen längere Abheilungszeit der perioralen Dermatitis.

FALLBEISPIEL

Die 47jährige, modisch-attraktive, differenzierte Patientin hat seit 3 Monaten einen „Ausschlag mit kleinen Pustelchen" um den Mund herum und am Kinn. Zusätzlich spüre sie eine innere Unruhe mit Angstgefühlen und Herzjagen, Kopfschmerzen; sie habe einen zu niedrigen Blutdruck.

Ihr 15 Jahre älterer Mann sei Direktor einer Bankfiliale in einer kleinen Stadt, wodurch sich viele gesellschaftliche Verpflichtungen ergäben. Er habe ihr verboten zu arbeiten. „Seit der Geburt meiner Tochter hatte ich dann eine Aufgabe, aber die Jahre vorher, da bin ich richtig vertrottelt. Und jetzt ist sie seit einigen Monaten aus dem Haus; da frage ich mich: „war das alles?"". Ihr Ehemann habe seine Prinzipien, er kenne nur seinen Beruf, könne wenig Zärtlichkeit geben, und im

„Sexuellen ist es auch nicht so gut, wo er meist müde nach Hause kommt. – Ich habe zu jung geheiratet", sagt sie resigniert. Er sei aber „unheimlich gutmütig, ich hänge an ihm und bewundere ihn auch".

Die Beziehung zu dem strengen, autoritären Vater, Polizist von Beruf, ist auffallend ähnlich ambivalent. Er habe viel gefordert, sie unter Leistungsdruck gesetzt; er habe dabei aber mehr Zärtlichkeit geben können als die ruhige, unterwürfige, kühle Mutter. Patientin lehnte sich in idealisierender Weise an ihren Vater, später an ihren Ehemann an, fügte sich, ordnete sich unter und stellte ihre eigenen Wünsche (auch im Zärtlichkeits- und sexuellen Bereich) weitgehend zurück.

„Als jetzt die Zeit der Bälle kam, fing die Symptomatik mit einem Spannungsgefühl um den Mund herum an – und ich bin eitel. Wenn ich einen Flirt anstrebe, werden meine Konflikte größer. Mein Mann würde das nicht schätzen. Ich gehe dann auf Abwehrstellung den Männern gegenüber". – Die Patientin gerät zu dieser Zeit in diese Konfliktsituation, weil sie ihrer Aufgabe, sich ganz der Tochter zu widmen, nicht mehr nachkommen kann: sie ist ausgezogen und geht ihren eigenen (Trieb)wünschen nach. In dem zu dieser Zeit auftretenden Symptom der perioralen Dermatitis kommen die abgewehrten Zärtlichkeits- und Liebesbedürfnisse zum Ausdruck.

17.6 Infektionen mit Herpesviren

EINFÜHRUNG

Die Herpesinfektion ist über entsprechende Viren eindeutig pathogenetisch erklärbar; unklar bleibt die psychische Ausgangssituation der betroffenen Person.

17.6.1 Herpes simplex

DEFINITION

Rezidivierende Virusinfektion mit Herpes-simplex-Virus (HVH), bei der an der Haut oder den Schleimhäuten kleine, mit klarer Flüssigkeit gefüllte Bläschen auf leicht erhabenem entzündlichem Grund in einer oder mehreren Gruppen auftreten.

HVHL-TYPEN

- *Typ I:* verursacht Herpes labialis (HSV 1=oral),
- *Typ II:* Affektionen am Genitale (HSV 2=genital).

SOMATISCHE FAKTOREN

- Tritt auf bei fieberhaften Erkrankungen,
- bei und mit gastrointestinalen Störungen,
- bei und nach starker Sonnenbestrahlung,
- bei der Menstruation,
- nach Traumen.

PSYCHODYNAMIK

- Höhere Antikörpertiter gegen Herpes-simplex-Virus bei Depressionen,
- Herpesläsionen in Zeiten großer Angst, Ekel, Examensstreß,
- allgemein: Störungen im Selbstwertbereich,
- Mißverhältnis im Erleben von erreichbarer guter Leistung und überhöhtem Ich-Ideal.

17.6.2 Herpes genitalis

PSYCHODYNAMIK

- Kränkung durch Abweisung vom Partner;
- Persönlichkeiten mit
  - affektiver und psychosexueller Unreife,
  - Minderwertigkeitsgefühl, Selbstunsicherheit,
  - Kontaktschwierigkeiten,
  - Übergewissenhaftigkeit,
  - starke Gebundenheit an eines der Familienmitglieder,
- Erlebnis einer physischen oder moralischen „Unreinheit";
- Flucht vor einer bevorstehenden Sexualbeziehung, die unerwünscht oder unerlaubt ist;
- narzißtische Wut aufgrund von Verlassenwerden (mit Phantasien, die Krankheit auf den Partner zu übertragen).

17.7 Alopezie

Der Haarausfall ist ein das Selbstwertgefühl stark beeinträchtigendes Symptom, zumal die Haartracht ein wichtiges Schönheitszeichen ist.

DEFINITION

Partieller oder vollständiger Verlust der Körperbehaarung aufgrund von atopischen, endokrinologischen oder immunologischen (70–80%) Ursachen.

PSYCHODYNAMIK

- Verlust der Haare löst in der Familie große Ängste aus;
- überfürsorgliche Mutter lehnte Patientin in früher Kindheit ab, hält Kind in Abhängigkeit;
- Verluste oder Verlustängste prägen erste Lebensjahre;
- ungünstige Entwicklungsbedingungen in der Primärfamilie (Alkoholismus, Trennung der Eltern, symbiotische Beziehungen);

- keine aggressive Auseinandersetzung mit den Eltern;
- Alopezie als Begleitsymptom oder Äquivalent einer pathologischen Trauerreaktion;
- der (drohende) Verlust könnte Todeswünsche gegen die Mutter reaktivieren und der Haarausfall symbolisiert den Angriff auf das introjizierte Objekt;
- Verbindung zur T-Lymphozytenreduktion: Erlebnisse von Trennung und Verlust sind mit einer Schwächung der zellulären Abwehr verknüpft;
- Persönlichkeit:
  - Neigung zu Depression und Angstgefühlen,
  - unreif, gehemmt, schutzsuchend, unterwürfig, schüchtern („little girl"), aggressionsgehemmt,
  - gehen jedem Streit aus dem Wege;
- Auslösesituationen:
  - bestimmte Lebensereignisse, v.a. (drohende) Verluste,
  - Anzahl der „life-events" 6 Monate vor Auftreten der Alopezie signifikant erhöht.

THERAPIE

- Konfliktaufdeckend;
- systematische Desensibilisierung (VT) der Ängste (v.a. im heterosexuellen Kontakt).

FALLBEISPIEL

Bei der 24jährigen gehemmt wirkenden Zahntechnikerin sind 5 Monate vor der Untersuchung 2 kreisrunde kahle Stellen an ihrem behaarten Kopf aufgetreten. Früher habe sie mit Ekzemen, vor 4 Jahren mit einem Herpes genitalis zu tun gehabt.

Die Patientin stammt aus einer Ingenieursfamilie, in der jeder Streit, jede Auseinandersetzung vermieden wurde. Die Mutter erlebte sie als überprotektiv, „die saß vor Angst im Bett, wenn ich nicht pünktlich nach Hause kam". „Es war ein Mythos um sie – 6 Jahre haben wir in der Wohnung nichts verändert seit dem Tod der Mutter. Wir haben nie richtig um sie getrauert". Die Patientin hängte sich mehr an den Vater, weil „bei Mutter alles so eingefahren war, sie wurde gleich hysterisch". Der Individuationsprozeß der Patientin wurde behindert, Freundschaften gab es kaum, Schwierigkeiten im sexuellen Bereich stellten sich ein. Der Bruch mit einem Freund und auch das Auftauchen der „Stiefmutter" kurz vor dem Tod des Vaters zusammen mit beruflichen Belastungen kulminierten zum Zeitpunkt des Symptombeginns. Schwierigkeiten, sich adäquat aggressiv auseinanderzusetzen – im sexuellen, beruflichen, zwischenmenschlichen Bereich – sind in Verbindung mit den frühkindlichen Erfahrungen (und vielleicht mit unbewußten Todeswünschen gegen die Mutter) zumindest Teilursache der Erkrankung.

17.8 Pruritus

Der Pruritus ist über die volksmundartige Bedeutung des Wortes Juckreiz leicht nachvollziehbar.

- Juckreiz tritt auf, wenn Angst und Wut abgewehrt werden soll,
- Juckreiz ersetzt geschlechtliche Erregung,
- Kratzen (Masturbationsäquivalent) bringt Entspannung,
- als Folge davon können Schuldgefühle auftreten,
- Hautveränderungen als Selbstbestrafungszeichen,
- Persönlichkeitsmerkmale:
  - starke Sehnsucht nach Kontakt,
  - ausgeprägte Sensibilität gegenüber Mitmenschen,
  - Unvermögen, eigene Spannungen und Unlustgefühle zu äußern,
  - Unfähigkeit, Aggressionen zu äußern,
  - zwangsneurotische Züge mit übertriebener Sauberkeit und Ordnung.

PRURITUS ANI

- Vier Besonderheiten:
  - Zwangsneurotischer Charakter,
  - deutliche homoerotische Tendenzen,
  - untertäniges Verhalten,
  - sadistische Impulse gegen sich selbst,
- infantile Persönlichkeitsstruktur,
- erhebliches Sauberkeitsbedürfnis,
- tritt auf in Situationen, in denen Angst und Wut abgewehrt werden sollen.

17.9 Artifizielle (selbstmanipulierte) Krankheiten

Das artefizielle- oder Münchhausen-Syndrom ist in allen Sparten der Medizin anzutreffen und sollte bei unklaren Befunden immer in Betracht gezogen werden.

DEFINITION

Selbstmanipulierte Symptome, die die unterschiedlichsten Krankheitsbilder „plausibel" präsentieren.
Vier Ausprägungen:

- Artefizielle Störungen im eigentlichen Sinn,
- Münchhausen-Syndrom,
- erweitertes Münchhausen-Syndrom bei Kindern wie bei Erwachsenen (Münchhausen-by-proxy-Syndrom).

EPIDEMIOLOGIE

- Erstmanifestation im frühen Erwachsenenalter (oft in Zusammenhang mit einer Hospitalisation),
- mehr unverheiratete Frauen unter 40 Jahren aus dem medizinischen Umfeld (aber keine Ärzte),
- sozial entwurzelte Männer mit wechselnden Krankenhausaufenthalten,
- Verhältnis Frauen : Männer=5:1,
- 0,04–0,5% der Patienten in einer Hautklinik.

DIAGNOSTIK

- Symptomtrias:
  - Automanipulation physischer Symptome (Automutilation), Aggravation, Simulation einer physischen Krankheit,
  - Pseudologia phantastica,
  - Hospitalismus migrans, Noncompliance, Querelen,
- 75% klagen über Schmerzen,
- 31% haben Blutungssymptome,
- 15% haben Urogenital- und neurologische Symptome, Erbrechen, Fieber,
- Neigung zu Symptomwechsel,
- ausgeprägte Schmerztoleranz,
- Patienten geben keine persönliche Krankheitserklärung an,
- inneres Bedürfnis, die Patientenrolle zu übernehmen,
- Verhaltenscharakteristika artifizieller Patienten:
  - Vorgetäuschte Krankheiten,
  - dramatische, aber plausible Krankengeschichte (teils wahr, teils erfunden),
  - auffällige Bereitschaft, sich körperlichen Untersuchungen und Behandlungen zu unterziehen, einschließlich operativer Eingriffe,
  - Hinweise auf viele frühere Eingriffe (Operationsnarben),
  - auffälliges und aggressives Verhalten; von Anfang an gestörte Arzt-Patient-Beziehung,
  - Hinweise auf viele Krankenhausaufenthalte und extensives Herumreisen (gilt insbesondere für die klassische Münchhausen-Gruppe),
  - Entlassung gegen ärztlichen Rat,
  - schwer aufschließbare Verhaltensmotive.
- Bei Münchhausen-Syndrom zusätzlich zu artefiziellen Manipulationen:
  - zwanghaftes Lügen,
  - oft bizarre Symptomatik,
  - Beziehungsabbrüche, soziale Entwurzelung,
  - häufige Selbstentlassungen auch gegen ärztlichen Rat.
- Münchhausen-by-proxy-Syndrom: besorgt erscheinende Eltern manipulieren Krankheitssymptome gleichzeitig an ihren Kindern.

Warnzeichen:
- nicht einzuordnende, rezidivierend auftretende Krankheitszeichen,
- wiederholte Hospitalisierungen mit exzessiver Diagnostik,
- ineffektive Behandlungen,
- Mütter weniger besorgt als Ärzte, verbringen die meiste Zeit mit den Kindern auf der Station; dabei enge Beziehung zum Pflegepersonal,
- in der Familie nicht eindeutig erklärbare Todesfälle und ernsthafte Erkrankungen.

AUTOMUTILATION

Selbstinduzierte Schäden kommen vor:
- Nicht pathologisch: kulturell, religiös-ekstatische Opferung;
- Reaktiv-situativ: Haft, Krieg;
- Suizidale Handlungen: Suizid und Parasuizid;
- Neurotisch-psychopathisch:
  - „factitious disorder“: Münchhausen-Syndrom, Aggravation, Simulation;
- Narzistische und Borderline-Persönlichkeit
  - Antisoziale (soziopathische) Persönlichkeit
  - Infantilismus
  - Sucht;
- Sexuelle Perversion:
  - akzidentell bei ipsistischem Masochismus
  - Transsexualismus;
- Chromosomenanomalie;
- Oligophrenie:
  - erethischer Schwachsinn (ungezielt, stereotyp);
- Anfallsleiden:
  - Epilepsie (Temporallappen-)
  - Narkolepsie (ungezielt, stereotyp);
- Psychoorganisches Syndrom: globale zerebrale Schäden;
- „Endogene“ Psychosen:
  - Depression
    besonders agitierte
  - Schizophrenien
  - symbiotische Psychose (Mahler)
  - kindlicher Autismus.

Lokalisation der Automutilationen (aus Scharfetter 1984)

Kopf/Hals
- Kopfanschlagen
- Enukleation
- Augenverletzung bis zur Blindheit
- Netzhautschädigung durch Sonne (Schizophrenie)
- Glossektomie
- Zungengangrän (durch Gummiband)
- Schnittverletzungen um den Mund (symbolische Rose, Schizophrenie)
- Fremdkörper in Rachen und Speiseröhre
- Zahnfleischblutungen, Nasenbluten

Haut- und Weichteile
- Verbrennungen
- subkutanes Emphysem
- Lymphödem der Hand
- Dermatitis artefacta (autogenica)
- Acne artefacta
- Exkoriationen und Bisse
- Haarausreissen
- Schnittverletzungen (wrist cutting)
- Abszesse

Knochen und Gelenke
- Fingerfrakturen
- Handamputationen und andere Handverletzungen
- Gelenkschädigung durch Injektion von Kotaufschwemmung (Kniegelenk)

Respirationsorgane
- Hämoptysen
- Nasenbluten
- Infizierung des Sputum

Verdauungstrakt
- Blutungen aus Magen, Darm, Anus
- Löffelschlucker
- Thermometerschlucker (Thermometerphagophilie)
- Pseudotumor in Kolon (nach 15 Operationen)

Gefäße
- Arterien-, Venenschnitte
- artifizielle Venenentzündung, -thrombose
- artifizielle Hämorrhoidalblutung

Harnwege
- simulierte Hämaturie
- Blasensteine
- Harnleiterblutungen, -entzündungen

Brust:
- Mamillenexkoriation und Mamillenabszeß (Steine, Sand)

Genitale
- ♀ Verletzung am äußeren Genitale, Vaginalulkus
- ♂ Penisamputation (bei Transsexualismus)
- Autokastration, -orchidektomie
- Hypospadie

Endokrinium
- Pseudodiabetes
- Hypoglykämie
- medikamentöser Hyperthyreoidismus

Blut
- artifizielle Anämie durch Aderlaß
- artifizielle Gerinnungshemmung
- artifizielle Blutungen (Haemorrhagia histrionica) aus Ohr, Rachen, Zahnfleisch, Lunge, Darm, Niere

Selbstinduzierte Sepsis und Fieber
- artifizielle Bakteriämie
- Injektion infektiösen Materials (z.B. Stuhlaufschwemmung) in Bauchhöhle, Gelenke, Muskelweichteile
- selbstinfiziertes Sputum

Multiple Chirurgie (meist abdominal)

Obstetrische Komplikationen
- (vorgetäuschte Placenta praevia)

Psychodynamik

- Strukturelle Ich-Störung, keine klassische Neurose;
- frühkindliche Entwicklung geprägt von
  - Eltern, die physisch und verbal brutal miteinander und mit den Kindern umgehen,
  - ein Elternteil brutal, einer submissiv,
  - brutaler Elternteil wendet sich reuevoll wieder an Kind!,
  - Gewöhnung an Sequenz: Bestrafung → Schmerz → Liebeszuwendung,
  - kalter, distanzierter Elternteil gibt nur Zuwendung bei Schmerz und Krankheit,

  - das Kind lenkt die Aggressionen von einem Elternteil auf sich, um den anderen zu schützen;
- Artefaktpatienten waren mehr körperlichen Mißhandlungen und manipulativen Eingriffen ausgesetzt als Schmerzpatienten;
- frühe Objektverluste, Deprivationssituationen;
- Versuch, durch Schmerzzufügung eigene Körpergrenzen abzustecken;
- in der Entwicklung war die Integration zu einem kohärenten Körper-Ich behindert;
- Beziehungsmodi später geprägt durch mißhandelnde Mutter in der präambivalenten Objektbeziehungsphase;
- Zuordnung zur Borderlinepersönlichkeit fraglich, eher zur Perversion:
  - nach Selbstbeschädigung Spannungslinderung, angenehme Empfindungen,
  - angstreduziende und selbststabilisierende Wirkung der Handlung,
  - Teile des Selbst funktionieren realitätsgerecht, andere spalten sich im perversen Akt,
  - Perversion als regressive Anpassungsleistung, um Kränkungen der Abweisung zu vermeiden,
  - Wünsche nach Nähe, Geborgenheit, Versorgung, Kontakt im Symptom verborgen,
  - prothetische Funktion des Symptoms zur Reintegration der Selbsthintanhaltung der Fragmentierung des Selbst,
  - Wiederbelebung infantiler Größenvorstellungen,
  - Triumph über das Objekt und Beschwichtigung gleichzeitig;
- Kranksein als einziger Weg, die Zuwendung der Mutter zu erhalten;
- „attention seeking behavior“ (Hospitalisierung als Lernerfahrung);
- niedrige Frustrations-, Angst-, Ambivalenztoleranz (Symptom hat Suchtcharakter);
- Selbstbeschädigung in einer Art Trance, die vom Schmerz beendet wird, wobei das Blut ein Gefühl der Wärme und Lebendigkeit vermittelt;
- Selbstbeschädigung aus Suizidkorrelat (zur Entlastung des Über-Ich);
- Selbstschädigung als präverbaler Appell;
- Auslösesituationen:
  - Einsamkeit (Unfähigkeit zur Selbstfürsorge),
  - Entscheidungssituation (zwischen regressiven und progressiven Möglichkeiten),
  - Eintritt in die Eigenverantwortlichkeit (z. B. Prüfungen), wobei sich narzißtisch hoch besetzte Anteile als unterlegen

erweisen, wodurch der schlechte Anteil nicht mehr verleugnet werden kann.

ARTIFIZIELLE HAUTSYMPTOMATIKEN (AUS THÖLKING/BOSSE 1990)

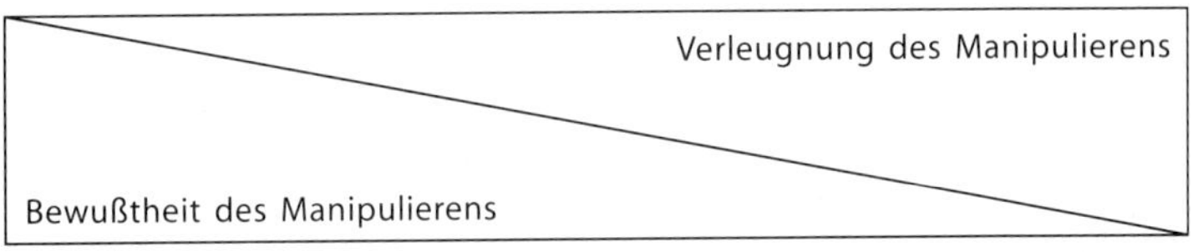

offene Selbstmißhandlung	Trichotillomanie Neurotische Exkoriationen Akne excoriée Nagelbeißen etc.	heimliche Selbstmißhandlung

ARZT-PATIENT-BEZIEHUNG

Geprägt von

- Idealisierung des Arztes und Entwertung der Vorbehandler,
- hilfesuchende Bedürftigkeit und anspruchsvolles Drängen fördern Agieren des Arztes,
- Apparate- und Labormedizin erbringen keine eindeutige Diagnose,
- der Arzt wird unsicher, mißtrauisch, der Patient feindlich,
- Arzt will Patient „überführen“,
- Patient und Arzt trennen sich in Unfrieden,
- Bedürftigkeit des Patienten nach Zuwendung bleibt geheim.

THERAPIE

Therapievorschläge spiegeln die Hilflosigkeit und negative Gegenübertragung bei Artefaktpatienten wider.

- Frühzeitige Konsultation des Psychotherapeuten,
- vorsichtige Konfrontation des Patienten mit nüchterner, nicht anklagender Aufklärung,
- wenn möglich Einleitung einer stationären psychotherapeutischen Behandlung,
- Ernstnehmen der verborgenen Suche nach Zuwendung und Lebenshilfe,
- Versuch, andere als die selbstschädigenden und/oder simulierten Adaptations- und Copingmechanismen zu erarbeiten.

LEITLINIE FÜR KONFRONTATIVES VORGEHEN BEI ARTEFAKT-PATIENTEN (AUS THÖLKING/BOSSE 1990)

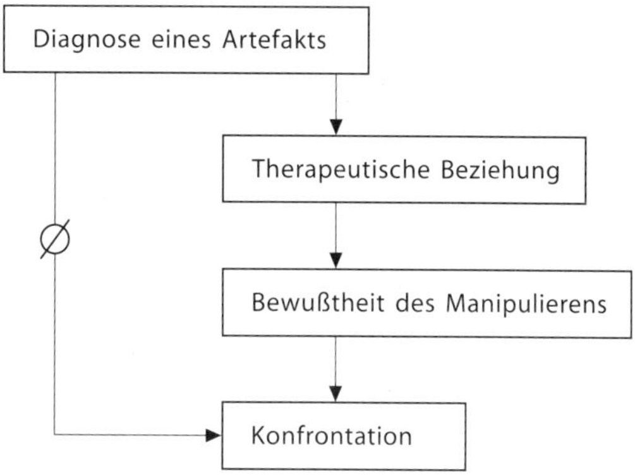

Die 29jährige Patientin hat seit 2 Jahren immer wieder offene Wunden an ihrer rechten Wange und am Hals. Man habe immer wieder „Glassplitter wegzupfen" können und „Fremdkörpergranulome" festgestellt. Alles habe mit einer großen Beule angefangen. Sie sei in der Folge deswegen mehrfach operiert worden. Die Patientin zeigt bei der Untersuchung ein ausgeprägt retentives Verhalten mit deutlich alexithymen Zügen. Ein emotionaler Kontakt war im Gespräch kaum herzustellen, gefühlsmäßige Einstellungen verschwanden hinter einer Normalitätsfassade. Die Schilderungen blieben blaß. Zuwendungen hat die Patientin in der Kindheit kaum bekommen, die Eltern schlugen viel, waren streng, meist abwesend, zeigten kein Interesse für das Kind.

Die Patientin sei früh sauber gewesen. Sie habe früh einen um 15 Jahre älteren Mann geheiratet, der sich kaum um sie gekümmert habe. Ihre Tochter sei der Heiratsgrund gewesen, mit ihr beschäftige sie sich viel. Der Ehemann habe vor 2 Jahren eine andere Beziehung gehabt, was die Patientin schwer habe verkraften können. Bald danach seien die Beschwerden aufgetreten.

Die Patientin ist in einer wenig empathischen Atmosphäre aufgewachsen; insbesondere der Vater war streng, an die Mutter lehnt sie sich noch heute eng an. Zuwendung bekam sie nur, wenn sie krank war. Enttäuscht ist sie in ihrer ehelichen Beziehung, die in ähnlicher Weise abläuft wie diejenige zum Vater. Das Symptom kann als prothetische Funktion, als Plombe, angesehen werden, das die Fragmentierung des Selbst hintanhalten kann und außerdem Zuwendung und Geborgenheit über den ärztlichen Einsatz nach sich zieht.

Literatur

Anzieu D (1991) Das Haut-Ich. Suhrkamp, Frankfurt

De Boor C (1965) Zur Psychosomatik der Allergie insbesondere des Asthma bronchiale. Huber, Bern

Dimitrov CT (1973) Psychische Faktoren bei Herpes simplex rezidivans genitalis. Z Psychosom Med 19:279–287

Eckhardt A (1992) Artefizielle Krankheiten (selbstmanipulierte Krankheiten) - Eine Übersicht. Der Nervenarzt 63:409–415

Egle UT, Tauschke E (1987) Die Alopezie - ein psychosomatisches Krankheitsbild? Psychother Med Psychol 37:31–35

Heim E (1986) Münchhausen-Syndrom (selbst zugefügte Körperschädigung). In: Heim E, Willi J (Hrsg) Psychosoziale Medizin. Springer, Berlin Heidelberg New York Tokyo

Korczak B (1989) Psychische Situation der Akne-Patienten. Fortschr Med 107:309–313

Krupinski M, Soyka M, Tusch-Bauer E, Frank R (1995) Münchhausen-by-proxy-Syndrom: eine interdisziplinäre Herausforderung. Nervenheilkunde 14:348–356

Marty P (1958) La relation d'objet allergique. Rev Fr Psychoanal 22:5

Miller H, Baruch D (1948) Studies of children with allergic manifestations. Psychosom Med 10:275–278

Mitscherlich A (1950) Psychosomatische Aspekte der Allergie. Int Arch Allergy Appl Immunol [Suppl]1:79

Mitscherlich A (1952) Die Psychosomatik in der Allergie. In: Erster Internationaler Allergiekongreß Zürich 1951. Karger, Basel, S 817

Oostendorp J, Rakoski J (1993) Münchhausen-Syndrom. Hautarzt 44:86–90

Paar GH (1987) Selbstzerstörung als Selbsterhaltung. Eine Untersuchung zu Patienten mit artefiziellem Syndrom. Mater Psychoanal 13:1–54

Radvila A (1986) Psychophysiologische und psychosomatische Krankheitsbilder. In: Heim E, Willi J (Hrsg) Psychosoziale Medizin, Bd 2. Springer, Berlin Heidelberg New York Tokyo

Rechenberger I (1976) Tiefenpsychologisch ausgerichtete Diagnostik und Behandlung von Hautkrankheiten. Vandenhoeck & Ruprecht, Göttingen

Rechenberger I, Brenninkmeyer E (1984) Psychosomatische Aspekte der Herpes-simplex Virus-Infektionen. Prax Psychother Psychosom 29:180–183

Sachse U (1987) Selbstschädigung als Selbstfürsorge. Forum Psychoanal 3:51–70

Scharfetter C (1984) Automanipulation von Krankheit. Selbstinduzierte, aggravierte, simulierte Krankheit und die Automutilation. Schweiz Med Wochenschr 114:1142–1149

Scholz OB (1987) Streß und Akne. Dtsch Med Wochenschr 112:516–520

Spitz R (1967) Vom Säugling zum Kleinkind. Klett, Stuttgart

Staehelin B (1961) Allergie in psychosomatischer und soziologischer Sicht. Thieme, Stuttgart

Stern E (1955/56) Psychosomatische Medizin und Hauterkrankungen. Z Psychosom Med 2:161–177

Thölking H, Bosse K (1990) Zur Frage der Konfrontation des Artefaktpatienten mit seinem manipulativen Verhalten. Z f Hautkrankheiten 65:450–453

Thurn A (1976) Die psychogenen Aspekte der perioralen Dermatitis. Z Psychosom Med 22:99–109

Vogel PG (1977) Psychosomatische Aspekte der Psoriasis vulgaris. Z Psychosom Med 22:177–189

Wilsch L, Hornstein OP (1976) Statistische Untersuchungen und Behandlungsergebnisse bei der perioralen Dermatitis. Z Psychosom Med 22:115–122

Kapitel 18

Pädiatrie

EINFÜHRUNG

Das Verständnis des Menschen in seiner leib-seelischen Ganzheit ist in besonderer Weise in der Kinderheilkunde vonnöten. Reagiert doch gerade das Kind auf emotionelle Schwierigkeiten hin sehr häufig mit Organbeschwerden. Es geht dabei um parallel oder in Wechselwirkung stehende, unbewußte Abläufe, die – werden sie auch therapeutisch erkannt – einen günstigen Ablauf des Krankheitsgeschehens gewährleisten. Dabei ist zu berücksichtigen, daß psychosomatische Störungen Ausdruck einer vorübergehenden Krise, aber auch einer schwerwiegenden Dauererkrankung mit sekundären gesundheitlichen Schäden sein kann. Nicht zuletzt ist frühes Erkennen von neurotischen Zeichen („Primordialsymptomatik" wie Bettnässen, Nägelbeißen) und deren Bearbeitung die beste Prophylaxe für möglicherweise später auftretende psychosomatische Krankheitserscheinungen.

18.1
Störungen im Säuglingsalter (nach Spitz)

ÄTIOLOGISCHE KLASSIFIZIERUNG VON PSYCHOGENEN ERKRANKUNGEN IM SÄUGLINGSALTER ENTSPRECHEND DEN EINSTELLUNGEN DER MÜTTER (NACH SPITZ 1967)

	Ätiologischer Faktor, Einstellung der Mutter	Krankheit des Säuglings
Psychotoxizität (Qualität)	Primäre unverhüllte Ablehnung	Koma des Neugeborenen (Ribble)
	Primäre ängstlich übertriebene Besorgnis	Dreimonatskolik
	Feindseligkeit in Form von Ängstlichkeit	Neurodermatitis des Säuglings
	Kurzschlägiges Oszillieren zwischen Verwöhnung und Feindseligkeit	Hypermotilität (Schaukeln)

	Ätiologischer Faktor, Einstellung der Mutter	Krankheit des Säuglings
	Zyklische Stimmungsverschiebungen	Koprophagie
	Bewußt kompensierte Feindseligkeit	Aggressiver Hyperthymiker (Bowlby)
Mangelerscheinungen (Quantität)	Partieller Entzug affektiver Zufuhr	Anaklitische Depression
	Völliger Entzug affektiver Zufuhr	Marasmus

18.2 Angst (s. auch S. 111–115, 308–318)

Als pathologisch anzusehen, wenn
- die Angstintensität besonders ausgeprägt ist,
- die Inhalte und Objekte außergewöhnlich sind,
- Die Angstsymptomatik vom Entwicklungsverlauf physiologischer Angsterlebnisse abweicht.

FORMEN
- *Angstneurose* mit einer diffusen Angst bei Kindern selten,
- häufiger:
  - *Phobien* – extreme Angstzustände, bei denen Angst auf bestimmte Objekte (Tiere, Situationen) bezogen ist,
  - Manifestationsmaximum im 5. Lebensjahr.

18.2.1 Tierphobie

DEFINITION
Angst beim Anblick bestimmter Tiere, obgleich sie gegenwärtig keinen ängstigenden Charakter haben.

PSYCHODYNAMISCH
- Das gefürchtete Tier hatte mal stark ängstigenden Charakter;
- Tier hat repräsentativen Charakter für andere gefürchtete Vorgänge, Kind identifiziert diese nun magisch mit dem Tier.

THERAPIE
Bei monosymptomatischer Phobie Verhaltenstherapie mit systematischer Desensibilisierung,
sonst: Spiel- und Familientherapie.

18.2.2
Angstneurose

PSYCHODYNAMISCHE ZUSAMMENHÄNGE

- Mütter strahlen Ängstlichkeit aus, die das Kind verwirrt;
- jähzorniges Verhalten von Beziehungspersonen, die sonst eher gutmütig und weich sind;
- isolierte Angstsymptomatik mit hysterischer Strukturenwicklung verbunden:
  - eher pubertierende Mädchen,
  - an Realitätsprüfung gescheitert,
  - reagieren erregt, planlos,
  - aufgestaute Erregung wird in dramatisch wilden Aktionen „abgelassen",
  - Auslösesituation:
    in einem zwanghaft-pedantischen Milieu werden Gebote und Pflichten gelockert, so daß das Maß des Erlaubten zunimmt (Änderung von Zwangs- in Angsterscheinungen);
- Sonderformen:
  Straßenangst (Straße als Ort der aggressiven Auseinandersetzung mit der Welt):
  - Widerstreit zwischen eigener Aggressivität und der Angst vor den dazugehörigen Folgen,
  - Auseinandersetzung mit unbewußten Weglauftendenzen;
- Pavor nocturnus (s. auch Schlaf S. 391–393):
  - die in den Schlaf hineingenommene konflikthafte Auseinandersetzung zwischen eigener Trotzhaltung und Gefügigkeitserziehung,
  - Ambivalenzkonflikt zwischen verdrängten motorisch aggressiven Impulsen und dem Bemühen um Folgsamkeit und gefügiger Anpassung.

FORMEN DES PAVOR NOCTURNUS (AUS HEYMANN 1988)

Form	Auslöser	Symptomatik
akut traumatisch	plötzliches Einsetzen nach Trauma (Tod einer Bezugsperson, Operation, Unfall, Geburt eines Geschwisters)	Sprechen und motorische Unruhe im Schlaf, Aufschreien, Angstträume, die die traumatische Situation wiederholen
still	nicht erkennbar, unabhängig vom Alter	schlafunterbrechende Alpträume, langes, stilles, ängstliches Wachsein nach dem Alptraum

Form	Auslöser	Symptomatik
hypermobil-halluzinatorisch	chronische sexuelle Traumatisierung?	Kinder setzen sich auf, sind blaß und erregt, „kämpfen" mit den Armen, schreien, rufen. Nachher retrograde Amnesie. Wenn bis zur Pubertät anhaltend, häufig Entwicklung einer Zwangsneurose oder Psychose

18.2.3 Krise im Jugendalter

DEFINITION

Psychische oder soziale Dekompensation bei seelisch begrenzter Störung der innerpsychischen Homöostase mit meist appellativem Charakter über Stunden oder auch Wochen.

Drei Krisenformen:
- situative oder existentielle Krise,
- Entwicklungskrisen,
- pathologische Krisen.

THERAPIE

- Angstreduktion und Stützung,
- Angstbearbeitung mit psychodynamischen Techniken.

18.3 Suizid (s. auch S. 318–327)

EPIDEMIOLOGIE

- Suizid bei Jugendlichen an 2. Stelle der Todesursachen, bei Kindern an 10. Stelle,
- Geschlechtsrelation Jungen : Mädchen 3/4:1,
- Suizidversuche ca. 10mal öfter, häufiger bei Mädchen.

PRÄSUIZIDALE EREIGNISSE

- Erziehungskrise,
- Sozialisationsstörung,
- bahnende Effekte (z. B. Erhöhung der Rate nach Erscheinen der „Leiden des jungen Werther", nach Filmen u. ä.).

PSYCHODYNAMIK

- Irritabilität und Überempfindlichkeit gegenüber Kritik,
- Impulsivität, Launenhaftigkeit, Unbeständigkeit,
- eingeschränkte Kommunikationsfähigkeit,
- Perfektionismus, Anankasmus,
- depressive Störungen,
- schizophrene Psychosen (selten vor dem 12. Lebensjahr),

- wahnhafte psychotische Verkennungen (z. B. Sturz aus großen Höhen),
- Alkoholismus, Drogenabhängigkeit,
- familiäre Situation, „broken home“:
  - Suizidhandlungen in der Familie,
  - Suiziddrohungen (suizidales Verhalten kann erlernt werden),
  - gehäufte psychiatrische Erkrankungen in der Familie.

PRÄVENTION

- Kenntnisse des präsuizidalen Syndroms,
- Gespräche über Sterben und Tod ernst nehmen,
- Jugendliche beachten, die
  - Suizidversuche begangen haben,
  - intellektuell hochstehend sind,
  - Drogen und Alkohol konsumieren,
  - eine Suizidanamnese in der Familie haben,
  - schwanger sind,
  - von zu Hause weggelaufen sind.

THERAPIE

- Problematik ernst nehmen,
- keine Vorhaltungen, Vorwürfe, Ermahnungen,
- Familiengespräche zur Stabilisierung des Umfeldes,
- Gruppentherapie (Anbahnung sozialer Kontakte),
- Non-suicide-Vertrag.

18.4 Errötungsfurcht (Erythrophobie)

- Zwei Reaktionsweisen:
  - Erröten aus Wut,
  - Erröten aus Verlegenheit,
- Gefühl des Ertapptwerdens in einer Situation vertrauender Zuwendung mit der Bereitwilligkeit, positiven Kontakt aufzunehmen=vertrauensvolle Zuwendung+Angst vor Mißachtung und Kritik,
- Fähigkeit zur Selbstbehauptung und Selbstwahrnehmung geschädigt,
- Hingabeängste verbunden mit gehemmter Aggression.

18.5 Schlafstörungen (s. auch S. 361–364)

PSYCHODYNAMISCHE ZUSAMMENHÄNGE

- Existentielle Dauerbeunruhigungen des Kindes,
- Wegläufertendenzen der Mutter mit
  - plötzlichen Kontaktabrissen,
  - häufigem Alleinlassen des Kindes,

- tendenziöser Überbetonung anderer Pflichten (Flucht in den Beruf).

FORMEN

- Einschlafstörungen:
  - Furcht des Kindes, die Liebe der Mutter und damit deren Schutz zu verlieren und es drohenden Mächten zu überlassen,
  - Selbstheilungsversuche:
    Einschlafzeremoniell (mit Ersatz für schützende Menschen, Licht anlassen),
    Bewegungsstereotypien (Jaktationen, Finger lutschen, Nägel beißen, Haare zwirbeln);
- Durchschlafstörungen (eher selten)
  - Pavor nocturnus (s. auch S. 389–390),
    verbunden mit Aufstöhnen, -weinen, -schreien, Herzklopfen, Angst, Hilferufen bei aufgestauten Aggressionen,
  - Wachliegen mit Erwartungsangst, Angst vor Gewalttätigkeiten,
  - Somnambulismus (selten);
- Störungen der Schlafdauer:
  - Schlafsucht (Flucht aus Belastungssituationen),
  - Schlafverkürzungen.

THERAPIE

- Reorganisation der Schlafkonstellation:
  - Ziel: gesunde abendliche Müdigkeit
    (Änderung der Familiengewohnheiten, körperliche Tätigkeit, Spiele),
  - Rhythmusbildung (bestimmte Zubettgehzeiten, morgendliches Wecken),
  - pädagogische Maßnahmen;
- Psychotherapie:
  - zu bearbeiten:
    Erschütterung des Vertrauens,
    aufgestaute Aggressionen,
    Schuldgefühle,
  - autogenes Training,
  - Suggestivmethoden
    (Nachahmung des Einschlafzeremoniells mit Ersatzobjekten),
  - Hypnose mit posthypnotischem Auftrag.

18.6 Enuresis

Das Bettnässen ist ein frühneurotisches Symptom, das auf Schwierigkeiten in der familiären Beziehung hinweist wie das Nägelkauen.

DEFINITION Weit verbreitete Verhaltensstörung, die durch wiederholtes, situationsinadäquates und ungewolltes Harnlassen charakterisiert ist. Vermehrter Spannungszustand der Blase sowie Verminderung der Fähigkeit, den Drang zum Entleeren der Blase wahrzunehmen.

EPIDEMIOLOGIE

- Bettnässen als Krankheitszeichen erst nach dem 3. Lebensjahr;
- Knaben doppelt so häufig betroffen als Mädchen, obwohl Blasensphinkter physiologisch stärker abgesichert ist;
- bis zum 6. Lebensjahr nässen 10%;
- bis zur Pubertät nässen bis zu 5% der Kinder ein; hört mit der Pubertät - auch Menarche - auf.

FORMEN

- Enuresis permanens (Kinder nie sauber geworden);
- Enuresis aquisita (eher in speziellen Belastungssituationen).

PSYCHODYNAMIK

- Gestörte Mutter-Kind-Beziehungen mit
  - früher Abwehrhaltung, Ablehnung des Geschlechts,
  - wechselhaftem Verhalten bei der Sauberkeitserziehung,
  - wechselhafter Beziehung mit Bindungsbrücken (Heimaufenthalte);
- Mütter reagieren enttäuscht und hart - Circulus vitiosus;
- Schwanken zwischen Leistungsbereitschaft und -verweigerung;
- mißglückte Auseinandersetzung mit der eigenen Geschlechtsrolle (assoziativ mit dem Funktionieren der Blasenausscheidung verknüpft);
- 3 Arten von Enuresiskindern:
  - der ängstliche, selbstunsichere, leistungsbemühte,
  - der phlegmatische,
  - der überkompensierend forsche Typ;
- affektive Lage des Kindes:
  - zunächst Empfinden von angenehmer Wärme durch warmen Urin,
  - unbewußt aggressiver Akt gegen die Mutter.

THERAPIE

- Einbeziehung der Mutter, besser: Familientherapie;
- Härte verschlimmert Situation;
- verhaltenstherapeutische Maßnahmen (Konditionierung durch Gerät, das das Kind aufweckt, sobald sich die Blase zu entleeren beginnt);
- autogenes Training bei Müttern verbessert signifikant das Bettnässen.

18.6.1 Enuresis diurna

- Patienten beherrscht von propulsiver Aktivität, die zur Betätigung drängt, aber nicht recht ausgeführt werden kann;
- für Mädchen wurden die Begriffe geprägt:
  - „urethrale Aggression",
  - „phallische Aggression";
- assoziative Verknüpfung der aktiven Rolle kleiner Jungen mit der Blasenfunktion.

18.6.2 Verschiedene Formen der Enuresis (nach Heymann 1988)

Geschlechtsverteilung: überwiegend Mädchen

Symptomatik:	nicht nur nachts, sondern auch am Tag nur geringe Mengen, keine völlige Blasenentleerung.
Psychodynamik:	meist direkte, aber unbewußte Reaktion auf das Verhalten von Bezugspersonen bzw. Situationen, appellatives Signal auf eine emotionale Mangelsituation, unbewußte Reaktion auf Umweltkonstellationen mit Regression auf eine frühere Entwicklungsstufe.
• primär:	– Kind war noch nie trocken, teilweise unspezifische EEG-Veränderungen,
• sekundär:	– Kind war mindestens ein Jahr trocken und beginnt dann wieder einzunässen.

Geschlechtsverteilung: überwiegend Jungen

Physiologie:	Tiefer Schlaf, schwer erweckbar, erhöhter Blasentonus, verzögerte Funktionsreife des peripheren und zentralnervösen Steuerungsapparates der Blasenentleerungsfunktion (genetische Disposition?).
3 Formen:	• Kind näßt im wachen Zustand ein, schläft weiter. Reiz wird zentral wahrgenommen, führt zum Aufwachen. Kind schläft nach Blasenentleerung weiter. • Kind näßt während des Schlafens ein, Reiz wird zentral wahrgenommen, führt aber nicht zum Aufwachen. • Kind näßt während des Schlafens ein, Reiz wird zentral nicht wahrgenommen (v. bei primärer Enuresis).

Symptomatik:	Meist einmal nachts, völlige Blasenentleerung, schwankend zwischen kontinuierlich und mehrmals pro Woche, kann über Wochen bis Monate spontan verschwinden, nach Ende der Pubertät nur sehr selten.
Psychodynamik:	Zu frühe und zu strenge Reinlichkeitserziehung, wenig verständnisvolle Verhaltensweise der Eltern gegenüber dem psychischen und physischen Entwicklungsstand des Kindes, sekundäre Neurotisierung durch Bestrafung, Überforderung von Spätentwicklern, konflikthaft gestörte Eltern-Kind-Beziehung; unbewußte Reaktion auf veränderte Strukturen im psychosozialen Umfeld (z. B. Geburt von Geschwistern, Kindergarten, Schulbeginn).

18.7 Enkopresis

DEFINITION

Unbemerkter, unwillkürlicher Kotabgang.

PSYCHODYNAMIK

- Unbewußte Verknüpfung der Defäkation mit der Vorstellung, Eigenes herzugeben;
- verdrängte Impulse der kranken Kinder: Fähigkeit, Besitz zu verteidigen, zu behalten;
- „aggressive Karrikatur andressierter Gebefreudigkeit" (Schwidder).

18.8 Kopfschmerzen (s. auch S. 342–347)

EPIDEMIOLOGIE

- 4–15% aller Kinder im Schulalter betroffen,
- vor dem 12. Lebensjahr sind psychogene Kopfschmerzen selten.

FORMEN

- Organisch (z. B. Hirntumor),
- vaskulär (z. B. Migräne),
- psychogen.

PSYCHODYNAMIK

- Leistungsüberforderte Kinder (Schulkopfschmerz) häufiger bei „zarten", „gefäßlabilen" Kindern mit „drahtigen" Eltern;
- Identifikation mit der Leistungsideologie der Eltern;
- aggressiver Protest gegenüber Überforderung verdrängt;
- Kinder zeigen früh neurotische Unfähigkeit, locker zu spielen, zu genießen.

18.9
Ohnmachten (s. auch synkopale Anfälle S. 132–134)

- Vasomotorischer Anfall mit plötzlich einsetzendem Bewußtseinsverlust;
- psychodynamisch:
  - häufiger in der Pubertät,
  - verdrängte Anlehnungswünsche,
  - allgemeine Aggressionsgehemmtheit,
  - Koppelung mit sexueller Problematik häufig.

18.10
Appetenzstörung

DEFINITION

Auffälliges Eßverhalten mit „Mäkeleien, Vorlieben, Abneigungen, Eßritualen".

EPIDEMIOLOGIE

- Häufigkeitsgipfel bei hospitalisierten Kindern mit 6 Monaten und 2–4 Jahren;
- 20% der Schulanfänger;
- 14% der 10jährigen Kinder (mehr Unterschichtkinder).

SYMPTOME

- Extrem wählerisches Eßverhalten;
- Herumspielen, -stochern, -trödeln;
- verlangsamte Kau- und Schluckbewegungen;
- starke Ablenkbarkeit;
- „Appetitstörung" häufig ein „Präsentiersymptom" für andere Auffälligkeiten wie
  - Spiel- und Leistungsstörungen,
  - Ängstlichkeit,
  - Kontaktstörungen,
  - depressive Syndrome;
- häufig gekoppelt mit Ekelgefühlen, Brechreiz, Erbrechen bei
  - Liebesentzug, fehlender Zärtlichkeit,
  - motorischer Einengung,
  - einseitiger Betonung der Aufmerksamkeit auf Essensdinge,
  - überbesorgten, überängstlichen, dabei harten Müttern.

PSYCHODYNAMIK

- Orale Überbesorgnis der Eltern mit schuldhaftem Charakter;
- Kindgemäße Entfaltung wird nicht gestattet;
- aggressiv handelnde Expansion wird verhindert;
- Mütter mit Ambivalenzkonflikt: hinter übertriebener Opferhaltung oft unbewußtes Ressentiment dem Kind gegenüber.

THERAPIE

- Beratungsgespräche;
- Psychotherapie bei chronifizierten Eßstörungen mit begleitender Elternarbeit.

18.11
Adipositas (s. auch S. 229-233)

GENESE

- Erbanlage,
- übermäßiges Essen mit erhöhter Kalorienzufuhr,
- Inaktivität.

PSYCHODYNAMIK

- Mangelhafte Kontrolle der Impulse,
- Gefühle von Unbehagen werden als Hunger betrachtet.

THERAPIE

- Verstehende, tolerante Grundhaltung,
- sich nicht mit dem Gewicht des Kindes beschäftigen,
- dem Kind individuell gemäße Aktivitäten ermöglichen,
- auf Scham- und Bedrückungsgefühle Rücksicht nehmen.

18.12
Magersucht (s. auch Anorexia nervosa S. 215–220)

DEFINITION

Tiefgehende Appetitstörung mit Abwehr und Widerwillen gegen Speisen, wenn diese gewaltsam angeboten werden, und mit Erbrechen, wenn das minimale Quantum, das der Magen aufzunehmen bereit ist, überschritten wird.

GENESE

- Obstipation,
- Menstruationsstörungen.

PSYCHODYNAMIK (IM VERGLEICH ZUR ANOREXIE)

- Orale Thematik und Besitzproblematik enger aufeinander bezogen,
- Nicht-dick-werden-wollen bewußtseinsnäher,
- Herabminderung positiver Lebensimpulse, depressive Verstimmungen,
- Betriebsamkeit, Pseudomunterkeit,
- Ablehnung der Entwicklung zur Frau,
- in Existenz unerwünscht,
- oral-kaptativer Bereich gedrosselt,
- Mütter kein Vorbild für positive Identifikation,
- Familie überdeckt Konfliktstoff,
- enge Mutter-Tochter-Beziehungen:
  - am Mann enttäuschte Mütter wenden sich Tochter zu,
  - liebevolles Moralisieren, bevormundendes Gängeln, Einengungen (haben alle Patienten in Kindheit erlebt),
- Prinzessinnenhaltung mit Verwöhnungsansprüchen,
- Ehrgeiz- und pedantische Fleißhaltungen,
- ausgeprägte Geschwisterproblematik mit Haß-Liebe-Einstellungen.

18.12.1
Bulimia nervosa (s. S. 220-228)

18.13
Erbrechen (s. auch S. 166–168)

FORMEN

- Habituelles Erbrechen:
  - bei Säuglingen, Ausschluß einer organischen Ursache;
- rezidivierendes Erbrechen:
  - episodenhaft, mehrere Tage anhaltend,
  - gehäuft im Kleinkindalter;
- morgendliches Erbrechen:
  - bei Schulkindern,
  - Zusammenhang mit schulischer Belastung und Angst;
- azetonämisches Erbrechen:
  - azidotische Atmung, Azetongeruch,
  - Apathie, Kraftlosigkeit bis zu bedrohlicher Exsikkose,
  - bei „neuropathischen" Kindern,
  - Therapie: Traubenzucker, Kochsalz, Wasser; evtl. Klysmen, Familientherapie.

PSYCHODYNAMIK/ PATHOPHYSIOLOGIE

- Erlebniskoppelung zwischen Sinnesreiz und ekelerregenden Vorgängen;
- Magen-Darm-Trakt reagiert so wie es physiologischerweise nur bei Überangebot von Speisen passiert;
- erbliche spastische Bereitschaft wie beim Pylorospasmus.

18.14
Ulkuskrankheit (s. auch S. 157–166)

EPIDEMIOLOGIE

- Innerhalb der ersten 3 Lebensjahre meist Ausdruck einer schweren Grundkrankheit;
- Ulkus der älteren Kinder ähnelt dem des Erwachsenen;
- meist zwischen 4. und 8. Lebensjahr;
- insgesamt selten.

SYMPTOMATOLOGIE

- Je jünger das Kind, um so uncharakteristischer (und abweichender vom Bild des Erwachsenen) das Beschwerdebild:
  - diffuse Bauchschmerzen,
  - Erbrechen,
  - belastende Familienanamnese.

ERSCHEINUNGS- U. VERLAUFSFORMEN

- Sekundäre Ulzerationen in der Kleinkindzeit (1. und 2. Lebensjahr) mit ähnlichem Verlauf;

- sekundäre Ulzerationen in der frühen Kindheit (3.–6. Lebensjahr) mit protrahiertem Verlauf;
- chronisch rezidivierende Ulkuskrankheit des Kindes (4.–15. Lebensjahr);
- einmalige Ulzera verschiedener Ätiologie;
- für Psychotherapie kommt nur die Gruppe 3 in Betracht.

GENESE

- Anlagefaktoren (z. B. Hypersekretion von Pepsinogen);
- soziale Symptomübertragung.

PSYCHODYNAMIK

- Antiorale Familienatmosphäre;
- orale Bedürfnisse des Kindes werden nicht akzeptiert;
- alle Wunschregungen werden frustriert von einer oft dominierenden Mutter, einem asketischen Vater;
- dennoch: partielle orale Verwöhnungen;
- an das Kind werden früh hohe Forderungen gestellt:
  - früh lernen, Entbehrungen zu ertragen,
  - zu verzichten,
  - nicht gierig zu sein,
  - Pflicht erfüllen, sparsam sein, Leistungen bringen;
- frühe, strenge Sauberkeitserziehung;
- frühe Angst und Abwehr oraler Bedürfnisse führen zu verstärkter Anlehnung an die Mutter;
- Hemmung motorisch-aggressiver Impulse;
- Dauerzwiespalt zwischen Bescheidenheitsideologie und habgierigen Durchbruchreaktionen.

PERSÖNLICHKEIT: 2 TYPEN

- Ehrgeizig-überkompensierende Abhängigkeitsverneiner oder
- passiv-abhängige „Muttersöhnchen",
- scheinbare Anspruchslosigkeit und Bescheidenheit,
- Leere- und Minderwertigkeitsgefühle,
- Ambivalenz gegenüber passiven Abhängigkeitswünschen und den entgegengesetzten Strebungen nach Unabhängigkeit und Überlegenheit,
- ständige Unzufriedenheit mit dem Versuch, mit Hilfe von Leistung Minderwertigkeitsgefühle zu kompensieren,
- Resignation nach Scheitern der Kompensationsversuche.

AUSLÖSESITUATIONEN

- Kernkonflikt: Mobilisierung nicht mehr erlebnisfähiger oraler Impulse;
- Furcht, die schützende Mutter zu verlieren;
- Mobilisierung des Abhängigkeits-Unabhängigkeitskonfliktes;
- Versagung und Mobilisierung der abgewehrten oralen Bedürfnisse.

THERAPIE

- Aufbau eines Arbeitsbündnisses;
- Einbeziehung der Familie;

- analytische Psychotherapie mit dem Ziel, die Angst vor den abgewehrten oralen Antriebserlebnissen zu beseitigen,
  - Gefahren:
    therapeutisch negative Regression,
    Anwachsen der Angst,
    mangelnde Bereitschaft der Eltern, mitzuarbeiten;
- adjuvante Therapie
  - Sport-, Musik-, Körperentspannungstherapien.

18.15
Obstipation (s. auch S. 173–176)

SYMPTOMATOLOGIE

- Häufiger bei Magersuchts- und Ulkuskranken;
- als Monosymptomatik auch bei jungen Mädchen.

PSYCHODYNAMIK

- Retentive Haltung mit der Angst vor einer Verausgabung,
- Ambivalenzkonflikt zwischen oralem Antrieb und oraler Hemmung:
  - extreme Geizhaltung und überbereites Verschenken nahe beieinander,
  - Unfähigkeit, Geschenke anzunehmen
    (im Hintergrund Verlustängste, das Geschenk mehrfach zurückzahlen zu müssen);
- als Vorstellung gekoppelt: Selbsthingabe (Hergabe);
- retentive Abwehrhaltung als Selbstschutz.

18.16
Colitis ulcerosa (s. auch S. 181–187)

EPIDEMIOLOGIE

- Verlauf bei Kindern oft schwerer und akuter als bei Erwachsenen;
- je früher sie einsetzt, um so schwerer der Verlauf;
- Beginn bei kleinen Kindern zwischen 1 1/2 und 3 Jahren.

PSYCHODYNAMIK

- Fixierung an anal-erotische und anal-sadistische Entwicklungsphasen mit Störungen
  - im Selbständigkeitsbestreben,
  - in der Ablösung von der Mutter,
  - im aggressiven und sexuellen Bereich;
- „psychosomatische Beziehung" der gegenseitigen Abhängigkeit von Mutter und Kind;
- 3 Problembereiche:
  - Verlustproblematik
    (Tod, Scheidung, Orts- und Schulwechsel bei mangelnder Verarbeitungsmöglichkeit),

- chronische Überforderung
  (Kind wird dazu „gebraucht“, die Beziehung in der Ehe zu „kitten“),
- Fähigkeiten des Kindes nicht akzeptiert
  (neurotische Leistungsängste als Antwort).

THERAPIE

- Zuerst mit der Mutter arbeiten
  - *Ziel:* Sicherheit gewinnen und Beziehung zum Kind ändern;
- bei älteren Kindern Mütter mitbehandeln;
- Ziele der Psychotherapie:
  - Kinder dazu befähigen, ihre Gefühle zu identifizieren und besser damit umzugehen,
  - Konfliktverarbeitung hinsichtlich Abhängigkeit/Unabhängigkeit und offener Feindschaft,
  - Erwerb von Selbstbehauptung,
  - Aufbau sozialer Kontakte zu Gleichaltrigen.

18.17 Asthma bronchiale (s. auch S. 146–153)

SYMPTOMATOLOGIE

- Häufigste psychosomatische Erkrankung im Kindesalter;
- häufig geht Infektanfälligkeit voraus;
- allergische Komponente oft vorhanden;
- konstitutionelle Momente angenommen,
- auch bei „spastischer“ und „asthmoider“ Bronchitis sollte an psychische Hintergründe gedacht werden.

PSYCHODYNAMISCHE ZUSAMMENHÄNGE

- Organwahl:
  - Identifikation des Kindes mit einer asthmakranken Mutter,
  - unbewußte morbide Beschäftigung der Mutter mit bestimmten Funktionen und Organen des Kindes (z. B. über vorangegangene Erkältungen und Infektionen der Atemwege);
- psychogenetisch 2 Faktoren:
  - Rolle der spezifischen Mutter-Kind-Beziehung („psychosomatische“ Mutter):
    Kind wird abgelehnt, wenn es gesund reagiert und Unabhängigkeitsstreben zeigt,
    Kind bekommt Fürsorge, wenn es krank und hilflos ist,
    Kind wird beherrscht, Aggressivität unterdrückt,
    Mütter im Ambivalenzkonflikt zwischen Festhalten und Sichlösen vom Kind,
    sind überprotektiv, lassen wenige körperliche Tätigkeit im Freien zu,
    sind besorgt um das Atmen,

  - Rolle der analalen Phase bzw. Fixierung:
    Sauberkeitsgewöhnung mit strenger Dressur,
    überprotektive Besorgtheit,
    Eltern oft zwangsneurotisch-pedantisch,
    in den Familien häufig Ambivalenzkonflikt um Geld und Besitz,
    asthmakrankes Kind soll leisten und Pflicht erfüllen, um die affektive oder materielle Leere der Familie aufzufüllen, retentive Haltungen, gekoppelt mit erheblicher Aggressionsverdrängung, oft verbunden mit Ehrgeiz- und Leistungseinstellung;
- Persönlichkeit:
  - kontaktgestört,
  - leistungsehrgeizig (selten Schulschwierigkeiten),
  - oft intellektuell gut begabt;
- Auslösesituationen:
  - Tod eines Elternteils,
  - Schwangerschaft und Geburt eines Geschwisterkindes,
  - Trennungsängste (Krankenhaus, Kur).

THERAPIE

- Infektionsbereitschaft mit roborierenden Maßnahmen (die auch zur Ablösung von der Mutter beitragen);
- Mütterberatung und -gruppentherapie;
- autogenes Training ab 10. Lebensjahr;
- Schwimmen ohne Mutter, mit Psychotherapeut (Atemregulierung, Angstbewältigung, Ich-Stärkung).

18.18 Zystische Fibrose

Die zystische Fibrose ist eine genetisch bedingte Erkrankung, die viel Leid für den/die Betroffenen und die Familien auslöst und einer psychotherapeutischen Stütze bedarf.

DEFINITION

Genetisch (autosomal-rezessiv) determinierte Störung mit Dysfunktion der exokrinen Drüsen (Bronchialbaum, Pankreas, Schweißdrüsen) mit abnormer chemischer Zusammensetzung der Sekrete und eine dadurch bedingte erhöhte Viskosität.

EPIDEMIOLOGIE

- Häufigste erbliche Stoffwechselstörung;
- Inzidenz (je nach Rasse): eine Erkrankung auf 1800 Lebendgeburten;
- Lebenserwartung ca. 25 Jahre.

PROBLEMBEREICHE

- Vielfältige psychosoziale Belastungen (und ethische Probleme) durch gesteigerte Lebenserwartung auf Grund des medizinischen Fortschritts;

- Familien mit entsprechenden Kranken sind belasteter durch intra- und extrafamiliären Streß und damit empfindlicher für psychoreaktive Störungen.

Bewältigungsstrategien

- Gute Compliance bei aktiver, optimistischer und kooperativer Grundhaltung;
- Förderung von Sozialkontakten;
- Vermeidungs- und Verleugnungstendenz kann bei fortgeschrittener Erkrankung stabilisierend wirken;
- bio-, psycho-soziale Betreuung, die sich auf das erkrankte Kind wie auf die Gesamtfamilie erstreckt.

Zystische Fibrose: Problembereiche in verschiedenen Lebensphasen (patientenzentriert) (aus Frey 1992)

Problembereiche	<5 J.	6–13 J.	14–18 J.	>19 J.
Krankheitsbezogene Bereiche				
Physische Leistungsfähigkeit/Einschränkungen		*	**	***
Ernährung/Verdauung	**	**	**	**
Infektanfälligkeit, Husten	*	**	**	**
Körperliche Stigmatisierung		*	***	***
Therapiebelastungen	*	*(*)	***	**(*)
Auseinandersetzung mit Sterben, Tod		*	**	***
Entwicklungsbezogene Bereiche				
Identitätsbildung (Selbstkonzept, Geschlecht, „Krankenrolle")		*	**(*)	***
Psychische Vulnerabilität		*(*)	***	***
Autonomie		*	**(*)	**(*)
Zukunftsentwurf (Beruf, Partnerschaft)		*	**	***
Umweltbezogene Bereiche				
Soziale Integration		*(*)	**(*)	**(*)
Verlust von Mitpatienten		*	**	***
Partnerschaft/Sexualität			**	***

Zystische Fibrose: Problembereiche in verschiedenen Lebensphasen (Eltern-/familienzentriert) (aus Frey 1992)

Problembereiche	<5 J.	6–13 J.	14–18 J.	>19 J.
Krankheitsbezogene Bereiche				
Auseinandersetzung mit medizinischem System	**(*)	*	**(*)	*
Therapiebelastung	*(*)	***	**	*
Therapiecompliance des Kindes	*(*)	**(*)	**(*)	*
Auseinandersetzung mit Krankheit				
• Familienplanung	***	*		*
• Zukunftssorgen/Schuldfrage	**	*(*)	**(*)	*
• Sterben/Tod	*	*	**	***
Erziehung				
Leistungsforderungen vs. Überbehütung	*(*)	**	***	*(*)
Geschwisterproblematik	*	**(*)	**(*)	*
Autonomieprozeß		*	***	*(*)

18.19 Tonsillektomie

Schon Viktor von Weizsäcker wies auf die enge Verknüpfung von anginösen Beschwerden und der seelischen Situation des/der Betroffenen hin. Greifen wir allzu rasch zur Möglichkeit der Tonsillektomie?

PSYCHODYNAMIK

- Mund als Nahtstelle von Atem- und Verdauungstrakt ein hochsensibler Bereich (s. orale Phase: erste Liebesbeziehungen, Entwicklung von Gefühlen der Zärtlichkeit, auch besitzergreifende, aktiv-aggressive Erfahrungen spielen sich hier ab);
- Indikation bei
  - rezidivierender eitriger Entzündung,
  - Tonsillarabszeß;
- Kontraindikation bei
  - verhaltensgestörten z. B. bettnässenden Kindern,
  - Schulschwierigkeiten;
- Gefahr erheblichen Angststresses mit nachhaltigen psychischen Störungen bis zu 20%;
- 90% aller Tonsillektomien im Kindesalter überflüssig;
- Forderungen der Kindertherapeuten:
  - absolute Indikationseinschränkung (möglichst nicht im Vorschulalter),
  - Betreuung des Kindes vor und nach der Operation durch die Mutter,
  - Tonsillektomie nur in Allgemeinnarkose,
  - individuelle Vorbereitung und Nachbehandlung des Kindes.

18.20 Störungen der Psychomotorik

Die Motorik nimmt innerhalb der menschlichen Lebens- und Entwicklungsvorgänge eine zentrale Stellung ein und ist eng verknüpft mit den seelischen Reifungsvorgängen – nicht nur des kleinen Kindes.

DEFINITION

Allgemein: Motorik: Träger aktiv gestaltender Handlungsimpulse mit zuerst destruktivem, dann mehr konstruktivem Charakter.

Zur Klassifikation von Störungen der Psychomotorik (aus Remschmidt 1979)

Umschriebene Störungen	Universelle Störungen	Hirntopistisch geprägte Störungen
Tics, Gilles-de-la-Tourette-Syndrom, Schreibkrampf Jaktation	Allgemeiner psychomotorischer Entwicklungsrückstand Hyperkinetisches Syndrom	Pyramidale Störungen, extrapyramidale Störungen Zerebellare Störung

Allgemeine motorische Unruhe

- Nervöse Unruhe der Mutter (der Familie und diejenige des Kindes stacheln sich gegenseitig an);
- das Kind kann sich nicht ruhig und geordnet verhalten;
- nervöse Unruhe, um Mangelerscheinungen im Bereich zärtlicher Zuwendung auszugleichen;
- angeborener Antriebsüberschuß („Störer" sind überwiegend Knaben).

18.20.1 Hyperkinetisches Syndrom

Für das Hyperkinetische Syndrom werden immer wieder biochemische Parameter gesucht (im Ansatz auch gefunden), ohne durchschlagenden Beweis, weil die psychogene Komponente in der Regel unbeachtet bleibt.

Definition

Verhalten charakterisiert durch motorische Aktivität, Aufmerksamkeitsstörungen, mangelhafte Impulskontrolle, emotional überschießende Reaktionen.

Epidemiologie

- 6–10% aller Kinder betroffen,
- mehr bei Heimkindern,
- Verhältnis Jungen : Mädchen 9:1,
- hyperkinetische Kinder unterliegen erhöhtem Unfallrisiko,
- Kinder werden im Jugendalter häufiger straffällig,
- Kinder zeigen in der Frühadoleszenz mehr Konzentrationsstörungen,
- bei persistierendem Syndrom 4mal häufiger Drogenmißbrauch.

Symptome

- Läuft viel herum, klettert überall hinauf;
- Schwierigkeiten, still zu sitzen, zappelt viel („Zappel-Philipp");
- bewegt sich auch viel im Schlaf;
- ist immer „auf dem Sprung", „wie aufgezogen";
- Aufmerksamkeitsstörungen:
  - beendet Aufgaben nicht,

- hört nicht zu, ist leicht ablenkbar, kann sich schwer konzentrieren.

PATHOGENESE

- Multifaktoriell:
  - peri-, post-, pränatale Hirnschäden („minimale zerebrale Dysfunktion"),
  - Vererbung (Eltern häufiger hyperaktiv),
  - psychologische Faktoren:
    frühkindliche emotionale Deprivation, Hospitalismus,
    bei chronischen Angstzuständen in Verbindung mit familiären Konfliktsituationen oder depressiven Entwicklungen.

THERAPIE

- Einbeziehung der Familie in den Therapieplan (konfliktaufdeckend):
  - Elterngespräche,
  - Familientherapie,
  - Kinderpsychotherapie;
- medikamentös nur bei sicheren Hinweisen auf frühkindliche Hirnschädigung.

18.20.2 Jaktationen

DEFINITION

Rhythmisches Hin- und Herwerfen des Kopfes oder des ganzen Körpers tritt vor dem Einschlafen oder im Schlaf auf.

EPIDEMIOLOGIE

- Häufiger bei Waisenhaus- oder Hospitalkindern;
- teilweise bis in die Pubertät dauernd;
- Jaktationen als Zeichen unbefriedigter subjektiver Bedürfnisse;
- beruhigen und besänftigen Erregungen
  (Vergleich: Schaukeln in der Wiege, auf dem Arm);
- Kinder in ihrer Motorik eingeengt,
- Kinder erfahren wechselvolles Verhalten hinsichtlich der Zärtlichkeitsbedürfnisse;
- häufiger bei unruhiger, inkonsequenter Mutter und strengem Vater;
- therapeutische Empfehlung:
  - ausreichender Auslauf der Kinder,
  - Spielfähigkeit und Zärtlichkeitsbedürfnis der Kinder pflegen.

18.20.3 Ticartige Erscheinungen

DEFINITION

Plötzlich auftauchende, unrhythmisch, unwillkürlich auftretende Körperbewegungen v. a. im Gesicht.

BEISPIELE

- Gesichtstic mit Grimassieren,
- ticartiges Zurückwerfen des Kopfes,
- ticartige Schulterzuckungen,
- Grunztics.

ZUM VERSTÄNDNIS

- Ausdrucksgeschehen mit Rückgriff auf präverbale Gebärdensprache;
- Umweltschäden härter, starrer, dauerhafter als bei Jaktationen;
- es besteht kein Ausweg in die rhythmische Bewegung;
- nicht selten spielt vordergründig eine sexuelle Problematik eine Rolle (Onanieverbote mit Androhung strenger Strafe);
- feindseliger Impuls zumeist objektbezogen, entwertend, herabsetzend;
- zwanghaft autoritätsabhängiger Charakter;
- auslösend: intensive Schreckerlebnisse;
- therapeutisch:
  - klärende Gespräche über berechtigte Wut in Versagenssituationen,
  - verhaltenstherapeutisch;
- Sonderform: Blepharosphasmus (Kompromiß zwischen Verschweigen, Verheimlichen bei gleichzeitigem Schauen und Zuwenden) (s.a. S. 463).

18.20.4 Schreibkrampf

DEFINITION

Unfähigkeit, ein Schreibinstrument richtig zu gebrauchen, obwohl alle Organe intakt sind und das Schreiben vorher perfekt beherrscht wurde.

FORMEN UND DIFFERENTIALDIAGNOSE DES SCHREIBKRAMPFES (AUS ZACHER 1989)

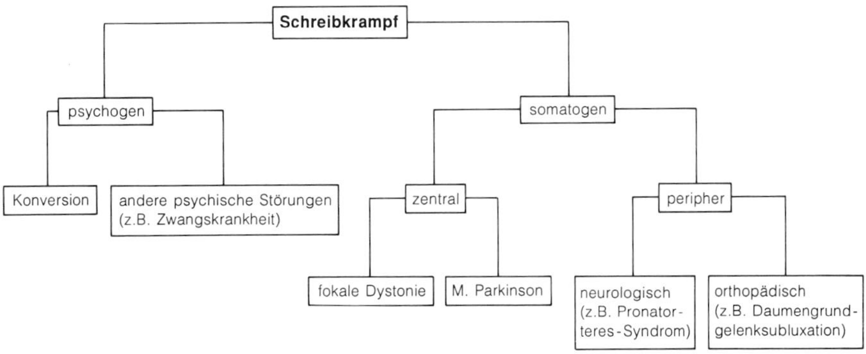

PSYCHODYNAMIK

- Eher im späten Jugend- oder Erwachsenenalter;
- Schreiben als Träger der Kompromißbildung innerer Konflikte;
- Betroffene meist zurückhaltend, auch unaufrichtig, wollen verschweigen;
- Kindern wird bei den ersten Schreibversuchen eine ausgeprägte Zuchtschrift nahegelegt (Dressurforderung pedantischer, leistungsehrgeiziger Eltern);
- besonders Patienten aus Rechts-, Finanz-, Versicherungswesen;
- Finger, Arm, Schreibgerät als phallisches Symbol;
- auslösend: Versuchung oder Versagung bei oral-kaptativen Impulsen mit Betrugs- und Verheimlichungswünschen;
- therapeutisch:
  - nonverbale Methoden,
  - progressive Muskelrelaxation,
  - autogenes Training,
  - Biofeedback,
  - VT-Techniken.

18.20.5 Störungen des Sprechens und der Sprache

- *Sprachentwicklungsstörungen*
  - Verzögerte Sprachentwicklung
  - Hörstummheit
  - Stammeln
  - Agrammatismus und Dysgrammatismus
  - Autonome Sprache;
- *Sprechstörungen (Redeflußstörungen)*
  - Stottern
  - Poltern;
- *Sprachabbau- und Sprachverlustsyndrome*
  - Sprachabbau bei Demenz-Prozessen
  - Sprachverlust bei Aphasien

Faktorenmodell für die Entstehung und Aufrechterhaltung frühkindlichen Stotterns (aus Johannsen nach Meyer und Wall 1988)

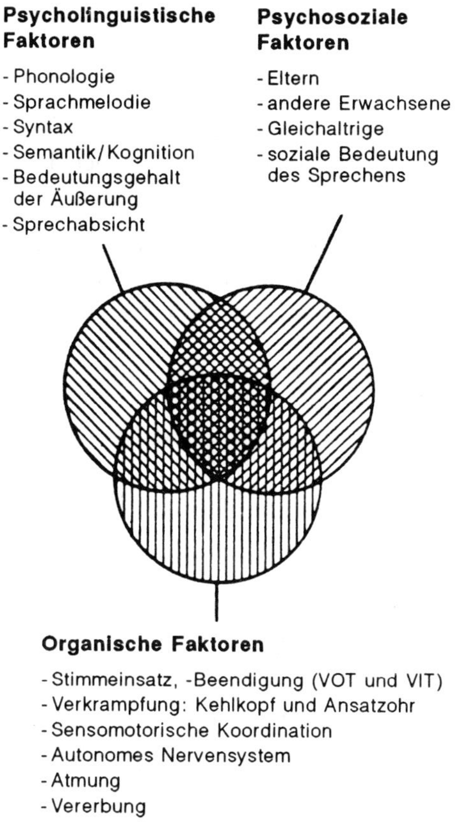

18.20.6 Stottern

Definition

Motorische Koordinationsstörung wahrscheinlich multifaktorieller Genese.

Epidemiologie

- Die meisten Kinder machen für kurze Zeit eine Phase unflüssigen Sprechens durch;
- bei 5% der Kinder besteht Stottern;
- bei 1% bleibt chronisches Stottern bestehen.

Formen

- Klonisches Stottern;
  äußerst sich in Wiederholungen bei Sprechbeginn;
- tonisches Stottern,
  äußert sich durch Blockierungen beim Sprechverlauf;
- tonisch-klonisches oder kombiniertes Stottern
  weist beide Komponenten auf.

Gefahr einer Chronifizierung des Stotterns besteht, wenn

- Unflüssigkeiten des Sprechens länger als 6 Monate dauern;
- Mitbewegungen des Gesichts, des Rumpfes, der Extremitäten auftreten;
- Dehnungen mit Tonhöhen- und Lautstärkenanstieg und Blockierungen auftreten;
- das Kind deutliche Reaktionen auf sein Symptom zeigt (z. B. Vermeiden bestimmter Laute);
- das Kind Defizite in der Sprachentwicklung oder Auffälligkeiten in der Mundmotorik zeigt;
- die Eltern bereits eine Chronifizierung annehmen;
- mindestens ein weiteres Familienmitglied stottert.

Psychodynamik

- Erlebnisanteil mit den eventuell vorhandenen Ziel- und Wunschvorstellungen, dem zugehörigen Ambivalenzkonflikt, den vorhandenen aggressiven Affekten, aus dem Bewußtsein *verdrängt*.
  Übrig bleibt: Rudiment einer im Ansatz versuchten Handlung bzw. eine Koordinationsstörung als Resultat ungeordneter und widerstreitender motorischer Impulse;
- Bereitwilligkeit zur Mitteilung ist erhalten,
  der Vollzug der Mitteilungswünsche ist unterdrückt;
- Kind ist hin- und hergerissen zwischen dem, was gesagt werden darf und was nicht:
  - hat die Tendenz, aggressiv-trotzig wütende Gedankeninhalte auszusprechen,
  - ist unsicher, ob bestimmte Dinge gefragt werden dürfen,
  - möchte eigene Gedanken zurückhalten;
- Verstärkung über Nachäffen des Symptoms;
- Impuls zur Mitteilung unterbrochen von einem Gegenimpuls zum Verschweigen;
- Mütter weisen häufig Redeschwall auf (hören Kind nicht zu, fallen ins Wort);
- häufig Unaufrichtigkeit der Familienkonstellation mit vorgetäuschter Pseudofriedfertigkeit (hinter der Fassade wird gegeneinander gehetzt);
- Kindern wird der „freche Mund", Schreien, Trotzverhalten verboten;
- auf kindliche Fragen werden oft verwirrende, widerspruchsvolle Auskünfte gegeben.

Therapie

- Kombinierter Ansatz:
  - familiäres und individuelles psychologisches Bedingungsgefüge berücksichtigen (Familien- und Kindertherapie, konfliktaufdeckende Maßnahmen),
  - Sprechmuster (Lautstärke, Rhythmus, Sprechtempo) des Kindes verändern, z.B. mit Verstärkungen (verhaltenstherapeutische Maßnahmen),

  - medikamentöse Therapieversuche mit Chlordiazepoxyd und Butyrophenonpräparaten.

18.20.7 Epileptische Kinder (s. S. 451–453)

- Psychopathologische Symptomatik bei 40 bis 50% aller an Epilepsie leidenden Kindern;
- bei 5 bis 10% der Kinder: psychotische Reaktionen;
- psychische Symptome in Verbindung mit Anfällen:
  - Prodromie,
  - Anfallssymptomatik,
  - postkonvulsives Psychosyndrom;
- psychosoziale Belastungsfaktoren bei epileptischen Kindern und Jugendlichen:
  - Chronizität der Erkrankung,
  - Erfahrung der Leistungsminderung,
  - Einschränkung der Lebensführung,
  - Vorurteile der Umgebung,
  - Fehlerziehung,
  - familiäre Stigmatisation,
  - Einschränkungen bei Berufswahl und Arbeitsplatzchancen;
- häufige Erziehungsfehler:
  - übermäßig verwöhnt oder kontrollierend,
  - extreme enge Mutter-Kind-Beziehung bei wenig Außenkontakten,
  - Tabuisierung des Themas „Epilepsie".

18.21 Chronische Krankheiten – psychosoziale Aspekte

- Jedes 10. Kind leidet unter einer chronischen Krankheit;
- dadurch hoher Rehabilitationsbedarf;

PSYCHOSOZIALE ASPEKTE

- psychosoziale Adaption ist zentraler Bestandteil der Entwicklung chronisch kranker Kinder und Jugendlicher. Determinanten (nach Steinhausen 1996):
  - Krankheitsbedingungen (z. B. Art der Erkrankung, Verlauf, Hospitalisierungsbedarf),
  - lebensgeschichtliche Belastungen (z. B. Verluste, Beziehungskrisen in Familie, Schule oder mit Gleichaltrigen),
  - Persönlichkeit des Kindes (Alter, Entwicklungsstand, Bewältigungsmöglichkeiten, Geschlecht),
  - Adaption der Familie (z. B. Krisen, Konflikte, deren Bewältigungsmöglichkeiten; Möglichkeiten zur Aktivierung von Ressourcen),
  - soziale Umwelt (z. B. Isolierung, Anteilnahme, Unterstützung).

- Psychische Störungen bei chronisch kranken Kindern und Jugendlichen:
  - depressive Verstimmungen,
  - Ängstlichkeit,
  - sozialer Rückzug,
  - Störungen des Sozialverhaltens,
  - dissoziale Störung,
  - schlechte Compliance,
  - Beziehungsschwierigkeiten mit sozialer Isolation,
  - Defizite hinsichtlich sozialer Fertigkeiten,
  - Schulschwierigkeiten.

ZIELE DER REHABILITATION

- Integrierte somatische und psychosoziale Behandlung,
- medizinische Krisenprävention und Symptomkontrolle,
- Entwicklung und Durchführung von Behandlungsplänen,
- Prävention und Rehabilitation psychischer Störungen und sozialer Isolation,
- psychosoziale Adaption an wechselnde Krankheitsverläufe und Belastungen durch Selbstakzeptanz und krankheitsbezogener Kompetenz,
- sozioökonomische und materielle Sicherung.

MIT HILFE VON

- Aufklärung,
- Beratung der Familie,
- Schulungsprogrammen,
- psychologischer Prävention:
  - Angstreduktion bei diagnostisch-therapeutischen Maßnahmen durch Vorbereitung und Aufklärung,
- Elterngruppen und Elterntraining,
- Psychotherapie:
  - Einzelpsychotherapie für das Kind oder die Eltern,
  - Gruppentherapie für Kinder und Jugendliche,
  - Partnertherapie,
  - Verhaltenstherapie,
  - Familientherapie.

18.22
Psychotherapie bei Kindern

Durch die Möglichkeit der Berücksichtigung frühkindlicher Entwicklung und deren pathologischer Auswirkungen ist es – bei entsprechender Ausbildung der Therapeutin – möglich geworden, bereits früh – gleichsam prophylaktisch – neurotisches Geschehen erfolgreich zu behandeln.

VORAUSSETZUNGEN

- Spezielle, qualifizierte, langjährige Ausbildung zum Kinder- und Jugendlichentherapeuten (früher: Psychagogen);
- eingehende tiefenpsychologische Anamnese mit Beantwortung der Frage, ob unbewußte Trieb- und Abwehrmechanismen zu den Krankheitssymptomen geführt haben.

Kind und Eltern während der Psychotherapie (nach Heymann 1988)

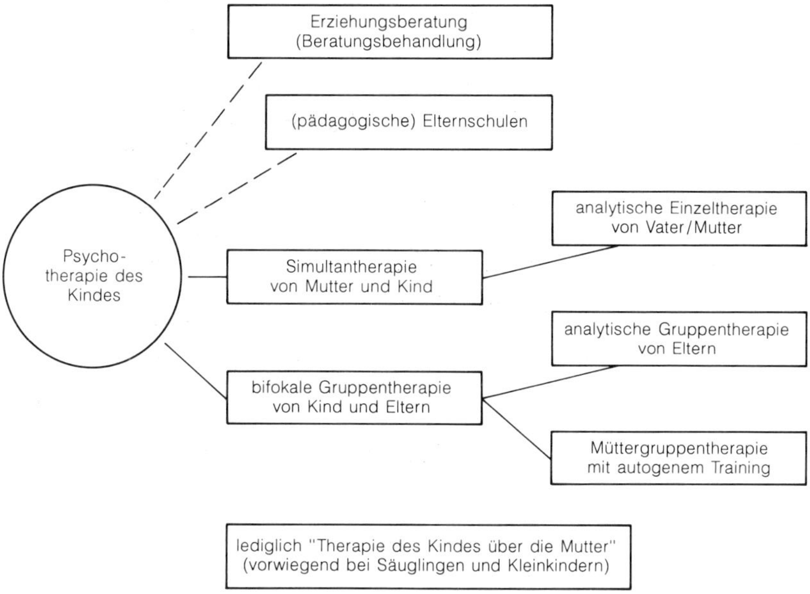

Behandlungsziel

1. Schritt: Auflösung irrationaler Ängste und Schuldgefühle oder des spezifischen Triebkonflikts,
2. Schritt: Folgezustände der Gehemmtheiten abbauen.

Therapie

- Alter zwischen 5 und 8 Jahren,
- nichts darf aufgezwungen werden,
- Übertragung im üblichen Sinne nicht möglich,
- Kommunikation über das Spiel,
- Kind wählt das Spiel selbst aus,
- Rollenspiele, Kasperle, symbolische, psychodramatische, musikalische Spiele im Wechsel,
- zu Gestaltung: Farben, Ton, Plastilin, Holz, Papier anbieten,
- Mitarbeit der Eltern entscheidend (wenigstens Mütterberatung, besser Familientherapie),
- „Spiel als Weg zum Unbewußten".

Stationärer Aufenthalt

- Indikationen:
  - Bedrohlicher Gesundheitszustand (z. B. Anorexia nervosa, Colitis ulcerosa, Asthma bronchiale),
  - Notwendigkeit einer gleichzeitigen somatischen Psychotherapie,
  - Milieukonstellation, die eine ambulante Psychotherapie unmöglich macht:
    Angehörige haben keine positive Einstellung zur Therapie, Unterbrechen eines Circulus vitiosus durch Milieuwechsel (z. B. Schlafstörungen, Anorexia nervosa),

- weit abgelegener Wohnort ohne Möglichkeit zur ambulanten Psychotherapie;
- Formen:
  - Arbeit mit Eltern (damit das Kind nicht in altes Milieu zurückkommt),
  - Milieutherapie („therapeutische Atmosphäre");
- individuelle Therapie;
- Therapie in Gruppen.

Literatur

Biermann G (1976a) Die Psychotherapie des kindlichen Asthma bronchiale. In: Biermann G (Hrsg) Handbuch der Kinderpsychotherapie. Reinhardt, München

Biermann G (1976b) Psychohygiene und Mandeloperation. In: Biermann G (Hrsg) Handbuch der Kinderpsychotherapie. Reinhardt, München

Biermann G (1976c) Kinderpsychotherapie in der ärztlichen Praxis. In: Biermann G (Hrsg) Handbuch der Kinderpsychotherapie. Reinhardt, München

Bürgin D (1993) Die psychische Krise im Jugendalter. Z Allg Med 69:791–796

Dührssen A (1969) Psychogene Erkrankungen bei Kindern und Jugendlichen. Vandenhoek & Ruprecht, Göttingen

Dührssen A (1971) Psychotherapie bei Kindern und Jugendlichen. Vandenhoeck & Ruprecht, Göttingen

Frey C (1992) Psychosoziale Aspekte der Zystischen Fibrose. Schweiz med Wschr 122:117–122

Heymann F von (1988) Pädiatrie III. Psychosomatischer Symptomenkreis. Ther Gegenwart 127:71–72

Johannsen HS, Schulze H (1988) Frühkindliches Stottern. Z Allg Med 64:125–130

Knölker U (1987) Appetit- und Schlafstörungen im Kindesalter. Z Allg Med 63:104–108

Müller-Küppers M (1981) Die Psychosomatik im Kindesalter. In: Jores A (Hrsg) Praktische Psychosomatik. Huber, Bern

Myers FL, Wall MJ (1982) Toward an integrated approach to early childhood stuttering. J Fluency Disord 7:47–54

Remschmidt H (1979) Psychische Entwicklungsstörungen im Kleinkinder- und Vorschulalter. MMW 121:1067–1071

Schwidder W (1952) Zur poliklinischen Behandlung psychogener Erkrankungen des Kindes- und Jugendalters. Prax Kinderpsychol 1:33

Schwidder W (1969) Psychosomatik und Psychotherapie der Ulkuskrankheit im Kindesalter. In: Biermann G (Hrsg) Handbuch der Kinderpsychotherapie, Bd II. Reinhardt, München

Sperling M (1969a) Psychotherapeutische Aspekte des kindlichen Bronchialasthmas. In: Biermann G (Hrsg) Handbuch der Kinderpsychotherapie, Bd II. Reinhardt, München

Sperling M (1969b) Psychotherapeutische Aspekte der Colitis ulcerosa bei Kindern. In: Biermann G (Hrsg) Handbuch der Kinderpsychotherapie, Bd II. Reinhardt, München

Spitz R (1967) Vom Säugling zum Kleinkind. Klett, Stuttgart

Steinhausen HC (1996) Psychosoziale Aspekte bei chronischen Krankheiten im Kindes- und Jugendalter. Dtsch Ärzteblatt 93:2553–2555

Suchodeletz W v (1993) Psychische Störungen bei epileptischen Kindern. Z Allg Med 69:806–810

Zacher A (1989) Der Schreibkrampf – fokale Dystonie oder psychogene Bewegungsstörung? Eine kritische Literaturstudie. Fortschr Neurol Psychiatr 57:328–336

Kapitel 19

Gynäkologie und Geburtshilfe

EINFÜHRUNG

Die Stellung der Frau, ihre seelische und körperliche Gesundheit sind wesentlich von den sich rasch ändernden Bedingungen unserer Gesellschaft abhängig. Die psychosozialen Gegebenheiten, die Rollenerweiterungen an die Frau und ihre Mehrfachbelastung als Geliebte, Liebende, Mutter, Hausfrau und Berufstätige, führen allzu leicht zu Krisensituationen - meist im zwischenmenschlichen Bereich - die teilweise nur mit körperlicher Krankheit „bewältigt" werden können und zu einem entsprechenden Symptomangebot führen. Diese Zusammenhänge zu erkennen wird zu einer zunehmend verantwortungsvolleren Aufgabe für den Gynäkologen und Geburtshelfer.

PSYCHOSOMATISCHE FUNKTIONSSTÖRUNGEN IN DER GYNÄKOLOGIE

- Blutungs- und Zyklusstörungen:
  - Anorexia nervosa,
  - Pseudogravidität,
  - primäre Amenorrhö,
  - sekundäre Amenorrhö,
  - Dysmenorrhö,
  - prämenstruelles Syndrom,
  - Metrorrhagie,
- Klimakterium,
- Pelipathiesyndrom,
- chronisch-rezidivierende Adnexitis,
- psychogener Fluor genitalis,
- psychogener Pruritus vulvae,
- Endometriose.

PSYCHOSOMATISCHE FUNKTIONSSTÖRUNGEN IN DER SCHWANGERSCHAFT

- Hyperemesis gravidarum,
- psychogener und habitueller Abort,
- EPH-Gestose,
- Angst-Spasmus-Syndrom bei Gebärenden,
- psychologische Probleme des Schwangerschaftsabbruchs.

WEITERE PSYCHOSOMATISCHE PROBLEMSTELLUNGEN

- Sterile Partnerschaft,
- Sexualstörungen,
- Reproduktionsmedizin,
- artefizielle Syndrome.

19.1 Blutungs- und Zyklusstörungen

Die Blutungsstörungen weisen auf Störungen des sehr sensiblen hormonellen Systems hin, die meistens mit der psychosexuellen Entwicklung und Identitätsbildung in Zusammenhang stehen.

Vorkommen bei

- Anorexia nervosa (s. S. 215–220, 397),
- Pseudogravidität:
  - gesamte psychische Energie auf das „erwartete Kind" ausgerichtet;
- primärer Amenorrhö:
  - bei 80% organische Ursache,
  - psychisch: Störung der psychosexuellen Entwicklung, dominierende Mütter blockieren Entwicklung der Töchter;
- sekundärer Amenorrhö:
  - bei 80% psychosomatische Genese,
  - psychische Konflikte:
    Angst vor Verlust der Sicherheit, Geborgenheit,
    Ablehnung, Abwehr des Sexualtriebes,
    Identitätsprobleme;
- Dysmenorrhö:
  - beeinträchtigte Ovarialfunktion mit erhöhter Prostaglandinsynthese,
  - psychisch: Rollenfindungskonflikte der jungen Frau;
- prämenstruelles Syndrom:
  - somatisch:
    Sekretionsabfall von Östradiol und Progesteron,
    Änderungen der Mineralokortikoide (Aldosteron),
    erhöhter Prolaktinspiegel,
  - psychisch:
    negatives Erleben der Menstruation bei neurotischen Ich-Störungen und geringem Selbstwertgefühl: narzißtische Problematik, gestörte Annahme der weiblichen psychosexuellen Rolle bei ödipaler Problematik,
  - therapeutisch:
    analytisch-aufdeckend,
    körperentspannende Verfahren,
    oft keine Behandlung, evtl. mildes Analgetikum,
    Tranquilizer setzen Reizbarkeit herab;

- Metrorrhagie:
  - Kontakt- oder Abwehrblutung,
  - ambivalente Einstellung gegenüber Partner und/oder Sexualität überhaupt,
  - „Trennungsblutungen" als ausgefallene Trauerreaktion.

19.2 Klimakterium

Das Klimakterium weist auf das endgültige Ende der biologischen Zeugungsfähigkeit hin und verlangt innere Sicherheit, Stabilität.

DEFINITION

„Wechseljahre", krisenhafte Reifungsphase, in der die Auseinandersetzung mit dem Altern und damit verbundenen seelischen Konflikten und sozialen Veränderungen geleistet werden muß.

EPIDEMIOLOGIE

Weniger Beschwerden bei Frauen
- mit später Menarche,
- die nie schwanger waren,
- die unverheiratet waren,
- die aus oberen sozialen Schichten stammen.

PSYCHOSOMATISCHE STÖRUNGEN ALS FOLGE

- endokriner Veränderungen:
  - Hitzewallungen (70%), Schweißausbrüche (54%), Schwindel (46%),
  - Kopfschmerzen, Schlaflosigkeit, Depressionen;
- des Alterungsprozesses:
  - Müdigkeit, Nervosität, depressive Verstimmungen, Nachlassen der Libido, hypochondrische Überbewertung einzelner Körperfunktionen,
  - Angstneurose mit
    ängstlichen Erwartungen,
    nächtlichen Angstanfällen mit somatischen Äquivalenten,
    phobischen Erscheinungen,
  - Zwangsneurose mit
    Zwangsgedanken, -grübeln, Zweifeln,
    Schuldgefühle, abgewehrt durch Perfektionismus,
  - Depressionen (häufig mit typischen somatischen Begleiterscheinungen).

PSYCHODYNAMIK

- Verändertes Körperbild mit zunehmender Verunsicherung des Selbstwertgefühls und Auftreten von:
  - depressiven Verstimmungen,
  - psychosomatischen Beschwerden;
- Angst, Anziehung auf Männer zu verlieren, kann zu anklammernden Beziehungen führen;

- Hormonmangel kann körperliche Veränderungen im Genitalbereich nach sich ziehen und die sexuelle Erlebnisfähigkeit beeinträchtigen;
- Konfliktsituationen durch veränderte Rollenanforderungen:
  - Kinder verlassen das Elternhaus,
  - eigene Eltern werden hilfsbedürftiger und versetzen Frau wieder in die Tochterrolle,
  - Partner (oft auf Höhepunkt beruflicher Karriere) wird fremder erlebt.

THERAPIE

- Kombination von Gesprächen (insbesondere hinsichtlich des verunsicherten Selbstwertgefühls);
- körperentspannende Verfahren;
- medikamentös.

19.3 Pelvipathiesyndrom

Die vielen Synonyma des Pelvipathie-Syndroms weisen auf eine Unsicherheit der ätiologischen Bestimmung hin, die mit Hilfe psychodynamischen Zugangs oft behoben werden kann.

DEFINITION

Polysymptomatisches Krankheitsbild mit dem Leitsymptom Unterbauchschmerzen.

Zusätzliche Symptome:
- Sexualstörungen, Dysmenorrhö, psychogener Fluor, prämenstruelle Beschwerden;
- Magenbeschwerden, hypotone Kreislaufstörungen, Kopfschmerzen.

SYNONYMA (CA. 150)

- Pelipathia nervosa, vegetativa,
- Parametropathia spastica,
- „pelvis congestion syndrome",
- „pelvic pain",
- neurovegetative Störungen im kleinen Becken.

PSYCHODYNAMIK

- Problem um die Auseinandersetzung mit sexuellen und Geborgenheitswünschen bei innerer Vereinsamung;
- Abwehr sexueller Wünsche des Partners;
- Pelipathiesyndrom als Rückzug auf überwertig gelebte Beziehung zum eigenen Kind;
- gestörte Entwicklung weiblicher Identität;
- eigene, insbesondere sexuelle Wünsche zurückgedrängt, nicht wahrgenommen (Patientinnen fühlen sich als Sexualobjekt mißbraucht);
- Geborgenheitswünsche stehen im Vordergrund;

- 2 Gruppen von Patientinnen:
  - fordernd-destruktives Verhalten mit versteckter Vorwurfshaltung,
  - Patientinnen verleugnen Depressionen, klagen über zahlreiche Beschwerden, die auf Schmerzen bezogen werden;
- Auslösesituationen:
  - Trennungs- und Verlustsituationen (Scheidung),
  - Verlust überwertiger sozialer Bezüge (Aufgabe, Kündigung des Arbeitsplatzes).

THERAPIE

- Stabilisierung der Arzt-Patienten-Beziehung durch vorsichtige Einbeziehung psychischer Konfliktsituationen in die Allgemeindiagnostik;
- damit Vorbeugen der organischen Fixierung;
- konfliktzentrierte Gespräche;
- körperentspannende Verfahren.

19.4 Chronisch-rezidivierende Adnexitis

Die von einer chronisch-rezidivierenden Adnexitis betroffenen Frauen können sich oft nicht zwischen zwei Partnern entscheiden.

DEFINITION

Entzündung der Adnexe als akute Infektion; Rezidiv oft ohne Organbefund.

PATHOPHYSIOLOGIE

- Abfuhr angestauter aggressiver Impulse über die Sexualität wird behindert, → neuromuskuläre Fehlinnervation mit Tubenspasmen und Kontraktionen der vegetativen Muskulatur im kleinen Becken → Stase → Hypoxie → Ödembildung (in der Perisalpinx) → Hypersekretion → Resistenzminderung → Entzündung durch vorhandene Keime.

PSYCHODYNAMIK

- Häufig neurotische Persönlichkeitszüge mit konfliktreichen Partnerbeziehungen;
- keine Entscheidung zwischen 2 Partnern:
  - ein Partner „Vatertyp", verständnisvoll, antriebsarm, immer verfügbar,
  - der andere „Don-Juan-Typ", aktiv, willkürlich, unzuverlässig – befriedigt sexuelle Bedürfnisse (Zweipartnerschema);
- Anlehnungs- und Geborgenheitswünsche und sexuelle Sehnsüchte auf 2 Partner projiziert;
- dadurch Dauerkonflikt.

Zwei zentrifugal desintegrierend erlebte Impulse bei Adnexitis-Patientinnen (aus Richter/Stauber 1996)

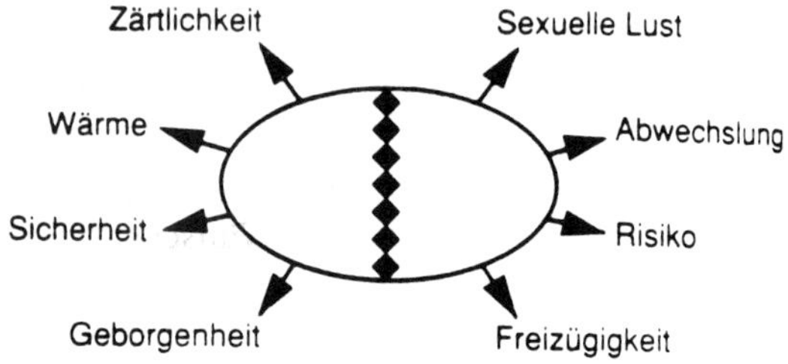

Therapie

- Basiskonflikt ansprechen und bearbeiten,
- konfliktaufdeckend-analytisch,
- Partnertherapie,
- körperentspannend.

Fallbeispiel

Die 27jährige Finanzamtsangestellte kommt mit Depressionen, Angstzuständen, Magenbeschwerden und einem zu niedrigen Blutdruck in die psychosomatische Sprechstunde. Sie hat zusätzlich rezidivierende Adnexitiden, die sie nur nebenbei erwähnt. Diese Beschwerden bestehen seit etwa einem Jahr. Sie ist zusammen mit ihrem um 5 Jahre jüngeren Bruder in einem ordentlichen, emotional kargen Haushalt aufgewachsen. Der Vater ist als Bauleiter viel unterwegs, auch für längere Zeit immer wieder im Ausland. Er verehrt seine Tochter, die ihn bei der Heimkehr am Flugplatz abholen muß. Die Mutter ist pedantisch sauber und korrekt, weitgehend zu Hause, ohne viel Außenkontakte. Die Patientin wird zu einer sympathischen, ordentlichen, offen-freundlichen, attraktiven jungen Frau erzogen, die, sehr auf Leistung und Ehrgeiz bedacht, Zusatzausbildungen absolviert und in ihrem Beruf sehr erfolgreich ist. Zu Hause habe es geheißen, sie müsse bis 20 verheiratet sein, sonst finde sie niemanden mehr.

Sie ist in ihrer aufgeweckt-charmanten Art begehrt, hat eine Reihe von Freundschaften. Seit einem Jahr steht sie vor der Entscheidung, ob sie sich einem verläßlichen, einer Familie zugewandten, beruflich erfolgreichen, Mann oder einem sehr sportlichen, aktiven, attraktiven, wenig ehrgeizigen jedoch expansiven Mann zuwenden soll. Beide Freundschaften bestehen seit längerer Zeit. Der erstgenannte Freund erfährt von der Doppelrolle vor einem Jahr und verlangt eine Entscheidung. Zu dieser ist die Patientin nicht fähig, „larviert" sich durch, zieht sich in ihre Unterleibssymptome zurück und verwehrt sich damit mal dem einen, mal dem anderen Partner.

19.5
Fluor genitalis

Psychodynamisch gesehen verbirgt sich hinter dem Symptom des Fluor genitalis häufig eine unbewußte Abwehr der Erfüllung sexueller Wünsche.

AUSFLUSS DURCH

- Hypersekretion der Zervix- und Scheidentranssudation bei Erregung,
- vermehrte Ausschüttung der Bartholini-Drüsen,
- sekundäre Veränderung des Scheidenmilieus.

Meist sind mehrere erfolglose Behandlungen (Scheidenspülungen, Ovula, Salben, Tabletten, Portioschorfungen) vorausgegangen, bei Patientinnen Überbetonung der Beschwerden durch Angst vor Krebs oder venerischer Erkrankung.

PSYCHODYNAMISCHE FORMEN DES FLUOR

- Libidofluor:
  direkter Ausdruck unerfüllter sexueller Wünsche;
- Abwehrfluor:
  Befriedigung sexueller Wünsche abgewehrt (unbewußt nicht akzeptabel, negative frühere Erfahrungen);
- Gewissensfluor:
  ähnlich Abwehrfluor, Über-Ich-Problematik ausgeprägter, Fluor als Strafe erlebt.

THERAPIE

- Ärztliches, konfliktzentriertes Gespräch,
- Partnertherapie,
- körperentspannende Verfahren,
- spezifisch je nach Ursache.

19.6
Pruritus vulvae

Bei dem Pruritus vulvae ist die Sexualität oft tabuisiert.

DEFINITION

Starker, oft unstillbarer Juckreiz mit folgendem Kratzen, Verletzungen und Sekundärinfektionen.

PSYCHODYNAMIK

- Abwehr mit Abneigung gegen den Partner;
- Angst vor Schwangerschaft, Infektionen, Verbotenem;
- hysterisches Ausdruckssymptom mit verkappten Selbstbefriedigungswünschen (Masturbation ohne Gewissenszwang);
- Sexualität oft stark tabuisiert;
- Zerrform einer allgemeinen sexuellen Erregung.

THERAPIE

- Aufdecken der Konflikte, meist psychoanalytisch;
- körperentspannende Verfahren;
- evtl. medikamentös (je nach Ursache).

19.7 Endometriose

Patientinnen mit einer Endometriose haben häufig Schwierigkeiten in der Annahme der eigenen Geschlechtsrolle und zeigen – verdeckt – aggressive Gefühle den Männern gegenüber.

DEFINITION

Vorkommen von Endometrium-ähnlichem Gewebe außerhalb der physiologischen Schleimhautauskleidung des Uterus, das ähnlichen zyklischen Veränderungen unterworfen ist wie das Endometrium:

- Vorkommen von Uterusschleimhaut außerhalb des Uterus,
- bei Sterilitätspatientinnen sehr häufig (70–80%).

SYMPTOME

- Dysmenorrhö,
- zyklische Unterleibsschmerzen,
- Dyspareunie,
- Schmerzen bei Darmentleerung.

ÄTIOLOGIE

- Unbekannt, zu Beginn hormonelle Veränderungen;
- pathologisches Tiefenwachstum;
- Verschleppung oder
- Implantation von menstruell abgestoßenem Endometrium;
- Metaplasie von embryonalem Zölomepithel.

PSYCHODYNAMIK

- Erhöhte Angst- und Streßbereitschaft;
- Frage der Geschlechtsidentität (mit Zurückweisung der weiblichen Rolle, Aggressivität gegen den Mann; Identifikation mit der männlichen Rollenvorstellung);
- MMPI: Häufung von Zeichen für Konversionssymptome;
- Rorschachtest: häufige sexuelle Konflikte;
- bei Einsetzen der Menstruation fühlt sich Frau negativ, übersensibel, aggessiv;
- nach außen Bild extremer Weiblichkeit;
- verdeckte Aggression gegen die Männer;
- Unsicherheit, versucht sozialen Erwartungen zu entsprechen,
- sterile Frauen erleben ihre Mütter als emotional kalt, zurückweisend;
- mehr körperliche Beschwerden (z.B. Magen);
- Menstruation durch eigene Mutter negativ vermittelt;
- Beziehung zum Vater konfliktreich;
- keine offene Auseinandersetzung mit Konflikten in der Familie;

- Sexualität in Familie tabuisiert;
- Pubertätserleben problematisch;
- Annahme der Frauenrolle schwierig;
- Mütter eher schwach, wenig aggressiv;
- frühe Defizite („zu kurz gekommen" - deshalb betonter Kinderwunsch?).

THERAPIE

- Konfliktaufdeckend, wenn möglich
- körperentspannend.

19.8 Psychosomatische Probleme bei Schwangerschaft und Geburt

ANGSTHIERARCHIE BEI SCHWANGEREN (AUS RICHTER/STAUBER NACH PERREZ ET AL. 1996)

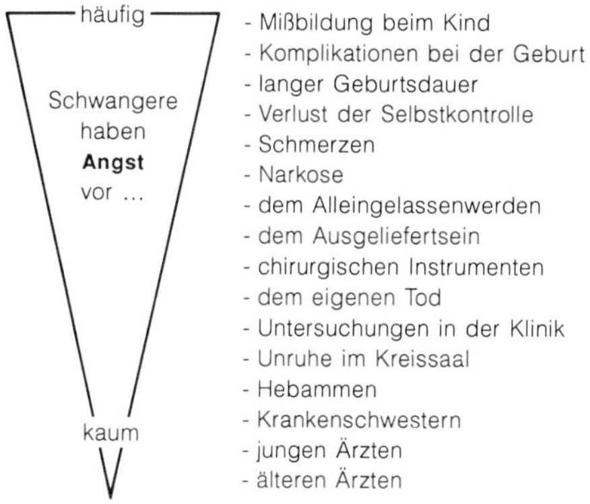
häufig
Schwangere haben **Angst** vor ...
kaum
- Mißbildung beim Kind
- Komplikationen bei der Geburt
- langer Geburtsdauer
- Verlust der Selbstkontrolle
- Schmerzen
- Narkose
- dem Alleingelassenwerden
- dem Ausgeliefertsein
- chirurgischen Instrumenten
- dem eigenen Tod
- Untersuchungen in der Klinik
- Unruhe im Kreissaal
- Hebammen
- Krankenschwestern
- jungen Ärzten
- älteren Ärzten

19.8.1 Hyperemesis gravidarum

DEFINITION

Bis zu mehrmals täglichem Erbrechen mit der Gefahr von Elektrolytstörungen und Mangelernährung des Fetus.

PSYCHODYNAMIK

- Verdrängte orale und aggressive Impulse werden durch die Schwangerschaft aktualisiert und behindern die Entwicklung einer befriedigenden Symbiose zwischen Mutter und Kind (Fetus wird zum Mitesser, zum „oralen Konkurrenten").

THERAPIE

- Besserung gleich nach stationärer Aufnahme („Mutterklinik" erleichtert die Last des „Mitessers");
- haltende, stützende Zuwendung des Gynäkologen.

19.8.2 Psychogener und habitueller Abort

- Abort hat meist eine organische Ursache, aber auch
- ambivalente Einstellung zum Kind:

- Bestätigung der Weiblichkeit,
- fühlen sich der Aufgabe nicht gewachsen,
- vorausgegangene Fehlgeburt löst ängstliche Erwartungshaltung aus.

19.8.3 EPH-Gestose

Hinter einer EPH-Gestose verbergen sich nicht selten ambivalente Gefühle der bevorstehenden Mutterrolle gegenüber.

DEFINITION

Schwangerschaftsspezifische Erkrankung mit den Leitsymptomen Ödem (engl. „*e*dema"), *P*roteinurie, *H*ypertonie.

PSYCHODYNAMIK

- Selbstwertgefühl der Frau mit Konfrontation der Schwangerschaft in Frage gestellt;
- narzißtische Wut wird mobilisiert und mit zwanghaft-depressiven Abwehrformationen beantwortet:
  - „gestotische Beziehung" (Verknüpfung von Affekt und Abwehr) kann sich über humorale und vasomotorische Veränderungen auf das Kind auswirken;
- entwicklungspsychologisch:
  - symbiotische Beziehung zu kalten Müttern,
  - Hoffnung, sich über enge Beziehung zum entstehenden Kind von der Mutter zu lösen bei gleichzeitiger Angst, das Kind auszubeuten;
- Ambivalenz zwischen
  - Wunsch nach Selbstverwirklichung und
  - Angst vor Verlust der Mutter und Bedrohung durch das Kind.

19.8.4 Angst-Spasmus-Syndrom

FURCHT VOR WEHEN KANN ZUM ANGST-SPASMUS-SYNDROM FÜHREN, AN DESSEN ENDE EIN NEGATIVES GEBURTSERLEBNIS STEHT (AUS LEHMANN 1983)

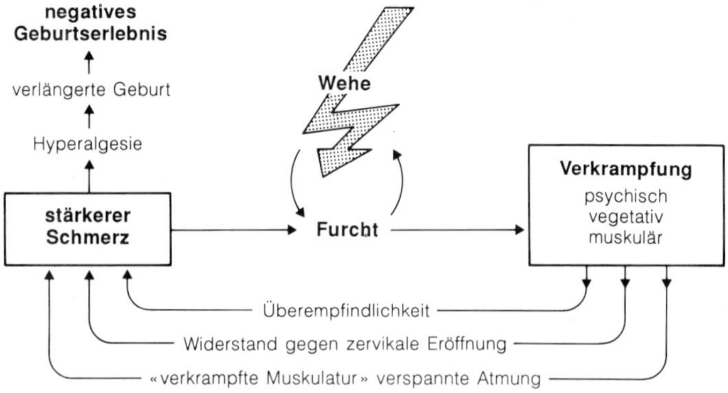

THERAPIE

Psychosomatische Empfehlungen für den Umgang mit der Gebärenden

Ziel: Sichere, angstfreie, schmerzarme, möglichst natürliche Geburt als individuelles Geburtserlebnis.

- Einfühlsamer Umgang mit der Gebärenden (Angstreduktion):
  - durch die Hebamme (Akzent auf Zuwendung),
  - durch den Arzt (Akzent auf Sicherheit);
- Anwesenheit des Partners/vertrauter Bezugsperson:
  - als Helfer bei der Verarbeitung von Wehen (spart Analgetika),
  - als Vermittler von Geborgenheit;
- individualisierte Schmerzerleichterung, „Geburtserleben" der Gebärenden möglichst erhalten!
- Förderung des sofortigen Kontakts von Mutter und Kind durch intensiven Hautkontakt und frühes Anlegen des Kindes.

19.8.5 Probleme des Schwangerschaftsabbruchs

Hinter den realen Gründen zum Schwangerschaftsabbruch stehen häufig tiefer liegende Konflikte, die durch die Abruptio nicht behoben werden.

PSYCHODYNAMIK

3 Gruppen von Frauen – die

- verleugnen, mit dem Versuch, die Gedanken an die Abtreibung zu verdrängen,
- projizieren und die „Schuld der Entscheidung" auf andere schieben,
- sich immer wieder mit dem Abbruch konfrontieren und sich mit ihren Problemen auseinandersetzen.

PSYCHISCHE SPÄTFOLGEN (BEI CA. 75% DER FRAUEN)

- Reue- und Schuldgefühle,
- depressive Zustände,
- Angstzustände,
- funktionelle Körperbeschwerden.

THERAPIE

Schwangerschaftskonfliktberatung unter Berücksichtigung der tiefenpsychologischen Dimension.

19.8.6 Sterile Partnerschaft

Hinter einer sterilen Partnerschaft stehen entwicklungspsychologische Defizite, die konfliktorientiert aufgearbeitet werden können.

PSYCHODYNAMIK

- Jede 4. Frau, die wegen Sterilität in Behandlung kommt, ist aus psychischen Gründen steril;
- verbunden mit anderen psychosomatischen Symptomen, psychosozialem Streß im beruflichen wie familiären Bereich;
- häufig anklammernd-symbiotisches Beziehungsmuster der Partner.

STERILITÄT: PROBLEM DER AMENORRHÖ

- Charakterneurose mit prägenitalen Objektbeziehungen;
- archaische Abwehrmechanismen;
- diese Patientinnen wirken:
  - unauffällig, normativ gebunden,
  - vordergründig unterwürfig,
  - jedoch große Anspruchhaltung,
  - fast hektische Aktivität,
  - problematische Kindheit mit frühen Objektverlusten.

PSYCHODYNAMIK DER STERILITÄT

Frühe Deprivation → Geheimhaltung des Angewiesenseins auf das mütterliche primäre Objekt → Kompensation durch starke Anpassungsmechanismen und durch Identifikation mit der väterlichen Figur → Umkehr der Angewiesenheit auf das mütterliche Objekt nach außen → dieses erscheint jetzt angewiesen auf die (allerdings sterile) Frau; damit Vortäuschen einer pseudoreifen Struktur.

Fazit: Kinderwunsch umfaßt Verlust der Mutter durch eigene Mutterschaft und Notwendigkeit, sich zum Vater zu bekennen (zu dem nur eine defekte abwehrbedingte Identifizierung vollzogen).

Folge: Mobilisierung von Ängsten, die Hintergrund der hormonellen Dysregulation sein können (pubertäre Hormonwerte dieser Frauen);
erhöhte Erregbarkeit gegen die Objekte gerichtet;
Kinderwunsch = Wunsch nach Veränderung der Situation.

Psychosomatische Sterilitätsfaktoren (aus Koller et al. 1987)

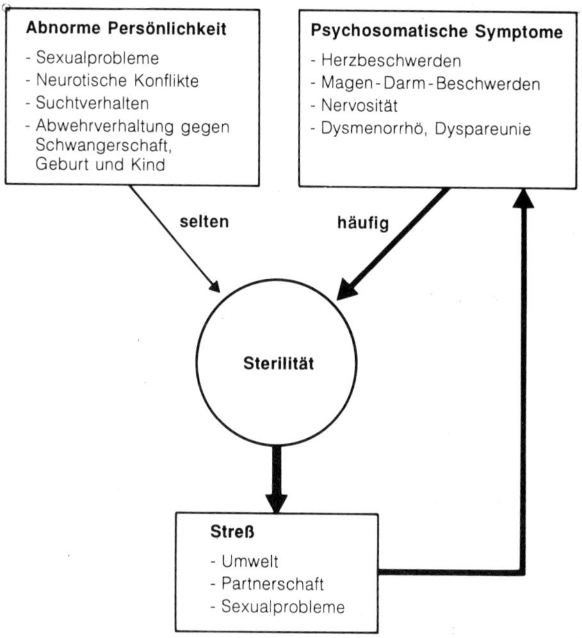

Folgen der Sterilität

- Störungen des Selbstwertgefühls;
- depressive Stimmungslage;
- Verleugnung der Realität mit unrealistischen Hoffnungen,
- projektive Abwehr, wobei die Unzufriedenheit auf die insuffizienten Ärzte oder den subfertilen Partner geschoben wird;
- ausgeprägter Leidensdruck verbunden mit Schuld- und Insuffizienzgefühlen und Isolationstendenz steriler Paare.

Persönlichkeitstypen

- Körperlich und seelisch unreife Frauen;
- männlich-aggressive Frauen, die Weiblichkeit und Mütterlichkeit ablehnen;
- Frauen mit unreifer und abhängiger Persönlichkeit, die sich hinter einem aggressiven und dominanten Verhalten verbirgt,
- weiblich-erotische Frauen, die Mutterschaft als Quelle von Sorgen und Häßlichwerden fürchten.

Therapie

- Aufbau einer emotional guten Beziehung zwischen Arzt und sterilem Paar,
- keine vorzeitige somatische Therapie,
- verkrampfte Kinderwartungshaltung durch Entspannungsmöglichkeiten vermeiden.

19.8.7 Sexualstörungen (s. auch S. 333–339)

Sogenannte *primäre* sexuelle Störungen resultieren aus der individuellen Sozialisation und können in der Partnerschaft zu Krisen und damit zu beiderseitigen Erkrankungen führen. *Sekundäre* Sexualstörungen entstehen aus gestörten bzw. neurotischen partnerschaftlichen Interaktionen.

SEXUELLE ERLEBNISSTÖRUNGEN

- Störungen der Libido (Hypolibidimie, Alibidimie);
- Anorgasmie: das Erleben des Orgasmus bedeutet Regression auf eine weniger differenzierte und kontrollierte psychische Entwicklungsstufe, Orgasmusstörungen können z.B. aus einer Ich-Schwäche resultieren, die eine solche Regression und Selbstaufgabe als bedrohlich und gefährlich erscheinen läßt.

SEXUELLE FUNKTIONSSTÖRUNGEN

- Pelvine Kongestion,
- Dyspareunie,
- Vaginismus, Lubricatio deficiens,
- Fluor („Libidofluor", „Abwehrfluor", „Gewissensfluor").

THERAPIE

- Die Ursachen der Sexualstörungen sind in inter- und intrapsychischen Konflikten auffindbar. Je nachdem, welche neurotische Struktur vorliegt, sind Art und Umfang der Psychotherapie zu wählen.
- Bei sekundären Sexualstörungen sollte schon initial mit einer Paartherapie begonnen werden, da nur so der interaktionelle Aspekt der „Kommunikationsstörung" zum Tragen kommt.
- Eine psychosomatische Behandlung beim Pelvic-congestion-Syndrom sollte jedoch eine somatische Therapie (Spasmolytika, Psychopharmaka, Heilanästhesien) neben psychagogisch-psychotherapeutischen Ansätzen nicht auslassen.
- Operative Behandlungen bei Vaginismus und vegetativem Beckensyndrom sind verfehlt.

19.8.8 Reproduktionsmedizin

MEDIZINISCHE RISIKEN BEI IN-VITRO-FERTILISATION

- 3mal mehr Extrauteringraviditäten;
- verdoppelte Abort- und Frühgeburtenrate;
- 3mal erhöhte Sektiorate;
- 25% höhere Anzahl von Mehrlingsgeburten;
- reale Zahl von gesunden Kindern: 4–5%;
- 90 von 100 Frauen erfolglos behandelt;
- Zeugungsakt vollständig der Medizintechnik überlassen (bei Paaren auf Warteliste zur IVF-Behandlung treten ebenso häufig Schwangerschaften auf wie bei Paaren mit durchgeführten IVF-Injektion);

- Problem für die Mütter: sind oft zur Entscheidung gezwungen, Embryo im Mutterleib abtöten zu lassen.

PSYCHISCHE PROBLEME (ÄNGSTE)

- Entfremdung und Objekteinstellung dem eigenen Körper gegenüber (Maschine, „schneller Brüter");
- Mißtrauen, Ängste vor Schädigung und Verwechslung von Keimzellen;
- Angst vor Kontrollverlust, weil Arzt alles überlassen wird;
- Aktivität und Sexualität überflüssig geworden;
- bei eingetretener Schwangerschaft: Ängste mit Komplikationen im Schwangerschaftsverlauf, Mißtrauen, Entfremdungserlebnisse; nach der Geburt: können keine negativen Gefühle dem Kind gegenüber zulassen, das man sich so sehr gewünscht hat.

PSYCHODYNAMISCHE ZUSAMMENHÄNGE

- Kinderwunsch kann Ausdruck eines normalen Reifungsschrittes sein, aber auch neurotisch überbesetzt, Ausdruck neurotischen Agierens sein oder beschädigtes Selbstgefühl durch Versagen ausdrücken;
- Beziehungsdreieck Mann-Frau-Reproduktionsarzt: (Paarbeziehung durch einen „intimen" Partner erweitert);
- Scham über eigene Unfruchtbarkeit und Angewiesensein auf andere;
- Schuldgefühle über Delegation von Leben/Tod an den Reproduktionsmediziner;
- Neid/Haß aus narzißtischer Kränkung, nicht mit genitaler Lust zeugen zu können;
- Folge ist Verleugnung der Realität mit Abgabe der Verantwortung an andere und Ungeschehenmachen der eigenen Hilflosigkeit.

KRITIK AN NEUEN TECHNIKEN

- Unheilvolle Allianz in der Arzt-Patienten-Beziehung;
- Kommerzialisierung und Marktgängigkeit des Produktes IVF;
- übereilte, oft fehlindizierte Reproduktionsbehandlung;
- gezielte Zeugungsverfahren, die zu „gesunden", „wertvollen" Menschen führen sollen.

19.9
Artifizielle Syndrome (aus Paar 1987; s. auch S. 206–207, 379–385)

Symptom	Erscheinungsbild	Art der Manipulation	Diagnostische Hilfsmittel
Vaginale Blutung	- meist rezidivierend - meist nachts und in Abwesenheit des Personals - oft profus	Eigenblut: - Selbstverletzung genital/oral - aus Infusion - durch Venenpunktion Fremdblut: - gestohlen - aus Transfusion	- Blutungsquelle: AP[a] für Selbstverletzung - Zeitliches Auftreten - Diskrepanz Blutverlust/Klinik - atypischer Aspekt des Blutes - Blutgruppenbestimmung
Abdominalschmerzen Verletzungen	- akutes Abdomen - chronisch rezidivierende Unterbauchbeschwerden - Ulzerationen oft an gleicher Stelle - meist rezidivierend - meist intravaginal	- schauspielerische Fähigkeiten - postoperative Manipulation an der Wunde - mechanisch - chemisch	- uncharakteristischer Wechsel der Symptomatologie - multiple Operationsnarben - benigne Histologie - Ausschluß entsprechender sexueller Praktiken - Ausschluß von Ulzerationen durch Pessare

[a] Artefaktpatientin.

Literatur

Auhagen-Stephanos U (1989) Zur Psychosomatik der weiblichen Sterilität. Prax Psychother Psychosom 34:184–194

Berger-Oser R, Richter D (1985) Zur Psychosomatik der EPH-Gestose. In: Jürgensen O, Richter D (Hrsg) Psychosomatische Probleme in der Gynäkologie und Geburtshilfe. Springer, Berlin Heidelberg New York Tokyo

Condrau G (1965) Psychosomatik der Frauenheilkunde. Huber, Bern

Dittrich K (1998) Neue Reproduktionstechniken und psychoanalytische Forschung (im Druck)

Eicher W (1975) Die sexuelle Erlebnisfähigkeit und die Sexualstörungen der Frau. Fischer, Stuttgart

Frick-Bruder V (1980) Der therapeutische Umgang mit psychosozialen und psychosomatischen Problemen der Frau im Klimakterium. Gynäkologe 13:164–169

Frick-Bruder V, Platz P (1984) Psychosomatische Probleme in der Gynäkologie und Geburtshilfe. Springer, Berlin Heidelberg New York Tokyo

Hölzle C, Wiesing U (1991) In-vitro-Fertilisation – ein umstrittenes Experiment. Springer, Berlin New York Heidelberg

Koller A, Da Rugna D, Labhardt F (1987) Psychosomatische Faktoren der Sterilität. Ther Umsch 44:391–394

Ladisch W (1984) Prämenstruelle psychische Störungen und ihre mögliche Ätiologie. Nervenarzt 55:342–348

Lehmann V (1983) Psychologie und Physiologie des Gebärens. Selecta 22:2061

Molinski H (1972) Die unbewußte Angst vor dem Kind. Kindler, München

Molinski H (1974) Psychosomatische Orientierung in Geburtshilfe und Gynäkologie. Med Monatsschr 28:47–55

Paar H (1987) Selbstzerstörung als Selbsterhaltung. Eine Untersuchung zu Patienten mit artefiziellen Syndromen. Mater Psychoanal 13:1–54

Perez-Gay B (1972) Fluor genitalis et cervicis aus psychosomatischer Sicht. In: Prill HJ, Langen D (Hrsg) Der psychosomatische Weg zur gynäkologischen Praxis. Schattauer, Stuttgart

Perrez MH, Schenkel H, Stauber M (1978) Eine experimentelle Untersuchung zur psychologischen Geburtsvorbereitung. Z Geburtshilfe Perinatol 182:149

Prill HJ (1964) Psychosomatische Gynäkologie. Urban & Schwarzenberg, München

Richter D (1979) Psychosomatische Differentialdiagnose des Pelipathie-Syndroms und der Adnexitis. In: Oerter KM, Wilken M (Hrsg) Frau und Medizin. Hippokrates, Stuttgart

Richter D, Stauber M (1996) Gynäkologie und Geburtshilfe. In: Uexküll T von (Hrsg) Psychosomatische Medizin. Urban & Schwarzenberg, München

Roemer H (1953) Gynäkologische Organneurose. Thieme, Stuttgart

Steiner R (1984) Das Münchhausen-Syndrom in der Frauenheilkunde. Schweiz Rundsch Med Prax 73:1243–1251

Stauber M (1988) Psychosomatik der sterilen Ehe. Grosse, Berlin

Strauß B, Ulrich D (1988) Aufgaben der Psychosomatik in der Reproduktionsmedizin. Fortschr Med 106:527–530

Strauß B, Didzus A, Speidel H (1992) Eine Untersuchung zur Psychosomatik der Endometriose. Psychother Psychosom med Psychol 42:242–252

Kapitel 20

Chirurgie

EINFÜHRUNG

Es ist ein weitverbreiteter Irrtum, die Chirurgie sei nur ein Handwerk. Richtige Indikationsstellung, der operative Eingriff selber und die postoperative Begleitung und Nachsorge ist eine Einheit, die wesentlich von der Arzt-Patienten-Beziehung abhängt. Es ist keine Frage, daß sich jeder Chirurg insbesondere bei Eingriffen bei chronifizierten Erkrankungen den prä- wie postoperativen Problemen als auch der richtigen Indikation unter Berücksichtigung seelischer (Verursachungs-)Faktoren stellen muß. Das ist bei der Abdominalchirurgie ebenso erforderlich wie bei der kosmetischen, evtl. auch bei der Unfallchirurgie.

20.1 Abdominalchirurgie

20.1.1 Peptisches Ulkus (s. auch S. 157–166, 398–400)

Bei nicht zwingender, notfallbedingter Operationsindikation Hinzuziehung eines Psychosomatikers zur prognostischen Beurteilung postoperativer Bewältigung des Eingriffs.

OPERATIONS-PROGNOSE

Günstig bei Patienten mit
- geringer Symptomatik,
- kurzer präoperativer Beschwerdezeit;

ungünstig bei Patienten mit
- sonst unbehandelbaren Schmerzen,
- Chronifizierung psychosomatischer Gegebenheiten,
- depressiven, ängstlichen, wenig optimistischen Zügen,
- abhängig-parasitärer Lebensweise,
- ausgeprägtem sekundärem Krankheitsgewinn,
- emotional instabiler Persönlichkeit,

- hoher Anzahl präoperativer, nicht magenspezifischer Beschwerden,
- präoperativer „Deprivation“ (Beruf, Einkommen, Bildung, Beziehungen),
- ungünstigen sozialen Verhältnissen.

Gefahr des Symptomwandels postoperativ bei:
- depressiver Erschöpfung,
- psychosomatisch diffuser Symptomatik,
- Suizidgedanken und -handlungen,
- Alkoholismus.

Risiken bei
- Zustand nach Billroth II:
  - hohe Suizidrate (14%),
  - Einweisung in psychiatrische Klinik meist wegen Alkoholismus (17%);
- Zustand nach Vagotomie:
  - 20% Versager,
  - Symptomwandel (Alkoholismus, Herz- und Wirbelsäulenbeschwerden, Kopfschmerzen, erhöhte Harnsäure).

20.1.2 Appendektomie

- Akute Appendizitis zu 60% bei männlichen,
  zu 40% bei weiblichen Patienten;
- Indikation zur Appendektomie zu 70% bei Frauen (v.a. bei 25jährigen);
- Fehldiagnoserate: 13 bis 77% (mit besonderer Häufung zu Wochenbeginn).

PSYCHODYNAMISCHE ÜBERLEGUNGEN

- Innerfamiliäre Konflikte mit heranwachsenden Töchtern ausgeprägt am Wochenende;
- Patientinnen „vorgeschoben“;
- ein junger, männlicher Chirurg läßt sich „verführen“, unter „sterilen“ Kautelen den Unterbauch zu eröffnen und ein „unschuldiges“ Organ zu entfernen;
- Betroffene zeigen 2 psychische Reaktionsmuster:
  - eher depressive Klagen postoperativ über die gleichen Beschwerden (50%),
  - eher hysterisch-konversionsneurotisch Reagierende sind zunächst vermeintlich beschwerdefrei; jedoch Gefahr der Symptomverschiebung und der Kanalisierung, bei Lebenskonflikten vermeintlich überflüssige Körperorgane (z. B. Gallenblase, Unterleibsorgane) entfernen zu lassen.

KONSEQUENZEN

- Appendektomie als unmittelbar vorzunehmender Notfalleingriff bei Verdacht auf Vorliegen einer akuten Entzündung,
- keine Appendektomie als geplanter Wahleingriff.

20.1.3 Gallenblasenoperation

Da Gallenblasenerkrankungen oft in ein neurotisches Persönlichkeitsgefüge eingebettet sind, sollte vor nicht unbedingt notwendigen Operationen der Psychosomatiker hinzugezogen werden.

- Lokale Gallenblasenerkrankung eingebettet in neurotisches Persönlichkeitsgefüge;
- nach Entfernung der Gallenblase:
  - entwickeln sich bei 42% funktionelle Körpersymptome (Symptomwandel) vorwiegend am Magen-Darm-Trakt oder am Herz-Kreislauf-System, auch Gewichtszunahme,
  - 58% zeigen keinen Symptomwandel, sind vom Lokalbefund her beschwerdefrei;
- Konsequenzen für die Praxis:
  - Patienten über die Möglichkeit des Weiterbestehens der alten oder Auftreten von neuen Symptomen aufklären (als Vorbeugung unnötiger Enttäuschung bezüglich der Erfolgserwartungen),
  - Hinweise darauf, daß Zusatzsymptome wie Depressionen, Ängste, Migräne, evtl. auch Koliken mit inneren Behinderungen zusammenhängen, die aus eigener Kraft kaum lösbar sind und langfristiger psychotherapeutischer Behandlung bedürfen.

20.1.4 Colitis ulcerosa, Morbus Crohn (s. auch S. 181–187, 400–401, 433–434, 177–181)

- Operation meist als dringliche Indikation;
- Patienten meist auf Operation gut vorbereitet (im Gegensatz zu Karzinompatienten);
- Zustimmung zur Kolektomie meist ohne große innere Überwindung wegen ausgeprägten Leidensdruckes (Todesängste, schwere depressive Zustände, hypochondrische Fixierungen, appellative Anklammerungswünsche);
- postoperativ oft merkliche psychische Besserung, als Entlastung erlebt;
- Patienten imponieren weniger neurotisch als präoperativ;
- über die Akzeptanz des Stomas s. unten.

20.1.5 Stoma – Anus praeternaturalis

Die wesentlichen Probleme des Stoma-Trägers liegen in der narzißtischen Kränkung über das veränderte Körperbild als auch in der Angst, die persönliche Autonomie zu verlieren.

AKZEPTANZ UND AKTUELLE BEFINDLICHKEIT HÄNGT AB VON

- dem Alter,
- der präoperativen Aufklärung,
- der Betreuung,
- dem präoperativen Leidensdruck,
- Persönlichkeitsmerkmalen (wie Selbstwertgefühl, Gefügigkeit, Depressivität, Offenheit),
- der Mitgliedschaft in der Selbsthilfegruppe ILCO,
- der Wiederaufnahme des Berufes.

POSTOPERATIVE PSYCHISCHE AUSWIRKUNGEN

- Positive Einstellung mit der Annahme des Andersseins;
- negative Einstellung (ohne Auseinandersetzung mit dem Anderssein):
  - depressiver Rückzug mit vielen Klagen,
  - rollenkonforme Verzichthaltung,
  - sekundärer Krankheitsgewinn (Verharren in Krankheit),
  - überkompensatorische Verleugnungshaltung (z. B. Überaktivität, Verleugnung der realen Gegebenheiten),
  - zwanghafte Abwehr (z. B. mit Sauberkeitsritualen),
  - Libidinisierung des Stomas (gleichsam als Partnerersatz).

HAUPTANPASSUNGSAUFGABEN DES STOMATRÄGERS

- Trauerarbeit über den Verlust eines Körperorgans und Einbußen von Lebensmöglichkeiten;
- Lernen, das veränderte Körperbild zu akzeptieren;
- Bewältigung der Angst vor Verlust der persönlichen Autonomie, von Schuld- und Schamgefühlen.

HILFESTELLUNGEN

- Offene, teils stützende Gespräche, keine Realitätsverleugnung;
- helfen, den beschädigten Körper anzunehmen;
- eine gute Versorgungstechnik kann Vertrauen in die Ersatzfunktion geben;
- Selbsthilfegruppen (ILCO) können Stabilität geben.

20.2 Herzchirurgie (s. auch „Intensivmedizin", S. 120–123)

In der Herzchirurgie ist mit erheblichen psychischen präoperativen wie Folgeerscheinungen zu rechnen.

PSYCHOSOMATISCHE ÜBERLEGUNGEN ZUR PRÄOPERATIVEN PHASE

- Schwerwiegende somatische Beeinträchtigung;
- stark ausgeprägte sekundär-psychische Rückwirkungen, bedingt durch Anpassungs- und Integrationsforderungen an das Ich:
  - Operation wird als (tödliche) Bedrohung erlebt, ist aber auch
  - intensiv libidinös besetzt, weil mit großen Hoffnungen verbunden;
- „Streßalexithymie" verstanden als Ich-Leistung im Zustand besonderer Bedrohung;
- präoperativ angepaßtes, kooperatives Verhalten zieht postoperativ häufig die lärmendsten Komplikationen nach sich.

KRANKE IN DER POSTOPERATIVEN PHASE

- Zunächst intensivbehandlungsbedürftige Situation mit 40% psychischen Störungen (bei allgemeinchirurgischen Eingriffen 0,4%);
- 2 Basistypen psychopathologischer Auffälligkeiten:
  - mit Amnesien, Desorientierung, Gedächtnis- und Erinnerungslücken, Unkonzentriertheit,
  - mit paranoid-halluzinatorischen Erlebnissen, Derealisationen;
- Schweregrade der Störung:
  - leicht: passagere, illusionäre Zustände bei erhaltener Orientierung, leichte anamnestische Störungen,
  - mittel: paranoide Tendenzen, starke Angst, Erregung, Apathie,
  - delirante, psychotische Zustände mit Wahrnehmungs- und Bewußtseinsstörungen=„Durchgangssyndrom" (bei 1/3 der Herzoperierten, Dauer mehrere Tage, eher bei älteren Patienten);
- Durchgangssyndrome (somatische Disposition) durch
  - anlagebedingte oder
  - fixierte zerebrale Schädigung,
  - operationsbedingte Einflüsse durch chemische und/oder physikalische Veränderungen,
  - Schlaf- und Traumentzug;
- früh-postoperative psychopathologische Erscheinungen mit:
  - reaktiv-depressiven Gefühlen,
  - Angstzuständen, teils panisch-agitiert,
  - Hoffnungslosigkeit,
  - „Erschöpfungsdepression",
  - Verleugnung als ökonomische Angstabwehr (emotionaler Selbstschutz),
  - paranoid-halluzinatorische Symptomatik mit Sinnestäuschungen, Wahnvorstellungen, Entfremdungserlebnissen.

PSYCHOLOGISCHE PRÄDIKATOREN

Psychisch auffälliger sind Patienten
- mit langer präoperativer Wartezeit (Patienten sind eher ängstlich-zurückgezogen, pessimistisch und reagieren später eher paranoid);
- die einen Krankheitsgewinn aus vermehrter Zuwendung erhalten;
- die mehr unter krankheitsbedingten Defiziten leiden (reagieren mit Amnesie, Desorientierung);
- die familiäre Probleme haben (reagieren mit Depressivität);
- die ein instabiles Sozialgefüge haben.

KONSEQUENZ

Geringere reaktiv-psychische Störungen
- bei Einbettung der Operation in den Zusammenhang von Krankheits- und Lebensgeschichte;
- bei Vorbereitung auf postoperative Belastungen (genaue Informationen);
- bei präoperativer Streßreduktion (Unterstützung kognitiver Bewertungen);
- wenn das affektive Klima der Nachbetreuung gut ist;
- wenn stabile Objektbeziehungen nach draußen bestehen.

20.3 Unfallchirurgie

Auf „Unfallpersönlichkeiten" wurde bereits zu Beginn psychosomatischer Forschung hingewiesen.

DEFINITION

Unfallkranke oder Unfallpersönlichkeiten sind Personen, die aus Neigung zur Selbstbestrafung wiederholt Unfälle unbewußt oder bewußt verursachen oder auch erleiden.

Nach Dunbar 4 Gruppen:
Personen
- mit voll ausgebildetem Unfallhabitus,
- die eine spezifische Art des Unfalls als Antwort auf eine spezifische Streßsituation entwickeln,
- die unter schwerem Streß Unfälle haben,
- die den Unfalltod als Ersatz für den Selbstmord suchen.

PSYCHODYNAMISCHE ZUSAMMENHÄNGE

- „Aktive Unfallverursacher" zeigen:
  - aggressive Durchbrüche,
  - sadistische Züge;
- „passive Unfallerleider" zeigen masochistische Neigungen;
- bewußte Unfall- und Suizidabsicht häufiger bei Depressiven und Alkoholsüchtigen;
- unbewußte Unfalltendenzen können nur durch die erweiterte Anamnese erhellt werden;

- Auslösesituationen:
  aggressiv getönte, gespannte mitmenschliche Beziehungen zu Autoritäten, Verwandten, wobei Verantwortung gefordert wird, die Umstände aber „alle Wege blockieren und alle Türen geschlossen" erscheinen lassen. Selbstbestrafungstendenzen werden geweckt und können durch impulsive Handlungen zu Unfällen führen. Der eingetretene Körper- und Sachschaden bedeutet eine Sühneleistung zur Minderung neurotischer Schuldgefühle;
- Persönlichkeitsstruktur:
  3 Hauptzüge:
  - Mangel an integrierenden Ich-Funktionen, Stimmungslabilität, starke Erregbarkeit,
  - Störungen im Aggressions- und Geltungsstreben, Selbstüberschätzung, Überaktivität, Risikobereitschaft,
  - Kontaktstörungen, Rücksichtslosigkeit, antisoziales Verhalten;
- 30–40% der Unfallkranken entwickeln nach dem Unfalltrauma eine Unfallneurose (unter dem Bild einer Angstneurose oder neurotischer Depression);
- therapeutische Implikationen:
  - Unfallkranke auf ihre Grundstörung hin untersuchen, evtl. psychotherapeutisch behandeln,
  - Psychotherapie zur Überwindung des Unfallschocks.

20.4 Der Operationskranke

DEFINITION

Patienten zeigen ein auffälliges Verlangen nach wiederholten, verschiedenen Operationen.[1]

EPIDEMIOLOGIE

- Bis 86% der chirurgischen Patienten leiden an seelischen Störungen;
- psychisch Kranke machen
  - doppelt so häufig große (60%) (Thyreoidektomie, intraabdominelle Operationen),
  - 3mal so häufig große gynäkologische (42%) Operationen

  durch als gesunde Kontrollpersonen;
- Anteil der Frauen größer als der der Männer.

[1] Schwerwiegende Folgen sind möglich bei einer „unglückliche(n) Koinzidenz eines psychisch kranken Patienten mit pathologischem Drang, ohne somatisch faßbaren Grund sich dem Messer des Chirurgen hinzugeben, und eines Chirurgen, der in Unkenntnis dieses Syndroms die Indikation zur Operation allzu rasch stellt" (Quelle des Zitats nicht mehr eruierbar).

KLINIK

Vielgestaltig:
- Große Gruppe mit umschriebenen Beschwerden v.a. im Bauchraum (Cholezystitis s. S. 169–171, Appendizitis s. S. 432–433, Adnexitis s. S. 419–420, Tonsillitis s. S. 404 usw.);
- kleine Gruppe wünscht kosmetische Operationen (z. B. Rhino-, Mammaplastik, s. S. 439–440);
- Differentialdiagnose erfordert Unterscheidung zwischen organischer Erkrankung und psychosomatischer Funktionsstörung.

PSYCHODYNAMIK

- In der Vorgeschichte:
  - häufige Operationen,
  - Selbstzerstörungstendenz mit Suizidversuchen, Selbstbeschädigungen, Unfällen;
- unbewußt oft Selbstbestrafungstendenzen;
- „Koryphäenkillersyndrom" (s. S. 438) mit vielen vergeblichen Therapieversuchen, Verärgerung und Enttäuschung bei Patient und Arzt, häufiger Arztwechsel;
- narzißtische Persönlichkeitszüge mit wechselndem Selbstwertgefühl;
- „Münchhausen-Syndrom" (s. S. 206–207, 379–385, 429) mit Vortäuschung von verschiedenen Beschwerden und Verleiten zu verschiedenen ärztlichen Maßnahmen;
- Wunsch nach kosmetischen Eingriffen bei Patienten mit „Dysmorphophobie" (neurotische Furcht vor eigener körperlicher Mißgestaltung, mit hypochondrischen, paranoiden Zügen bis zur Wahnbildung) und mangelhafter Ich-Identität;
- Auslösesituationen:
  - unbewußte Konfliktsituationen mit Mobilisierung tabuisierter Triebwünsche: operative Behandlung bedeutet Bestrafung der tabuisierten Phantasie,
  - Wut, Ärger, Enttäuschung werden nicht in zwischenmenschlichen Beziehungen ausgedrückt, sondern am eigenen Körper;
- frühe Kindheitserfahrungen mit mißhandelnden Eltern.

20.5 Artifizielles Syndrom (s. auch S. 206–207, 379–385, 429)

DEFINITION

„Selbstschädiger" sind psychisch Gestörte, die ihren Körper ohne bewußte selbstmörderische Absicht verletzen.

EPIDEMIOLOGIE

- 40–700/100000 Einwohner;
- Verhältnis Selbstmordversuche/Artefakte Frauen:Männer 3:1, Selbstmord: Frauen : Männer 2:1–4:1;
- häufiger bei medizinischem Personal, Häftlingen.

KLINIK

- Amputationen von Fingern, Händen, Geschlechtsorganen (Selbstkastration);
- Schuß- und Schnittwunden;
- Verschlucken von Fremdkörpern;
- am häufigsten an Extremitäten, dann Kopf, Brust, Bauch;
- larvierte Selbstschädigungen mit Verätzungen, Verbrennungen, Schwellungen, Hämatomen, Hautblutungen, Abszessen, Phlegmonen, Thrombophlebitiden, auch anämische, hypoglykämische, septische Bilder;
- nach Operationen mit selbstinduzierten Wundheilungsstörungen;
- für die Verdachtsdiagnose „Wundheilungsstörung" sprechen:
  - Wundheilungsstörungen in der früheren Anamnese,
  - unklare oder nicht gerechtfertigte Indikationen zum operativen Eingriff,
  - hartnäckige, rezidivierende und oberflächliche Wundheilungsstörungen, die der chirurgischen Erfahrung widersprechen,
  - Ausschluß organischer Ursachen einer Wundheilungsstörung,
  - psychische Auffälligkeiten.

PSYCHODYNAMIK

- Selbstschädigungen führen oft zu Gefühlen von Entspannung, Wohlbehagen;
- auslösend:
  - kränkende Erlebnisse,
  - ängstliche Verspannungen,
  - dysphorische Verstimmungen,
  - bewußte Zweckhandlungen;
- Persönlichkeit:
  - schwere neurotische Fehlentwicklung,
  - Borderlinepatienten,
  - seltener Psychose (bei Verstümmelungen),
  - wie bei Unfall- und Operationskranken Neigung zu Selbsterniedrigung, Selbstquälerei, können schwer Kränkungen zurückweisen,
  - Schuldgefühle werden durch Selbstbestrafung gemildert,
  - starkes Bedürfnis nach Anlehnung und Kontakt.

20.6 Kosmetische Chirurgie

In der Kosmetischen Chirurgie, die nicht auf Grund von unfallbedingten Entstellungen notwendig werden, ergeben sich Erfordernisse, im Rahmen der erweiterten Anamnese mögliche Konfliktbereiche aufzudecken.

DEFINITION

Wünsche nach Korrektur von Brust, Bauch, Hüft- und Gesäßstraffung, Nase, Ohren.
Vor allem Frauen zwischen 20 und 60 Jahren, besonders in den Wechseljahren (Verhältnis Frau: Männer 4:1).

PSYCHODYNAMIK

- Tiefgreifende Störung des Selbstwertgefühls;
- körperliche Mängel (oder die als solche empfunden werden) werden zum Kristallisationspunkt für Unzufriedenheit (gescheiterte Ehe, Kinder aus dem Haus).

INDIKATION ZUR OPERATION NUR, WENN

- keine akute Krise vorliegt;
- die Operation nicht einer anderen Person zuliebe vorgenommen werden soll;
- der/die Patient(in) deutlich machen kann, welche Erwartungen sie/er mit dem Operationsergebnis verknüpft;
- Beweggründe für die Operation nachvollziehbar sind;
- der Operationswunsch realitätsbezogen ist.

20.7 Intensivbehandlungseinheit (s. auch S. 122–123)

PSYCHODYNAMISCHE GESICHTSPUNKTE

- Gefühl totaler Abhängigkeit von Ärzten, Pflegepersonal, Apparaten mit Trennungs- und archaischen Ängsten;
- durch Abhängigkeit Verstärkung oral-narzißtischer Züge;
- Gefühle von Hilflosigkeit;
- Ausprägung dysphorisch-depressiver Zustände auf Grund des Schlafdefizits;
- Gefühle des Geborgen-, Ausgeliefert- und Abhängigseins wechseln ständig;
- verlangsamte psychische Rekonvaleszenz durch erschwerte Entwöhnung von „apparativer Zuwendung".

PSYCHOTHERAPEUTISCHE GESICHTSPUNKTE

- Verbale Begleitung der Handlungsabläufe;
- Verhaltensänderungswünsche des Patienten klären, besprechen;
- Notwendigkeit der Kommunikation in der Ärzte-Schwestern-Pfleger-Gruppe.

20.8 Transplantationsmedizin

DEFINITION

Funktionsuntüchtige Organe werden durch andere (Spender-) Organe oder eine apparative Prothese ersetzt.

PSYCHOSOZIALE PROBLEME

- 75% z. B. nach Lebertransplantation;
- Eingriff in körperliche Integrität mit Identitätsverunsicherungen;
- neue Rolle in der eigenen Familie wiederfinden;
- verändertes Aussehen akzeptieren;
- Angst vor Abstoßungsreaktionen;

- Auftauchen vorher unterdrückter Ängste nach Besserung des körperlichen Zustandes („psychological setback");
- Belastung durch das Gefühl, zur Dankbarkeit verpflichtet zu sein und sich nicht beklagen zu dürfen;
- Schuldgefühle gegenüber dem Spender oder verstorbenen Mitpatienten.

DIAGNOSTIK

- Vor der Operation: Persönlichkeitsbild, Bewältigungsmöglichkeiten, soziales Umfeld,
  - durch persönliches Interview (nicht Fragebogen);
  - psychosomatische Diagnostik für alle Patienten;
  - vor der Aufnahme auf die Warteliste;
  - Einbeziehung der wichtigsten Bezugspersonen;
  - Diskussion in interdisziplinärer Konferenz;
  - ergänzt durch Fremdratinginstrumente.

THERAPIEMÖGLICHKEITEN (IN ANLEHNUNG AN JOHANN 1997)

- Information, Beratung,
- supportive Psychotherapie;
- tiefenpsychologische, konfliktzentrierte Psychotherapie;
- Entspannungstechniken;
- Kontaktvermittlung zu Selbsthilfegruppen;
- strukturierte Nachsorgegruppen;
- Angehörigengespräche;
- Psychopharmakologische Therapie;
- Beratung des medizinischen Personals.

Literatur

Beck D (1970) Das Gallenblasenleiden unter psychosomatischem Aspekt. Vandenhoek & Ruprecht, Göttingen

Dunbar F (1959/60) Unfälle, ihre Verursachung und psychodynamische Bedeutung. Z Psychosom Med 6:1–10

Heyink J, Tymstra T, Sloof M, Klompmarker I (1990) Liver transplantation – psychosocial problems following the operation. Transplantation 49:1018–1019

Hontschik B (1988) Fehlindizierte Appendektomien bei jungen Frauen. Z Sexualforsch 1:313–326

Hontschik B (1989) Indikation zur Appendektomie – in der Praxis zu wenig restriktiv? Chir Prax 40:221–227

Johann B (1997) Psychosomatik und Transplantationsmedizin. Fortschr Med 115:38–42

Klußmann R, Sönnichsen A (1987a) Stomaakzeptanz. MMW 129:442–445

Klußmann R, Sönnichsen A (1987b) Die prä- und postoperative Situation des Dickdarmkranken, insbesondere des Krebskranken, einschließlich der Stomaprobleme und deren Bewältigung. In: Klußmann R (Hrsg) Der Magen-Darm-Kranke und seine prä- und postoperative Situation. Springer, Berlin Heidelberg New York Tokyo (Psychosomatische Medizin im interdisziplinären Gespräch)

Krause U, Eigler FW (1990) Artefizielle Krankheit in der Chirurgie. Dtsch Med Wochenschr 115:1379–1385

Meffert HJ, Doll A, Dahme B et al. (1983) Der relative Anteil somatischer und psychischer Befunde an der Vorhersage psychopathologischer Auffälligkeiten nach Herzoperationen. In: Studt HH (Hrsg) Psychosomatik in Forschung und Praxis. Urban & Schwarzenberg, München

Möhlen K, Davies-Osterkamp S (1979) Psychische und körperliche Reaktionen bei Patienten der offenen Herzchirurgie in Abhängigkeit von präoperativen psychischen Befunden. Psychosom Med 25:128–140

Paar GH (1987) Selbstzerstörung als Selbsterhaltung. Mater Psychoanal 13:1–54

Rüth UD, Schewe S, Klußmann R (1989) Zur postoperativen Situation des Ulcus-Duodeni-Patienten. Zentralbl Chir 114:1064–1071

Salm A (1988) Psychische Adaptationsprozesse bei Operationspatienten – Untersuchungsansätze und Modellvorstellungen. In: Klapp BF, Dahme B (Hrsg) Psychosoziale Kardiologie. Springer, Berlin Heidelberg New York Tokyo (Jahrbuch der Medizinischen Kardiologie, Bd 1)

Studt HH (1981) Der psychosomatisch Kranke in der Chirurgie. In: Jores A (Hrsg) Praktische Psychosomatik. Huber, Bern

Kapitel 21

Orthopädie

EINFÜHRUNG

Der Anteil der Patienten mit spannungsbedingten, konflikthaft ausgelösten Beschwerden des Haltungs- und Bewegungsapparates ist groß. Bei der entsprechenden Symptomatik wird unbewußtes versteckt zurückgehalten gleichzeitig aber auch zum Ausdruck gebracht. Bei den Patienten, bei denen die üblichen physikalischen und medikamentösen Behandlungsangebote nicht wirken, ist die Versuchung groß, operativ einzugreifen. Werden dabei die möglicherweise zugrunde liegenden Konfliktbereiche nicht berücksichtigt, so kann es leicht zu einer iatrogenen Fixierung des Krankheitsbildes kommen.

21.1 Allgemeines

HALTUNGS- UND BEWEGUNGSAPPARAT

- Ist Kommunikationsorgan;
- ist Ausdrucksorgan persönlichkeitsspezifischer „Haltungsstrukturen";
- gibt die (Un)möglichkeit (gehemmt) aggressiven und expansiven Sichauslebens;
- ist Projektionsschirm narzißtischer Problematik.

SOMATOPSYCHISCHE REAKTIONEN ZU ERWARTEN BEI

- Störungen der Körperform,
- Störungen der Körperfunktion,
- langdauernden Schmerzzuständen,
- Tragen von Heil- und Hilfsmitteln, orthopädischen Apparaten.

21.2 Haltungsstruktur

HALTUNG ALLGEMEIN

- Untrennbare Einheit von Körper und Seele,
- Haltung und Bewegung gehören zusammen,
- Haltung ist (momentane) Erstarrung der Bewegung,

Mögliche psychosomatische Anteile bei Erkrankungen der Bewegungsorgane (aus Feiereis 1983)

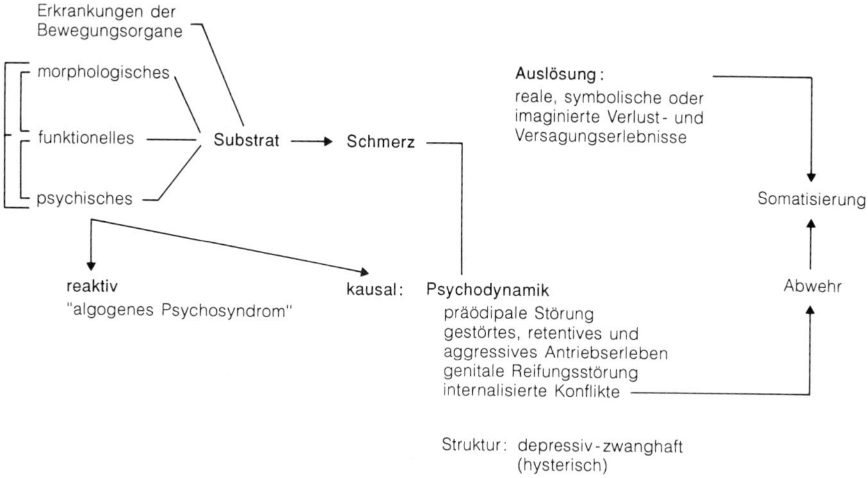

Indikation für psychotherapeutische Mitbehandlung (aus Feiereis 1983)

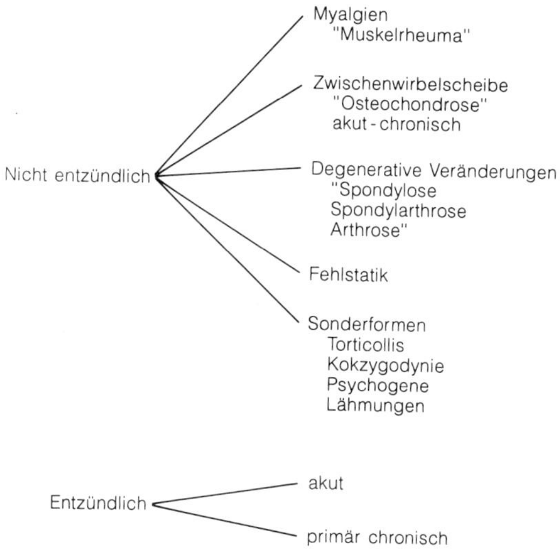

- Haltung ist beeinflußt und kontrolliert durch innere und äußere Kräfte,
- Hypotonie = Muskelschlaffheit, korrespondiert häufig mit Adynamie, Trägheit, Phlegma, Weichheit, Schwächegefühl, Haltlosigkeit,
- (muskuläre) Hypertonie korrespondiert häufig mit Selbstbeherrschung, Willenskraft, Diszipliniertheit, Geltungsstreben, Ehrgeiz.

HALTUNG BEI KINDERN

- Neugeborene kennen nur extreme hypertonische oder hypotone Reaktionsmuster;
- S-Schwingung der Wirbelsäule nicht von Geburt an vorhanden, zuerst „Totalkyphose";
- beim Kleinkind physiologische Hohlkreuzstellung;
- Schulkind: Becken richtet sich im Zuge der Hüftgelenksstreckung allmählich auf (Gefahr: Sitzzwang in der Schule kann „Sitzbuckel" bewirken mit Lendenlordose und Brustwirbelkyphose);
- Haltung als Vorbild im Sinne der Identifikation („Carpenter-Effekt");
- Wirbelsäulenbeschwerden bei Kindern sehr selten, fast nie ein „Austragungsort" für psychische Störungen.

HALTUNG BEI JUGENDLICHEN

- Einstellung der Haltung von Weltanschauung abhängig:
  - man läßt sich hängen, hängt herum (bei melancholisch-depressiver Grundhaltung),
  - „Schlaffis" mit Sehnsucht nach echter Geborgenheit,
  - „stramme" Haltung verpönt;
- klein gewachsene Jugendliche bemühen sich oft um eine besonders aufrechte Haltung, um größer zu wirken;
- „Rundrücken" bei depressiver Grundhaltung;
- funktionelle Kyphose bei debilen Menschen, bei denen intellektuelle Impulse zur „Aufrichtung" fehlen;
- Morbus Scheuermann:
  - meist Einfluß auf Leistungsfähigkeit,
  - Gefahr der Diagnosemitteilung:
    negative psychologische Auswirkungen möglich, weil die Betroffenen mit einem „schwachen Rücken" durchs Leben gehen müssen.

21.3 Körperbehinderte

Bei den Körperbehinderten ist auf Probleme des veränderten Körperschemas und entsprechende psychische Folgeerscheinungen zu achten.

PSYCHODYNAMISCHE ÜBERLEGUNGEN

- Organminderwertigkeit kann zu gesteigertem Geltungsbedürfnis, Egozentrizität, herabgesetztem Gemeinschaftsgefühl, verringerter Hingabe an Menschen führen (z. B. Prunksucht bei Skoliotikern, Imponiergehabe der Zwerge, Hofnarren):
  - Kompensationsversuche durch Sport und/oder Vergleich mit Schwächeren,
  - Erpressung von Rücksicht und Zuwendung,
  - Vermeidung der Auseinandersetzung mit dem veränderten Körperbild,
  - Rückzug in die Isolation;

- Körperschema gestört;
- prämorbide Persönlichkeit verantwortlich für Problembewältigung;
- Neigung zu negativem Selbstbild;
- Spaltung zwischen Ich und Ich-Ideal mit Entwicklung von Schamgefühlen;
- 3 Kategorien von Behinderten nach dem Stellenwert des Selbstkonzeptes:
  - Behinderung toleriert und akzeptiert,
  - Akzeptanz der Behinderung wird verhindert aus Angst vor Diskontinuität um den Preis des Realitätsverlustes,
  - Behinderung ergibt sekundären Krankheitsgewinn bei negativem prämorbidem Selbstbild;
- häufiger narzißtische Züge mit psychischem Gewinn durch
  - erhöhte Aufmerksamkeit, Rücksichtnahme,
  - Sympathie, Bewunderung.

THERAPEUTISCHE ÜBERLEGUNGEN

- Familie, soziales Umfeld bezüglich der Akzeptanz wichtig,
- offene Kommunikation auch über mögliche seelische Folgen der Behinderung;
- Trauer zulassen im Sinne von Trauerarbeit;
- depressive Phasen überwinden helfen, evtl. durch Unterstützen der Abwehr.

21.4 Psychogene Dysbasie, Lähmungen, Kontraktionen

- Mit „absurdem" Gangbild;
- Signalisieren von Hilfsbedürftigkeit;
- tieferliegende psychische Probleme werden überdeckt, evtl. kompensiert;
- meist konversionsneurotische Ursachen.

Muskelverspannung/Weichteilrheumatismus (s. S. 237–262)

Chronischer Schmerz (s. S. 248–259)
- insbesondere *Wirbelsäule*

Torticollis spasticus (s. S. 355–356)

Sudeck-Syndrom (s. S. 259–261)

21.5 Psychogene Muskelschmerzen

- Patienten zeigen häufig:
  - eine neurotische Entwicklung (konversionsneurotisch), Gefahr der iatrogenen Fixierung und zunehmender Somatisierung der Beschwerden,

  - Merkmale eines gestörten Selbstwertgefühls,
  - Störungen im retentiven und aggressiven Antriebserleben,
  - Aktualisierung des Konflikts bei Beziehungsstörung;
- sollten spätestens bei drohender Chronifizierung der Beschwerden - auch bei körperlichen Befunden (Osteochondrose, Spondylarthrose) - psychosomatisch untersucht werden, ebenso bei
  - statischen Auswirkungen nach Unfällen,
  - bei zentralen und peripheren Nervenläsionen;
- sind einer kombinierten körperentspannungs- und psychoanalytisch orientierten therapeutischen Behandlung oft zugänglich.

21.6 Skoliose und Kyphose

DEFINITION

Seitliche bzw. sagittale Verkrümmung der Wirbelsäule; kann zu Keilwirbeln und Deformation der Wirbeldeckplatten führen,
- Morbiditätsrate 4–5%, 3‰ behandlungsbedürftig;
- Mädchen häufiger betroffen als Jungen.

PSYCHOTHERAPEUTISCHE ZUSATZBEHANDLUNG

Biofeedback sinnvoll bei
- Skoliosen über 20–35°, die nach Einsetzen der Menarche diagnostiziert werden,
- Kyphosen: unabhängig von der Schwere der Verkrümmung.

Literatur

Becker W (1983) Orthopädie. In: Hahn P (Hrsg) Psychosomatik 2. Beltz, Weinheim (Kindlers Psychologie des 20. Jahrhunderts)

Feiereis H (1983) Die psychosomatische Dimension bei Erkrankungen der Bewegungsorgane. In: Studt HH (Hrsg) Psychosomatik in Forschung und Praxis. Urban & Schwarzenberg, München

Kiphard EJ (1986) Psychophysische und psychosomatische Aspekte der kindlichen Haltung. In: Zauner J, Biermann G (Hrsg) Klinische Psychosomatik von Kindern und Jugendlichen. Reinhardt, München

Miltner W (1986) Skoliose und Kyphose. In: Miltner W, Birbaumer N, Gerber W-D (Hrsg) Verhaltensmedizin. Springer, Berlin Heidelberg New York Tokyo

Rosenstiel L von, Schmidt C, Schmidt JM (1988) Beispiele der Psychologie in der Orthopädie. In: Jäger M (Hrsg) Praxis der Orthopädie. Thieme, Stuttgart

Stotz S (1989) Probleme der orthopädisch-rheumatologischen Ambulanz mit besonderer Berücksichtigung des Weichteilrheumatismus. In: Klußmann R, Schattenkirchner M (Hrsg) Der Schmerz- und Rheumakranke. Springer, Berlin Heidelberg New York Tokyo (Psychosomatische Medizin im interdisziplinären Gespräch)

Weintraub A (1983) Psychorheumatologie. Karger, Basel

Kapitel 22

Urologie

EINFÜHRUNG

Neben den Problemen, die mit einer Dialysebehandlung verbunden sind, spielen vor allem die nicht organischen, vegetativen Störungen der ableitenden Harnwege für den Psychosomatiker eine besondere Rolle. Dazu gehören vor allem bei den Frauen die sog. Reizblase aber auch die Harnverhaltung, bei männlichen Geschlecht die chronische Prostatitis. Meist liegt diesen Krankheitsbildern eine neurotische Fehlentwicklung zugrunde, die eine entsprechend spezielle Behandlung erforderlich machen.

22.1 Allgemeines

PSYCHOSOMATIK DER NIEREN UND HARNWEGE (ÜBERSICHT)

- Funktionelle Störungen:
  - Reizblase,
  - Prostatopathie,
  - Harnverhaltung,
  - Prostatitis,
  - chronische Urethritis;
- Nierenschäden durch Phenazetinabusus bei süchtiger Fehlhaltung;
- Somatopsychische Korrelationen:
  - Dialyse (Heimdialyse, im Zentrum),
  - Transplantation.

PSYCHODYNAMIK BEI STÖRUNGEN IM BEREICH DER NIERE UND DER HARNABLEITENDEN WEGE

Urethraler Charakter:
- *Aggressiver Bereich:*
  - Urin laufen lassen im Vertrauen auf bleibende liebevolle Zuwendung,
  - Widerstände gegen die Willkür von außen,
  - Folge: Drang, beliebig zu urinieren, als Aggression;
- *Geltungsbereich:*
  - der Bub „hat den Bogen raus“,

  - fühlt sich bevorzugt gegenüber dem Mädchen;
- *Hingabebereich:*
  - sich in warmer Nässe geborgen fühlen,
  - Sichverströmen=Sichverschenken.

Zentrale Themen:
- Willkür - Ehrgeiz;
- kein strömendes Sichhingebenkönnen.

Freud (1908): „Ich kenne bis jetzt nur noch den unmäßigen Ehrgeiz des einstigen Enuretikers."

- *Kontaktstörungen* durch:
  - Hemmung phallischer bzw. ödipaler Triebansprüche,
  - unbewältigte Inzestproblematik,
  - fehlende Differenzierung zwischen analer und urethraler Ausscheidungsfunktion,
  - Hemmung der Hingabefähigkeit,
  - Geltungssucht,
  - Trotzhaltungen, masochistische Beziehungsarrangements;
- *Psychosexuelle Probleme* durch:
  - sexuelle Abwehrvorgänge und Triebkonflikte,
  - Inzestproblematik,
  - Triebregression auf die urethral-anale Phase,
  - ödipale Konflikte bei psychosexueller Unreife,
  - Scham als Abwehr urethral-erotischer Versuchung,
  - regressive Züge, intime Körperpflege überbetont,
  - unbewußte Bestrafungstendenzen;
- *Arzt-Patient-Beziehung* in Gefahr durch:
  - Unterwerfungsgeste bei Untersuchungen,
  - Präsentieren des Genitales (Katheterismus als „Pseudobegattung", Masturbation; Operationen meist nachteilig),
  - unbewußte Bestrafungstendenzen bei strengem Über-Ich;
- Schleimhaut der Harnröhre wirkt erogen (Masturbation an der Harnröhre!);
- Funktion des Urinierens im Dienst infantiler Sexualität;
- Urethrale Sexualität hat Zeichen der analen Phase und zeigt Übergänge zur phallisch-ödipalen Entwicklungsstufe;
- Unbewußte Verknüpfung von verpönten sexuellen Triebwünschen mit dem Vorgang des Urinierens.

22.2 Reizblase

Bei der Reizblase ist an psychosexuelle Konflikte zu denken.

DEFINITION

Vermehrte Sensibilität und gesteigerte Erregbarkeit der Blasenfunktion.

BESCHWERDEN

- Vor allem bei Frauen häufiges Vorkommen;
- ausgeprägte Miktionsstörungen (Pollakisurie, Brennen, imperativer Harndrang);
- Beschwerden tagsüber;
- epidemiologisch: 78% psychogen, 22% organisch.

PSYCHOPHYSIOLOGIE

- Hyperreflexie mit verminderter Blasenkapazität; intravesikale Druckmessungen zeigen:
  - psychovegetativ induzierte herabgesetzte Reizschwelle,
  - unterschwellige Reize können zur Reaktion des M. detrusor führen.

PSYCHOLOGISCH

- Sexuelle Konfliktsituationen (Abneigung gegenüber Partner, Reaktion auf Defloration);
- Störungen im aggressiven und Hingabebereich;
- Ehrgeizhaltungen.

THERAPIE

- Organisch je nach Ursache;
- psychotherapeutisch: konfliktaufdeckend, wenn möglich körperentspannend.

FALLBEISPIEL (REIZBLASE)

Die 22jährige Patientin kommt mit den seit 1 Jahr bestehenden Symptomen einer Reizblase in die psychosomatische Sprechstunde; organisch kein pathologischer Befund. Der Druck auf der Blase sei mit einem Jucken an der Scheide verbunden. Vor 3 Jahren Nierenbeckenentzündung. Zwischenzeitlich Depressionen mit Niedergeschlagenheit, Weinkrämpfen, Kreislaufstörungen. Nachts juckende Pickel am ganzen Körper; zusätzlich Rückenschmerzen und Verstopfung.

Die Patientin ist die Mittlere von 5 Mädchen. Sie wurde von einer als pessimistisch, penibel, dominierend, wenig empathisch erlebten Mutter erzogen. Der Vater sei zwar ruhig, aber oft grantig und Angst und Respekt einflößend gewesen. Die Patientin habe ihn als sehr zwiespältig erlebt, denn er habe auch besonders freundlich, zugewandt, „über alle Maßen" verführerisch-zärtlich sein können. Er habe sie vergöttert. Ob inzestuöse Handlungen tatsächlich vorgekommen sind, ist nicht sicher eruierbar. Vom Vater ging aber zweifellos eine erhebliche, phantasieanregende Versuchung für das junge Mädchen aus.

Die Patientin hat nicht gelernt, ihre aggressiven Regungen zu steuern. Sie „stopfe" entweder alles in sich hinein oder schreie gleich. Dann verkrampfe sich ihr ganzer Körper. Sie sei immer bereit zu helfen, um Anerkennung zu bekommen, und sei außerordentlich ehrgeizig. Die Patientin studiert Sozialpädagogik und schaffte den Aufstieg mit viel Einsatz. Mit ihrem um 30 Jahre älteren Freund engagiert sie sich für die dritte Welt. Den Freund beschreibt sie als ruhig und väterlich. Sie liebe ihn, aber habe immer Schmerzen beim Verkehr: „Seit ich mit ihm zusammen bin, verkrampft sich bei mir alles".

Seit einem Jahr leben sie zusammen in einer Eigentumswohnung. Sie fühlt sich ihm „mit seinen so eingefahrenen Regeln" ausgeliefert und verweigert sich ihm letztlich mit ihrem Symptom der Reizblase, dem Jucken an der Scheide, den Schmerzen beim Verkehr und den nächtlichen Hauterscheinungen. Zuvor war die Patientin zu ihm in sein Haus gezogen, in dem noch seine von ihm getrennt lebende Frau und die beiden Kinder wohnten. Es habe große Schwierigkeiten gegeben, die wohl zu den Depressionen geführt haben. Die Patientin gibt an, daß sie sich nicht wohl fühle, seit sie endgültig einen jungen Mann aufgegeben habe, dem sie so lange nachgelaufen sei, bis sie vor 3 Jahren ihren jetzigen väterlichen Freund kennengelernt habe.

Konfliktauslösend für die Urogenitalsymptomatik ist, daß die Patientin mit dem väterlichen Freund in dessen Eigentumswohnung zieht, sich ihm ausgeliefert fühlt und sich bei ihrer „guten", helfenden Seite nur mit Hilfe der körperlichen Symptome seiner erwehren kann.

Die Urogenitalsymptome und die Hautreaktionen sind in Zusammenhang zu sehen mit der Versuchungssituation, die die Patientin in der frühen Kindheit mit ihrem Vater erlebt hat und in der Beziehung zu ihrem väterlichen Freund in inzestuöser Weise in Erscheinung treten. Es handelt sich um eine Konversionssymptomatik, wobei Triebimpulse – dem Vater gegenüber – und Strafbedürfnisse, die vom Über-Ich ausgehen, in einen Konflikt geraten, der im Körpergeschehen eine Lösung findet.

22.3 Urethrozystitis der Frau

DEFINITION

Blasenentzündung mit schlagartigem Beginn, unerträglichem Harndrang, Dysurie, oft Hämaturie; bei chronisch rezidivierendem Auftreten psychogene Mitbeteiligung häufig.

PSYCHODYNAMIK

- Organische Disposition mit Bakterienadhärenz;
- frühe psychosomatische Fixierungsstelle mit retentivem Miktionsverhalten im Kindesalter;
- intrapsychischer Konflikt mit Hingabeangst und Nähe-Distanz-Problem;

- geänderte gesellschaftliche Bedingungen z. B. mit Entpolarisierung der Geschlechterrollen;
- Neigung, den zwischenmenschlichen und sexuellen Bereich zu spalten;
- sich auf den körperlich-sexuellen Bereich einzulassen, bedeutet sich hingeben und ausliefern;
- Blasenentzündung als sekundärer Krankheitsgewinn im Sinne einer Vermeidung des sexuellen (bedrohlichen) Kontaktes.

THERAPEUTISCH

- Konfliktzentriertes Gespräch;
- Hinweis auf vorbeugende Maßnahmen:
  - Sexualhygiene,
  - Wasserlassen vor und nach dem Koitus.

FALLBEISPIEL (HARNVERHALTUNG)

Die 19jährige Verkäuferin hat bis zum 10. Lebensjahr eine Enuresis, seit der Menarche ein chronisches Harnverhalten mit erheblichen Schmerzen im Blasenbereich. Das Symptom hat keine organische Ursache und wird mit Selbstkatheterismus behandelt. Zusätzlich leidet sie unter depressiven Verstimmungen, migräneartigen Kopfschmerzen, Vaginismus und Frigidität.

Als erstgeborene Tochter war sie von ihrem Vater sehr gewünscht. Von früh an hatte sie das „beste Verhältnis" zu ihm. Sie hätten viel rumgeschmust, seien viel zusammen gewesen. Zu einem Bruch mit dem Vater sei es gekommen, als sich – in der Zeit der Menarche – ein Freund bei der Patientin einstellt und der Vater mit heftigster Eifersucht reagiert. Sie wendet sich nun der Mutter zu, die sie zunächst als stur und abweisend erlebt hat. Über die Mutter erfährt sie jetzt alles, besonders über das sexuelle Verhalten des Vaters, auf den die Bindung an die Mutter bezogen ist. Das Gespräch beginnt häufig mit der sexuell eindeutigen Frage: „Wie steht die Lage?" Die Patientin wird gleichsam zur Eheberaterin, wohl in der kindlich ödipalen Hoffnung, die Mutter an der Seite des Vaters zu ersetzen.

Im Vordergrund der Problematik steht die sexuelle Triebdynamik, in die erotische und aggressive Züge einfließen, mit unbewältigten Inzestphantasien, die vom Vater immer wieder wachgerufen werden. Vom Symptom und seiner Behandlung her bieten sich 2 Möglichkeiten an: 1. Die Patientin muß ihr Genitale immer wieder einem Arzt (der Vaterersatz sein kann) darbieten und kommt damit der Erfüllung ihrer unbewußten Wünsche näher; 2. sie leidet unter den Beschwerden,den operativen Eingriffen und Krankenhausaufenthalten und bestraft damit in depressiv-masochistischer Weise ihre Inzestwünsche, die mit Schuldgefühlen einhergehen. Hinzu kommt eine tieferliegende narzißtisch-exhibitionistische Problematik.

22.4
Chronische Prostatitis

Patienten mit einer chronischen Prostatitis haben häufig stark konfliktbeladene Vaterbilder.

DEFINITION

Blande, afebril verlaufende chronische Entzündung der Vorsteherdrüse.
- Restzustand einer akuten Prostatitis,
- kanalikulär aszendierend oder hämatogen.

Symptome: Spannungs- und Druckgefühl in der Dammgegend, ausstrahlend in Hoden und Leisten, Kreuzschmerzen, Störungen der Sexualfunktion, Kälteabhängigkeit, Alter: 25–35 Jahre.

BESCHWERDEN BEI CHRONISCHER PROSTATITIS

• *Urogenitaler Symptomenkomplex:*	[%]
Schmerzen am Damm	73
– an Glied und Hoden	61
– Leistengegend	61
Drang, Wasser zu lassen	59
Jucken in der Harnröhre	52
Nachträufeln	52
Rückenschmerzen	48
• *Psychisch:*	
innere Unruhe	75
Grübeln	57
trübe Stimmung	50
Erektionsschwäche	27
Untererregbarkeit	16
Ejaculatio praecox	14

PSYCHODYNAMIK UND PERSÖNLICHKEITSMERKMALE

70% der Patienten haben (charakter)neurotische Merkmale und Störungen.
- Oral-depressive bzw. angstneurotische Störungen:
  - mutterfixiert, Versorgungswünsche, kein Rivalisieren;
- Anal-zwangsneurotische Störungen:
  - Affektisolierung, Intellektualisierung, anale Leistungshaltung, Omnipotenzgefühle,
  - sadomasochistische Beziehungsmuster,
  - konfliktgeladene Vaterbilder,
  - überaktiv, rastlos, getrieben;
- Ödipale Störungen:
  - phallisch-rivalisierend,
  - affektiv besetzte Vaterbilder (streng, autoritär);
- Borderlinestörungen:
  - Väter negativ besetzt oder überidealisiert,
  - mißtrauisch, ängstlich, paranoid, distanziert, schizoid,

– Triebdurchbrüche, Suchttendenzen, Homosexualität, Abspaltung von Aggressionen.

Gemeinsamkeiten (Zusammenfassung):
- konfliktgeladene Vaterbilder,
- keine Identitätsbildung,
- überbetonte Männlichkeit u./oder Versagen gegenüber Frauen,
- Abwertung der Frauen,
- Fixierung auf homoerotische Position.

ARZT(UROLOGE)-PATIENT-BEZIEHUNG

- Homoerotische Bindungen an den Urologen (Prostatamassage kann homoerotische wie auch Angstgefühle auslösen);
- Gefühl, durch den Urologen „beschädigt" zu werden löst Wutgefühle aus, Urologe in der Position des Schädigers („Ich bin total kaputtgemacht");
- männliche Unversehrtheit wird bestätigt, gleichzeitig wird der Urologe unbewußt entwertet.

Gefahr: Chronifizierung der Beschwerden.

FALLBEISPIEL (PROSTATITIS)

Der 25jährige Student der Elektrotechnik hat seit 2 Jahren Beschwerden beim Wasserlassen, bei Harndrang eine Verzögerung der Entleerung, Schmerzen in der Dammgegend. Zusätzlich vegetative Beschwerden wie Mundtrockenheit und „Nervosität". Ein organisch faßbares Leiden konnte urologischerseits nicht festgestellt werden. Aus der Lebensgeschichte des Patienten sei hervorgehoben, daß eine enge Beziehung zu seiner sehr resoluten Mutter und der eher weichen Großmutter bestand. Den Vater erlebte er als streng und autoritär, dieser habe die gleichen Symptome wie der Patient gehabt. Enttäuschungen über den Tod der Großmutter sowie über die Verteilung des Erbes (Patient wollte den Hof übernehmen, der jedoch dem mittleren der 5 Geschwister zugeschrieben wurde) nach dem Tod des Vaters (mit dem er über die Krankheit identifiziert war) hat der stets freundlich wirkende, im aggressiven Bereich gehemmte Patient nicht adäquat verarbeiten können. In dieser für ihn belastenden Zeit hat der Patient eine Verbindung zu einer um 12 Jahre älteren Frau (mit einem Kind) aufgenommen, wobei die (ersten) intimen Beziehungen durch die Symptomatik erheblich beeinträchtigt werden.

Hemmungen im aggressiv-urethralen Bereich bei starker weiblicher Abhängigkeit mit Geborgenheitswünschen und schwacher männlicher Identifizierung (bei fehlender, sonst bei diesem Bild häufig anzutreffenden Überkompensation mit vielen Beziehungen) kennzeichnen die Psychodynamik dieses Patienten.

22.5 Artifizielles Syndrom (s. auch S. 379, 429, 438)

- Artifizielle Hämaturie,
- Automanipulationen,
- Perversionen.

22.6 Urostoma

Ein Stoma wird schwerer akzeptiert
- von Frauen,
- wenn psychische und psychosomatische Vorerkrankungen vorhanden waren,
- wenn der Betroffene in der Kindheit ein Elternteil verloren hat oder von Fremden aufgezogen wurde.

Hinweise auf eine pathologisch psychische Verarbeitung und deren Behandlung s. S. 434.

22.7 Dialysebehandlung

Der Psychosomatiker kümmert sich bei Dialysepatienten um dessen veränderte Körperfunktionen und die Einschränkung ihrer Triebbedürfnisse.

DEFINITION

Behandlungsmethode zur Elimination von harnpflichtigen Substanzen, anderen Stoffwechselendprodukten und Wasser aus dem Organismus unter Anwendung bestimmter Blutreinigungsverfahren.

PSYCHOSOZIALE AUSWIRKUNGEN UND ANPASSUNG

- Funktionspsychosen, Durchgangssyndrome („urämische Enzephalopathie“);
- Phasen tiefer Depression mit Verleugnung, Zorn, Trauer, Regression, Hilf- und Hoffnungslosigkeit;
- psychosomatische Reaktionen (Inappetenz, Pruritus, Erbrechen, Streßulzera);
- Probleme der Abhängigkeit von der Maschine;
- Probleme im Umgang mit Aggressionen, Spannungen, Angst;
- häufiger direkte Suizide, auch indirekte durch Selbstschädigung (mangelnde Compliance, Diätfehler).

EPIDEMIOLOGIE

- 1976 waren 6000 Personen betroffen, pro Jahr kommen etwa 1000–2000 dazu;
- 27,5% Heimdialysepatienten;

- durchschnittliche Überlebenszeit nach Dialysebeginn ca. 5 1/2 Jahre.

Probleme und Psychodynamik

Verlust der Körperfunktion und der körperlichen Integrität
Vor der Dialyse:
- Chronische Krankheit mit zahlreichen Symptomen (Schwäche, Appetitverlust, Gewichtsabnahme, Übelkeit, Erbrechen, Juckreiz, Schmerzen, Diät, Medikamente);
- später lebensbedrohliche Zeichen (Intoxikationen; operative Anlage eines Shunts), narzißtisches Trauma bei irreparablem Organschaden.

Während der Dialyse:
- Starke Einschränkungen, viele Vorschriften;
- erhebliche Veränderung der Lebensweise (2- bis 3mal/Woche für 6–8 h Dialyse);
- körperliche Beschwerden (Schwindel, Übelkeit, Erbrechen, Kopfschmerzen, Verwirrtheit, Schlafstörungen);
- organisch: Folgen:
  - erhöhte Kortisol- und Thyroxinwerte,
  - Verlangsamung der Wellenfrequenz im EEG, Elektrolytveränderungen,
  - Infekte, Hepatitiden, Hochdruck mit möglichen Folgen,
  - Shuntkomplikationen.

Jeder Dialysepatient muß Verluste seiner körperlichen Integrität hinnehmen lernen. Er ist von weiteren Verlusten bedroht und muß sich mit einer permanenten Todesnähe auseinandersetzen.

Verluste von Objekten, Triebbefriedigungsmöglichkeiten; Frustration von Triebbedürfnissen
- Rückzug aus sozialen Bindungen;
- Verlust der Erwerbstätigkeit;
- finanzielle Verluste;
- Veränderungen der Rangordnung in der Familie;
- Verlust von Hobbys, Verzicht auf Reisen;
- Verlust an Autonomie insgesamt;
- Rolle als Sexualpartner gefährdet (Libidoabnahme);
- Diät und Flüssigkeitsreduktion sehr belastend;
- Veränderungen des Körperschemas (Narben, Shunt, Verlust der Fähigkeit zu urinieren).

Belastende Faktoren:
- drohende, imaginierte oder tatsächliche Verletzung der körperlichen Integrität;
- drohender, imaginierter oder tatsächlicher Verlust von Objekten;

- drohende, imaginierte oder tatsächliche Frustration von Trieben und Triebbedürfnissen.

ANPASSUNGSVORGÄNGE UND GESTÖRTES KRANKHEITSVERHALTEN (AUS GAUS ET AL., NACH KAPLAN DE-NOUR UND CZACZKES 1990)

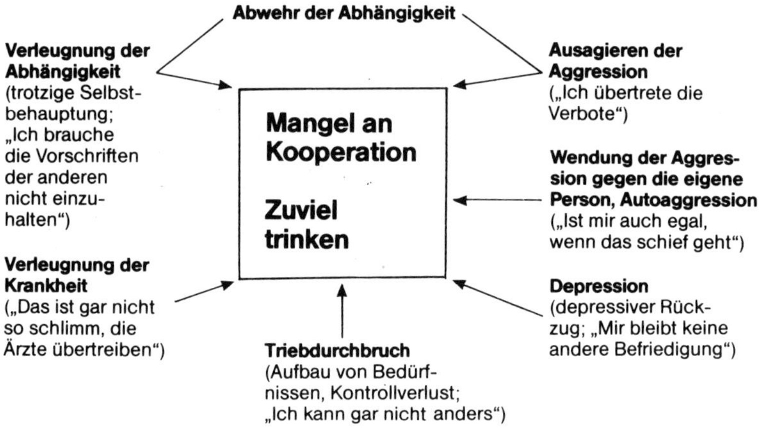

KOMPLIKATIONEN, PSYCHISCHE REAKTIONEN UND KRANKHEITSVERHALTEN BEI DIALYSEPATIENTEN (AUS GAUS ET AL. 1990)

Zeit / Verleugnung		Psychische Reaktionen	Krankheitsverhalten
	Dialysebeginn	- Verleugnung - Trauer - Ärger - Angst und Verzweiflung oder - Regression oder - Akzeptation	- Fehlende Kooperation - Akut depressiver Zustand - Schwierigkeiten mit dem Personal - Chronische Depression, evtl. suizidale Intention - Sozialer Rückzug - Kooperatives, realitätsbezogenes Verhalten
	Eintritt zusätzlicher **somatischer Komplikationen** und/oder verschärfte **psychosoziale Konflikte**	Angst und/oder Hoffnungslosigkeit	Gefährdung der Rehabilitation, chronische Depression, Suizidgefahr, psychosomatische Reaktionen

ARZT/PFLEGEPERSONAL-PATIENT-BEZIEHUNG

Beeinflussung möglich durch:
- starke Bindungen von seiten des Personals an die Patienten (z. B. Überfürsorglichkeit),
- persönliche Einschränkungen,

- Aggressionen,
- Gleichgültigkeit,
- Verleugnung,
- Distanzierung,
- Beflissenheit,
- Ungeduld (auch beim betreuenden Personal!),
- Übertragungs- und Gegenübertragungsreaktionen.

PSYCHOTHERAPIE

- Stabile Objektbeziehung herstellen;
- emotionale Abreaktion fördern;
- Abwehrfunktion des Patienten abschätzen und korrigieren;
- Unbegründete Ängste durchsprechen;
- Selbstwertgefühl nach narzißtischer Kränkung durch die Krankheit stärken;
- Konflikte mit Familie und betreuendem Personal durchsprechen;
- Gruppenarbeit mit Patienten und Personal;
- Patienten im häuslichen Milieu belassen;
- Verantwortung von Patienten so weit als möglich selber übernehmen lassen.

Literatur

Adam R (1955/56) Psychische Faktoren bei Blasen- und Nierenerkrankungen. Z Psychosom Med 2:261–272

Diederichs P, Kinsky-Krüger R (1983) Urologische Psychosomatik. In: Studt HH (Hrsg) Psychosomatik in Forschung und Praxis. Urban & Schwarzenberg, München

Freyberger H (1973) Psychotherapeutische Möglichkeiten und psychosoziale Rehabilitationsprozesse bei chronisch Nierenkranken im Dauer-Dialyse-Programm. Fortschr Med 91:93–95

Freyberger H (1981) Die Psychosomatik bei Erkrankungen der Nieren und ableitenden Harnwege. In: Jores A (Hrsg) Praktische Psychosomatik. Huber, Bern

Gaus E, Köhle K, Koch U, Beutel M, Muthny FA (1990) Psychosomatische Gesichtspunkte beim künstlichen Organersatz und der Transplantation. Beispiel: Die Behandlung der chronisch terminalen Niereninsuffizienz. In: Uexküll T von (Hrsg) Psychosomatische Medizin. Urban & Schwarzenberg, München

Günthert EA, Diederichs P (1990) Psychosomatische Aspekte in der Urologie. In: Uexküll T von (Hrsg) Psychosomatische Medizin. Urban & Schwarzenberg, München

Klußmann R (1984) Urinstoma und Psyche. Urologe A 23:288–290

Klußmann R, Arnold G, Schewe S (1989) Leben nach einer Urostomieoperation. Urologe A 28:209–212

Paar H (1987) Selbstzerstörung als Selbsterhaltung. Eine Untersuchung zu Patienten mit artefiziellen Syndromen. Materialien Psychoanalyse 13:1–54

Kapitel 23

Augenheilkunde

EINFÜHRUNG

Mit Hilfe des Auges nehmen wir unsere Umgebung auf, regulieren die Nähe und Distanz von Objekten, bestimmen den zwischenmenschlichen Kontakt. Schließen wir die Augen, so wenden wir uns mehr unserer Innenwelt zu. Wir verschließen sie vor Problemen der Außenwelt. Damit wird das Auge zu einem Mittler zwischen Innen und Außen. So verbergen sich hinter (psychosomatischen) Augenerkrankungen Probleme wie Objektverluste, Fragen von Nähe und Distanz, Identität und Realität, sexuelle Versuchungs- und Versagungssituationen.

23.1 Sehfunktion und psychogen (mit)bedingte Augenerkrankungen

ALLGEMEINES ZUR SEHFUNKTION

- Sehen und Wahrnehmen an das Denken gebunden;
- Sehen als subjektiver Akt (gesehen wird nur das, was man will und zuläßt);
- Behinderungen des Sehaktes meist verbunden mit Kontaktverlusten zur Umwelt;
- Augenkrankheiten beunruhigen in besonderem Maße;
- Auge als „Fenster zur Seele" (Pupillenreaktionen);
- das Auge schafft Kontakt zur Umwelt und wird damit Ausdrucksorgan der Persönlichkeit („Fenster" der Persönlichkeit),
- Sprachgebrauch:
  - man kann „liebäugeln",
  - jemanden mit den Augen festhalten,
  - Blicke können ineinander tauchen,
  - jemanden mit dem Blick streifen,
  - „harter", „scheeler" Blick,
  - Blicke können töten, verschlingen, verfolgen („Und sie schaute stumm um den ganzen Tisch herum"),
  - mit den Augen messen,
  - „inneres" und „geistiges" Auge,

- strahlender Blick,
- klare Augen, die funkeln, blitzen,
- Auge um Auge,
- Liebe macht blind,
- Augen ausweinen vor Kummer,
- Vor-sicht, Ab-sicht, An-sicht, Zuver-sicht,
- Vor-aus-schauen,
- Welt-an-schauung,
- Weit-blick,
- Ge-sicht hat vom Sehorgan seinen Namen;

- mythologisch:
  - „böser Blick", „böses Auge", Augenzauber=Glaube an die magische Macht des menschlichen Auges (Zauberkraft: durch anschauen Krankheit und Tod bringen),
  - Deformationen (Trief-, Schielauge) oft Anlaß zu dem Glauben,
  - Abwehr und Schutz: Amulette mit aufgemalten Augen, um durch den Gegenblick zu bannen, auch in Verbindung mit erotischen Darstellungen;
- psychopathologisch (allgemein):
  - enge Verbindung zur Sexualität,
  - Organ des Sehens von „sündhaften" Dingen,
  - Geheimnisse der Sexualität kennenlernen (bei Unterdrückung, Mißlingen und Verdrängung auf Grund von Verboten=Symptombildung).

WEITERE Z.T. PSYCHOGEN (MIT)BEDINGTE AUGENERKRANKUNGEN

- Psychogene Blindheit (psychogene Pseudoamaurose):
  - häufiger bei Frauen,
  - öfter verbunden mit Anästhesie der Konjunktiva, Kornea, mit Konvergenzschielen,
  - hysterische Strukturen,
  - heute eher selten;
- psychogene Pseudoamblyopie:
  - konzentrische Einengung der Außengrenzen,
  - röhrenförmiges Gesichtsfeld (ohne Zentralskotom),
- chronische Lidrand- und Bindehautentzündung;
- somatopsychisch: Erblindungsangst bei verschiedenen chronisch-entzündlichen, degenerativen und genetischen Augenveränderungen.

PSYCHOTHERAPEUTISCH

- Je nach Ausgangssituation
  - konfliktaufdeckend (auch katathymes Bilderleben, analytische Gruppentherapie, Familientherapie),
  - körperentspannend (autogenes Training, konzentrative Bewegungstherapie).

23.2 Asthenopie

DEFINITION

Frz. „fatigue visuelle“, Brennen der Augen, gerötete Konjunktiven, Schleiersehen, passagere Diplopien.

Myope neigen eher zu:
- Introversion, Schüchternheit, Ungeselligkeit,
- intellektueller Leistungsfähigkeit.

Hyperope neigen eher zu:
- Extraversion, Geselligkeit.

Ametrope neigen eher zu:
- sozialer Abhängigkeit, emotionaler Gebundenheit.

Emmetrope neigen eher zu:
- Leistungsfähigkeit, Dominanz,
- affektiver Ungebundenheit.

PATHOGENETISCH

Körperliche und seelische Anstrengungen können den Fusionszwang beeinträchtigen und zu periodischem (auch permanentem) Schielen führen, auch
- langes Lesen, Naharbeit,
- Narkotika und Alkoholeinwirkung.

Folge:
- Kopf- und Augenschmerzen,
- Druckgefühl und Brennen wie bei einer Konjunktivitis,
- Doppeltsehen.

PSYCHODYNAMIK (SCHIELEN)

- Partnerschaftsprobleme der Eltern behindern in früher Phase den Prozeß des Fixierenlernens;
- Mutter-Kind-Beziehung belastet;
- Patienten werden oft Doppelrolle zugewiesen:
  mit dem geradeaus schauenden Auge sieht er die gesellschaftlich gewünschten Tatsachen, mit dem anderen versucht er, seinen persönlichen Ansprüchen, denen er sich nicht gewachsen fühlt, auszuweichen.

23.3 Glaukom

Beim Glaukom finden wir depressive Persönlichkeiten mit Anpassungsschwierigkeiten bei ausgeprägter Gewissenhaftigkeit.

DEFINITION

Augenkrankheit mit erhöhtem intraokularen Druck.

PATHOGENESE

- Erkrankung des Augeninnern (Uveitis, intraokularer Tumor, intumeszenter Katarakt);
- Mißverhältnis zwischen Zu- und Abfluß des Kammerwassers;
- Erregungszustände mit Blockierung des Kammerwasserabflusses als „vegetative Fehlregulation“.

FORMEN

- Primäres Glaukom:
  - akut mit anfallweiser Erhöhung des Augeninnendrucks,
  - chronisch, schleichender Beginn, oft Zufallsbefund;
- sekundäres Glaukom:
  - nach Verletzungen, Entzündungen, Gefäßerkrankungen.

PSYCHODYNAMISCHE ZUSAMMENHÄNGE

- Sexuelle Problematik, neurotische Entwicklungen;
- häufig depressive Verstimmungen (mit Hypochondrie, Neigung zum Weinen, Affektlabilität, Zwängen, Phobien, sexuellen Störungen);
- Anpassungsschwierigkeiten bei übermäßiger Gewissenhaftigkeit;
- auslösend häufig Verlusterlebnisse,
- vor Beginn der Symptomatik Angst und depressive Stimmungen verbunden mit frustrierender Lebenssituation;
- verbunden mit anderen psychosomatischen Symptomen wie pektanginösen Beschwerden, Kopfschmerzen, Harndrang, Magen-Darm-Erscheinungen.

PSYCHOTHERAPEUTISCH

- Hypnose, autogenes Training;
- konfliktaufdeckend je nach Gesamtsituation.

23.4 Uveitis posterior (Chorioretinitis)

Starke Verleugnungstendenzen und autoaggressive Züge lassen sich bei Uveitis-Kranken nachweisen.

DEFINITION

Entzündung des hinteren Teils der Uvea.

KLINIK

- Schleiersehen, Gesichtsfeldausfälle, Sehverschlechterung;
- Allgemeinerkrankungen können mit einer Uveitis einhergehen (z.B. Toxoplasmose, Candida-, Zytomegalievirusinfektionen, Tumor).

PSYCHODYNAMIK

- Wahrnehmungsstörung mit Rückzug der Aufmerksamkeit von außen nach innen („Augenverschließen“ bei Versuchungs-/Versagungssituationen);
- starke Verleugnungstendenz;
- Autoaggression (Selbstbestrafung bei strengem Über-Ich);
- spezifische Vulnerabilität gegenüber Verlusterlebnissen;

- sexuelle, ödipale Probleme;
- häufig andere psychosomatische Symptome (Durchfälle, Gewichtsverlust, Hyperventilation, auch Migräne, Colitis ulcerosa, Ulcus duodeni, essentieller Hochdruck);
- Auslösesituationen:
  - Objektverlust (der Eltern, Partnertrennung),
  - Leistungsdruck (Examenssituation, Schule, Beruf),
  - sexuelle Probleme;
- Persönlichkeit:
  - Perfektionismus, auffallend harte Arbeiter, Streß,
  - unterschwellige Feindseligkeit, Kampf gegen Konkurrenz,
  - immer unter Zeitdruck, Nervosität.

FALLBEISPIEL

Die 65jährige Hausfrau hat seit vielen Jahren eine Reihe von Beschwerden, bei denen diejenigen von seiten der Augen seit 10 Jahren im Vordergrund stehen. Augenbrennen, das Nichtvertragen der Brille auf Nase und Ohren sind die wesentlichen Symptome. Internist, Dermatologe und Ophthalmologe haben keine Krankheitsursache feststellen können.

Die Patientin ist verheiratet, hat 2 eigene Kinder und einen Pflegesohn. Ihr Mann, Maurerpolier, ist viel unterwegs, ist eine Reihe anderer Beziehungen nebenher eingegangen. Eine Beziehung (5 Jahre vor Ausbruch der Symptomatik bei der Patientin) schildert sie in folgender Weise: „Da spielte eine andere Frau eine Rolle. Ich habe erst nichts gesehen; aber dann sind mir die Augen aufgegangen, die war so herausfordernd. Da habe ich meinen Mann beobachtet, ihn daraufhin angesprochen. Er muß sich zurückhalten. Da habe ich aufgepaßt. Damals habe ich meine Brille bekommen“. Patientin übernimmt dann ihren Pflegesohn von ihrer Schwester und erfährt erst vor 10 Jahren, daß er aus der Verbindung mit ihrem Ehemann entstanden ist. Seither könne sie ihre Brille nicht mehr vertragen, weil sie an Ohren und Nase schmerze; außerdem habe sie ein Augenbrennen bekommen, das kaum erträglich sei.

Patientin muß seither einiges „übersehen“, um nicht die Beziehung zu ihrer Familie aufs Spiel zu setzen. Die Wahrnehmungsfunktion über das Auge mit dem Realitätsbezug tritt hier in besonders enger Verbindung zu dem Beziehungskonflikt der Patientin auf.

23.5 Ideopathischer essentieller Blepharospasmus

Psychogene Anteile beim Blepharospasmus zeigen sich in aggressiv-feindseligen Impulsen, die nicht gelebt werden können.

DEFINITION

Unwillkürliche, intermittierende oder kontinuierlich auftretende Kontraktion eines oder beider Augenschließmuskeln, evtl. mit Sehbehinderungen („Blinzeltic").

EPIDEMIOLOGIE

- gehäuft zwischen 40 und 50 Jahren,
- Frauen sind häufiger betroffen.

PSYCHODYNAMIK

- Präverbales Ausdrucksgeschehen, bei dem auf frühe Gebärdensprache zurückgegriffen wird,
- aggressiv-feindselige Impulse („Konversionssymptom auf sadistisch-analer Stufe", Helene Deutsch);
- erotisch-sexuelle und autoerotische Triebanteile;
- symbolischer Ausdruck des Sich-Verbergens;
- frühe Einschränkung motorisch-aggressiver Möglichkeiten;
- Zwanghaft-autoritätsgebundene Charakterstruktur;
- übertriebenes Arbeitsethos;
- starker Leistungsdruck;
- wenig Körperkontakt in der Familie;
- ausgeprägte Rivalitätsproblematik;
- Gewissenskonflikte, Schuldgefühle.

THERAPIE

- Tiefenpsychologisch-konfliktaufdeckend unter Einbeziehung nonverbaler Methoden;
- Verhaltenstherapie mit:
  - EMG Biofeedback,
  - Assertivitätstraining,
  - soziales Kompetenztraining;
- prognostisch günstiger:
  - früher Therapiebeginn,
  - junges Alter der Patienten,
  - gute Partnerbeziehung,
  - echtes berufliches Können,
  - Leidensdruck.

Literatur

Bernhard P, Huhn W (1983) Psychosomatische Aspekte der Uveitis. In: Studt HH (Hrsg) Psychosomatik in Forschung und Praxis. Urban & Schwarzenberg, München

Deutsch H (1925) Zur Psychogenese eines Tic-Anfalls. Int Z Psa 11:325–332

Freud S (1950) Die psychogene Sehstörung in psychoanalytischer Auffassung. Gesammelte Werke, Bd 8. Imago, London

Frommer J, Lauer G, Schimrigk K (1993) Zur Psychosomatik des essentiellen Blepharospasmus. Psychother Psychosom med Psychol 43:231–237

Gelber GS, Schatz H (1987) Loss of vision due to central serous chorioretinopathy following psychological stress. Am J Psychiatry 144:46–50

Niklewski G (1982) Psychosomatische Erkrankungen des Auges – Eine Übersicht. Z Psychosom Med 28:300–316

Schultz-Zehden W, Bischof F (1990) Das Auge und seine Störungen aus psychosomatischer Sicht. In: Uexküll T von (Hrsg) Psychosomatische Medizin. Urban & Schwarzenberg, München

Wichtmann U, Klußmann R (1990) Pilot study of psychosomatic aspects of endogene uveitis posterior. (International Symposion on Uveitis, München)

Kapitel 24

Hals-Nasen-Ohren-Heilkunde

EINFÜHRUNG

Die enge Beziehung von Sigmund Freud zu seinem „Lehr-Analytiker" und Hals-Nasen-Ohren-Arzt Wilhelm Fließ weist auf eine frühe Beziehung des HNO-Fachgebietes und der psychologischen Medizin hin, die allerdings schnell in Vergessenheit geriet. Psychosomatische Aspekte jedoch sind deutlich bei einer großen Anzahl von Krankheiten des Halses (z.B. Globusgefühl), der Nase (z.B. allergische Rhinitis), des Ohres (z.B. Tinnitus, Hörsturz), aber auch der Stimme und Sprache. Mit Schwindelgefühlen jedoch hat jeder Arzt zu tun; sie bedürfen eingehender Abklärung, jedoch unter Berücksichtigung psychodynamischer Faktoren.

ANTEILIG PSYCHOSOMATISCHE ERKRANKUNGEN IM HNO-BEREICH

- Morbus Menière;
- Schwindel;
- infektiöse Erkrankungen (Nasennebenhöhlen, Anginen),
- Globusgefühl;
- psychogene Schluckstörungen;
- psychogene Hörstörungen;
- Hörsturz;
- Rhinopathia vasomotorica;
- phoniatrische Erkrankungen:
  - Sprachentwicklungsverzögerung,
  - Stottern,
  - Stimmstörungen,
  - funktionelle Dysphonien,
  - psychogene Aphonien,
  - Mutationsstörungen.

24.1 Schwindel

DEFINITION

Unterschiedliche Mißempfindungen, meist mit vegetativen Symptomen einhergehend, mit Ausprägungen in Form von Dreh- oder Schwankschwindel, uncharakteristische Gang- und Standunsicherheit („wie betrunken"), Lift- und Benommenheitsgefühl. Schwindel ist ein ubiquitäres Symptom, das sowohl organisch wie psychisch bedingt sein kann.

EPIDEMIOLOGIE

- weit verbreitet,
- nosologisch oft unspezifisch,
- 65% der Patienten einer Allgemeinpraxis,
- psychogen verursachter Schwindel 15–25%, nach Eckhardt 50%.

EINTEILUNG DER SCHWINDELSYMPTOMATIK NACH SEINER HERKUNFT (AUS OESTERVELD 1986)

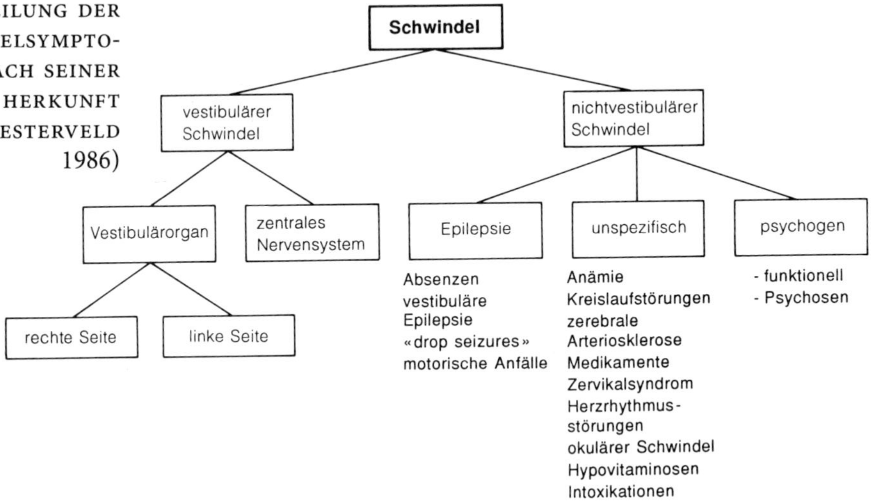

PSYCHOGENE SCHWINDELFORMEN – PATHOGENETISCHE ÜBERSICHT

Schwindel als Symptom sui generis
(oft monosymptomatisch)

- Konversionsneurotische Genese („Ausdrucksgehalt“, „Sinnhaftigkeit“, „Symbolisierung“ im Symptom);
- Abwehr eines quälenden Affektes (meist von Angst, Schuld, Trauer; „Schwindel *anstelle* von Angst“; Affektäquivalent).

Schwindel im Rahmen eines Symptomenkomplexes

- Psychovegetatives bzw. funktionelles Syndrom sui generis (Schwindel neben anderen psychovegetativen Dysfunktionen);
- Angstneurose, Agoraphobie und weitere Formen („Schwindel als *Folge* von Angst“; Affektkorrelat);
- „Regressives Syndrom“ (Erschöpfungszustände, Rentenbegehren, Neurasthenie, depressiver Rückzug);
- Erlebnishafte Wahrnehmung der „Brüchigkeit des Ichs“ (Borderline-Zustände, Psychosen).

Schwindel im Rahmen einer somatopsychischen Wechselwirkung (zur Automatisierung neigend).

PSYCHODYNAMIK (s. auch S. 131–134)

Persönlichkeitsstruktur und Schwindel

- Hysterisch
  - Unsicherheit infolge planlosen Handelns,
  - unbewußtes „Schwindeln" (Rollenspiel),
  - als Konversionssymptom,
  - Teil einer Angstneurose,
  - Reaktion auf Verlockung zur sexuellen Hingabe und Angst davor,
  - Folge starker inzestuöser Bindungen;
- Urethral:
  - Geltungsbereich: Höhenschwindel,
  - Ambivalenz: Machtstreben und Hingabetendenzen;
- Zwanghaft:
  - aggressives Gestautsein (vergleichbar dem Erröten),
  - Ambivalenz: Schwanken zwischen 2 Entscheidungsmöglichkeiten,
  - Versuchung hinsichtlich Betrug („Schwindel");
- Depressiv: Tendenz zum Sichfallenlassen;
- Schizoid:
  - Krise des In-der-Welt-Seins,
  - Gefühl existentieller Bedrohung,
  - Entfremdungserleben;
- Narzißtisch: Probleme um das (in Frage gestellte) Größenselbst und die idealisierte Elternimago.

FALLBEISPIEL

Die 25jährige pharmazeutisch-technische Assistentin leidet seit einem Jahr unter Schwindelerscheinungen („als ob mir der Boden unter den Füßen genommen wird"), zu dem sich Herzschmerzen und Beschwerden beim Einatmen hinzugesellen. Internistischerseits wurde lediglich ein zu niedriger Blutdruck festgestellt, neurologisch und otologisch wurde kein pathologischer Befund erhoben.

Die Patientin hat Probleme in ihrer Ehe; ihr Mann sei (zu) ruhig, könne sie nicht verstehen. Kinder wolle sie noch keine. Im Leben der Patientin haben weibliche Bezugspersonen immer eine größere Rolle gespielt (lesbische Beziehungen, Tendenzen?). Der Vater war außerordentlich streng, so daß es der Patientin unmöglich war, eine Beziehung zu ihm aufzubauen. Das Verhältnis zur Mutter war auch nicht sehr eng, dennoch eher möglich als zum Vater, der wenig positive Orientierung hinsichtlich der späteren Männerbeziehungen geben konnte. So schloß sich Patientin besonders eng an eine Freundin an, die vor einem Jahr in den Bergen abstürzte. Trauerarbeit konnte sie nicht leisten. Die Symptomatik brach aus. Es ist anzunehmen, daß eine große (Objekt)abhängigkeit, insbesondere zu der Freundin, besteht. Nach dem Tod erfolgt eine melancholische Internalisierung mit entsprechender Selbstabwertung, wo ihr diese „Stütze" (als „Boden unter den Füßen") genommen ist.

24.2 Morbus Menière

Die Patienten mit einem Morbus Menière können sich schwer in die objektiv-reale Welt einfinden, streben nach intellektueller Bestätigung, ziehen sich leicht zurück.

DEFINITION

Anfallweise auftretender Labyrinthschwindel mit Ohrensausen und Innenohrschwerhörigkeit.

GENESE

- Funktionell-psychosomatisch;
- symptomatisch z. B. bei Tumoren, multipler Sklerose, Meningitis;
- toxisch (Nikotin, Alkohol);
- bei Durchblutungsstörungen.

PATHOPHYSIOLOGIE (VOR DEM ANFALL)

Durch Aktivierung des hypophysären Nebennierensystems zeigen Konjunktivalgefäße Erythrozytenaggregation → Verschlechterung der Mikrozirkulation → Hydrops in den labyrinthären Kapillaren.

PSYCHODYNAMIK

- Schwindelgefühle als Ausdruck erschwerter Einordnung in die objektive Welt;
- Schwindelattacke als Zustand größter Ohnmacht und Hilfsbedürftigkeit und zugleich als Möglichkeit intensiver Zuwendung und Beachtung;
- gestörte Entwicklung mit aggressiv-drohendem Vater;
- Verinnerlichung aggressiv-sadistischer Impulse;
- Unterlegenheitsgefühle mit deutlicher Aggressionsvermeidung;
- kompensatorisch Ehrgeiz, hoher Leistungsanspruch, Streben nach intellektueller Bestätigung, sozialem Status;
- Betroffene aus „geordneten" Verhältnissen mit kühler Korrektheit, ohne „Nestwärme";
- Musterschüler ohne Probleme mit Lehrern;
- Persönlichkeitszüge:
  - überdurchschnittliche Intelligenz,

- ausgeprägte Tendenz zu Zurückgezogenheit,
- starr im Lebensstil, starkes Über-Ich, Perfektionismus.

THERAPIE (PSYCHOTHERAPEUTISCH)

- Krankheitsreaktive Entwicklungen berücksichtigen;
- ruhiges, verständnisvolles Zuhören;
- Aufklärung über Pathophysiologie der Erkrankungen;
- vorsichtige Hinweise in Richtung Änderung der Lebensgewohnheiten;
- evtl. Arbeitsplatzwechsel;
- konfliktaufdeckend, wenn möglich.

24.3 Schluckstörungen, Globusgefühl

24.3.1 Globusgefühl

Beim Globusgefühl ist der „Hals wie zugedrückt", die oral-aggressive Seite meist unterdrückt.

DEFINITION

Intermittierend oder kontinuierlich auftretendes Gefühl einer im Rachen steckenden Kugel mit Schluckzwang und Druckgefühl.

DIFFERENTIALDIAGNOSE DER DYSPHAGIE

- Oropharyngeale Dysphagie (zentralnervös, myogen, postoperativ, Zenker-Divertikel);
- ösophageale Dysphagie (Entzündungen, Tumoren, Motilitätsstörungen, Fremdkörper, Anomalien);
- Globus pharyngeus (hystericus)
  - Definition:
    unspezifische Mißempfindung im Hals, verursacht durch eine Reihe von organischen, funktionellen, psychischen Erkrankungen,
  - Symptomatik:
    häufiges Beschwerdebild (ca. 10% der Bevölkerung), Kloß- und Fremdheitsgefühl im Hals, Brennen, Kratzen,
  - Psychodynamik:
    „Hals wird zusammengedrückt",
    hysterische oder depressive Konfliktlage,
    oral-aggressive, auch sexuell-rezeptive Phantasien werden abgewehrt,
    wenig Leidensdruck, sekundärer Krankheitsgewinn,
  - Therapie:
    wenn möglich konfliktaufdeckend.

FALLBEISPIEL (GLOBUSGEFÜHL)

Der 31 Jahre alte Mathematiklehrer hat seit einigen Wochen ein Gefühl im Hals, „als ob ein Kloß darin steckt", ihm „der Hals zugedrückt" werde. Sonst sei er allergisch gegen Getreide, blühende Gräser und habe seit 10 Jahren einen Heuschnupfen.

Der Patient ist verheiratet mit einer um 3 Jahre jüngeren, als temperamentvoll, aber sehr ordentlich eingeschätzten Lehrerin. Seit dem Tag, an dem seine Frau ihm gesagt habe, daß sie ein Kind bekommen werde, hat der Patient seine Symptomatik: „Ich habe das Gefühl, ich kann kein Kind aufziehen. Bis vor kurzem war ich gegen Kinder. Jetzt ist es anders". Er spürt eine auf ihn zukommende Überforderung, der er sich nicht gewachsen fühlt, was im Symptom des Zusammendrückens des Halses seinen symbolischen Ausdruck findet, letztlich jedoch nur über die psychopathologische Gesamtentwicklung zu verstehen ist.

24.3.2 Formen und Psychodynamik bei Schluckstörungen

- *Luftschlucken (Aerophagie):*
  - „arme Schlucker" müssen viel „runterschlucken",
  - verbunden mit Insuffizienzgefühlen,
  - depressive Verstimmungen mit erhöhtem Anspruch hinsichtlich Bestätigung und Anerkennung,
  - aggressiver Aspekt: bestimmte Objekte sollen „verschlungen" werden;
- *Schluckstörung mit Globusgefühl* (s. oben);
- *Schluckstörungen mit Erbrechen (Brechneurose):*
  - Erbrechen verbunden mit Ekelgefühlen, Widerwillen, Protest,
  - bezogen auf sexuelle Kontakte, Schwangerschaftsängste in der Pubertät.

FALLBEISPIEL (SCHLUCKBESCHWERDEN)

Die 39jährige kaufmännische Angestellte kann seit etwa 9 Jahren flüssige wie feste Nahrung nur schwer schlucken und hat ein Druckgefühl im Hals; keine Divertikel, keine Struma; zusätzlich zeitweises „Ziehen" im Unterleib. Die Patientin ist verheiratet, hat ein Kind. Im Gespräch wird das „brave Kind" deutlich. Sie nimmt alles hin, äußert keine aggressiven Regungen, hat kaum Wünsche. Ihr Ehemann mache alles allein, „ich soll nur dasitzen und zuschauen". Andere Beziehungen habe sie nie gehabt. „Nach der Ehe – da soll man so was lassen, ich bin auch nicht unzufrieden". Schon die Mutter habe alle Opfer auf sich genommen. Die Patientin habe zu Hause aber nie Recht bekommen, niemand habe zu ihr gehalten. Sie war immer „die arme Schluckerin", hat alles hingenommen, sich den Ansprüchen der Umwelt gefügt.

24.3.3 Tonsillektomie (s. S. 404)

24.4 Hörstörungen

DEFINITION

Unbewußte, zentrale, doppelseitige Schwerhörigkeit mittleren bis hohen Grades, die in der Untersuchungssituation, weniger bei ungezwungener Unterhaltung oder am Telefon auftritt.

EPIDEMIOLOGIE

- 3% aller Hörstörungen bei Erwachsenen;
- 10–15% in Krisenzeiten.

SYMPTOMATIK

Patienten

- gelten in der Umgebung als schwerhörig;
- berichten von Ohrerkrankungen, Kopfverletzungen, Lärmexposition;
- erleben sich selbst als taub;
- benutzen Taubheit, um das nicht zu hören, was sie nicht ertragen können.

DIAGNOSE

- Nur positiv aus erweiterter Anamnese;
- Diskrepanz zwischen:
  - normalem Unterhaltungsgehör, aber schwer pathologischen Untersuchungsergebnissen,
  - erhöhter Schwelle im Reintonaudiogramm und guter Schwelle im Sprechaudiogramm;
- normale Stapediusreflexschwelle.

THERAPIE

- Behutsame Aufklärung, auch im Rahmen von Kontrolluntersuchungen;
- behutsame Bewußtmachung zum Erkennen von Zusammenhängen zwischen Taubheit und psychischen Problemen,
- suggestive Behandlungsmethoden.

24.4.1 Hörsturz

Der Hörsturz kommt bei erhöhtem emotionalen Spannungszustand bei ständiger Überforderung vor.

DEFINITION

Ein- oder doppelseitige, unvollständige oder totale, plötzliche Hörverminderung unklarer Ursache, oft verbunden mit Schwindel, Druckgefühl im Ohrbereich („sudden hearing loss“, SHL).

EPIDEMIOLOGIE

- 20 Fälle auf 100000 Einwohner;
- wahrscheinlich hohe Dunkelziffer;
- Erkrankungsalter zwischen 40 und 60 Jahren;
- Spontanheilungen zwischen 50 und 80%.

ÄTIOPATHOGENESE

- Wahrscheinlich kombiniert somatische und psychische Faktoren:
  Thrombozytenaggregation unter Streß;
- organische Anteile:
  - Durchblutungsstörungen,
  - Hypertonie, Hypotonie,
  - virale Genese,
  - HWS-Veränderungen,
  - Stoffwechselerkrankungen (Hyperlipidämie);
- psychische Anteile:
  - Auftreten oft in unmittelbarem zeitlichen Zusammenhang mit psychischen Belastungen:
    Konfliktlösung durch Identifikation,
    Symbolcharakter des Symptoms,
    Hörsturz als Dekompensation einer chronischen Konfliktsituation,
  - Patient steht unter ständigem emotionalem Spannungszustand,
  - durch ständige Überforderung provoziert Patient selbst belastende Lebensereignisse.

PATHOGENETISCHE FAKTOREN DES HÖRSTURZES (AUS KROPP/RAD 1988)

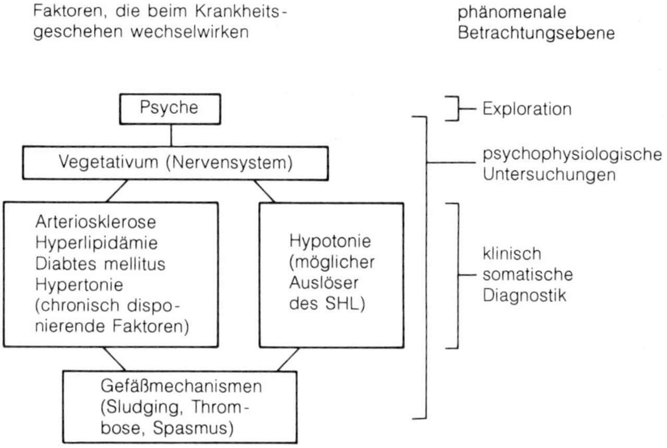

THERAPIE

- Mehrdimensionaler Ansatz:
  - standardisierte Pharmakotherapie,
  - Einbezug psychotherapeutischer Maßnahmen, evtl. verhaltenstherapeutisch mit Streßbewältigungstraining.

24.4.2 Tinnitus

Ohrgeräusche gehören zu den häufigsten Mißempfindungen auf dem Boden von Beziehungsschwierigkeiten und individuellen Streßsituationen.

DEFINITION

Vorübergehende oder dauerhafte, ein- oder doppelseitige Hörempfindung von Geräuschen und Tönen verschiedener Frequenz und Intensität.

EPIDEMIOLOGIE

- Gehört zu den häufigsten Mißempfindungen (wie Schmerz, Juckreiz);
- empfunden
  - am häufigsten in beiden Ohren zugleich (61%),
  - seltener links (12%),
  - im Kopf- und Ohrbereich (10%).

KLINISCH

- Objektives Ohrgeräusch evtl. mit dem Stethoskop nachweisbar (Aneurysmen, Tumor);
- Ausgang der Erkrankung von allen anatomischen Strukturen der Hörbahn möglich (Cochlea, Kerne, Thalamus, Cortex).

PSYCHODYNAMIK

- Emotionell Verbindung zur Umgangssprache („es läutet mir in den Ohren");
- bei alten Menschen im Rahmen eines Kontaktparanoids; in Isolation;
- Ohrgeräusch:
  - häufig konversionsneurotisch,
  - auch bei schizoiden Strukturen,
  - als Frühsymptom einer Depression,
  - tritt auf in Zeiten erhöhter Streßbelastung,
  - als Ausdruck magischer Wunscherfüllung,
  - Versinnbildlichung verspürter ablehnender Umwelt,
  - Wiederholung einer bezogenen Außenwelt;
- therapeutisch, wenn Patient zugänglich:
  - Selbsthilfegruppe (deutsche Tinnitus-Liga e.V. Wuppertal),
  - Arbeit an Krankheitsbewältigung,
  - Biofeedbackverfahren,
  - Wahl der Therapiemaßnahmen richtet sich nach dem Leidensdruck,
  - evtl. Hörgerät, Tinnitusmasker, Elektrostimulation.

TINNITUS-ENTSTEHUNG AUS VERHALTENSMEDIZINISCHER SICHT (AUS GOEBEL 1989)

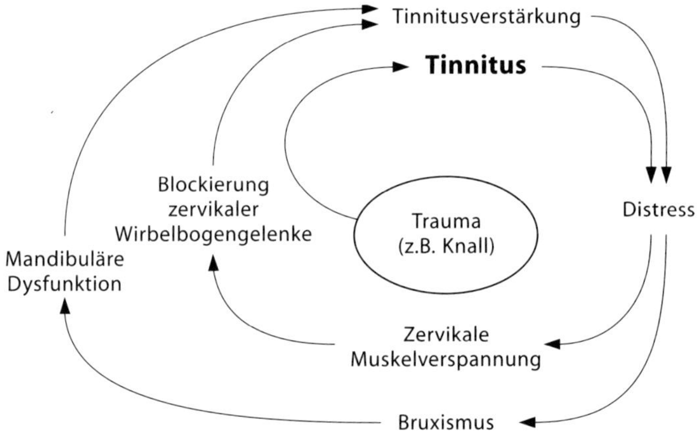

ZIELE BEI MULTIMODALER VERHALTENSMEDIZINISCHER THERAPIE DES KOMPLEXEN CHRONISCHEN TINNITUS (AUS GOEBEL 1989)

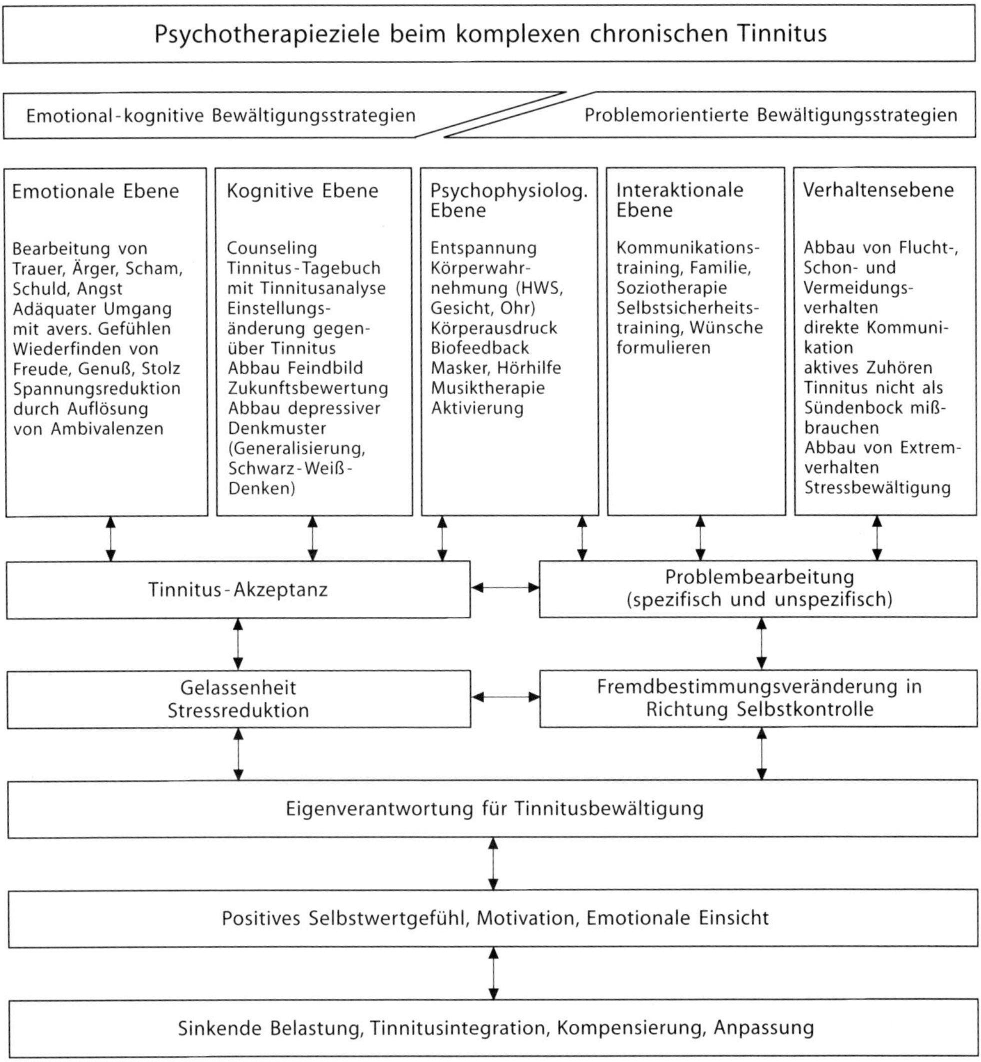

24.5 Sprachstörungen (s. S. 408–409 (Pädiatrie))

Stimm- und Sprachstörungen sind häufig als Konversion zu verstehen, aber auch im Sinne eines depressiven Rückzugs mit Kontaktproblemen.

24.5.1 Funktionelle Aphonie

DEFINITION

Extremform funktioneller Stimmstörung.

SYMPTOMATIK

- Akuter Beginn;
- oft nach grippalen Infekten mit Heiserkeit.

PSYCHODYNAMIK

- nicht haltgebende, chronisch konflikthafte Partnerbeziehung;
- Auflehnung in Form eines sprachlichen Protestes;
- Stimmverlust „schont" vor verbaler Auseinandersetzung mit dem Konflikt;
- dadurch Stabilisierung der Beziehung;
- durch Erkrankung emotionale Zuwendung und Entlastung (bei pseudounabhängiger Charakterstruktur);
- Abwehrstrategien:
  - Vermeidungstendenz,
  - Suche nach Selbstbestätigung,
  - Ungeschehenmachen;
- bei geringer Ich-Stärke Ich-Entlastung durch Bindung der Angst als Angstminderung;
- Ähnlichkeiten zur Herzneurose.

24.5.2 Funktionelle Dysphonie

DEFINITION

Funktionelle Stimmschwäche mit spezifischen Veränderungen der Stimmqualität, Tonhöhe und Lautstärke.

EPIDEMIOLOGIE

- Bei Sprechberufen gehäuft,
- 7,9% aller pädagogischen Studienbewerber werden aus phoniatrischer Sicht abgelehnt, 1% können deswegen das Studium nicht abschließen, 1% den Beruf nicht ausüben;
- 30 bis 70% in Lehrberufen;
- 70% hyperfunktionelle Formen;
- 20% hypofunktionelle Formen;
- mehr Frauen (etwa 65 bis 70%);
- Erkrankungsgipfel im 2. Berufsjahrzehnt.

Ätiologie/ Psychodynamik

- Primär organisch;
- übermäßiger und unzweckmäßiger Gebrauch der Stimme;
- chronisch körperliche Erschöpfung;
- Depression (larvierte?);
- psychosozialer Streß;
- neurosenpsychologische Faktoren;
- Stimmveränderungen in Korrelation mit emotionalem und sozialem Streß und Depression;
- bei Angst, Psychoneurosen, Persönlichkeitsstörung;
- Nervosität
  Räusperzwang
  Heiserkeit
  Hustenreiz
  Druckgefühl
  Brennen im Kehlkopf
  Kloßgefühl;
- als Konversionssymptom;
- entwicklungsbedingt:
  Stimme als sekundäres Geschlechtsmerkmal:
  - Festhalten an der Kinderstimme aus Angst vor Übertritt ins Erwachsenenalter (Bismarck?)
  - starke Mutterbindung.

24.6 Nasenerkrankungen

Die Schönheits- und Symbolfunktion der Nase ist unzweifelhaft und ist das Organ des Geruchssinns und damit Vermittler gefühlsbetonter Sinneseindrücke.

Psychosomatische Zusammenhänge

Allgemein
- Symbolfunktion der Nase („Phallussymbol"), v.a. im Bereich der „Schönheitschirurgie" beachten (s. S. 439–440);
- Geruchssinn als Vermittler gefühlsbetonter Sinneseindrücke (zu denken an Schnüffelsucht, auch an Abwehrreaktionen);
- Empfindlichkeit der Nasenschleimhaut (und der kavernösen Schwellkörper) auf äußere atmosphärische wie innere Reize;
- enge Verknüpfung mit anderen Organen:
  - nasopulmonale,
  - nasokardiale,
  - nasookulare Verbindung.

24.6.1 Akute Rhinitis

- Häufig nach Streßsituationen bei unterdrückten regressiven Wünschen;

- Kohut:
  Erhalt einer konstanten Körpertemperatur ist ein fundamentaler Regulationsmodus für die Homöostase des Selbst.

24.6.2 Hyperreaktivität der Nasenschleimhaut (Heuschnupfen)

- Hyperergische (allergische) Rhinopathie (s. auch Allergie S. 328–330) verbunden mit
  - Nasenobstruktion, Rhinorrhö, Kettenniesen,
  - Konjunktivitis, Tränenfluß,
  - deutlich in Konfliktsituationen,
  - introvertierte und depressive Personen produzieren mehr allergen-spezifisches Immunglobulin E gegen inhalierte Substanzen,
  - leiden mehr unter allergischer Rhinitis („Heuschnupfen");
- hyperreflektorische (vasomotorische) Rhinopathie:
  - Auslösung durch psychische Reize („die Nase voll haben");
- Nasen„neurose" mit verstopfter Nase und zwanghaftem Schniefen bei emotionalem Streß.

Psychische Faktoren im Stimm- und Sprachbereich (s. S. 408–409)

Psychosomatik und Tonsillektomie (s. S. 404)

Glossodynie (s. S. 342)

Literatur

Eckhardt A, Tettenborn B, Krauthauser H, Thomalske C, Hartmann O, Hoffmann SO, Hopf HC (1996) Schwindel und Angsterkrankungen – Ergebnisse einer interdisziplinären Untersuchung. Laryngo-Rhino-Otol 75:517–522
Eysholdt U (1990) Die Behandlung des Tinnitus. Fortschr Med 108:407–410
Goebel G (1989) Tinnitus. In: Hand I, Wittchen HU (Hrsg) Verhaltenstherapie in der Medizin. Springer, Berlin Heidelberg New York Tokyo
Kinzl J, Biebl W, Rauchegger H, Weißbacher S, Hinterhuber H (1988) Funktionelle Aphonie – Ein Konversionssymptom zur Angstabwehr. Psychother Psychosom med Psychol 38:347–351
Kropp UAK, Rad M von (1988) Psychosomatische Aspekte des Hörsturzes. Psychother Med Psychol 38:407–412
Kohut H (1977) Narzißmus. Suhrkamp, Frankfurt
Lamparter U, Schmidt HH (1994) Psychosomatic medicine and otolarygology. Psychother Psychosom 61:25–40
Laniado A (1985) Zur Psychodynamik des Morbus Menière. Mater Psychoanal 11:104–147
Lüscher E (1959) Psychische Faktoren bei Hals-, Nasen-, Ohrenleiden. Klin Rep Ohr Nasen Kehlkopf Heilkd 175:69–216
Neuser J (1988) Idiopathischer Hörsturz und belastende Lebensereignisse. Z Allg Med 64:469–472

Oesterveld WJ (1986) Schwindel. In: Zöllner N, Hadorn W (Hrsg) Vom Symptom zur Diagnose. Karger, Basel
Pfau EM (1975) Psychologische Untersuchungsergebnisse zur Aetiologie der psychogenen Dysphonien. Folia phoniatrica 25
Richter H (1956) Psyche und Krankheit am Beispiel der Hals-Nasen-Ohrenkrankheiten. Landarzt 32:1–16
Sopko J (1990) Funktionelle Störungen der HNO-Heilkunde. In Uexküll T von (Hrsg) Psychosomatische Medizin. Urban & Schwarzenberg, München
Staberow J (1983) Hals-Nasen-Ohren-Heilkunde einschließlich Phoniatrie. In: Hahn P (Hrsg) Psychosomatik, Bd II. Beltz, Weinheim (Kindlers Psychologie des 20. Jahrhunderts)
Weizsäcker V von (1951) Der kranke Mensch. Koehler, Stuttgart

Kapitel 25

Zahn-, Mund- und Kieferheilkunde

EINFÜHRUNG

Der Stomatologie kommt im Rahmen der psychosomatischen Medizin eine immer wichtigere Rolle zu. Die orofaziale Region ist ein vielfältiges Ausdrucksgebiet verschiedener Erkrankungen. Auch der Zahnarzt sollte die Wechselwirkungen zwischen psychischen und somatischen Faktoren berücksichtigen. Dazu gehören in auffälliger Weise Okklusionsneurosen, psychogene Prothesenunverträglichkeiten, funktionelle Schmerzzustände im orofazialen Bereich, aber auch Zahnkaries, Parodontose und weitere Zahnstellungs- und Kieferanomalien. Durch Berücksichtigung psychischer Faktoren können lange Leidenswege der Patienten wie auch kostspielige Behandlungsstrategien begrenzt werden.

25.1
Allgemeines

KRANKHEITSERSCHEINUNGEN UND -BILDER MIT PSYCHOGENEM ANTEIL

Psychogene Prothesenunverträglichkeit:
- Diskrepanz zwischen Befund und Befinden;
- Fluktuation der Beschwerden;
- persönliche biographische Fakten:
  - Diskrepanz zwischen Selbst- und Idealbild,
  - Minderwertigkeitsgefühle,
  - Aufopfern für andere,
  - Konkurrenz- und Rivalitätsgefühle,
  - Ungeduld,
  - wenig durchsetzungsfähig und selbstkritisch;

Okklusionsstörungen und Myoarthropathien,
übersteigerte Angst mit Angst vor Verlust der körperlichen Integrität,
übersteigerter Würgereflex,
orofaziales Schmerz-Dysfunktions-Syndrom,
Streß und Parafunktion mit Auswirkungen auf das Parodont,

Zahnverlust,
Karies als Complianceproblem,
kieferorthopädische Probleme,
Parafunktionen:
- Knirschen, Pressen der Zähne (mit stomatognathen Folgestörungen);
- Weichteilparafunktionen (Wangen-, Zungenbeißen).

Glossodynie (Zungenbrennen, Kribbeln, Stechen, Geschmackssensationen).

ALLGEMEINES

- Libidinöse Besetzung der Mundregion:
  - besonders empfindlich gegenüber Störungen,
  - Ausführungsorgan vieler biologischer Akte: Kauen, Beißen, Saugen, Schmecken, Sprechen, Lächeln, Drohen, Küssen,
- Frühkindliche Auffälligkeiten:
  - Lippensaugen,
  - Nägelbeißen,
  - Daumenlutschen (lange Zeit),
  - Zähneknirschen,
  - Zähne- und Zungenpressen;
- Redensarten:
  - auf dem Zahnfleisch laufen,
  - sich die Zähne ausbeißen,
  - Zähne zusammenbeißen,
  - Zähne zeigen;
- Zahnverlust beim
  - Kind als Zeichen des Erwachsenwerdens begrüßt,
  - Erwachsenen als Zeichen der Hinfälligkeit bewertet.

25.2 Orofaziales Schmerz-Dysfunktions-Syndrom

Selbstwert- und aggressive Gefühle spielen beim orofazialen Schmerz-Dysfunktions-Syndrom eine nicht geringe Rolle.

DEFINITION

Schmerzen und Funktionsstörungen im Bereich des Mundes und der Kiefergelenke mit okklusalen Dysharmonien.

EPIDEMIOLOGIE

- 80% aller Menschen haben okklusale Dysharmonien ohne Beschwerden;
- Beschwerden wechseln häufig;
- verschwinden manchmal auch ohne zahnärztliche Therapie;
- Beschwerden können nach idealer funktionstherapeutischer, okklusaler Rekonstruktion weiterbestehen.

SYMPTOMATIK

- Schmerzen im Kopfbereich (DD-Trigeminusneuralgie), manchmal beidseits, tageszeitlich schwankend;

- schmerzendes Kiefergelenk mit erschwerter Mundöffnung;
- Knacken im Kiefergelenk.

BEFUND

- Deutliche Schliffacetten auf den Zähnen;
- Störungen der Kiefergelenkbewegung (Seitenabweichung, erschwerte Mundöffnung, Geräusche);
- Druckdolenz bestimmter Kaumuskeln;
- Fehl- und Frühkontakte einzelner Zähne;
- Differenz zwischen der habituellen Unterkieferposition und der physiologisch günstigsten Position des Kiefergelenkes.

OKKLUSION UND ADAPTATION (AUS GRABER 1985)

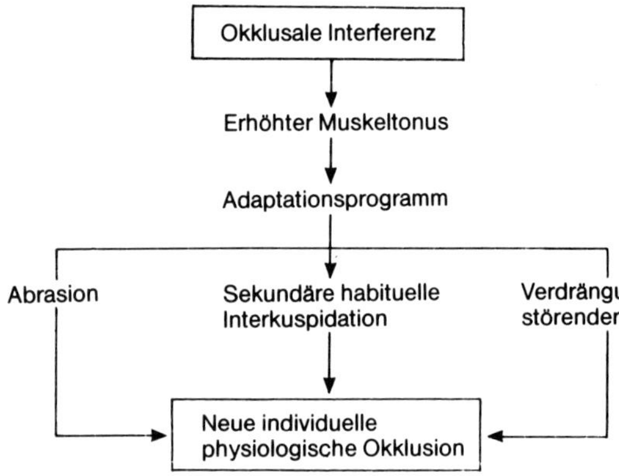

Jede okklusale Störung führt reflektorisch zu einem erhöhten Muskeltonus.

SCHEMA DER DEKOMPENSATION BEI PATHOLOGISCHER OKKLUSION (AUS GRABER 1985)

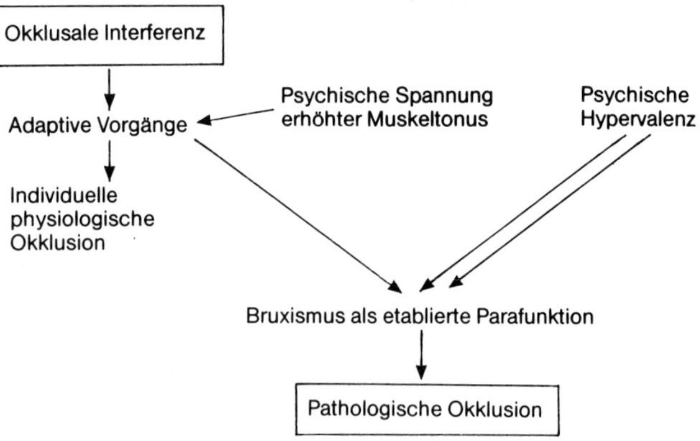

25.3
Prothesenunverträglichkeit

Bei Zeichen einer Prothesenunverträglichkeit muß an eine narzißtische Kränkung als Ausdruck körperlichen Andersseins gedacht werden.

Beschwerden: diffus; Zungenbrennen, Wärme-, Kältegefühl, Einengung des Zungenraums, Schluckbeschwerden, Änderung der Speichelsekretion.

Diagnostisches Vorgehen bei Prothesenunverträglichkeit (aus Müller-Fahlbusch 1984)

Karenzversuch

↓	↓
Besserung	Keine Besserung
↓	↓
Folgerung: Prothese Ursache	Folgerung: Prothese nicht Ursache
↓	↓
- mechanische Irritation (Druckstellen, falsche Bißhöhe u. ä.) - chemisch-toxische Irritation (Restmonomeres, Monomeres) - allergische Reaktion (Kupfer, Gold, Chrom, Nickel, Zinn, Zink)	- Durchblutungsstörungen - Neuralgien - Blutbildveränderungen - geriatrische Beschwerden - Parästhesien - psychogene Ursachen

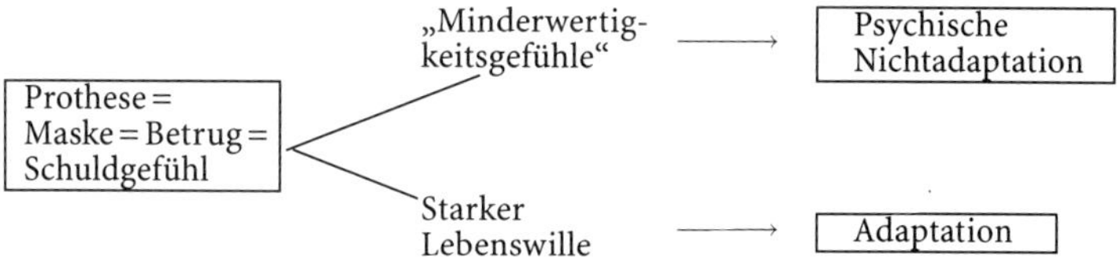

25.4
Glossodynie (Zungenschmerzbrennen)

Beim Zungenbrennen kann „etwas auf der Zunge liegen", das nicht ausgesprochen werden kann.

Differentialdiagnostische Erwägungen:

- Tumoren;
- Schädigung des zervikalen Sympathikus;
- Enzephalitis;
- lokalisierte Enzephalomalazie, apoplektischer Insult;

- Thalamusschädigung;
- Tabes dorsalis, progressive Paralyse;
- *psychogen:* Angstreaktionen, Kanzerophobien, psychovegetative Allgemeinstörungen, konversionsneurotische Erscheinung, abnorme Erlebnisreaktionen („mir liegt was auf der Zunge"=kann oder soll nicht ausgesprochen werden);
- Psychosen;
- Psychopharmaka.

Beziehung zwischen Glossodynie und anderen psychosomatischen Erkrankungen im Mund-Kiefer-Gesichtsbereich (aus Müller-Fahlbusch 1984)

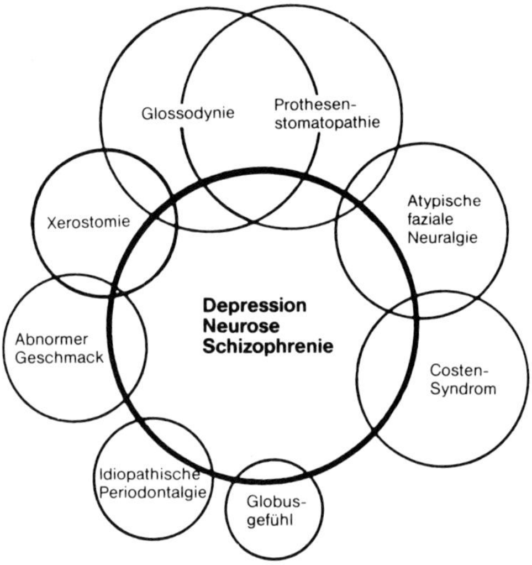

Literatur

Demmel H, Lamprecht F (1990) Zahnheilkunde. In: Uexküll T von (Hrsg) Psychosomatische Medizin. Urban & Schwarzenberg, München

Egle UT (1985) Auf der Suche nach den Wurzeln psychogen bedingter Mund-Krankheiten. Zahnärztl Mitt 75:2413–2418

Fleischer-Peters A (1982) Der Patient, insbesondere das Kind und seine Probleme bei der kieferorthopädischen Behandlung. Fortschr Kieferorthop 43:3

Graber G (1985) Was leistet die funktionelle Therapie und wo findet sie ihre Grenzen? Dtsch Zahnärztl Z 40:165–169

Haneke E (1980) Zungen- und Mundschleimhautbrennen. Hanser, München

Langen D (1969) Psychosomatische Aspekte beim Einfügen des Zahnersatzes. Prax Zahnheilkd 22:1–10

Meerwein F (1969) Tiefenpsychologische Aspekte der zahnärztlichen Tätigkeit. Monatsschr Schweiz Zahnheilkd 77:776

Müller-Fahlbusch H (1984) Psychosomatik in der Zahnheilkunde. Praxis d Zahnheilk 31:1–23

Neuhauser W (1982) Funktionstherapie und psychosomatische Schmerzfixierung. ZM Fortbild 11:1257–1260

Kapitel 26

Sozialmedizin

EINFÜHRUNG

Der Bereich der Arbeits- und Sozialmedizin hat auch im Bereich psychosomatischer Forschung erheblich an Bedeutung zugenommen; die erheblichen Änderungen im Bereich der Arbeitsorganisation und der Produktionsmittel haben die Anforderungen an den arbeitenden Menschen verändert und können ihn dadurch krankmachen. Die große Zahl der Arbeitslosen hat die Problematik dadurch verschärft, daß Arbeit zu den Bedürfnisstrukturen des Menschen führt. Gastarbeiter und Ausländer sind häufig ihrem kulturellen und familiären Hintergrund entrissen, können sich schwer in das Gastland integrieren und sind damit Konflikten ausgesetzt, die sich nicht selten in psychosomatischen Reaktionen zeigen.

26.1 Arbeitsmedizin

MÖGLICHE URSACHEN VON KRANKHEITEN

Konfliktbereiche:
- intraindividuell,
- interindividuell,
- gruppendynamisch,
- Arbeitsorganisation,
- Arbeitsplatz- bzw. -bereichsgestaltung,
- Menschenführung,
- Produktionsklima,
- spätkapitalistische Produktionsverhältnisse (Massenproduktion, exzessiver Leistungsdruck, Wegwerfgesellschaft).

PSYCHOLOGISCHES UNTERSUCHUNGSPROGRAMM

- Betriebs- und Abteilungsspezifität;
- Art der Gruppenstruktur;
- Bindung und Rolle des einzelnen in der Gruppe;
- Anerkennung der Leistung durch die Gruppe;
- Identifizierungsmöglichkeit des Individuums mit Gruppe und Arbeit;

- Ist die Gruppe Projektionsschirm für objektlibidinöse oder narzißtische Probleme?
- Regressions- oder Progressionszustand des einzelnen innerhalb seiner Gruppe;
- fachliche Qualifikation des einzelnen und seine Position in der Gruppe und am Arbeitsplatz im Zusammenhang mit persönlicher Reife;
- Frauen am Arbeitsplatz: Probleme von:
  - Unterbezahlung,
  - geringerem Ausbildungsstand,
  - Band- und Akkordarbeiten,
  - Doppelbelastung Beruf/Haushalt.

Psychosomatische und psychoneurotische Probleme:

- Alter und zunehmender Leistungsabfall;
- Alter und Frage der Arbeitsplatzsicherung;
- berufstätige Frauen mit Doppelbelastung: Arbeit in Industrie, im Haushalt (mit Kindern);
- Mann und Frau im Beruf tätig: Auswirkungen bezüglich Rollenidentität (geschlechtlich), Familienzerfall;
- Identifizierung mit der eigenen Arbeit und Leistung unmöglich geworden, weil Arbeiter nicht sieht und überprüfen kann, was er getan hat („Entfremdung");
- Individuum ist Teil einer Großgruppe (Großraumbüros), somit kaum noch in der Lage, sich abzugrenzen: Aggressionspotentiale am Arbeitsplatz werden mobilisiert;
- Aggressionsstau durch Einengungen verschiedener Art im beruflichen Umfeld;
- Anpassung an die Arbeitsverhältnisse in der Leistungsgesellschaft:
  - persönlicher Wert=Leistung,
  - Selbstwertgefühl, Liebe=Geschäft (Analität);
- dadurch Konsumsucht und passiv-rezeptives Verhalten (Oralität);
- keine Entfaltung der Persönlichkeit möglich, vielmehr nur Sichzurückziehen in Abwehrfunktionen;
- Streß am Arbeitsplatz, Problematik auf den Ebenen:
  - phallisch-narzißtisch: Rivalität auf Geschwisterebene,
  - anal: Produzierenmüssen,
  - oral: depressive Überforderung,
  - narzißtisch: Schmerzzufuhr des Ertragens, der Gefahr der Fragmentierung;

  Folge: Störungen im körperlichen Bereich mit Medikamenteneinnahme, Sucht;
- mangelnde Kommunikation (allein Arbeitende, in einer Großgruppe Arbeitende).

EINFLUSS-MÖGLICHKEITEN

Arbeitsmedizin mehr prophylaktisch als therapeutisch; Möglichkeiten der Einflußnahme zur Verbesserung:

- Beratung,
- therapeutische Möglichkeiten im Gruppengeschehen,
- soziodramatische Konfliktbearbeitung,
- Änderung der Betriebsbedingungen,
- Aufhebung und Begrenzung der regressionsfördernden Momente im Arbeitsprozeß,
- Beachtung und Bearbeitung der Aggressionsproblematik,
- Stärken der individuellen Abwehrkraft,
- Austragen des Aggressionspotentials kanalisieren,
- Hilfen zur Identitätsfindung.

26.2 Rentenneurose

DEFINITION

Rentenneurotisches Geschehen ist entwicklungspsychologisch verstehbar.

DEFINITION

(Huber) „Nach Unfällen, zumal nach Schädel-Hirntraumen, sind an die Unfälle anknüpfende Fehlentwicklungen, die meist rein im Dienste des Zweckes, der Rente oder Abfindung oder Befreiung von unangenehmen Verpflichtungen stehen, relativ häufig. Für das Zustandekommen ist die subjektive Unfallverarbeitung maßgeblich. Man sieht alle Übergänge von Simulation über bewußtseinsnahe Entschädigungs- und Sicherungswünsche bis zu psychoreaktiven Störungen, bei denen eine schon vorher bestehende, aber noch nicht mehr oder weniger weitgehend kompensierte Entwicklung durch den Unfall dekompensiert wird. Der Patient nutzt den Unfall und seine Folgen als Alibi, mit dessen Hilfe er sich einer Konfliktsituation entziehen kann. Mehrere Faktoren können zu dieser Reaktion beitragen: neben den Sicherungs- und Entschädigungswünschen die Angst, nicht mehr gesund, invalide zu werden, das Schreck- und Angsterlebnis beim Unfallgeschehen, eine hypochondrische Entwicklung mit Verlust der Unbefangenheit gegenüber den körperlichen und seelisch-geistigen Funktionen sind von Bedeutung.“

Krankheit mit moralischer Einschätzung verbunden – löst entsprechende Gegenübertragungsgefühle aus; meist abwertend beurteilt mit:

- „Simulant“, „Querulant“, „Arbeitsscheuer“ oder
- „Tendenzreaktion“, „Zweckreaktion“, „Rentenwunschreaktion“, „Unfallschädigungsneurose“, „Pensions- oder Invalidisierungsneurose“;

hier: Neurotische Rententendenz mit Symptomcharakter.

Klinische Bilder von:
- der schwersten organischen Gesundheitsstörung (Amputation von Gliedmaßen) über
- funktionelle vegetative Störungen bis zu
- offener Aggravation und
- Simulation.

PSYCHODYNAMIK

- Erinnerungsmaterial oft schwer zu finden, erweiterte Anamnese schwer zu erheben;
- epidemilogisch:
  ca. 70% depressiv-zwanghafte Mischbilder mit
  - depressiven Reaktionen oder somatischen Äquivalenten,
  - funktionellen Magen-Darm-Störungen (bis Ulcus duodeni),
  - funktionelle Herzstörungen;
- frühkindlich:
  - wenig mütterliche Zärtlichkeit, Fürsorge, Geborgenheit,
  - kein Genießendürfen, Nehmendürfen,
  - wenig persönliches Eigentum,
  - kein soziales Selbstwertgefühl;
  - Mütter genußfeindlich, hart, streng oder sie fehlte ganz;
  - Vater fügte sich,
  - viele Geschwister - stellten gewisse Geborgenheit dar, veranlaßten zu Ehrgeizhaltungen;
- Recht auf Versorgung unbewußt abgeleitet aus dem Mangel an frühkindlicher Versorgung;
- Symptom als Folge eines Kompromisses zur Lösung einer Konfliktsituation, wobei es unbewußten Zwecken aus seiner Genese unterliegt:
  - Rentenversicherung als spezielle Versuchssituation;

Soziale Komponenten:
- Rentenversicherung (speziell Unfallversicherung, Bundesversorgungsgesetz, Bundesentschädigungsgesetz) als Versuchungssituation;
- Rentengewährung
  - entschuldigt Leistungsversagen und
  - gewährt Anerkennung und Zuwendung;
- sekundärer Krankheitsgewinn als
  - Existenzsicherung und
  - Verwöhnung (Zeit für Hobbies usw.).

PERSÖNLICHKEIT

- Resignierte, depressive Grundstimmung;
- extreme Gefügigkeit;
- Hergabebereitschaft;
- ehrgeizige, aggressive Betriebsamkeit bis zu Erschöpfung und Verausgabung;
- Gefühl des Geschädigtseins;

- besonders festgefügte neurotische Haltung mit festen Abwehrformen;
- Unzugänglichkeit;
- berufen sich auf Anspruch, Recht, Moral, Leistung, Ideologien;
- Haltungen:
  - illusionäre Riesenerwartungen und Allmachtsphantasien (Kompensation eigenen Versagens),
  - Anspruchshaltung und Genußunfähigkeit des ewig „Zu-kurz-Gekommenen" (Ersatzbefriedigungen oral-passiven Wunschdenkens),
  - Vorwurfshaltung des Entrechteten, dem kein Kompromiß akzeptabel erscheint, keine Therapie auch nur eine geringe Besserung bringen darf.

AUSLÖSESITUATIONEN

- Narzißtische Kränkung eigenen Versagens mit Rationalisierung:
  „Ich bin nicht aus eigener Schuld krank";
- Frustration aus oral-kaptativer Gehemmtheit, durch Rente ausgeglichen, orales Denken befriedigt;
- unerschöpfliches Gebiet für querulatorische Tendenzen sonst gehemmter Aggressivität (Einspruchsrecht legal=immense Ersatzbefriedigung).

PROGNOSE

- Abhängig von Symptomdauer und Stand des Rentenverfahrens;
- bei laufendem Rentenverfahren hat Psychotherapie einer Rentenneurose *keine* Chance.

THERAPIE

- Früherkennung (positive Neurosendiagnostik);
- abschließende Urteile der Organmedizin über Verdachtsdiagnose;
- Beendigung des Rentenverfahrens.

26.3 Arbeitslose

Arbeitslose haben vor allem mit ihrem Selbstwertgefühl zu kämpfen, fühlen sich sozial abgewertet.

DEFINITION

Arbeit konstituiert menschliche Identität und ist Bestandteil menschlicher Bedürfnisstrukturen.

WICHTIGE THEMEN FÜR DEN ENTZUG VON ARBEIT (ARBEITSLOSIGKEIT)

Folgen für
- das Selbstwertgefühl,
- das soziale Bedingungsgefüge,
- die seelische und körperliche Gesundheit.

PSYCHOSOZIO-DYNAMISCHE ZUSAMMENHÄNGE

- Arbeitslosigkeit unterbricht gewohnte alltägliche Handlungen und erfordert eine erhöhte seelische wie körperliche Anpassung;
- Arbeitslosigkeit wird – wenn nicht erwünscht – negativ und unbeeinflußbar wahrgenommen;
- individuelle Bewältigungsmöglichkeiten (Coping) als auch diejenigen der sozialen Umgebung („social support system") reichen oft nicht mehr aus;
- *Folge:* emotionale Spannungszustände mit körperlichen Auswirkungen;
- bei Arbeitslosen sind häufig schwerwiegendere gesundheitliche Störungen nachweisbar als bei kontinuierlich Beschäftigten;
- Männer, die an ihrer beruflichen Tätigkeit stark orientiert sind, reagieren auf Arbeitslosigkeit hilfloser, ihr gesundheitliches Befinden ist erheblich beeinträchtigt, häufig treten psychosomatische Symptome auf.

VERHALTEN GEKENNZEICHNET DURCH

- Scheu, Scham, Schuld, Schmerz,
- verminderte Bereitschaft, über Gefühle zu sprechen, die mit dem Verlust einhergehen,
- Gefühl, diskriminiert zu sein,
- soziale Berufsgruppe geht verloren (Feld der Bewährung und Bestätigung),
- erhöhte Passivität,
- depressive Verstimmungen,
- Neigung zu Apathie und Resignation,
- Gefühl der Hilf- und Hoffnungslosigkeit,
- erhöhter Alkohol- und Drogenkonsum,
- erhöhte Suizidgefährdung,
- Vielzahl funktioneller Beschwerden,
- Änderung der Stellung innerhalb der Familie (Rollenkonfusion),
- Arbeitslosigkeit verschlimmert depressive Zustände,
- Neigung zu Depression führt eher zur Arbeitslosigkeit,
- häufiger Blutdruckerhöhungen und Ulcera duodeni,
- erhöhte Cholesterinspiegel, Noradrenalin- und Harnsäurespiegel.

26.4 Gastarbeiter – Ausländer

Die Gastarbeiter wurden häufig aus ihrer kulturellen und sozialen Umwelt herausgerissen; der Geldgewinn ist dabei häufig nur ein schwacher Ausgleich.

ZUR EPIDEMIOLOGIE

Life-change-Forschung: Zunahme psychosomatischer Krankheitsbilder bei Gastarbeitern korrespondiert mit verstärkter Heimwehreaktion, die in eine hypochondrische Entwurzelungsdepression übergehen kann.

- Beschwerden von seiten des Kreislaufs, des Magen-Darm-Trakts und der Atmung stehen im Vordergrund;
- Chronisch psychiatrische Erkrankungen wie Schizophrenie, Alkoholismus, Drogenabhängigkeit, Hirnerkrankungen seltener als bei Deutschen;
- Erkrankungsrisiko bei Gastarbeitern 9mal geringer als bei Deutschen;
- aber: 10% mehr depressive Erkrankungen und Neurosen, 14% weniger Selbstmordversuche als bei Deutschen;
- mehr Arbeitsunfälle;
- mehr Konflikt- und Erschöpfungsreaktionen;
- mehr psychosomatische Erkrankungen;
- 2/3 aller Krankheiten der Ausländer psychisch bedingt;
- *Krankheiten:*
  - Grippe und Erkältung 47%,
  - Übelkeit, Magen- und Darmbeschwerden 33%,
  - Kreislauf, Kopfschmerzen 18%,
  - Traurigkeit, Bedrückung 13%,
  - Schwindelgefühl, Verwirrtheit 4%.

  (Mehrfachnennungen; Frage nach den häufigsten Krankheiten bei Gastarbeitern.)

URSACHEN DES ANDERS VERTEILTEN KRANKHEITSSPEKTRUMS

- Gastarbeiter gehören eher zu den „ausgewählten", weniger primär Kranken;
- sie kommen oft aus Großfamilien;
- sie kommen aus anderen Kulturen (Islam und Alkoholverbot!);
- um so größer dann die Heimwehreaktion („nostalgische Reaktion");
- Konflikte durch Rollenkonfusion und psychosoziale Desorientierung;
- Diffamierung der Ausländer;
- katastrophale Wohnsituationen;
- Arbeitsstreß („dirty jobs" für Ausländer).

THERAPIE

- Fehldiagnosen häufig durch:
  - Verkennung der körperlichen Beschwerden als Aggravation oder Simulation,
  - Beachtung des organischen Beschwerdeangebots mit Verkennung der dahinterliegenden psychogenen Störung;
- meist lange und erfolglose Therapieversuche,

- bei sprachlichen Barrieren Dolmetscher hinzuziehen (in einigen Städten gibt es psychologische Dienste für Ausländer, organisiert von kirchlichen oder kommunalen Einrichtungen),
- konfliktaufdeckende Gespräche möglich, wenn Sprachbarrieren nicht zu groß und die Patienten problemoffen sind; nicht selten liegen Konflikte relativ bewußtseinsnah;
- körperentspannende Verfahren (als gute Ergänzung zur medikamentösen Therapie) bringen auch allein oft erhebliche Erleichterung.

FALLBEISPIEL

Die 28jährige jugoslawische Verkäuferin klagt seit einem Jahr über Oberbauchbeschwerden links. Sie habe das Gefühl, unter der linken Rippe bewege sich etwas, was ihr furchtbar weh tue. Die Schmerzen sind verbunden mit Todesängsten und dem Gefühl, nicht mehr lange zu leben. Bei Aufregungen sei alles schlimmer: „Alles kann dann da toben; wenn ich drauf drücke, hüpft es. Man müßte aufschneiden und es rausnehmen". Hier wird (auf klassische Art) der unbewältigte Abort vor einem Jahr geschildert, seitdem die Beschwerden bestehen. Angst vor dem Sterben sei erst seit der Narkosespritze vor dem Abort aufgetreten, früher nie. „Als ob ich den oder den Menschen unter der Erde treffe. Hoffentlich begraben sie mich nicht lebendig. Bei der Vorstellung wird mir ganz heiß; davor habe ich furchtbare Angst". Niemand könne ihr helfen: „Da ist es besser, Krebs zu haben". In ihrer Verzweiflung denke sie öfters an Selbstmord. Bei der teils intelligenten, teils naiven Patientin (mit 18 Jahren glaubte sie noch an den Storch; zu dieser Zeit machten ihr schon Jünglinge in Jugoslawien – allerdings vergeblich – den Hof) liegt eine starke depressive Disposition vor („Wenn die Mutter stirbt, gehe ich mit"). In der BRD hat sie eine enge Bindung an ihre Pflegeeltern aufgebaut, fühlt sich bei ihnen trotz ihrer 28 Jahre als Kind: „Für mich gibt's keine größere Freude als Kinderspielzeug".

Die Sehnsucht nach dem Kinderparadies ist riesig, die Schuldgefühle wegen des von ihr in die Wege geleiteten Aborts (der Mann sei für eine Partnerschaft nicht in Frage gekommen) ungeheuer, weil sie lebendiges Leben getötet habe. Hier liegt keine „typische Gastarbeiteranamnese" (u. a. mit Heimwehreaktion) vor. In diesem Zusammenhang sei betont, wie bewußtseinsnah, wie „naiv" gerade bei Gastarbeitern eine Problematik dargestellt und erlebt werden kann, die oft auch bei geringen Deutschkenntnissen der Betroffenen nach einem problemzentrierten Gespräch herausgefunden werden kann.

Literatur

Brenner MH (1979) Wirtschaftskrisen, Arbeitslosigkeit und psychische Erkrankung. Urban & Schwarzenberg, München

Ensminger ME, Celentano DD (1988) Unemployment and psychiatric distress: social resources and coping. Soc Sci Med 27:239–247

Hau TF (1962) Zur Psychodynamik neurotischer Rententendenzen. Psychologische Rundschau XIII/3

Häfner H (1980) Psychiatrische Morbidität von Gastarbeitern in Mannheim. Nervenarzt 51:672–683

Hilpert HR (1982) Psychische und psychosomatische Beschwerdebilder bei Arbeitslosen. Prax Psychother Psychosom 27:151–159

Klußmann R (1993) Psychotherapie, 2. Aufl. Springer, Berlin Heidelberg New York Tokyo

Larbig W, Xenakis C, Onishi MS (1979) Psychosomatische Symptome und funktionelle Beschwerden bei Arbeitnehmern im Ausland. Z Psychosom Med 25:49–63

Lieberz K (1991) Zur Psychodynamik der Rentenneurose. In: Willert HG, Wetzel-Willert G. (Hrsg) Psychosomatik in der Orthopädie. Huber, Bern

Mollien P (1986) Rentenneurosen. In: Hau TF (Hrsg) Psychosomatische Medizin. Verlag für angewandte Wissenschaften, München

Novak P (1990) Arbeit und Krankheit. Ein psychosomatisches Problem. In: Uexküll T von (Hrsg) Psychosomatische Medizin. Urban & Schwarzenberg, München

Pflanz M (1962) Sozialer Wandel und Krankheit. Enke, Stuttgart

Riedesser R (1975) Psychische Störungen bei ausländischen Arbeitern in der Bundesrepublik Deutschland. Med Klin 70:954–959

Strasser F (1974) Zur Nosologie und Psychodynamik der Rentenneurose. Nervenarzt 45:225–232

Valentin H, Klosterkötter W, Lehnert G, Petry H, Rutenfranz J, Wenzel HG, Wittgens M (1979) Arbeitsmedizin. Thieme, Stuttgart

Kapitel 27

Psychosomatischer Notfall

EINFÜHRUNG

Wenn auch psychosomatisch Kranke meist nicht vital bedroht sind, so weisen doch 46% aller Notfallpatienten Krankheiten mit seelischen Störungen auf. Hyperventilationssyndrome, herzneurotische Beschwerden, hysterische Anfälle und Lähmungen, Schwindelerscheinungen sind nur einige Symptome, die den Arzt in der Notfallambulanz beschäftigen. Der Suizidpatient bleibt in diesem Kapitel unberücksichtigt, ist in demjenigen über psychiatrische Erkrankungen abgehandelt.

- Patienten meist nicht vital bedroht;
- häufig große Diskrepanz zwischen subjektivem Erleben des Bedrohtseins und objektiven somatischen Befunden (z. B. Herzangstanfall).

EPIDEMIOLOGIE

- 46% aller Notfallpatienten weisen Krankheiten mit seelischen Störungen oder mit einer psychosomatischen Ätiologie auf (davon Überweisung an Psychosomatiker 0,5%);
- Anteil der 20- bis 25jährigen am größten in der internistischen Notaufnahme;
- 50% der untersuchten psychosomatischen Patienten waren im Jahr zuvor häufiger als 15mal in ambulanter ärztlicher Behandlung (nur 1/4 von ihnen hat noch keine Operation hinter sich);
- 2/3 suchten 3mal und mehr eine Notaufnahme innerhalb der letzten 12 Monate auf.

PSYCHOSOMATISCHE NOTFALLPATIENTEN IN VERSCHIEDENEN FACHDISZIPLINEN

Innere Medizin:	– Herzneurose, – Hyperventilationstetanie, – akute Abdominalbeschwerden;
Gynäkologie:	– akute Unterbauchbeschwerden;
Urologie:	– akute Prostatopathie;
Neurologie:	– akut auftretende migräneartige Kopfschmerzen, – hysterischer Anfall,

	- psychogene Lähmungen;
HNO:	- Hörsturz;
Ophthalmologie:	- psychogene Blindheit;
Orthopädie:	- Lumbago.

BESCHWERDEN

- Herzbezogene Beschwerden am häufigsten;
- es folgen anfallsweise Atemnot und Schwindel;
- psychovegetativer Ausdruck von Angst und Erregung stehen im Vordergrund;
- häufigste Leitsymptomatik von Ambulanzpatienten: psychosomatische Störung des oberen Intestinaltraktes.

PROZENTUALER ANTEIL DER PATIENTEN MIT BESCHWERDEN AUS 33 VORGEGEBENEN SYMPTOMKOMPLEXEN BEI ERSTE-HILFE-PATIENTEN*

Herzbeschwerden, -klopfen	60%
Anfallsweise Atemnot	30%
Schwindelgefühl	26%
Schwäche, Erschöpfung	24%
Völlegefühl, Leibschmerzen	20%
Übelkeit, Erbrechen	18%
Schlafstörungen	18%
Appetitlosigkeit	16%
Kreuz-, Rückenschmerzen	16%
Muskelverspannungen	14%
Magenschmerzen	14%
Kopfschmerzen	12%

SOMATISCHE HAUPTSYMPTOME BEI AMBULANTEN PATIENTEN*

Sensorisch	6%	Motorik	15%
Respiratorisch	3%	Haut	4%
Oberer Intestinaltrakt	21%	Schlafstörung	3%
Unterer Intestinaltrakt	14%	Urogenitaltrakt	13%
Vasomotorisch	6%	Sonstiges	3%
Kardiovaskulär	13%		

* Angaben aus Diederichs u. Blunk 1988.

DYNAMIK DER AKUTEN FUNKTIONELLEN UND SOMATISCHEN ERKRANKUNGEN

	Beschwerden	
	funktionell	somatisch
Krankheitsbild	eher untypisches, buntes Bild ohne somatische Befunde	eher typisches Bild mit entsprechenden somatischen Befunden
Patient	eher erregt, Gefühle nicht situationsadäquat, Verleugnung von Konflikten	eher ruhig, Gefühle situativ nachvollziehbar, Verleugnung von Konflikten
Familie	leitet den Erregungszustand des Patienten weiter, übertriebene Besorgnis, im Hintergrund oft Schuldgefühle, Verleugnung von Konflikten	adäquat besorgt, sieht in der Erkrankung ein isoliertes Ereignis, Verleugnung von Konflikten
Auswirkung auf Arzt-Patient-Beziehung	Situation verunsichert, macht hilflos, verleitet zum Aktionismus	adäquate Diagnostik und Therapie nicht wesentlich gestört

ENTWICKLUNG EINER KRISE MIT PSYCHOSOMATISCHER REAKTION

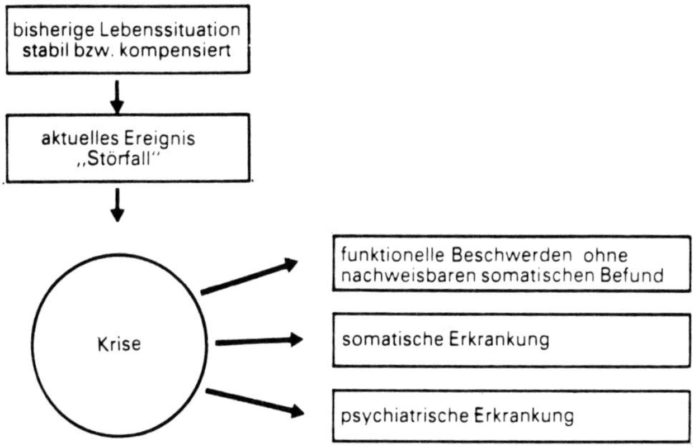

NOTFALLSITUATIONEN IN DER PSYCHOSOMATISCH-PSYCHOTHERAPEUTISCHEN MEDIZIN

	Bezeichnung der Krankheit	Mögliche lebensbedrohliche Auswirkungen	Therapeutische Möglichkeiten
Psychosomatisch	Colitis ulcerosa	Perforation, Peritonitis,	Blutstillung, evtl. Op.
	Ulcus duodeni	Blutung	Blutstillung, evtl. Op.
	Asthma bronchiale	Status asthmaticus	Broncholytika, Kortikosteroide, künstliche Beatmung
	ess. Hypertonie	Apoplexie, Herzversagen	Sympathikolytika, Kardiaka
	Anorexia nervosa	Störungen im Elektrolythaushalt, Infektionsgefahr (aufgrund mangelnder Abwehrkräfte)	Elektrolytersatz, Antibiotika, Sedativa, künstliche Ernährung
	Freß-/Fettsucht	Herzversagen, Hypertonie, Apoplexie	entspr. den Krankheitserscheinungen
Psychovegetativ	Tetanie	Laryngospasmus	Kalzium, Antikonvulsiva
	paroxysmale Tachykardie	Schock	Karotissinusdruck, Sedativa, Chinidin o. ä.
	synkopale Zustände (Vasomotorenkollaps)		Kreislaufmittel
	Suizid		Detoxikation je nach Erscheinungsbild
	Rausch	Psychosomatik Asthma-, Herzanfall, Suizid	
Psychoneurotisch	großer hysterischer Anfall		Sedativa
	Anfall bei Angstneurose		Detoxikation
	Anfall bei Angst genereller Art	Suizid	Sedativa
	Depression		„empathische" Aussprache

DIE UNMITTELBARE ANWESENHEIT EINES PSYCHOSOMATIKERS IST WÜNSCHENSWERT

- Bei den akuten Angstzuständen,
- bei Patienten, die einen Suizidversuch ausgeführt haben,
- bei bedrohlichen Rauschverläufen und
- in der Intensivmedizin.

PSYCHODYNAMIK/PERSÖNLICHKEIT DES NOTFALLPATIENTEN

- Mehr strukturelle Ich-Störungen und Charakterpathologien als Psychoneurosen,
- Entwicklungspotential gering,
- geringe Introspektionsfähigkeit,
- karger emotionaler Rapport,
- Tendenz zu überkompensatorischen Handlungen und
- zum sekundären Krankheitsgewinn.

THERAPIE-VORSCHLÄGE BEI NOTFALLPATIENTEN

Nervenärztliche Behandlung	26%
Wiedervorstellung zur weiteren Klärung	19%
Stationär psychosomatische Abteilung (Probebehandlung)	20%
Analytische Therapie	0%
analytisch orientierte Psychotherapie	10%
andere Formen ambulanter Psychotherapie	16%
kein Therapievorschlag	9%

Literatur

Diederichs P, Blunk R (1988) Psychosomatische Notfallpatienten in der inneren Medizin. In: Rechenberger HG, Werthmann HV (Hrsg) Psychotherapie und Innere Medizin. Grundlagen und Anwendungen. Pfeiffer, München

Klußmann R (1978) Lebensbedrohliche Zustände in der psychosomatischen Medizin. Forum des praktischen Arztes 17:212–219

Teil 3: Praktische Hinweise

Kapitel 28

Einführende/weiterführende Literatur

28.1 Bücher

PSYCHOSOMATISCHE MEDIZIN

Alexander F (1985) Psychosomatische Medizin. de Gruyter, Berlin
Bräutigam W, Christian P, v. Rad M (1997) Psychosomatische Medizin, 6. Aufl. Thieme, Stuttgart
Brede K (Hrsg) (1993) Einführung in die psychosomatische Medizin, 2. Aufl. Athenäum, Frankfurt
Deter HC (1997) Angewandte Psychosomatik. Thieme, Stuttgart
Hau T (1989) Psychosomatische Medizin, 2. Aufl. Verlag für angewandte Wissenschaften, München
Heim E, Willi J (1986) Psychosoziale Medizin. Springer, Berlin Heidelberg New York
Hoffmann SO, Hochapfel G (1995) Neurosenlehre, psychosomatische und psychotherapeutische Medizin, 5. Aufl. Schattauer, Stuttgart
Jores A (1996) Praktische Psychosomatik, 3. Aufl. In: Meyer AE, Freyberger M, Kerckjarts MV, Liedtke R, Speydel H (Hrsg). Huber, Bern
Kutter P, Loch W, Roskamp H, Wesiack W (1989) Die Krankheitslehre der Psychoanalyse, 5. Aufl. Hirzel, Stuttgart
Margraf J (1997) Lehrbuch der Verhaltenstherapie in 2. Bd. Springer, Berlin Heidelberg New York
Meermann R, Vandereycken W (1996) Verhaltenstherapeutische Psychosomatik in Klinik und Praxis, 2. Aufl. Schattauer, Stuttgart
Tress W (1997) Psychosomatische Grundversorgung, 2. Aufl. Schattauer, Stuttgart
Uexküll T von (1996) (Hrsg) Psychosomatische Medizin, 5. Aufl. Urban & Schwarzenberg, München
Uexküll T von, Wesiack W (1991) Theorie der Humanmedizin, 2. Aufl. Urban & Schwarzenberg, München
Weiner H (1977) Psychobiology and human disease. Elsevier, New York

PSYCHOTHERAPEUTISCHE MEDIZIN

Ahrens S (1997) Lehrbuch der Psychotherapeutischen Medizin. Schattauer, Stuttgart
Ermann M (1997) Psychotherapeutische und psychosomatische Medizin, 2. Aufl. Kohlhammer, Stuttgart
Heigl-Evers A, Heigl F, Ott J, Rüger U (1997) Lehrbuch der Psychotherapie, 3. Aufl. G Fischer, Stuttgart
Klußmann R (1993) Psychotherapie. Springer, Berlin Heidelberg New York
Reimer C, Eckert J, Hautzinger M, Wilke E (1996) Psychotherapie. Springer, Berlin Heidelberg New York
Rudolf G (1996) Psychotherapeutische Medizin, 3. Aufl. Enke, Stuttgart
Senf W, Broda M (1997) Praxis der Psychotherapie. Thieme, Stuttgart

PSYCHOTHERAPEUTISCHE VERFAHREN

Bellak L, Small L (1972) Kurzpsychotherapie und Notfallpsychotherapie. Suhrkamp, Frankfurt
Fliegel S, Groeger WM, Künzel R, Schulte D, Sorgatz H (1989) Verhaltenstherapeutische Standardmethoden, 2. Aufl. Urban & Schwarzenberg, München
Greenson RR (1992) Technik und Praxis der Psychoanalyse. Klett-Cotta, Stuttgart

Hoffmann B (1992) Handbuch des autogenen Trainings. dtv, München
Lachauer R (1992) Der Fokus in der Psychotherapie. Pfeiffer, München
Thomä H, Kächele H (1996) Lehrbuch der psychoanalytischen Therapie, 2 Bd. Springer, Berlin Heidelberg New York
Strupp HH, Binder JL (1991) Kurzpsychotherapie. Klett-Cotta, Stuttgart

NEUROSENLEHRE/ PSYCHOANALYSE

Bräutigam W (1994) Reaktionen, Neurosen, abnorme Persönlichkeiten, 6. Aufl. Thieme, Stuttgart
Brenner C (1992) Grundzüge der Psychoanalyse, 15. Aufl. Fischer, Frankfurt
Dührssen A (1995) Dynamische Psychotherapie. Vandenhoeck & Ruprecht, Göttingen
Fenichel O (1974) Psychoanalytische Neurosenlehre, 3 Bd. Walter, Olten
Freud S (1916/17; 1989) Vorlesungen zur Einführung in die Psychoanalyse; Neue Vorlesungen zur Einführung in die Psychoanalyse; Freud Studienausgabe, Bd 1. Fischer, Frankfurt; Imago Publishing, London
Hoffmann SO (1997) Charakter und Neurose. Suhrkamp, Frankfurt
Kernberg OF (1983) Borderline-Störungen und pathologischer Narzißmus. Suhrkamp, Frankfurt
Kernberg OF (1996) Schwere Persönlichkeitsstörungen, 5. Aufl. Klett-Cotta, Stuttgart
Klußmann R (1993) Psychotherapie. Springer, Berlin Heidelberg New York
König K (1997) Praxis der psychoanalytischen Therapie, 2. Aufl. Vandenhoeck & Ruprecht, Göttingen
Kuiper PC (1992) Die seelischen Krankheiten des Menschen, 7. Aufl. Klett-Cotta, Stuttgart
Luborsky L (1988) Einführung in die analytische Psychotherapie. Springer, Berlin Heidelberg New York
Mentzos S (1993) Neurotische Konfliktverarbeitung, 10. Aufl. Fischer, Frankfurt
Mertens W (1993) Einführung in die psychoanalytische Therapie, 3 Bd. Kohlhammer, Stuttgart
Schultz-Hencke (1988) Lehrbuch der analytischen Psychotherapie, 5. Aufl. Thieme, Stuttgart
Waelder R (1983) Die Grundlagen der Psychoanalyse 2. Aufl. Klett-Cotta, Stuttgart

DIAGNOSTIK/ ERSTGESPRÄCH/ ANAMNESE

Adler R, Hemmeler W (1992) Anamnese und Körperuntersuchung, 3. Aufl. G Fischer, Stuttgart
Argelander H (1992) Das Erstinterview in der Psychotherapie, 5. Aufl. Wissenschaftliche Buchgesellschaft, Darmstadt
Dührssen A (1990) Die biographische Anamnese unter tiefenpsychologischen Gesichtspunkten, 3. Aufl. Vandenhoeck & Ruprecht, Göttingen
Janssen PL, Schneider W (Hrsg) Diagnostik in Psychotherapie und Psychosomatik. Fischer, Stuttgart

AUSWAHL ANDERER EIN- UND WEITERFÜHRENDER LITERATUR

Balint M (1991) Der Arzt, sein Patient und die Krankheit. Klett-Cotta, Stuttgart
Balint E, Norell JS (1978) Fünf Minuten pro Patient. Suhrkamp, Frankfurt
Benedetti G (1989) Psychodynamik der Zwangsneurose; Wissenschaftliche Buchgesellschaft, Darmstadt
Bernstein DA (1992) Entspannungs-Training. Handbuch der progressiven Muskelentspannung, 6. Aufl. Pfeiffer, München
Bowlby J (1976) Trennung. Psychische Schäden als Folge der Trennung von Mutter und Kind. Kindler, München
Bowlby J (1985) Mutterliebe und kindliche Entwicklung. Reinhardt, München
Bruch H (1974) Eating Disorders, Obesity, Anorexia nervosa and the Person within. Routledge, London
Cremerius J (1978) Zur Theorie und Praxis der Psychosomatischen Medizin. Suhrkamp, Frankfurt
Dornes M (1993) Der kompetente Säugling. Fischer, Frankfurt
Egle UT, Hoffmann SO (1993) (Hrsg) Der Schmerzkranke. Schattauer, Stuttgart

Erickson MH, Rossi EL (1993) Hypnotherapie. Aufbau-Beispiele-Forschungen; 3. Aufl. Pfeiffer, München
Erickson EH (1992) Kindheit und Gesellschaft. Klett-Cotta, Stuttgart
Ermann M (1987) Die Persönlichkeit bei psychovegetativen Störungen. Springer, Heidelberg
Freud A (1992) Das Ich und die Abwehrmechanismen, 15. Aufl. Fischer, Frankfurt
Freud S (1900) Die Traumdeutung GW II/III. Imago Publishing, London
Freud S (1905) Zur Psychopathologie des Alltagslebens (GW V, Imago Publishing, London)
Groddeck G (1988) Das Buch vom Es. Psychoanalytische Briefe an eine Freundin. Ullstein, Berlin
Jacobson E (1978) Das Selbst und die Welt der Objekte. Suhrkamp, Frankfurt
Kohut H (1981) Die Heilung des Selbst. Suhrkamp, Frankfurt
Mahler MS, Pine F, Bergmann A (1993) Die psychische Geburt des Menschen. Fischer, Frankfurt
Meerwein F (1991) Einführung in die Psycho-Onkologie. Huber, Bern
Mentzos S (1993) Angstneurose. Fischer, Frankfurt
Mitscherlich A (1974) Krankheit als Konflikt, 2 Bd. Suhrkamp, Frankfurt
Overbeck G, Overbeck A (1993) (Hrsg) Seelischer Konflikt – Körperliches Leiden. Reader zur psychoanalytischen Psychosomatik, 3. Aufl.
Overbeck G (1984) Krankheit als Anpassung. Suhrkamp, Frankfurt
Richter HE (1972) Eltern, Kind und Neurose. Psychoanalyse der kindlichen Rolle, 3. Aufl. Klett-Cotta, Stuttgart
Richter HE, Beckmann D (1994) Herzneurose, 4. Aufl. Thieme, Stuttgart
Schepank H (1987) Psychogene Erkrankungen der Stadtbevölkerung. Springer, Heidelberg
Schultz IH (1991) Das autogene Training, 19. Aufl. Thieme, Stuttgart
Selvini Palazzoli M (1992) Magersucht. Von der Behandlung Einzelner zur Familientherapie, 5. Aufl. Klett-Cotta, Stuttgart
Spitz RA (1992) Vom Säugling zum Kleinkind. Naturgeschichte der Mutter-Kind-Beziehungen im ersten Lebensjahr, 10. Aufl. Klett-Cotta, Stuttgart
Stierlin H (1991) Von der Psychoanalyse zur Familientherapie. dtv München
Winnicott DW (1993) Vom Spiel der Kreativität, 7. Aufl. Klett-Cotta, Stuttgart

28.2 Zeitschriften

PSYCHOANALYSE

Psyche. Klett-Cotta, Stuttgart
Forum der Psychoanalyse. Springer, Berlin Heidelberg New York
The International Journal of Psychoanalysis. University Press, Cambridge, England
Persönlichkeitsstörungen. Schattauer, Stuttgart

PSYCHOSOMATIK

Psychosomatische Medizin und Psychoanalyse. Vandenhoeck & Ruprecht, Göttingen
Psychotherapie, Psychosomatik, Medizinische Psychologie. Thieme, Stuttgart
Psychotherapeut. Springer, Berlin Heidelberg New York
Psychotherapy and Psychosomatics. Karger, Basel
Psychosomatic Medicine. Williams & Wilkins, Baltimore
Psychosomatic Research. Elsevier, New York

VERHALTENSTHERAPIE

Verhaltenstherapie. Karger, Basel
Behaviour Research and Therapy. Elsevier, Exeter

GRUPPE

Gruppentherapie und Gruppendynamik. Vandenhoeck & Ruprecht, Göttingen

Curriculum zur ärztlichen Fortbildung: „Psychosomatische Grundversorgung" (Vorschlag)*

AUSGANGSPUNKT

Grundlage des Angebotes ist der sogenannte Sicherstellungsparagraph der Reichsversicherungsordnung (RVO):

RVO § 368:
„Ziel der Sicherstellung der kassenärztlichen Versorgung ist es, den Versicherten und ihren Familienangehörigen eine bedarfsgerechte und gleichmäßige ärztliche Versorgung...unter Berücksichtigung des jeweiligen Standes der medizinischen Wissenschaft und Technik sowie den Möglichkeiten der Rationalisierung und Modernisierung zur Verfügung zu stellen".

RVO § 368e:
„Der Versicherte hat Anspruch auf die ärztliche Versorgung, die zur Heilung oder Linderung nach den Regeln der ärztlichen Kunst zweckmäßig und ausreichend ist".

Den Anforderungen der RVO folgend und in Absprache mit der Landesärztekammer wurden Aufgaben und Zielsetzungen eines Fortbildungsprogramms für in Praxis und Klinik tätige Ärzte formuliert und im Hessischen Ärzteblatt, dem Organ der Hessischen Ärzteschaft, mitgeteilt.

AUFGABEN DER PSYCHOSOMATISCHEN GRUNDVERSORGUNG

- Integration der psychosomatisch-psychosozialen Kompetenz („Beziehungspathologie") in die Organ- und Funktionspathologie;
- Kompetente ärztliche Hilfe bei der Verhinderung abwendbarer gefährlicher oder chronischer Krankheitsverläufe („organisierte Krankheit", „Patientenkarriere");
- Wirksame Kostendämpfung zugunsten einer „wirtschaftlichen, ausreichenden und zweckmäßigen Behandlung" (RVO).

---

* Vorschlag der Akademie für ärztliche Fort- und Weiterbildung Hessen (unter der Leitung von Dr. med. G. Maas, Wiesbaden, Tel. 06121/577235, und Prof. Dr. med. W. Schüffel, Marburg, Tel. 06421/284012).

- Grundlagen für die Abrechnung von Leistungen der psychosomatischen Grundversorgung (EBM).

ZIELE DES INTENSIV-FORTBILDUNGS-PROGRAMMS (2 1/2 JAHRE; VIERTELJÄHRLICH SAMSTAGS)

- „Lernen mit Kopf, Herz und Hand" (Pestalozzi):
  - kognitives Lernziel (Vermittlung theoretischer Grundlagen),
  - pragmatisches Lernziel (praktische Erfahrungen/Gesprächstechnik),
  - emotionales Lernziel (Erleben eigener Gefühle als verstehender Zugang zum kranken Menschen);
- Selbsterfahrung als ein Instrument der Diagnosefindung in der Arzt-Patient-Beziehung und als Grundlage einer ganzheitlichen Sicht in der Behandlung des kranken Menschen;
- Fortbildung für praktische Ärzte, Allgemeinmediziner und Ärzte mit Gebietsbezeichnungen – keine Weiterbildung zum Psychotherapeuten.

INHALTE DES CURRICULUMS

Entsprechend den Zielsetzungen werden für den kognitiven Bereich Themen aus der allgemeinen wie aus der speziellen Psychosomatik angeboten. Sie sind gleichermaßen unter dem Gesichtspunkt ausgewählt worden, daß sie häufige Problembereiche darstellen und daher auch beispielartig für viele Probleme dastehen. Zum einstellungsmäßigen Bereich zählen sowohl die Balint-Gruppenarbeit, die während der Bad Nauheimer Treffen angeboten werden, als auch die geforderte Selbsterfahrung. Es wird aber immer darauf hingewiesen, daß beide Arbeitsformen, d.h. Balint-Gruppe wie Selbsterfahrungsgruppe, zweckmäßigerweise auch daheim, kontinuierlich und begleitend zur Fortbildung wahrgenommen werden sollten. Zum psychomotorischen, also pragmatischen, Bereich gehören in erster Linie die Veranstaltungen zur Gesprächstechnik; ggf. werden auch Rollenspiele benutzt, aber auch Tonband- und Videomaterial. Außerordentlich hilfreich sind Fallvorstellungen durch die Kolleginnen und Kollegen.

PROGRAMM

(s. S. 505)[1]

[1] Beispiel: Laufzeit 2 ½ Jahre (10 Fortbildungstagungen); geeignet für:
- in Praxis und Klinik tätige praktische Ärzte,
- Allgemeinmediziner,
- Ärzte mit Gebietsbezeichnungen;

keine Weiterbildung zum Psychotherapeuten!
Lernziele: *K* kognitiv, *P* pragmatisch, *E* emotional.

Curriculum der psychosomatischen Grundversorgung

Lernziel	K	K	P	E	E
Seminar	Allgemeine Psychosomatik	Spezielle Psychosomatik	Gesprächstechniken	Beziehungsdiagnostik	Sonstiges
	Entwicklungspsychologie I (Geburt–6. Lebensjahr)	Herzneurose/Herzinfarkt	Psychosomatisches Erstgespräch	Balint-Gruppe	(Selbsterfahrungsgruppe)
	Entwicklungspsychologie II (Pubertät, Adoleszenz, Klimakterium, Senium)	Anorexia nervosa (Pubertätsmagersucht)	Verstehen der Körpersprache	Balint-Gruppe	
	Strukturmodell („Psychischer Apparat“)	Fettsucht/Sucht	Umgang mit Suchtkranken	Balint-Gruppe	
	Konfliktmodell/Trauma/Abwehrmechanismen	Spannungskopfschmerz/Migräne	Gespräch mit Jugendlichen	Balint-Gruppe	
	Indikationen I (Überweisungen, Mitbehandlung)	„Weichteilrheumatismus“	Krisenintervention I (Depressive/suidizale Krise)	Balint-Gruppe	
			Diagnosemitteilung		
	Konversionsmodell „Situationskreis“	Psychodermatosen	Familiengespräch	Balint-Gruppe	
	„Zweiphasige Abwehr“/Resomatisierung/Objektverlust/Stimmung der Hilf- und Hoffnungslosigkeit	Asthma bronchiale	Umgang mit chronisch Kranken (Hypertoniker, Diabetiker, Rheumatiker)	Balint-Gruppe	
	Funktionelle Störungen/Konversionsneurose („Ausdruckskrankheit“)	Hyperventilationstetanie	Krisenintervention II (Ehekrisen)	Balint-Gruppe	
		Gynäkologische Psychosomatik			
	„Organneurose“ („Bereitstellungserkrankung“)	Hypertonie	Umgang mit HIV-positiven, AIDS- und unheilbar kranken Patienten	Balint-Gruppe	
	Psychosomatosen/Sekundäre Ausdruckskrankheit	Colitis/M. Crohn			
		„Rentenneurosen“			
	Indikationen II (Abstimmung Diagnostik/Therapie)	„Psychogenes Schmerzsyndrom“/Artefakte	Umgang mit Sterbenden und ihren Angehörigen	Balint-Gruppe	
	Ethische Fragen (Umgang mit Daten)				

Kapitel 30

Anwendung von Psychotherapie in der vertragsärztlichen Versorgung

„Psychotherapie in der vertragsärztlichen Versorgung" (20.9.1990; Änderung) der Kassenärztlichen Bundesvereinigung, Köln: „für Maßnahmen der psychosomatischen Grundversorgung nach dem Leistungsinhalt der Nm. 850 und 851 Ersatzkassen-Gebührenordnung eine mindestens dreijährige Erfahrung in selbstverantwortlicher ärztlicher Tätigkeit, sowie Kenntnisse in einer psychosomatisch orientierten Krankheitslehre, reflektierte Erfahrungen über die Psychodynamik und therapeutische Relevanz der Arzt-Patient-Beziehung und Erfahrung in verbalen Interventionstechniken als Behandlungsmaßnahme.
Aus entsprechenden Zeugnissen und Bescheinigungen muß hervorgehen, daß entsprechende Kenntnisse und Erfahrungen in einem Umfang von insgesamt mindestens 80 Stunden erworben wurden. Im Rahmen dieser Gesamtdauer müssen gesondert belegt werden:

- Theorieseminare von mindestens 20-stündiger Dauer, in denen Kenntnisse zur Theorie der Arzt-Patient-Beziehung, Kenntnisse und Erfahrungen in psychosomatischer Krankheitslehre und der Abgrenzung psychosomatischer Störungen von Neurosen und Psychosen und Kenntnisse zur Krankheit und Familiendynamik, Interaktion in Gruppen, Krankheitsbewältigung (Coping) und Differentialindikation von Psychotherapie-Verfahren erworben wurden;
- Reflexion der Arzt-Patient-Beziehung durch kontinuierliche Arbeit in Balint- oder Selbsterfahrungsgruppen von mindestens 30-stündiger Dauer (d.h. bei Balintgruppen mindestens 15 Doppelstunden); und
- Vermittlung und Einübung verbaler Interventionstechniken von mindestens 30-stündiger Dauer.

Die Kenntnisse und Erfahrungen müssen in anerkannten Weiterbildungsangeboten und die Reflexion der Arzt-Patient-Beziehung bei anerkannten Balint-Gruppenleitern bzw. anerkannten Supervisoren erworben worden sein".

„Wer aufgrund der Anlage 1 vom 20. September 1990 in der Fassung vom 20. Juni 1991 Leistungen der psychosomatischen Grundversorgung regelmäßig erbracht hat, kann im Rahmen seiner bisherigen Berechtigung weiterhin tätig sein".

Damit ist die Abrechnung der psychosomatischen Grundversorgung gesetzlich verankert. In der Regel werden die obigen Erfordernisse für die Fach- und Zusatzbezeichnungen als Basisausbildung anerkannt; geringfügige Abweichungen sind über die jeweils zuständige Ärztekammer zu erfragen.

Kapitel 31

Aus- und Weiterbildung in Psychotherapie/Psychosomatik*

Neustrukturierung der ärztlichen psychotherapeutisch-psychosomatischen Qualifikationen

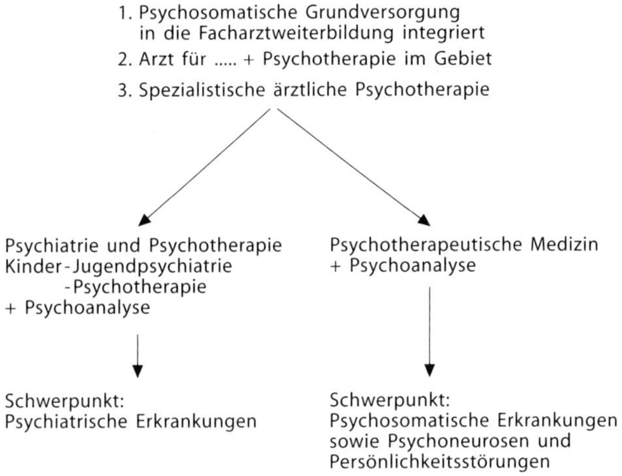

(Aus: Janssen PL (1993) Von der Zusatzbezeichnung „Psychotherapie" zur Gebietsbezeichnung „Psychotherapeutische Medizin", Z. psychosom. Med. 39:95–117)

Für folgende Fachgebiete ist eine psychotherapeutisch-psychosomatische Qualifikation nötig:

- Psychosomatische Grundversorgung
  (für alle medizinischen Gebiete, die patientenzentriert arbeiten)
- Facharzt für Psychotherapeutische Medizin
- Facharzt für Psychiatrie und Psychotherapie
- Facharzt für Kinder- und Jugendlichenpsychiatrie und -psychotherapie
- Zusatzbezeichnungen
  - Psychoanalyse
  - Psychotherapie

* (Quelle: Weiterbildungsordnung für die Ärzte Bayerns, Neufassung vom 1. Oktober 1993, in der Fassung vom 13. Oktober 1996).

31.1
Facharzt für Psychotherapeutische Medizin

DEFINITION

Die psychotherapeutische Medizin umfaßt die Erkennung, psychotherapeutische Behandlung, die Prävention und Rehabilitation von Krankheiten und Leidenszuständen, an deren Verursachung psychosoziale Faktoren, deren subjektive Verarbeitung und/oder körperlich-seelische Wechselwirkungen maßgeblich beteiligt sind.

WEITERBILDUNGSZEIT

5 Jahre an einer Weiterbildungsstätte gem. §7 Abs. 1.
3 Jahre Psychotherapeutische Medizin, davon 2 Jahre im Stationsdienst.
1 Jahr Psychiatrie und Psychotherapie.
Angerechnet werden können auf die 1jährige Weiterbildung in Psychiatrie und Psychotherapie ½ Jahr Weiterbildung in Kinder- und Jugendpsychiatrie und -psychotherapie oder ½ Jahr Tätigkeit in medizinischer Psychologie oder medizinischer Soziologie.
1 Jahr Innerer Medizin.
Angerechnet werden können auf die 1jährige Weiterbildung in Innerer Medizin ½ Jahr Weiterbildung in Haut- und Geschlechtskrankheiten oder Frauenheilkunde und Geburtshilfe oder Kinderheilkunde oder Neurologie oder Orthopädie.
2 Jahre der Weiterbildung können bei einem niedergelassenen Arzt abgeleistet werden.

INHALT UND ZIEL DER WEITERBILDUNG

Vermittlung, Erwerb und Nachweis eingehender Kenntnisse, Erfahrungen und Fertigkeiten in den theoretischen Grundlagen, in der Diagnostik und Differentialdiagnostik seelisch bedingter und mitbedingter Krankheiten und solcher Leidenszustände, an deren Entstehung psychosomatische und somatopsychische Momente maßgeblich beteiligt sind, sowie in der differenzierten Indikationsstellung und selbständigen, eigenverantwortlich durchgeführten Psychotherapie im ambulanten und stationären Bereich, einschließlich präventiver und rehabilitativer Maßnahmen.

Hierzu gehören in der Psychotherapeutischen Medizin eingehende Kenntnisse, Erfahrungen und Fertigkeiten in
- den theoretischen Grundlagen, insbesondere Psychobiologie, Ethologie, Psychophysiologie, Entwicklungspsychologie, Persönlichkeitslehre, allgemeiner und spezieller Psychopathologie, psychiatrischer Nosologie einschließlich Klassifikation allgemeiner und spezieller Neurosenlehre und Psychosomatik einschließlich der Diagnose, Differentialdiagnose, Patho-

genese, Psychodynamik und des Verlaufes der Erkrankungen des Gebietes
- den theoretischen Grundlagen in der Sozial-, Lernpsychologie und allgemeiner und spezieller Verhaltenslehre zur Pathogenese und Verlauf der Erkrankungen des Gebietes
- psychodiagnostischen Testverfahren und der Verhaltensdiagnostik
- Dynamik der Paarbeziehungen, der Familie und Gruppe
- den theoretischen Grundlagen der psychoanalytisch begründeten und kognitiv-behavioralen Psychotherapiemethoden einschließlich der Indikation für spezielle Therapieverfahren
- Prävention, Rehabilitation, Krisenintervention, Suizid- und Suchtprophylaxe, Organisationspsychologie und Familienberatung
- psychoanalytisch begründeter oder verhaltenstherapeutischer Diagnostik; hierzu gehört eine Mindestzahl selbständig durchgeführter Untersuchungen (analytisches Erstinterview, biographische Anamnese bzw. Verhaltensanalyse) einschließlich supervidierten Untersuchungen
- der Durchführung tiefenpsychologischer Psychotherapie oder kognitiv-behavioraler Therapie; hierzu gehört eine Mindestzahl selbständig durchgeführter Behandlungen einschließlich supervidierter Behandlungen (Einzel-, Paar-, Familien- und Gruppentherapie)
- der Durchführung von suggestiven und entspannenden Verfahren
- der Durchführung der supportiven Psychotherapie und Notfallpsychotherapie
- der Anwendung weiterer tiefenpsychologischer Verfahren oder erlebensorientierter Verfahren und averbaler Verfahren
- dem psychosomatisch-psychotherapeutischen Konsiliar- und Liaisondienst
- Dokumentation von Befunden, ärztlichem Berichtswesen, einschlägigen Bestimmungen der Sozialgesetzgebung (Reichsversicherungsordnung, Sozialgesetzbuch, Krankenkassenverträge, Rentenversicherung, Unfallversicherung, Mutterschutzgesetz, Jugend- und Arbeitsschutzgesetz und andere Bestimmungen) und für die Arzt-Patienten-Beziehung wichtigen Rechtsnormen
- der Qualitätssicherung ärztlicher Berufsausübung
- der Balint-Gruppenarbeit
- der Einzelselbsterfahrung und Gruppenselbsterfahrung, ständig begleitend während der gesamten Weiterbildungszeit
- der psychosomatischen Begutachtung bei fachspezifischen und typischen Fragestellungen in der Straf-, Zivil-, Sozial- und freiwilligen Gerichtsbarkeit.

Hierzu gehören in der Psychotherapeutischen Medizin aus dem Gebiet der Inneren Medizin eingehende Kenntnisse, Erfahrungen und Fertigkeiten in

- der Diagnostik und Differentialdiagnostik häufiger innerer Erkrankungen einschließlich der medikamentösen, diätetischen, physikalischen Behandlung, der Therapie chronischer Erkrankungen, der Notfalltherapie und Rehabilitation, soweit für psychosomatische Erkrankungen erforderlich.

Hierzu gehören in der Psychotherapeutischen Medizin aus dem Gebiet der Psychiatrie und Psychotherapie eingehende Kenntnisse, Erfahrungen und Fertigkeiten in

- der psychiatrischen Anamnese und Befunderhebung sowie der Behandlung psychischer Erkrankungen unter Nutzung psychopharmakologischer und soziotherapeutischer Verfahren, soweit für psychosomatische Erkrankungen erforderlich.

31.2 Facharzt für Psychiatrie und Psychotherapie

DEFINITION

Die Psychiatrie und Psychotherapie umfaßt Wissen, Erfahrungen und Befähigungen zur Erkennung, nichtoperativen Behandlung, Prävention und Rehabilitation hirnorganischer, endogener, persönlichkeitsbedingter, neurotischer und situativ-reaktiver psychischer Krankheiten oder Störungen einschließlich ihrer sozialen Anteile und psychosomatischen Bezüge unter Anwendung somato-, sozio- und psychotherapeutischer Verfahren.

WEITERBILDUNGSZEIT

5 Jahre an einer Weiterbildungsstätte gem. § 7 Abs. 1.
1 Jahr Neurologie.
4 Jahre Psychiatrie und Psychotherapie, davon 3 Jahre im Stationsdienst.
Angerechnet werden können auf die 4jährige Weiterbildung in Psychiatrie und Psychotherapie bis zu 1 Jahr Weiterbildung in Kinder- und Jugendpsychiatrie und -psychotherapie oder 1/2 Jahr Weiterbildung in Neurochirurgie oder Neuropathologie oder 1/2 Jahr Tätigkeit in Neurophysiologie oder Medizinpsychologie.
2 Jahre der Weiterbildung können bei einem niedergelassenen Arzt abgeleistet werden.

INHALT UND ZIEL DER WEITERBILDUNG

Vermittlung, Erwerb und Nachweis eingehender Kenntnisse, Erfahrungen und Fertigkeiten in den theoretischen Grundlagen, der Diagnostik, Differentialdiagnostik und Therapie psychischer Erkrankungen und Störungen unter Anwendung der Somato-, Sozio- und Psychotherapie.
Vermittlung und Erwerb von Kenntnissen über Neurologie.

Hierzu gehören in der Psychiatrie und Psychotherapie eingehende Kenntnisse, Erfahrungen und Fertigkeiten in

- der Theorie und Technik der Anamnese- und Befunderhebung unter Einbeziehung biologisch-somatischer, psychopathologischer, psychologischer, psychodynamischer und sozialer Gesichtspunkte
- der beschreibenden und operationalisierten Klassifikation, Diagnose und Differentialdiagnose psychischer Krankheiten und Störungen unter Berücksichtigung ihrer Häufigkeit und Erscheinungsformen
- allgemeiner und spezieller Psychopathologie
- der psychopathologischen Symptomatik und der neuropsychologischen Diagnostik organischer Erkrankungen und Störungen des zentralen Nervensystems
- diagnostischen Methoden des Gebietes einschließlich der standardisierten Befunderhebung unter Anwendung von Fremd- und Selbstbeurteilungsskalen
- der psychodiagnostischen Testverfahren
- den Verlaufsformen psychischer Erkrankungen und Störungen auch bei chronischen Verläufen
- den Entstehungsbedingungen psychischer Krankheiten und Störungen einschließlich deren somatischer, psychologischer, psychodynamischer und sozialer Faktoren mit disponierenden, auslösenden und verlaufbestimmenden Aspekten unter Einbeziehung der Erkenntnisse anderer Wissenschaftsbereiche
- der Behandlung psychischer Krankheiten und Störungen mit der Definition von Behandlungszielen, der Festlegung eines Therapieplanes, der Indikationsstellung für verschiedene Therapieverfahren einschließlich Anwendungstechnik und Erfolgskontrolle; hierzu gehören insbesondere somato-, sozio- und psychotherapeutische Verfahren
- Krankheitsverhütung, Früherkennung, Rückfallverhütung und Verhütung unerwünschter Therapieeffekte (primäre, sekundäre, tertiäre und quartäre Prävention) unter Einbeziehung von Familienberatung, Krisenintervention, Sucht- und Suizidprophylaxe
- der Methodik und Durchführung des Grundleistungslabors des Gebietes sowie der Bewertung der Befunde
- der Probenentnahme und sachgerechten Probenbehandlung von Körperflüssigkeiten und Ausscheidungen für das Labor des Gebietes sowie in der Einordnung der Befunde in das Krankheitsbild
- der Methodik und Durchführung des speziellen Labors des Gebietes sowie der Bewertung der Befunde
- der Pharmakologie der im Gebiet gebräuchlichen Pharmaka (Pharmakokinetik, Pharmakodynamik, Wechsel- und Neben-

wirkungen) einschließlich ihres therapeutischen Nutzens (auch Kosten-/Nutzungsrelation), Risiken des Arzneimittelmißbrauchs, gesetzlichen Auflagen bei der Arzneimittelverschreibung und -prüfung sowie den hierbei zu beachtenden ethischen Grundsätzen
- der sozialpsychiatrischen Behandlung und Rehabilitation einschließlich extramuraler, komplementärer Versorgungsstrukturen, Ergotherapie sowie multidisziplinärer Teamarbeit und Gruppenarbeit mit Patienten, Angehörigen und Laienhelfern
- den theoretischen Grundlagen der Psychotherapie, insbesondere allgemeiner und spezieller Neurosenlehre, Entwicklungs- und Persönlichkeitspsychologie, Lernpsychologie und Tiefenpsychologie, Dynamik der Gruppe und Familie, Psychosomatik, entwicklungsgeschichtlichen, lerngeschichtlichen und psychodynamischen Aspekten von Persönlichkeitsstörungen, Psychosen, Süchten und Alterserkrankungen
- der therapeutischen Anwendung der Grundorientierungen, Tiefenpsychologie oder Verhaltens- und kognitive Therapie (Einzel-, Paar-, Gruppen- und Familientherapie); mit dem Schwerpunkt auf einem der beiden Hauptverfahren; hierzu gehört eine Mindestzahl abgeschlossener und dokumentierter tiefenpsychologischer Einzelbehandlungen mit Supervision, auch durch Gruppensupervision oder eine Mindestzahl abgeschlossener und dokumentierter verhaltens- und kognitivtherapeutischer Behandlungen mit Supervision, auch durch Gruppensupervision
- der praktischen Anwendung eines weiteren Psychotherapieverfahrens
- der praktischen Anwendung von Entspannungsverfahren
- der Krisenintervention, supportiven Verfahren und Beratung
- der psychiatrisch-psychotherapeutischen Konsiliar- und Liaisonarbeit
- der Balintgruppenarbeit
- der Selbsterfahrung in der Tiefenpsychologie oder Verhaltens- und kognitiven Therapie; hierzu gehört eine Mindeststundenzahl in einer Selbsterfahrungsgruppe oder Einzelselbsterfahrung
- der Indikationstellung und Bewertung der Elektroenzephalographie; hierzu gehört eine Mindestzahl selbständig beurteilter Elektroenzephalogramme
- der Indikationsstellung, Methodik und Befundbewertung bildgebender neuroradiologischer Verfahren
- der Dokumentation von Befunden, dem ärztlichen Berichtswesen, einschlägigen Bestimmungen der Sozialgesetzgebung (Reichsversicherungsordnung, Sozialgesetzbuch, Krankenkassenverträge, Rentenversicherung, Unfallversicherung, Mutter-

schutzgesetz, Jugend- und Arbeitsschutzgesetz und andere Bestimmungen) und für die Arzt-Patienten-Beziehung wichtigen Rechtsnormen
- der Anwendung von Rechtsvorschriften bei der Unterbringung und Behandlung psychisch Kranker unter besonderer Berücksichtigung der ärztlichen Aufklärungs- und Schweigepflicht
- psychiatrischer Begutachtung bei üblichen und typischen Fragestellungen in der Straf-, Zivil-, Sozial- und freiwilligen Gerichtsbarkeit, einschließlich Personenrechtsfragen
- der Qualitätssicherung ärztlichen Handelns

Vermittlung und Erwerb von Kenntnissen über
- Indikationsstellung und Technik neurologischer Behandlungsverfahren einschließlich der Akut- und Intensivversorgung sowie der Rehabilitation
- Anatomie, Physiologie und Biochemie des zentralen, peripheren und vegetativen Nervensystems
- Neuropathologie und pathologische Neurophysiologie des zentralen Nervensystems
- die Durchführung der Laboruntersuchungen.

Hierzu gehören in der Psychiatrie und Psychotherapie aus dem Gebiet der Neurologie eingehende Kenntnisse, Erfahrungen und Fertigkeiten in
- Methodik und Technik der neurologischen Untersuchungen, soweit dies für die Differentialdiagnose psychiatrischer Erkrankungen erforderlich ist
- Diagnostik und Differentialdiagnostik neurologischer Krankheitsbilder, soweit dies für die Diagnose und Therapie psychiatrischer Erkrankungen erforderlich ist.

(Die fachkundlichen Weiterbildungsinhalte – z.B. Labor – sind hier nicht aufgeführt, können bei den jeweils zuständigen Ärztekammern erfragt werden.)

31.3 Facharzt für Kinder- und Jugendpsychiatrie und -psychotherapie

DEFINITION

Die Kinder- und Jugendpsychiatrie und -psychotherapie umfaßt die Erkennung, nichtoperative Behandlung, Prävention und Rehabilitation bei psychischen, psychosomatischen, entwicklungsbedingten und neurologischen Erkrankungen oder Störungen sowie bei psychischen und sozialen Verhaltensauffälligkeiten im Kindes- und Jugendalter.

Weiterbildungszeit

5 Jahre an einer Weiterbildungsstätte gem. § 7 Abs. 1.
1 Jahr Kinderheilkunde oder Psychiatrie und Psychotherapie. Angerechnet werden kann 1/2 Jahr Weiterbildung in der Neurologie.
4 Jahre Kinder- und Jugendpsychiatrie und -psychotherapie, davon mindestens 2 Jahre im Stationsdienst.
2 Jahre Weiterbildung können bei einem niedergelassenen Arzt abgeleistet werden.

Inhalt und Ziel der Weiterbildung

Vermittlung, Erwerb und Nachweis eingehender Kenntnisse, Erfahrungen und Fertigkeiten in den theoretischen Grundlagen, der Diagnostik und Differentialdiagnostik psychischer Erkrankungen des Kindes-, Jugend- und Adoleszentenalters, einschließlich neurologischer Untersuchungen sowie in der Differentialdiagnostik psychiatrischer Krankheitsbilder und Störungen, in der Pharmakotherapie, der Psychotherapie und der Soziotherapie von Kindern und Jugendlichen, auch unter Einbeziehung der erwachsenen Bezugspersonen.
Vermittlung und Erwerb von Kenntnissen über Neurologie des Kindes- und Jugendalters.

Hierzu gehören in der Kinder- und Jugendpsychiatrie und -psychotherapie eingehende Kenntnisse, Erfahrungen und Fertigkeiten in
- allgemeiner und spezieller Psychopathologie einschließlich der biographischen Anamneseerhebung, Verhaltensbeobachtung und Explorationstechnik
- Abklärung und Gewichtung der Entstehungsbedingungen psychischer Erkrankungen und Störungen im Kindes- und Jugendalter einschließlich der Aufstellung eines Behandlungsplanes
- Entwicklungspsychologie, Psychosomatik und Neurosenlehre
- der Methodik der psychologischen Testverfahren und der Beurteilung psychologischer Befunderhebungen
- spezifischen neurologischen Untersuchungsmethoden
- Krankheitslehre und Differentialdiagnostik psychosomatischer, psychiatrischer und neurologischer Krankheitsbilder
- der Indikationsstellung und Technik der Psychotherapie einschließlich der psychotherapeutischen Verfahren sowie der Teilnahme an Balint-Gruppen, Selbsterfahrung und tiefenpsychologischen Behandlungen mit Supervision
- der Indikationsstellung und Technik der Übungsbehandlung sowie in der indirekten kinder- und jugendpsychiatrischen Behandlung durch Verhaltensmodifikationen von Bezugspersonen
- der Somato- und Pharmakotherapie psychiatrischer und neurologischer Erkrankungen
- der Beurteilung labordiagnostischer Befunde

- der Indikationsstellung und Methodik neuroradiologischer und elektrophysiologischer Verfahren einschließlich der Beurteilung und der Einordnung in das Krankheitsbild
- der Dokumentation von Befunden, ärztlichem Berichtswesen, einschlägigen Bestimmungen der Sozialgesetzgebung (Reichsversicherungsordnung, Sozialgesetzbuch, Krankenkassenverträge, Rentenversicherung, Unfallversicherung, Mutterschutzgesetz, Jugend- und Arbeitsschutzgesetz und andere Bestimmungen) und für die Arzt-Patienten-Beziehung wichtigen Rechtsnormen
- der Qualitätssicherung ärztlicher Berufsausübung
- der Begutachtung.

Vermittlung und Erwerb von Kenntnissen über
- Entwicklung, Anatomie, Physiologie und Pathologie des Nervensystems, der Reifungsbiologie und Reifungspathologie, der Humangenetik und Stoffwechselpathologie sowie des endokrinen Systems
- die Technik spezifischer Punktionsmethoden
- Technik neuroradiologischer und elektrophysiologischer Verfahren
- Grundlagen der phasenspezifischen Psychohygiene
- Prävention, Gesundheitsberatung und -erziehung sowie die Rehabilitation.

31.4 Zusatzbezeichnungen

31.4.1 Psychoanalyse

DEFINITION

Die Psychoanalyse umfaßt die Erkennung und psychoanalytische Behandlung von Krankheiten und Störungen, denen unbewußte seelische Konflikte zugrunde liegen, einschließlich der Anwendung in der Prävention und Rehabilitation sowie zum Verständnis unbewußter Prozesse in der Arzt-Patienten-Beziehung.

WEITERBILDUNGSZEIT

- 2jährige klinische Tätigkeit, davon 1 Jahr Weiterbildung in Psychiatrie und Psychotherapie bei einem mindestens zur 2jährigen Weiterbildung in Psychiatrie und Psychotherapie befugten Arzt;
- 5 Jahre Weiterbildung in tiefenpsychologisch fundierter und analytischer Psychotherapie, ständig begleitend während der gesamten Weiterbildungszeit.
- bei Ärzten mit mindestens 5jähriger praktischer Berufstätigkeit kann die vorgeschriebene Weiterbildung in Psychiatrie und Psychotherapie durch den Nachweis des Erwerbs ent-

sprechender psychiatrischer Kenntnisse ersetzt werden, soweit der Erwerb eines gleichwertigen Weiterbildungsstandes in einem Fachgespräch nachgewiesen ist.

Weiterbildungsinhalt *

THEORIE – WEITERBILDUNG

Grundlagen der Psychoanalyse, hierzu gehört die Teilnahme an Kursen und Seminaren von 240 Stunden über:

- psychoanalytische Entwicklungstheorie,
- psychoanalytische Persönlichkeitslehre,
- allgemeine und spezielle psychoanalytische Krankheitslehre einschließlich psychiatrischer und psychosomatischer Krankheitsbilder,
- Traumlehre,
- Kulturtheorie und analytische Sozialpsychologie,
- Theorie der psychoanalytischen Untersuchungs- und Behandlungstechnik,
- Indikationsstellung und prognostische Gesichtspunkte verschiedener Behandlungsverfahren einschließlich präventiver und rehabilitativer Aspekte,
- Testpsychologie.

VERFAHREN DER PSYCHOANALYSE

- Psychoanalytisches Erstinterview und tiefenpsychologische biographische Anamnese,
- analytische Psychotherapie (Analyse von Übertragung, Gegenübertragung und des Widerstandes unter Nutzung regressiver Prozesse).

Für diese Verfahren der Psychoanalyse müssen jeweils weitere 20 Doppelstunden Weiterbildung (z. B. durch Teilnahme an Seminaren) nachgewiesen werden; diese Weiterbildung wird von psychotherapeutischen Institutionen angeboten.

PSYCHIATRISCHE DIAGNOSTIK

- Psychiatrische Anamnese und Befunderhebung sowie Klassifikation psychiatrischer Erkrankungen bei 60 Patienten,
- Diagnostik und Differentialdiagnostik zur Abgrenzung von Psychosen, Neurosen und körperlich begründbaren Psychosen,
- allgemeine und spezielle Psychopathologie.

Diese Weiterbildung wird belegt durch eine 1jährige Weiterbildung in Psychiatrie und Psychotherapie bei einem mindestens zur 2jährigen Weiterbildung in Psychiatrie und Psychotherapie befugten Arzt.

Bei Ärzten mit mindestens 5jähriger praktischer Berufstätigkeit kann die vorgeschriebene Weiterbildung in der Psychiatrie und Psychotherapie durch den Nachweis des Erwerbs entsprechender psychiatrischer Kenntnisse ersetzt werden, soweit der

* (Quelle: „Richtlinien über den Inhalt der Weiterbildung", Merkblatt der Bayerischen Landesärztekammer vom 1.1.1995, Stand: 20.9.1997).

Erwerb eines gleichwertigen Weiterbildungsstandes in einem Fachgespräch (= Prüfung) nachgewiesen wird.

Ärzte, die diesen Nachweis führen wollen, müssen – vorbehaltlich der mündlichen Prüfung – im Rahmen der Teilnahme an psychiatrischen Fallseminaren oder durch eine mindestens 1monatige Hospitation den Nachweis erbringen, daß sie an 60 Fallvorstellungen teilgenommen haben. Von diesen 60 Fallvorstellungen muß der Teilnehmer mindestens 15 psychiatrisch erkrankte Patienten selbständig explorieren. Der Teilnehmer muß die Fallvorstellungen und die selbständige Exploration der Fälle schriftlich dokumentieren. Die Dokumentation der Fälle hat der Kursleiter oder der zur Weiterbildung in Psychiatrie und Psychotherapie befugte Arzt ausdrücklich mit Erfolgsvermerk zu bestätigen.

WEITERE VERFAHREN DER PSYCHOANALYSE

- Psychoanalytische Kurz- und Fokaltherapie,
- psychoanalytische Gruppen-, Paar- und Familientherapie.

Diese Verfahren müssen durch jeweils weitere 20 Doppelstunden Weiterbildung nachgewiesen werden (z.B. durch die Teilnahme an kasuistisch-technischen Seminaren). Diese Weiterbildung kann z.B. anrechnungsfähig bei Beauftragten der psychotherapeutischen Institute oder auch durch von der Landesärztekammer anerkannten Supervisoren erfolgen. Diese Seminare müssen weiterbildungsbegleitend während der eigenen therapeutischen Arbeit, die unter Supervision erfolgt, absolviert werden.

SELBSTERFAHRUNG

Einzelanalyse über 250 Stunden kontinuierlich und weiterbildungsbegleitend. Die Lehranalyse findet in mehreren Einzelsitzungen pro Woche statt. Sie soll in der Regel die gesamte Weiterbildung begleiten und grundsätzlich bei *einem* Lehranalytiker nachgewiesen werden.

PSYCHOANALYTISCHE BEHANDLUNG

20 kontinuierlich supervidierte und dokumentierte Untersuchungen mit nachfolgenden Sitzungen zur Beratung oder zur Einleitung der Behandlung sowie der Teilnahme an einem Fallseminar zur Untersuchungstechnik.

Dieses zusätzliche Fallseminar muß mit einem Umfang von mindestens 20 Stunden nachgewiesen werden; das Fallseminar wird von psychotherapeutischen Institutionen (eine Adressenliste von Beauftragten stellt das jeweilige Institut zur Verfügung) oder auch von anerkannten Supervisoren angeboten.

BEHANDLUNGEN

600 kontinuierlich supervidierte und dokumentierte Behandlungsstunden, davon 2 psychoanalytische Behandlungen mit 250 Stunden. Eine Behandlung muß grundsätzlich abgeschlossen sein.

Von den 150 geforderten Supervisionssitzungen (600 Behandlungsstunden bei Supervisionsverhältnis 1:4) können maximal 50 Supervisionen (=200 Behandlungsstunden) in Gruppensupervision erfolgen.

Zusätzlich wird die Teilnahme an einem begleitenden Fallseminar (über 20 Stunden) gefordert, das Fallseminar wird vom Supervisor der Behandlungsfälle bestätigt. Diese Weiterbildung muß während der Durchführung eigener analytischer Behandlungen, die unter Supervision erfolgen, absolviert werden.

Die Selbsterfahrung in einer Einzelanalyse kann *nicht* bei einem Lehranalytiker anerkannt werden, der mit dem Tätigkeitsbereich des Analysanden Berührung hat (z.B. Chefarzt, Oberarzt der Klinik). Sie kann auch nicht Anrechnung finden, wenn es zu dem Lehranalytiker irgendwelche Verflechtungen gibt, die den unabhängigen analytischen Prozeß beeinträchtigen (z.B. Berufspolitik, Zusammenarbeit von Vorgesetzten etc.).

Anmerkungen: Bei Psychotherapeuten, die Kinder und Jugendliche psychoanalytisch oder psychotherapeutisch behandeln wollen, müssen *zusätzlich* 2 abgeschlossene Kinder- und/oder Jugendlichen-Fälle und bei Psychotherapeuten, die Kinder und Jugendliche verhaltenstherapeutisch behandeln wollen, müssen *zusätzlich* 4 abgeschlossene Kinder- und/oder Jugendlichen-Fälle belegt werden, die mit analytischer oder tiefenpsychologisch fundierter bzw. verhaltenstherapeutischer Psychotherapie einschließlich Supervision nach jeder 4. Behandlungsstunde durchgeführt wurden. Auch die zugehörige Theorie (Psychodiagnostik bei Kindern und Jugendlichen sowie spezielle Neurosenlehre) muß nachgewiesen werden.

Die *Liste anerkannter Lehranalytiker/Supervisoren* kann bei den zuständigen Landesärztekammern angefordert werden.

Einzelanalyse und Supervision sind nur dann anrechenbar, wenn sie bei einem qualifizierten Lehranalytiker/Supervisor, der durch die zuständige Landesärztekammer anerkannt wurde, nachgewiesen wurden. Die Anerkennung als Lehranalytiker und/oder Supervisor kann erteilt werden, wenn nach Abschluß der regulären Weiterbildung mindestens 5 Jahre in Klinik oder Praxis eine intensive eigene praktische analytisch-psychotherapeutische Tätigkeit mit Nachweis von ausreichender Erfahrung in der eigenen Durchführung von längerdauernden Einzelanalysen sowie eine mindestens 5jährige Tätigkeit als Dozent an einem psychotherapeutischen Institut belegt wird. Die Lehrtätigkeit muß *pro Semester* mit einem Umfang von mindestens 3 Doppelstunden durchgeführt werden, wobei im Laufe der Lehrtätigkeit mindestens 2 Themen angeboten werden müssen.

Eine Tätigkeit als Co-Dozent kann dabei über einen gewissen Zeitraum hälftig berücksichtigt werden; es wird auch die

Durchführung von Praktika über 5 Semester mit 5 Semester Lehrtätigkeit – wie oben angegeben – akzeptiert.

Wissenschaftliche Publikationen, die sich auf rein tiefenpsychologische Inhalte beziehen, können maximal bis zur Hälfte der geforderten Zeiten auf die Dozententätigkeit angerechnet werden.

Für die Anerkennung als Kinder- und Jugendlichen-Therapeut sowie für Gruppentherapeuten gelten die gleichen Bedingungen.

GRUPPEN-PSYCHOTHERAPIE

Wenn später beabsichtigt wird, Gruppenpsychotherapie in freier Praxis durchzuführen, so müssen zusätzlich zu den 600 psychoanalytischen Behandlungsstunden folgende Voraussetzungen nachgewiesen werden:

Aus den entsprechenden Zeugnissen und Bescheinigungen muß hervorgehen, daß die Ärztin/der Arzt eingehende Kenntnisse und praktische Erfahrungen in der tiefenpsychologisch fundierten und analytischen Gruppen-Psychotherapie erworben hat. Ist im Rahmen der Weiterbildung diese Fachkunde nicht erworben worden, so ist nachzuweisen, daß die Ärztin/der Arzt in mindestens 40 Doppelstunden analytischer Selbsterfahrung in der Gruppe und in mindestens 24 Doppelstunden eingehende Kenntnisse in der Theorie der Gruppen-Psychotherapie und Gruppen-Dynamik erworben hat und mindestens 60 Doppelstunden kontinuierliche Gruppenbehandlung – auch in mehreren Gruppen unter Supervision von mindestens 40 Stunden – mit tiefenpsychologisch fundierter oder analytischer Psychotherapie durchgeführt hat.

31.4.2 Psychotherapie

DEFINITION

Die Psychotherapie umfaßt die Erkennung, psychotherapeutische Behandlung, Prävention und Rehabilitation von Erkrankungen, an deren Verursachung psychosoziale Faktoren einen wesentlichen Anteil haben, sowie von Belastungsreaktionen infolge körperlicher Erkrankungen.

WEITERBILDUNGSZEIT

- 2jährige klinische Tätigkeit, davon 1 Jahr Weiterbildung in Psychiatrie und Psychotherapie bei einem mindestens zur 2jährigen Weiterbildung in Psychiatrie und Psychotherapie befugten Arzt. Auf die Weiterbildung in der Psychiatrie und Psychotherapie kann 1/2 Jahr Weiterbildung in Kinder- und Jugendpsychiatrie und -psychotherapie oder Psychotherapeutischer Medizin angerechnet werden.
- 3 Jahre Weiterbildung in der Psychotherapie, ständig begleitend während der gesamten Weiterbildungszeit.

- Bei Ärzten mit mindestens 5jähriger praktischer Berufstätigkeit kann die vorgeschriebene Weiterbildung in der Psychiatrie und Psychotherapie durch den Nachweis des Erwerbs entsprechender psychiatrischer Kenntnisse ersetzt werden, soweit der Erwerb eines gleichwertigen Weiterbildungsstandes in einem Fachgespräch nachgewiesen ist.

Weiterbildungsinhalt *

ALLGEMEINER HINWEIS

Es gibt 2 Richtungen der Psychotherapie. Bitte beachten Sie, daß eine Vermischung von Weiterbildungsinhalten in tiefenpsychologisch fundierter Psychotherapie (I) mit Weiterbildungsinhalten und verhaltenstherapeutischer Psychotherapie (II) grundsätzlich *nicht* möglich ist.

I. Psychotherapie (*tiefenpsychologisch* orientiert)

GRUNDLAGEN DER PSYCHOTHERAPIE

Hierzu gehört die Teilnahme an Kursen und Seminaren (mindestens 140 Stunden) über:

- Entwicklungspsychologie und Persönlichkeitslehre,
- allgemeine und spezielle Neurosenlehre,
- Tiefenpsychologie,
- Lernpsychologie,
- Psychodynamik der Familie und der Gruppe,
- Psychopathologie,
- Psychosomatik,
- Technik der Erstuntersuchung,
- Psychodiagnostische Testverfahren,
- Indikation der psychotherapeutischen Verfahren, einschließlich Prävention und Rehabilitation (z. B. auch Paar- und Familientherapie).

Der Lehrstoff ist kontinuierlich oder in Blockform in einem im Rahmen eines Gesamtkonzeptes festgelegten Programms zu absolvieren und einzeln nachzuweisen (z. B. Institut).

Die *Liste anerkannter Lehrtherapeuten* kann bei der zuständigen Landesärztekammer angefordert werden.

VERFAHREN DER PSYCHOTHERAPIE

Tiefenpsychologisch fundierte Psychotherapie einzeln, bei Paaren und Familien sowie in der Gruppe.

Für dieses Verfahren müssen *zusätzlich* weitere 20 Doppelstunden Weiterbildung nachgewiesen werden (z. B. durch die Teilnahme an kasuistisch-technischen Seminaren). Diese Weiterbildung ist an psychotherapeutischen Institutionen möglich. Kasuistisch-technische Seminare werden anrechenbar durch Beauftragte des Institutes oder auch durch von der Bayerischen

* (Quelle: „Richtlinien über den Inhalt der Weiterbildung“, Merkblatt der Bayerischen Landesärztekammer vom 1. 1. 1995, Stand: 20. 9. 1997).

Landesärztekammer anerkannte Supervisoren angeboten. Diese Seminare müssen weiterbildungsbegleitend während der eigenen therapeutischen Arbeit, die unter Supervision erfolgt, absolviert werden.

ENTSPANNUNGSVERFAHREN

- Autogenes Training *oder* Progressive Muskelentspannung:
  - je Verfahren Teilnahme an 2 Kursen im Abstand von mindestens 6 Monaten (je Kurs mindestens 8 Doppelstunden),
  - sowie 1 weiteres wissenschaftlich anerkanntes Verfahren (*vorzugsweise das andere Verfahren);* hierzu gehört die Teilnahme an einem anwendungsorientierten Kurs von mindestens 50 Doppelstunden. Im Falle eines anderen Verfahrens sind ebenfalls 50 Doppelstunden erforderlich:
- Verhaltenstherapie:
  - Übungen (z. B. Verhaltensanalyse) und die Therapie eines Patienten (mindestens 30 Stunden mit mindestens 10 Stunden Supervision), insgesamt 50 Doppelstunden.
- Gesprächstherapie nach Rogers:
  - Praktische Übungen sowie Selbsterfahrung und Therapie eines Patienten (mindestens 30 Stunden mit mindestens 10 Stunden Supervision) von 50 Doppelstunden.
- Hypnotherapie:
  - Hypnose-Grundkurs: Teilnahme an 4 aufeinander aufbauenden Kursen zu je 8 Doppelstunden im jeweiligen Abstand von mindestens 3 Monaten sowie
  - Hypnose-Kurse für Fortgeschrittene: Teilnahme an praxisorientierten Kursen zu Themen der klinisch praktischen Anwendung von Hypnose (bis zu 10 Doppelstunden können über die Teilnahme an Weiterbildungsveranstaltungen (Vortragsreihen, Seminare und praktische Übungen) im Rahmen von Tagungen der Hypnose-Fachgesellschaften und/oder überregionaler Weiterbildungsveranstaltungen eingebracht werden), insgesamt 50 Doppelstunden.
- Psychodrama:
  - Selbsterfahrung, Fallkontrollen am Patienten und spezielle Techniken, insgesamt 50 Doppelstunden.
- Tagtraumtechnik (katathymes Bilderleben; KB):
  Selbsterfahrung in der Grund- und Mittelstufe des KB mit mindestens 5mal 20 Stunden sowie mindestens 3 Fallkontrollen, insgesamt 50 Doppelstunden.

PSYCHIATRISCHE DIAGNOSTIK

- Psychiatrische Anamnese und Befunderhebung sowie Klassifikation psychiatrischer Erkrankungen bei 60 Patienten,
- Diagnostik und Differentialdiagnostik zur Abgrenzung von Psychosen, Neurosen und körperlich begründbaren Psychosen,
- allgemeine und spezielle Psychosen.

Diese Anforderungen werden belegt durch eine 1jährige Weiterbildung in der Psychiatrie und Psychotherapie bei einem mindestens zur 2jährigen Weiterbildung in Psychiatrie und Psychotherapie befugten Arzt. Auf die Weiterbildung in Psychiatrie und Psychotherapie kann ein halbes Jahr Kinder- und Jugendpsychiatrie und -psychotherapie oder Psychotherapeutische Medizin angerechnet werden.

Bei Ärzten mit mindestens 5jähriger praktischer Berufstätigkeit kann die vorgeschriebene Weiterbildung in der Psychiatrie und Psychotherapie durch den Nachweis des Erwerbs entsprechender psychiatrischer Kenntnisse ersetzt werden, soweit der Erwerb eines gleichwertigen Weiterbildungsstandes in einem Fachgespräch (=Prüfung) nachgewiesen wird.

Ärzte, die diesen Nachweis führen wollen, müssen - vorbehaltlich der mündlichen Prüfung - im Rahmen der Teilnahme an psychiatrischen Fallseminaren oder durch eine mindestens 1monatige Hospitation den Nachweis erbringen, daß sie an 60 Fallvorstellungen teilgenommen haben. Von diesen 60 Fallvorstellungen muß der Teilnehmer mindestens 15 psychiatrisch erkrankte Patienten selbständig explorieren. Der Teilnehmer muß die Fallvorstellungen und die selbständige Exploration der Fälle schriftlich dokumentieren. Die Dokumentation der Fälle hat der Kursleiter oder der zur Weiterbildung in Psychiatrie befugte Arzt ausdrücklich mit Erfolgsvermerk zu bestätigen.

BALINT-GRUPPE

Die Balint-Gruppe (mindestens 35 Doppelstunden) ist durch eine regelmäßige und kontinuierliche Teilnahme grundsätzlich nur unter Leitung eines anerkannten Balint-Gruppenleiters zu absolvieren.

Die Balint-Gruppenarbeit ist nur dann anrechnungsfähig, wenn zwischen Balint-Gruppenleiter und dem Arzt, der den Erwerb der Zusatzbezeichnung anstrebt, keine wirtschaftlichen und dienstlichen Abhängigkeiten bestehen.

SELBSTERFAHRUNG

- Selbsterfahrung über 150 Stunden in der tiefenpsychologischen Einzelselbsterfahrung: Die Einzelselbsterfahrung (Lehrpsychotherapie) muß in 1- bis 2maligen Sitzungen pro Woche nachgewiesen werden; sie kann grundsätzlich nur bei einem Lehrtherapeuten absolviert werden *oder:*
- 70 Doppelstunden in der tiefenpsychologischen Gruppenselbsterfahrung: Die Selbsterfahrung muß kontinuierlich in einer geschlossenen Gruppe - über einen Zeitraum von mindestens 1 Jahr - erfolgen, wobei die Gruppengröße nicht mehr als 9 Mitglieder haben darf. Weiterhin ist darauf zu achten, daß die Selbsterfahrung grundsätzlich bei *einem* Lehrtherapeuten absolviert wird. Dasselbe gilt für Selbsterfahrungsgruppen in Blockform.

Anmerkung: Tiefenpsychologisch fundierte Selbsterfahrung ist nicht ersetzbar durch Selbsterfahrungsinhalte nach 3.1–3.6. Selbsterfahrung bei dienstlichem Abhängigkeitsverhältnis ist grundsätzlich nicht anrechenbar.

PSYCHOTHERAPEUTISCHE BEHANDLUNG

10 dokumentierte tiefenpsychologische, biographische Anamnesen. Die Anamnesen können einzeln oder in der Gruppe nachgewiesen werden durch Teilnahme an Anamneseseminare, die z. B. durch psychotherapeutische Institutionen angeboten werden (eine Liste von dafür Beauftragten stellt das entsprechende Institut zur Verfügung); die Anamnesen können auch beim Supervisor der Behandlungsfälle oder anderen anerkannten Supervisoren nachgewiesen und von diesem bzw. diesen bestätigt werden.

3 BEHANDLUNGSFÄLLE UNTER SUPERVISION

Bei den mindestens 3 Behandlungsfällen ist ein Umfang von 150 Stunden nachzuweisen. Die Behandlungen müssen nicht abgeschlossen sein. Einer dieser Behandlungsfälle sollte zwischen 50 und 80 Behandlungsstunden umfassen. Ein Drittel der Behandlungen ist in Einzelsupervision nachzuweisen. Die Supervision der Behandlungen muß nach jeder 4. Sitzung erfolgen.

Die Größe der Supervisionsgruppe ist auf maximal 4 Teilnehmer zu beschränken. Der Lehrtherapeut für Selbsterfahrungsgruppen oder für die Einzelselbsterfahrung darf grundsätzlich *nicht* gleichzeitig auch der Supervisor der Behandlungsfälle sein.

Als Dokumentation der Behandlungsfälle ist der Kammer eine detaillierte Bestätigung des Supervisors vorzulegen, aus welcher der Zeitraum der Behandlung, die Behandlungsstunden, Anzahl und Frequenz der Supervisionen, das Alter des Patienten, das Krankheitsbild, die Methode der Behandlung, ein Qualifikationsvermerk und Angaben zum Behandlungsergebnis hervorgehen.

Anmerkungen: Selbsterfahrung/Einzelselbsterfahrung und Supervision sind nur dann anrechenbar, wenn sie bei einem qualifizierten Lehrtherapeuten/Supervisor absolviert werden, der durch die Landesärztekammer anerkannt wurde. Die Anerkennung kann erteilt werden, wenn nach Abschluß der regulären Weiterbildung mindestens 5 Jahre in Klinik oder Praxis eine intensive eigene praktische psychotherapeutische Tätigkeit und eine mindestens 5jährige Tätigkeit als Dozent an einem psychotherapeutischen Institut belegt wird. Die Lehrtätigkeit muß *pro Semester* mit einem Umfang von mindestens 3 Doppelstunden angeboten werden, wobei im Laufe der Lehrtätigkeit mindestens 2 Themen angeboten werden müssen; eine Tätigkeit als Co-Dozent kann dabei über einen gewissen Zeitraum hälftig berücksichtigt werden; es wird auch die Durchführung von Praktika über 5 Semester mit 5 Semester Lehrtätigkeit (wie oben angegeben) akzeptiert.

Für die Anerkennung als Lehrtherapeut zur Leitung von Selbsterfahrungsgruppen muß zusätzlich zur 5jährigen Tätigkeit als Dozent der Nachweis einer 2- bis 3jährigen in Einzel- und Gruppensitzungen supervidierten Berufserfahrung in Gruppentherapie und der Nachweis der Teilnahme an 2 Semestern Vorlesungen zum Thema „Gruppentheorie" und „Gruppentherapie" erbracht werden.

Wissenschaftliche Publikationen, die sich auf rein tiefenpsychologische Inhalte beziehen, können maximal bis zur Hälfte der geforderten Zeiten auf die Dozententätigkeit angerechnet werden.

Für die Anerkennung von Kinder- und Jugendlichen-Therapeuten sowie für Gruppentherapeuten gelten die gleichen Bedingungen.

II. Psychotherapie (*verhaltenstherapeutisch* orientiert)

THEORIE – WEITERBILDUNG

Wer die Zusatzbezeichnung „Psychotherapie" über den Weg der Verhaltenstherapie anstrebt, muß mindestens 140 Stunden theoretischer Weiterbildung in nachfolgend aufgeführten Punkten belegen:

- Psychologische Grundlagen der Verhaltenstherapie einschließlich der Abgrenzung von Neurosen, Psychosen und körperlich bedingten Störungen,
- lern- und sozialpsychologische Entwicklungsmodelle,
- therapierelevante Grundkenntnisse der Psychosomatik,
- allgemeine und spezielle Neurosenlehre,
- Verhaltensdiagnostik einschließlich psychotherapeutischer Testverfahren,
- Zielanalyse und Therapieplanung,
- Strategie und Verfahren sowie spezielle Indikation der Verhaltenstherapie,
- Therapeut-Patient-Interaktion im verhaltenstherapeutischen Prozeß (Practicando),
- Verhaltenstherapie in Familie und Gruppe:
  - störungsspezifische Therapieansätze (z. B. Ängste, Depression, Zwang, Eßstörungen, Schizophrenie, psychosomatische Erkrankungen),
  - Behandlungstechnik und Kasuistik am Beispiel ausgesuchter verhaltenstherapeutischer Patienten.

Verfahren der Psychotherapie

- Verhaltenstherapie einzeln, bei Paaren und Familien sowie in der Gruppe.

Für dieses Verfahren müssen *zusätzlich* weitere 20 Doppelstunden Weiterbildung nachgewiesen werden (z. B. durch die Teilnahme an kasuistisch-technischen Seminaren für Einzeltherapien); die Weiterbildung wird an psychotherapeutischen Institutionen angeboten. Kasuistisch-technische Seminare werden anrechenbar durch von der Landesärztekammer anerkannte Supervisoren angeboten.

Diese Seminare müssen weiterbildungsbegleitend während der eigenen therapeutischen Arbeit, die unter Supervision erfolgt, absolviert werden.

Entspannungsverfahren

- Autogenes Training *oder* Progressive Muskelentspannung:
  - je Verfahren Teilnahme an 2 Kursen im Abstand von mindestens 6 Monaten (je Kurs mindestens 8 Doppelstunden)
  - sowie *ein* wissenschaftlich anerkanntes Verfahren (*vorzugsweise das andere Verfahren*); hierzu gehört die Teilnahme an einem anwendungsorientierten Kurs von mindestens 50 Doppelstunden. Im Falle eines anderen Verfahrens sind ebenfalls 50 Doppelstunden erforderlich:
- Tiefenpsychologisch fundierte Psychotherapie:
  - Übungen, z. B. Psychodynamik und die Therapie eines Patienten (mindestens 30 Stunden und mindestens 10 Stunden Supervision), insgesamt 50 Doppelstunden.
- Gesprächstherapie nach Rogers:
  - Praktische Übungen sowie Selbsterfahrung und Therapie eines Patienten (mindestens 30 Stunden mit mindestens 10 Stunden Supervision), insgesamt 50 Doppelstunden.
- Hypnotherapie:
  - Hypnose-Grundkurs: Teilnahme an 4 aufeinander aufbauenden Kursen zu je 8 Doppelstunden im jeweiligen Abstand von mindestens 3 Monaten sowie
  - Hypnose-Kurse für Fortgeschrittene: Teilnahme an praxisorientierten Kursen zu Themen der klinisch praktischen Anwendung von Hypnose (bis zu 10 Doppelstunden können durch die Teilnahme an Weiterbildungsveranstaltungen (Vortragsreihen, Seminare und praktische Übungen) im Rahmen von Tagungen der Hypnose-Fachgesellschaften und/oder überregionaler Weiterbildungsveranstaltungen eingebracht werden), insgesamt 50 Doppelstunden.
- Psychodrama:
  - Selbsterfahrung, Fallkontrollen am Patienten und spezielle Techniken, insgesamt 50 Doppelstunden.

- Tagtraumtechnik (katathymes Bilderleben; KB):
  - Selbsterfahrung in der Grund- und Mittelstufe des KB in mindestens 5mal 20 Stunden sowie mindestens 3 Fallkontrollen, insgesamt 50 Doppelstunden.

PSYCHIATRIE-WEITERBILDUNG

Dieser Punkt ist identisch mit der tiefenpsychologisch fundierten Weiterbildung (s. Absatz über „Psychiatrische Diagnostik").

VERHALTENSTHERAPEUTISCHE PATIENTENZENTRIERTE SELBSTERFAHRUNGS-/FALLBESPRECHUNGSGRUPPE

Die verhaltenstherapeutische patientenzentrierte Selbsterfahrungs-/Fallbesprechungsgruppe ist mit einem Umfang von mindestens 35 Doppelstunden bei grundsätzlich nur 1 *Gruppen-Leiter,* der als Leiter für patientenzentrierte Selbsterfahrungs-/Fallbesprechungsgruppen anerkannt ist, nachzuweisen.

Die verhaltenstherapeutische patientenzentrierte Selbsterfahrungs-/Fallbesprechungsgruppe ist nur dann anrechnungsfähig, wenn zwischen Lehrtherapeuten und dem Arzt, der den Erwerb der Zusatzbezeichnung anstrebt, *keine* wirtschaftlichen und dienstlichen Abhängigkeiten bestehen.

Die verhaltenstherapeutische patientenzentrierte Selbsterfahrungs-/Fallbesprechungsgruppe kann prinzipiell *nicht* ersetzt werden durch die Teilnahme an einer Balint-Gruppe.

SELBSTERFAHRUNG

60 Doppelstunden in der verhaltenstherapeutischen Gruppenselbsterfahrung, davon kann ein Drittel der Stundenzahl auch in Einzelsitzungen absolviert werden (die 60 Doppelstunden sind in einer verhaltenstherapeutischen Selbsterfahrungsgruppe einschließlich der Durchführung von Selbstmodifikationsprogrammen kontinuierlich oder in Blockform über einen Zeitraum von mindestens 1 Jahr bei einer maximalen Teilnehmerzahl von 9 nachzuweisen).

Die Teilnahme ist grundsätzlich nur bei 1 Gruppen-Leiter, der als verhaltenstherapeutischer Lehrtherapeut anerkannt ist, möglich.

Anmerkung: Verhaltenstherapeutische Gruppenselbsterfahrung/Einzelselbsterfahrung ist nicht ersetzbar durch Selbsterfahrungsinhalte nach den Entspannungsverfahren. Selbsterfahrung bei dienstlichem Abhängigkeitsverhältnis ist grundsätzlich nicht anrechenbar.

PSYCHOTHERAPEUTISCHE BEHANDLUNG

10 diagnostische Verhaltensanalysen.

Die Weiterbildung kann durch von der zuständigen Kammer anerkannte Supervisoren vermittelt werden.

6 Behandlungsfälle (mindestens 150 Stunden) unter Supervision:

- 2 dokumentierte verhaltenstherapeutische Langzeitbehandlungen (mindestens 40 Sitzungen pro Behandlungsfall) mit Supervision nach jeder 4. Sitzung, einer der beiden Langzeitfälle muß abgeschlossen sein.

- 4 Kurzzeittherapien von mindestens 20 Sitzungen, die abgeschlossen sein müssen.
- Mindestens die Hälfte der Supervisionen ist in Einzelsupervision nachzuweisen. Die Größe der Supervisionsgruppe ist auf maximal 4 Teilnehmer zu beschränken. Der Lehrtherapeut für Selbsterfahrungsgruppen darf grundsätzlich nicht gleichzeitig der Supervisor der Behandlungsfälle sein.
- *Für die Supervision von Verhaltenstherapien bei Kindern und Jugendlichen bedarf es einer besonderen Qualifikation des Supervisors:* Abschluß einer Zusatzausbildung in Gruppentherapie, Nachweis einer 3jährigen Erfahrung in Gruppentherapie nach Abschluß dieser Zusatzausbildung, Tätigkeit als Dozent für verhaltenstherapeutische Gruppentherapie an einer anerkannten Einrichtung, welche die Weiterbildung in der Verhaltenstherapie durchführt.

Anforderungen an den Supervisor:
1. Eine mindestens 5jährige verhaltenstherapeutische Tätigkeit nach Erreichen der Qualifikation für Verhaltenstherapie in Praxis und Klinik.
2. Regelmäßige Tätigkeit in der verhaltenstherapeutischen Krankenversorgung.
3. Nach Abschluß der eigenen Weiterbildung mindestens 5 Jahre Lehrtätigkeit als Dozent in der Verhaltenstherapie an einer Universität, einer verhaltenstherapeutischen Klinik oder einem verhaltenstherapeutischen Institut. Von diesen 5 Jahren Lehrtätigkeit ist die Hälfte der Zeit bei nachgewiesener einschlägiger wissenschaftlicher Tätigkeit mit entsprechenden Veröffentlichungen auf verhaltenstherapeutischem Sektor anrechenbar.
4. Benennung der Aus- und Weiterbildungsstätte und des Datums des Abschlusses der eigenen Aus- und Weiterbildung.

Anforderungen an den verhaltenstherapeutischen Lehrtherapeuten:
1. Es sind die Anforderungen, die in den Ziffern 1. bis 4. bei der Anerkennung als Supervisor gefordert waren, zu belegen.
2. Abgeschlossene Zusatzausbildung in verhaltenstherapeutischer Gruppentherapie.
3. Nachweis einer 3jährigen eigenen Praxiserfahrung in Gruppentherapie nach Abschluß dieser Zusatzausbildung.
4. Nachweis der durchgängigen Co-Therapie während einer Selbsterfahrungsgruppe, die von einem anerkannten Lehrtherapeuten geleitet wurde.

Anmerkungen zur Ziffer 8. *Behandlungen,* die sich sowohl auf den Erwerb der Zusatzbezeichnung „Psychotherapie", die auf tiefenpsychologisch fundiertem Weg als auch auf die Zusatzbezeichnung „Psychotherapie", die auf verhaltenstherapeutischem Sektor erworben wird, beziehen:

Bei Psychotherapeuten, die Kinder und Jugendliche psychoanalytisch oder psychotherapeutisch behandeln wollen, müssen zusätzlich 2 abgeschlossene Kinder- und/oder Jugendlichen-Fälle und bei Psychotherapeuten, die Kinder und Jugendliche verhaltenstherapeutisch behandeln wollen, müssen zusätzlich 4 abgeschlossene Kinder- und/oder Jugendlichen-Fälle belegt werden, die mit analytischer oder tiefenpsychologisch fundierter bzw. verhaltenstherapeutischer Psychotherapie einschließlich Supervision nach jeder 4. Behandlungsstunde durchgeführt wurden. Auch die zugehörige Theorie (Psychodiagnostik bei Kindern und Jugendlichen sowie spezielle Neurosenlehre) muß nachgewiesen werden.

Gruppenpsychotherapie: Wenn später beabsichtigt wird, Gruppenpsychotherapie in freier Praxis durchzuführen, müssen zusätzlich zu den 160 Stunden tiefenpsychologisch fundierten Behandlungsstunden bzw. zu den 150 verhaltenstherapeutischen Behandlungsstunden folgende Voraussetzungen nachgewiesen werden:

Aus den entsprechenden Zeugnissen und Bescheinigungen muß hervorgehen, daß die Ärztin/der Arzt eingehende Kenntnisse und praktische Erfahrungen in der tiefenpsychologisch fundierten und analytischen Gruppen-Psychotherapie oder der Verhaltenstherapie in Gruppen erworben hat. Ist im Rahmen der Weiterbildung diese Fachkunde nicht erworben worden, so ist nachzuweisen, daß die Ärztin/der Arzt in mindestens 40 Doppelstunden analytischer bzw. verhaltenstherapeutischer Selbsterfahrung in der Gruppe, in mindestens 24 Doppelstunden eingehende Kenntnisse in der Theorie der Gruppen-Psychotherapie bzw. Gruppen-Verhaltenstherapie und Gruppen-Dynamik erworben hat und mindestens 60 Doppelstunden kontinuierlicher Gruppenbehandlung – auch in mehreren Gruppen unter Supervision von mindestens 40 Stunden – mit tiefenpsychologisch fundierter oder analytischer Psychotherapie oder Verhaltenstherapie durchgeführt hat.

UMFANG UND INHALT DER AUSBILDUNG IN PSYCHOTHERAPIE FÜR ÄRZTE (AUS HANTZINGER U. JANSSEN 1997, ERWEITERT)*

Inhalte	FA für Psychotherapeutische Medizin	FA für Psychiatrie und Psychotherapie	FA für Kinder- und Jugendpsychiatrie und Psychotherapie	Zusatzbezeichnungen	
				Psychoanalyse	Psychotherapie
Orientierung	Tiefenpsychologie oder VT	Tiefenpsychologie oder VT	Tiefenpsychologie oder VT		
Theorie, Methoden, Diagnostik	240–260 h 60 diagnostische Untersuchungen	100–120 h	100–120 h	240 h	140 h
Behandlungsstunden	1500 h (40 Fälle)	120 h (3 oder 6 Fälle)	120 h (3 oder 6 Fälle)	600 h	150 h
Supervision	ca. 300 h	Nicht festgelegt	Nicht festgelegt	150 h	40 h
Selbsterfahrung	140–150 h	140-150 h	140–150 h	250 h	150 h Einzel oder 140 h Gruppe
Zweitverfahren	80–100 h	80–100 h	80–100 h	80–100 h	80–100 h
Fallbezogene = Balint-Gruppe	100 h	70 h	70 h	Nicht festgelegt	70 h

31.4.3 Psychologische Psychotherapie

Ausbildungsordnung für psychologische Psychotherapeuten

HERKUNFT Arbeitsgemeinschaft Psychotherapie (AGPT) hat Ausbildungsordnung für psychologische Psychotherapeuten vorgelegt.

ZIEL Zusätzliche berufliche und wissenschaftliche Qualifikation von Diplompsychologen für die diagnostische und psychotherapeutische Tätigkeit.

AUSBILDUNG In einem wissenschaftlich begründeten Verfahren (gegenwärtig: Verhaltenstherapie, tiefenpsychologische Verfahren, Gesprächspsychotherapie), gegliedert in 4 Bereiche:
- Theoretisch-methodischer Unterricht,
- Praktische Ausbildung,
- Selbsterfahrung,
- Eigenstudium.

---

* Hautzinger M, Janssen PL (1997) Aus- und Weiterbildung in der Psychotherapie. Psychotherapeut 42:322–329.

Umfang und Inhalt der Ausbildung in Psychotherapie für Diplom-Psychologen (aus: Hautzinger M, Janssen PL (1997) Aus- und Weiterbildung in der Psychotherapie. Psychotherapeut 42:322–329)

Inhalte	Psychotherapierichtlinien der KV Verhaltenstherapie	Psychotherapierichtlinien der KV Tiefenpsychologisch	Arbeitsgemeinschaft Psychotherapie Wiss. anerk. Verf.
Theorie, Methoden, Diagnostik	600 h	600 h sowie 20 Erstuntersuchungen	600 h
Behandlungsstunden	400 h	700 h	600 h
Supervision	100 h	120 h	100 h
Selbsterfahrung	100 h	250 h	100–250 h
Fallberichte	20	6	30
Eigenstudium	–	–	1200 h

Kapitel 32

Psychosomatische und psychotherapeutische Einrichtungen (Auswahl)

Die derzeitig unsichere berufspolitische Situation wirkt sich in erheblichem Ausmaß auch auf die psychosomatisch-psychotherapeutischen Einrichtungen aus. Konzepte ändern sich. Die Entscheidung, ob eine Einrichtung einer Akutpsychosomatik (Einweisung mit einem Krankenhauseinweisungsschein, finanziert von den Krankenkassen) oder über den Rentenversicherungsträger im Sinne einer Rehabilitation belegt wird, ist ebenfalls im Fluß. Deshalb haben wir uns zu diesem Zeitpunkt zu einer örtlichen Einteilung entschlossen. Den uns bekannten Schwerpunkt einer Klinik haben wir mit folgenden Abkürzungen gekennzeichnet:

TFP:	überwiegend tiefenpsychologisch fundiert, psychoanalytisch arbeitend,
VT:	überwiegend verhaltenstherapeutisch arbeitend,
integriert:	kombiniert tiefenpsychologisch und verhaltenstherapeutisch arbeitend,
AP:	Akutpsychosomatik,
Reha:	Rehabilitation.

32.1 Deutschland

01307 Dresden
Klinik für Psychotherapie und Psychosomatische Medizin, Universitätskliniken Carl Gustav Carus der TU Dresden, Löscherstr. 18, Tel. 0351/3177325, Fax 0351/3177324, 10 Betten, 10 Tagesklinische Plätze, Leiter: Prof. Dr. P. Joraschky (TFP, AP)

01324 Dresden
Klinik für Psychosomatik und Psychotherapie, Städt. Klinikum, Heinrich-Cotta-Str. 12, Tel. 0351/2693340, 24 stationäre, 10 Tagesklinische Behandlungsplätze, Leiter: Dr. med. G. Lobeck (TFP, AP)

04107 Leipzig
Klinik und Poliklinik für Psychotherapie und Psychosomatische Medizin, Universitätsklinikum, Karl-Trauchnitz-Str. 25, Tel. 0341/9718865, Fax 0341/2131257, 34 Betten, Leiter: Prof. Dr. med. M. Geyer (TFP, AP)

06097 Halle
Klinik für Psychotherapie und Psychosomatik, Medizinische Fakultät, Universität Halle-Wittenberg, Kulius-Kühn-Str. 7, Tel. 0345/557-3682, Fax 0345/557-3697, 18 Betten, Leiterin: Prof. Dr. med. E. Fikentscher (TFP, AP)

06114 Halle
Klinik für Psychotherapie und Psychosomatik, Diakoniekrankenhaus, Lafontainestr. 15, Tel. 0345/7786306, Fax 0345/7786666, 25 Betten, Leiter: Dr. med. H.-J. Maaz (TFP, AP)

07747 Jena
Abteilung Internistische Psychotherapie, Klinik Innere Medizin I, Klinikum der Universität, Erlanger Allee 101, Tel. 03641/939194/95, Fax 03641/639196, 10 Betten, Leiterin: Dr. med. M. Venner (TFP, AP)

08228 Rodewisch
Psychotherapie-Abteilung, Sächsisches Krankenhaus für Psychiatrie und Neurologie, Bahnhofstraße, Tel. 03744/366327, Fax 03744/366198, 18 Betten, Leiter: Dr. med. H.-J. v. Kirchbach (TFP, AP)

08349 Erlabrunn
Klinik für Psychotherapie und Psychosomatik, Landkreiskrankenhaus, Am Märzenberg 1a, Tel. 03773/62301, 60 Betten, Leiter: Dr. med. H. Röhrborn (integriert, Reha)

12200 Berlin
Abteilung für Psychosomatik und Psychotherapie der Medizinischen Klinik und Poliklinik, Universitätsklinikum Steglitz der FU, Hindenburgdamm 30, Tel. 030/798-3996, Fax 030/834-9336, Ambulanz, Leiter: Prof. Dr. med. H.H. Studt (TFP, AP)

14050 Berlin
Abteilung für Psychosomatische Medizin und Psychotherapie, Universitätsklinikum Rudolf Virchow, Spandauer Damm 130, Tel. 030/3035-2092, Fax 030/3035-3766, 26 Betten, Leiter: Prof. Dr. med. B. Klapp (TFP, AP)

14109 Berlin
Abteilung Innere Medizin und Psychosomatik, Kliniken im Theodor-Wenzel-Werk, Hohenzollernstr. 15–19, Tel. 030/8109-2120, 75 Betten, Leiter: Dr. med. W. Keller (TFP, AP)

14139 Berlin
Privatklinik für psychogene Störungen, Höhmannstr. 2, Tel. 030/826-2066, Fax 030-825-5563, 54 Betten, Leiter: Dr. med. H. Kallfass (TFP, AP)

17489 Greifswald
Klinik für Psychiatrie und Psychotherapie, Ellernholzstr. 1/2, Tel. 03834/75-0, Fax 03834/75-251, 80 Betten, Leiter: Prof. Dr. med. Fischer (TFP, AP)

18055 Rostock
Abteilung für Psychosomatik und Psychotherapeutische Medizin, Universitätsnervenklinik, Gehlsheimerstr. 20, Tel. 0381/4949671, Fax 0381/4949672, 16 Betten, Leiter: Prof. Dr. Dr. med. W. Schneider (TFP, AP)

19017 Schwerin
Klinik für Neurosen und psychosomatische Erkrankungen, Nervenklinik, Wismarsche Str. 393–395, Tel. 0385/5203391, 34 Betten, Leiter: Dr. med. W. Gunia (TFP, AP)

20246 Hamburg
Abteilung für Psychosomatik und Psychotherapie, Universitätskrankenhaus Eppendorf, Martinistr. 52, Tel. 040/4717-3993, Fax 040/4717-3975, keine Betten, Leiter: (Komm) Prof. Dr. med. F. W. Deneke (TFP, AP)

21224 Rosengarten
Psychosomatische Klinik, Krankenhaus Ginsterhof, Metzdorfer Weg 21, Tel. 04108/598-0, Fax 04108-598-234, 150 Betten, Leiter: Dr. med. R. Papenhausen (TFP)

22559 Hamburg
Psychosomatische Abteilung, Krankenhaus Rissen, Suurheid 20, Tel. 040/8191-2500, Fax 040/8191-2599, 65 Betten, Leiter: Prof. Dr. Dr. med. S. Ahrens (TFP, AP)

23538 Lübeck
Bereich Psychosomatik und Psychotherapie, Klinik für Innere Medizin der Universität, Ratzeburger Allee 160, Tel. 0451/500-6244 od. 2307, Fax 0451/500-2307, 24 Betten, Leiter: Priv.-Doz. Dr. med. G. Jantschek (TFP, AP)

24105 Kiel
Klinik für Psychotherapie und Psychosomatik, Klinikum der Universität, Niemannsweg 147, Tel. 0431/2562, Fax 0431/597-2651, 8 Betten, Leiter: Prof. Dr. med. H. Speidel (TFP, AP)

24837 Schleswig
Abteilung für Psychotherapeutische Medizin, Fachklinik für Neurologie, Psychiatrie und Rehabilitation, Am Damm 3, Tel.

04621/831303, Fax 04621/21844, 18 Betten, Leiter: Prof. Dr. med. H. Willms (TFP, Reha)

28323 Bremen
Klinik für Psychotherapeutische Medizin und Psychosomatik, Zentralkrankenhaus Bremen-Ost, Züricher Str. 40, Haus 16, Tel. 0421/408-2102, Fax 0421/408-1002, 18 Betten, Leiter: Dr. med H. Haack

30559 Hannover
Klinik für Psychosomatische Medizin der Henriettenstiftung, Schwemannstr. 19, Tel. 0511/289-3131, Fax 0511/289-3000, 27 Betten, Leiter: Dr. med. W. Kämmerer (TFP, AP)

30625 Hannover
Abteilung Psychosomatik und Psychotherapie, Zentrum Psychologische Medizin der Medizinischen Hochschule, Carl-Neuberg-Str. 1, Tel. 0511/532-6569, Fax 0511/532-3190, 15 Betten, Leiter: Prof. Dr. med. F. Lamprecht (TFP, AP)

31812 Bad Pyrmont
Psychosomatische Klinik Bad Pyrmont, Bombergerallee 10, Tel. 05281/619-0, Fax 05281/619666, 175 Betten, Leiter: Prof. Dr. med. Dipl.-Psych. R. Meermann (VT, Reha)

32105 Bad Salzuflen
Abteilung für Psychosomatik und Psychotherapie, Kliniken am Burggraben, Klinik Flachsheide, Forsthausweg 1, Tel. 05222/398-811, Fax 05222/398-840, 236 Betten, Leiter: Dr. med. F. Damhorst (TFP, Reha)

32545 Bad Oeynhausen
Fachzentrum für gestörtes Eßverhalten, Klinik am Korso, Ostkorso 4, Tel. 05731/181-0, Fax 05731/181-118, 92 Betten, Leiter: Dr. med. G.E. Jacoby (integriert, Reha)

32805 Horn-Bad Meinberg
Psychosomatische Kliniken Bad Meinberg, Rolandklinik, Brunnenstr. 106, Tel. 05234/906-0, Fax 0234/906-400, 103 Betten, Leiter: Dr. med. D. Olbrich (TFP, Reha)

32805 Horn-Bad Meinberg
Psychosomatische Kliniken Bad Meinberg, Brunnenklinik, Blomberger Str. 9, Tel. 05234/906-0, Fax 05234/906-400, 160 Betten, Leiter: Dr. med. K.M. Hocker (TFP, Reha)

33619 Bielefeld
Klinik für Psychotherapeutische und Psychosomatische Medizin, Ev. Johanniskrankenhaus, Graf-von-Galen-Str. 58, Tel. 0521/801-1531, 25 Betten, Leiterin: Dr. med. L. Reddemann (TFP, AP)

34530 Bad Wildungen
Fachklinik für Psychotherapie und Psychosomatik, Parklandklinik, Im Kreuzfeld 6, Tel. 05621/706-0, Fax 05621/706-705, 232 Betten, Leiter: Dr. med. E. Hillenbrand (TFP, Reha)

34537 Bad Wildungen
Wicker-Klinik, Fürst-Friedrich-Str. 2–4, Tel. 05621/792-237, Fax 05621/792-690, 90 Betten, Leiterin: Dr. med. I. Olbricht (TFP, Reha)

34537 Bad Wildungen
Abteilung Psychosomatik/Psychotherapie, Klinik am Homberg, Am Kurpark, Tel. 05621/793-1, Fax 05621/793-292, 125 Betten, Leiter: Dr. med. A. Harrach (TFP, Reha)

34596 Bad Zwesten
Hardtwaldklinik II, Hardtstr. 32, Tel. 05626/88-0, Fax 05626/881111, 234 Betten, Leiter: Dr. med. P. Bernhard (TFP, Reha)

35033 Marburg
Abteilung Psychosomatik, Zentrum Innere Medizin, Klinikum der Universität, Baldinger Str./Lahnberge, Tel. 06421/28-4012, Fax 06421/28-6724, 8 Betten, Leiter: Prof. Dr. med. W. Schüffel (TFP, AP)

35385 Gießen
Klinik für Psychosomatik und Psychotherapie, Medizinisches Zentrum für Psychosomatische Medizin, Klinikum der Universität, Friedrichstr. 33, Tel. 0641/99-45600/01, Fax 0641/99-4509, 24 Betten, Leiter: Prof. Dr. med. Ch. Reimer (TFP, AP)

36251 Bad Hersfeld
Klinik für Psychosomatik und Psychotherapie, Klinik am Hainberg, Ludwig-Braun-Str. 32, Tel. 06621/173-0, Fax 05621/173-100, 199 Betten, Leiter: Dr. med. W. Dahlmann, Dr. med. H. Neun (TFP, Reha)

37035 Göttingen
Abteilung Psychosomatik und Psychotherapie, Zentrum Psychologische Medizin der Universität, von-Siebold-Str. 5, Tel. 0551/396706, Fax 0551/394592, 15 Betten, Leiter: Prof. Dr. med. U. Rüger (TFP, AP)

37124 Rosdorf
Krankenhaus für Psychotherapie und Psychosomatische Medizin des Landes Niedersachsen, Tiefenbrunn, Tel. 0551/5005-0, Fax 0551/5005-300, 178 Betten, Leiter: Prof. Dr. med. U. Streeck (TFP, AP)

39599 Uchtspringe
Fachkrankenhaus für Psychiatrie/Psychotherapie, Kinder- und Jugendpsychiatrie/Psychotherapie, Neurologie und Schlafmedizin Psychotherapieabteilung, Tel. 039325-700; Fax 039325-70102; 20 Betten, Leiter: Dr. med. G. Schulz; Bereich: Kinder- und Jugendpsychiatrie/Psychotherapie: 15 Betten, Leiterin: Dr. med. G. Tuchscheer

40225 Düsseldorf
Klinisches Institut für Psychosomatische Medizin und Psychotherapie der Universität, Moorenstr. 5, Tel. 0211/311-3883, Fax 0211/311-6259, Ambulanz, Leiter: Prof. Dr. Dr. med. W. Trees (TFP, AP)

40629 Düsseldorf
Klinik für Psychosomatische Medizin und Psychotherapie der Universität, Bergische Landstr. 2, Tel. 0211/922-4700, Fax 0211/297628, 31 Betten, Leiter: Prof. Dr. Dr. med. W. Tress (TFP, AP)

44278 Dortmund
Abteilung für Psychosomatik und Psychotherapeutische Medizin, Westfälisches Zentrum für Psychiatrie, Psychotherapie und Psychosomatik, Marsbruchstr. 179, Tel. 0231/4503226, Fax 0231/4503667, 44 Betten, Leiter: Prof. Dr. med. P. Janssen (TFP, AP)

45147 Essen
Klinik für Psychotherapie und Psychosomatik der Rheinischen Kliniken am Universitätsklinikum, Virchowstr. 174, Tel. 0201/7227-220-225, Fax 0201/7227-304, 30 Betten, Leiter: Prof. Dr. med. W. Senf (TFP, AP)

47608 Geldern
Fachklinik für Psychotherapie und Psychosomatik, Gelderlandklinik, Clemensstraße, Tel. 02831/137-300, Fax 02831/137-302, 160 Betten, Leiter: Dr. med. G.H. Paar (TFP, Reha)

48366 Laer
Psychosomatisch-psychotherapeutische Abteilung, Marienhospital, Pohlstr. 21, Tel. 02554/18-0, Fax 02554/18-10, 60 Betten, Leiter: Dr. med. G. Engelhardt (TFP, AP)

49434 Neuenkirchen
Fachkrankenhaus für Psychotherapie und Psychosomatische Medizin, Clemens-August-Klinik, Bergstraße, Tel. 05493/504-0, Fax 05493-504-123, 139 Betten, Leiterin: Dr. med. E. Schütter

49525 Lengerich
Psychotherapeutische Abteilung, Westfälische Klinik für Psychiatrie, Neurologie und Psychotherapie, Parkallee 10, Tel. 05481/12-0, Fax 05481/12-482, 45 Betten, Leiterin: Dr. med. Dipl.-Psych. E. Ehmann-Hänsch (TFP, AP)

50735 Köln
Psychosomatische Abteilung, St.-Agatha-Krankenhaus, Feldgärtenstr. 97, Tel. 0221/7175-250-251, Fax 0221/7175/252, 40 Betten, Leiterin: Dr. med. L. M. Kütemeyer (TFP, AP)

50924 Köln
Institut und Poliklinik für Psychosomatik, Psychotherapie und Medizinische Psychologie der Universität, Joseph-Stelzmann-Str. 9, Tel. 0221/478-4365, Fax 0221/478-4365-4103, Ambulanz, Leiter: Prof. Dr. med. K. Köhle (TFP, AP)

52057 Aachen
Klinik für Psychosomatik und Psychotherapeutische Medizin der RWTH, Pauwelsstr. 30, Tel. 0241/8088407, Fax 0241/8888422, 16 Betten, Leiter: Prof. Dr. med. E. R. Petzold (TFP, AP)

53604 Bad Honnef
Krankenhaus für Psychosomatische Medizin und Psychotherapie, Rhein-Klinik, Luisenstr. 3, Tel. 02224/185-104, Fax 0224/185-138, 100 Betten, Leiter: Dr. med. E. Häckl (TFP, AP)

55131 Mainz
Klinik und Poliklinik für Psychosomatische Medizin und Psychotherapie, Klinikum der Universität, Untere Zahlbacher Str. 8, Tel. 06131/17-2841, Fax 06131/17-6688, 18 Betten, Leiter: Prof. Dr. med. Dipl.-Psych. S. O. Hoffmann (TFP, AP)

55505 Bad Kreuznach
Psychosomatische Fachklinik, St.-Franziska-Stift, Franziska-Puricelle-Str. 3, Tel. 0671/8820-200, Fax 0671/8820-190, 180 Betten, Leiter: Prof. Dr. med. H. Rüddel (integriert, Reha)

57319 Bad Berleburg
Krankenhaus für Psychosomatische, Psychoanalytische und Sozialpsychiatrische Medizin mit Tagesklinik Netphen, Klinik Wittgenstein, Sählingerstr. 60, Tel. 02751/81-0, Fax 02751/81-275, 170 Betten, Leiter: Dr. Dr. med. W. Ruff (TFP, Reha)

57319 Bad Berleburg
Klinik für Psychosomatische Medizin, Rothaarklinik, Am Spielacker, Tel. 02751/83-0, Fax 02751/83-213, 141 Betten, Leiter: Dr. med. W. Köbel (TFP, Reha)

60528 Frankfurt
Klinik für Psychosomatische Medizin und Psychotherapie, Universitätsklinikum, Heinrich-Hoffmann-Str. 10, Tel. 069/6301-5986/5041, Fax 069/63016676, 15 Betten, Leiter: Prof. Dr. med. G. Overbeck (TFP, AP)

61440 Oberursel
Psychotherapeutische Abteilung, Klinik Hohe Mark, Friedländer Str. 2, Tel. 06171/204-555, Fax 06171/204-555, 73 Betten, Leiter: Dr. med. H. v. Knorre (TFP, AP)

61462 Königstein
Klinik Hainerberg, Altenhainer Str. 1, Tel. 06174/206-100, Fax 06174/206172, 93 Betten, Leiter: Prof. Dr. med. W. H. Krause (TFP, AP)

65307 Bad Schwalbach
Fachklinik für Psychotherapeutische Medizin, Psychiatrie, Innere Medizin, Psychosomatik, Tannenwaldklinik, Martha-von-Opel-Weg 31, Tel. 06124/507-0, Fax 06124/507-639, 200 Betten, Leiter: Dr. med. H. Stegemann (integriert, Reha)

65719 Hofheim
Klinik für psychische, psychosomatische und neurologische Krankheiten, Fachklinik Hofheim GmbH, Kurhausstr. 33, Tel. 06192/9951-0, Fax 06192-21664, 93 Betten, Leiter: Dr. med. H. Luft (TFP, Reha)

66421 Homburg/Saar
Institut für Klinische Psychotherapie, Universitäts-Kliniken, Haus 2, Tel. 06841/163997, Ambulanz, Leiter: Prof. Dr. med. S. Zepf (TFP, AP)

67098 Bad Dürkheim
Psychosomatische Fachklinik, Kurbrunnenstr. 12, Tel. 06322/934-0, Fax 06322/934-201, 225 Betten, Leiter: Dr. med. K. Limbacher (VT, Reha)

68159 Mannheim
Psychosomatische Klinik, Zentralinstitut für seelische Gesundheit, Quadrat J 5, Tel. 0621/1703-425–426, Fax 0621/23429, 48 Betten, Leiter: Prof. Dr. med. H. Schepank (TFP, AP)

69115 Heidelberg
Psychosomatische Klinik, Klinikum der Universität, Thibautstr. 2, Tel. 06221/56-5888, Fax 06221/56-5330, 22 Betten, Leiter: Prof. Dr. med. G. Rudolf (TFP, AP)

69115 Heidelberg
Abteilung Innere Medizin II der Universität, Schwerpunkt: Allgemeine Klinische und Psychosomatische Medizin, Bergheimer Str. 58, Tel. 06221/56-8649, Fax 06221/56-5749, 42 Betten, Leiter: Priv.-Doz. Dr. med. W. Herzog (TFP, AP)

70176 Stuttgart
Psychosomatische Abteilung, Diakonissenkrankenhaus, Rosenbergstr. 38, Tel. 0711/991-2900, Fax 0711/991-1090, 14 Betten, Leiter: Dr. med. J.M. Lachenmann (TFP, AP)

70597 Stuttgart
Krankenhaus für analytische Psychotherapie und Psychosomatik, Christian-Belser-Str. 79, Tel. 0711/6781-0, Fax 0711/6781-105, 102 Betten, Leiter: Prof. Dr. med. U. Schultz-Venrath (TFP, AP)

73730 Esslingen
Klinik für Psychosomatik und Psychotherapeutische Medizin, Städt. Kliniken, Hirschlandstr. 97, Tel. 0711/3103-3100, Fax 0711/3103-3115, 38 Betten, Leiter: Dr. med. E. Gaus (TFP, AP)

75328 Schömberg
Fachklinik für psychosomatische Erkrankungen, Klinik Schömberg, Dr.-Schröder-Weg 12, Tel. 07084/50-0, Fax 07084/50-135, 240 Betten, Leiter: Dr. med. R. Johnen (TFP, Reha)

76332 Bad Herrenalb
Fachklinik für Psychosomatische Medizin, Klinik Bad Herrenalb, Kurpromenade 42, Tel. 07083/509-0, Fax 07083/509-242, 88 Betten, Leiter: Dr. med. M. Oppl (TFP, Reha)

77723 Gengenbach
Psychosomatische Klinik Kinzigtal, Wolfsweg 12, Tel. 07803/8080, Fax 07803/1651, 240 Betten, Leiter: Priv.-Doz. Dr. med. G. Bergmann (TFP, Reha)

79100 Freiburg
Rehabilitationsklinik für Psychosomatische und Psychotherapeutische Medizin, Georg-Groddeck-Klinik, Mercystr. 22, Tel. 0761/708710, Fax 0761/7087189, 39 Betten, Leiter: Dr. med. C. Kemmerich (TFP, Reha)

79104 Freiburg
Abteilung für Psychosomatik und Psychotherapeutische Medizin am Klinikum der Universität, Hauptstr. 8, Tel. 0761/2706806, -6805, Fax 0761/270-6885, 23 Betten, Leiter: Prof. Dr. med. M. Wirsching (TFP, AP)

79189 Bad Krozingen
Werner-Schwidder-Klinik für Psychosomatische Medizin, Kirchhofener Str. 4, Tel. 07633/92750, Fax 07633/2615, 61 Betten, Leiter: Prof. Dr. med. Dr. phil. U. Rosin (TFP, AP)

79286 Glottertal
Klinik für Rehabilitation Innere Medizin/Psychosomatik, Glotterbad, Badstraße, Tel. 07684/809-120, Fax 07684/809-253, 164 Betten, Leiter: Prof. Dr. med. J.M. Herrmann (TFP, Reha)

79837 St. Blasien
Weissenstein-Klinik St. Blasien, Fachklinik für Psychosomatische und Psychotherapeutische Medizin, Johann-Rothmeier-Str. 14, Tel. 07672/4820, Fax 07672/482100, 120 Betten, Leiter: Dr. med. D. Volz (TFP, Reha)

79837 St. Blasien
Kohlwald-Klinik, Johann-Rothmeier-Str. 10, Tel. 07672/483-0, Fax 07672/4629, 111 Betten, Leiter: Dr. med. H. Reiff (TFP, Reha)

80336 München
Abteilung für Psychotherapie und Psychosomatik, Psychiatrische Klinik und Poliklinik der Universität, Nußbaumstr. 7, Tel. 089/5160-3358, Fax 089/5160-3930, Ambulanz, Leiter: Prof. Dr. med. M. Ermann (TFP, AP)

80336 München
Psychosomatische Beratungsstelle der Medizinischen Poliklinik der Universität, Pettenkoferstr. 8a, Tel. 089/5160-3597, Fax 089/5160-4751, Ambulanz, Leiter: Prof. Dr. med. R. Klußmann (TFP, AP)

81545 München
Abteilung für Psychosomatische Medizin und Psychotherapie, Städt. Krankenhaus München-Harlaching, Sanatoriumsplatz 2, Tel. 089/642435226, Fax 089/642425228, 60 Betten, Leiter: Prof. Dr. med. M. v. Rad (TFP, AP)

81675 München
Institut und Poliklinik für Psychosomatische Medizin, Psychotherapie und Medizinische Psychologie der Technischen Universität, Langerstr. 3, Tel. 089/4140-4313, Fax 089/4140-4845, Ambulanz, Leiter: Prof. Dr. M. v. Rad (TFP, AP)

83209 Prien/Chiemsee
Klinik Roseneck, Am Roseneck 6, Tel. 08051/683510, Fax 08051/683532, 354 Betten, Leiter: Prof. Dr. med. M. Fischer (VT, Reha)

83705 Bad Wiessee
Fachkrankenhaus für Psychosomatische Medizin Dr. Schlemmer (Innere Medizin, Psychosomatik, Psychiatrie), Ringbergstr. 53, Tel. 08022/845-0, Fax 08022/845-180, 100 Betten, Leiter: Dr. med. F. Lettner

84034 Landshut
Psychotherapie Station, Bezirkskrankenhaus Landshut, Prof.-Buchner-Str. 22, Tel. 0871/6008-140, Fax 0871/6008-148, 22 Betten, Leiter: Dr. med. J. Becker (TFP, AP)

84359 Simbach/Inn
Psychosomatische Abteilung, Kreiskrankenhaus Rottal-Inn, Plinganserstr. 10, Tel. 08571/980-424, Fax 08571/980-264, 19 Betten, Leiter: Dr. med. J. Gosda (TFP, AP)

84359 Simbach/Inn
Inntalklinik, Jacob-Weindler-Str. 1, Tel. 08571/9850, Fax 08751/5038, 187 Betten, Leiter: Dr. med. W. Rother (integriert, Reha) (mit Mutter-Kind-Station)

85540 Haar bei München
Psychosomatisch-psychotherapeutische Station 16D, Bezirkskrankenhaus, Vockestr. 72, Tel. 089/4562, Fax 089/4562-2960, 14 Betten, Leiter: Dr. med. G. Zilker (TFP, AP)

86949 Windach/Ammersee
Psychosomatische Klinik Windach, Schützenstr. 16, Tel. 08193/72-802, Fax 08193/72-809, 166 Betten, Leiter: Priv.-Doz. Dr. med. M. Zaudig (VT, AP)

87730 Bad Grönenbach
Klinik für Psychosomatische Medizin, Haus I, Sebastian-Kneipp-Allee 4, Tel. 08334/981-100, Fax 08334/981-299, 100 Betten, Leiter: Dr. med. K. Stauss
Haus II, Sebastian-Kneipp-Allee 3, Tel. 08334/981-300, Fax 08334/981-399, 54 Betten, Leiter: Dr. med. J. Klingelhöfer

88316 Isny-Neutrauchburg
Klinik für psychosomatische Erkrankungen, Fachklinik Alpenblick, Tel. 07562/711501, Fax 07562/71-1519, 254 Betten, Leiter: Dr. med. G. Glettler (TFP, Reha)

88326 Aulendorf
Fachklinik für Psychosomatik, Schussental-Klinik, Safranmoosstr. 3, Tel. 07525/9320, Fax 07525/932222, 183 Betten, Leiter: N.N.

88348 Saulgau
Klinik am Schönen Moos, Am Schönen Moos 7, Tel. 07581/5070, Fax 07581/507-211, 170 Betten, Leiter: Dr. med. B. Michelitsch (TFP, Reha)

90340 Nürnberg
Klinik für Psychosomatik und Psychotherapeutische Medizin, Städt. Klinikum, Flurstr. 17, Tel. 0911/398-2839, Fax 0911/398-2861, 16 Betten, Leiter: Prof. Dr. med. W. Pontzen (TFP, AP)

91054 Erlangen
Abteilung Psychosomatische Medizin und Psychotherapie, Klinikum der Universität, Schwabachanlage 6, Tel. 09131/854596, Fax 09131/854436, 16 Betten, Leiter: N.N. (TFP, AP)

97616 Bad Neustadt/Saale
Psychosomatische Klinik, Salzburger Leite 1, Tel. 09771/6701, Fax 09771/659301, 180 Betten, Leiter: Dr. med. F. Bleichner (TFP, AP)

32.2 Österreich

A-5020 Salzburg
Psychotherapiestation und Psychosomatische Abteilung, Landesnervenklinik, Ignaz-Harrer-Str. 79, Tel. 0662/335014416/2, 83 Betten, Leiter: Univ.-Doz. Dr. med. Danzinger

A-5020 Salzburg
Psychologische Beratungsstelle des Instituts für Psychologie der Universität, Heilbrunnerstr. 34, Tel. 0662/8044-5103/17, Ambulanz, Leiter: Prof. Dr. Baumann

A-6020 Innsbruck
Psychotherapeutische Ambulanz der Univ.-Klinik für Medizinische Psychologie und Psychotherapie, Sonnenburgstr. 16, Tel. 0512/5073042, Fax 0512/586335-6, Ambulanz, Leiter: Prof. Dr. med. G. Schüßler

A-8036 Graz
Univ.-Klinik für Medizinische Psychologie und Psychotherapie, Auenbruggerplatz 39, Tel. 0316/3852516, Fax 0316/3853155, Ambulanz, Leiter: Prof. Dr. med. W. Pieringer
Gemeinsame Einrichtung „Klinische Psychosomatik"
40 Betten, Leiter: Prof. Dr. med. P. Stix

A-9500 Villach
Abteilung Neurologie und Psychosomatik, Landeskrankenhaus, Nikolaigasse 43, Tel. 04242/208447/49; Leiter: Prof. Dr. H. Scholz

A-1090 Wien
Univ.-Klinik für Tiefenpsychologie und Psychotherapie, Währinger Gürtel 18–20, Tel. 01/40400-3061, Fax 01/4066803, Ambulanz, Leiterin: Prof. Dr. med. M. Springer-Kremser

A-1090 Wien
Psychosomatische Frauenambulanz, Währinger Gürtel 18–20, Leitstelle C, Tel. 0901/40400-2939, Ambulanz, Leiterin: Prof. Dr. med. M. Springer-Kremser

A-1090 Wien
Psychosomatische Ambulanz, I. Medizinische Abteilung der Universität, Lazarettgasse 14, Tel. 01/40400-2012/3, Ambulanz, Leiter: Prof. Dr. med. Waldhäsl

A-1160 Wien
Abteilung Kinder- und Jugendheilkunde, Wilhelmsspital, Montleartstr. 37, Tel. 01/49150/2908, Kinderstation: 10 Betten, Jugendstation: 12 Betten, Säuglingspsychosomatik: 8 Betten, Leiter: Prim. Dr. H. Zimprich

32.3 Schweiz

CH-1011 Lausanne
Policlinique psych. universitaire, Division autonome de médicine psychosociale de CHUV, Tel. 021/3141090, Fax 021/3141098, Ambulanz, Leiter: Prof. Dr. med. P. Guex

CH-1205 Genève
Division de psychiatrie de liaison, 51, Boulevard de la Cluse, Tel. 022/3824870, Fax 022/3824899, Ambulanz, Leiter: Dr. med. M. Archinard

CH-3010 Bern
Medizinische Abteilung, C.L.Lory-Haus, Inselspital, Tel. 004131/6322019, Fax 004131/3821184, Leiter: Prof. Dr. med. R. Adler

CH-4013 Basel
Psychosomatische Abteilung, Kantonsspital, Petersgraben 4, Tel. 041/2652525, Fax 041/257405, Leiter: Priv.-Doz. Dr. A. Kiss

CH-4051 Basel
Abteilung Psychotherapie und Psychohygiene, Psychiatrische Universitätsklinik, Socinstr. 55 A, Tel. 061/2726311, Fax 061/2726775, Ambulanz, Leiter: Prof. Dr. med. J. Küchenhoff

CH-8032 Zürich
Daseinsanalytisches Institut für Psychotherapie und Psychosomatik, Asylstr. 119, Tel. 01/4227060, Fax 01/4227066, Leiter: Prof. Dr. Dr. G. Condrau

CH-8091 Zürich
Abteilung für Psychosoziale Medizin, Psychiatrische Poliklinik, Universitäts-Spital, Culmannstr. 8, Tel. 01/2555127, Fax 01/2554384, Ambulanz, Leiter: Prof. Dr. med. C. Buddeberg

CH-9007 St. Gallen
Psychosomatischer Dienst, Kantonsspital, Tel. 071/4941111, Fax 071/4946177, Ambulanz, Leiter: Dr. med. H. Egli

32.4
Italien

39019 Dorf Tirol
Institut für Psychoanalyse und -psychotherapie, Seminarstr. 31, Leiterin: Dr. med. M. Pixner-Oberhuber, Tel. 0473/923526

20145 Milano
Associazione di Studi Psicoanalitici, Via Guido d'Arezzoo 4, Tel. 02/4982515, Fax 02/433487, Leiter: (der Weiterbildung) Prof. Dr. med. J. Cremerius, Tel. 0761/493348 (Freiburg/Brsg)

Kapitel 33

Glossar

Abwehrmechanismen

Funktionen des Ich, mit denen es die Angst mildern, abweisen oder sich ersparen will:

- *Verdrängung:* Nicht akzeptable (Trieb-)wünsche werden vom Bewußtsein abgedrängt
- *Introjektion* (Internalisierung): Das Subjekt läßt in der Phantasie Objekte von außen nach innen gelangen
- *Identifikation:* Ein psychischer Vorgang, durch den ein Subjekt eine Eigenschaft des anderen in sich aufnimmt
- *Projektion:* Hinausverlegen eigener Vorstellungen und Wünsche in die Außenwelt
- *Rationalisierung:* Logische Erklärung einer Handlung, eines Gefühls, deren eigentlich triebhaftes Motiv unerkannt bleiben muß
- *Verschiebung:* Substitution einer Vorstellung durch eine andere
- *Reaktionsbildung:* Entwicklung von Verhaltensweisen, die einem verdrängten Triebwunsch entgegengesetzt sind
- *Regression:* Zurückschreiten von einer höheren auf eine niedere (psychosexuelle) Entwicklungsstufe
- *Konversion:* Nicht realisierbare Triebenergie wandelt sich aufgrund eines psychischen Konflikts in körperliche Symptome um
- *Sublimierung:* Umwandlung von sexueller Triebenergie in sozial höher bewertete Aktivitäten
- *Idealisierung:* Psychischer Vorgang, durch welchen das Objekt in Wert und Bedeutung überschätzt wird
- *Identifizierung mit dem Angreifer:* Der Bedrohte wandelt sich in den Bedroher; Eigenschaften und Aggressionen einer als feindlich erlebten Person werden übernommen
- *Isolierung:* Unliebsame Denkinhalte werden von dem sie begleitenden Affekt getrennt
- *Ungeschehenmachen:* Psychologischer Mechanismus mit dem Bemühen, so zu tun, als ob gewisse Gedanken, Worte, Handlungen nicht geschehen wären

- *Verleugnung:* Abwehrform, die in einer Weigerung des Subjekts besteht, die Realität einer traumatisierenden Wahrnehmung anzuerkennen.

Agieren
Handeln, das unbewußt eine innere Spannung erleichtert und durch Ablenkung von Triebimpulsen Entlastung bringt.

Aktualneurose
Neurotische Erkrankungen/Symptome resultieren aus einer fehlenden oder inadäquaten sexuellen Befriedigung, nicht aus einem Konflikt; Symptomatik wird verstanden als Ergebnis physiologischer Störungen und nicht als symbolischer Ausdruck eines verdrängten Konflikts.

Defizit, narzißtisches
Mangel an Ich-eigener narzißtischer Libido zur Besetzung der Ich-Grenzen; Folge: mangelhafte Fähigkeit zur Verarbeitung innerer oder äußerer Reize, der Unterscheidung von Ich und Nicht-Ich, verbunden mit Störungen des Ich-Gefühls

Desomatisierung
Körperliche Reaktionen werden durch psychische Aktionen im Laufe der frühen Kindheitsentwicklung ersetzt (z. B. Denken im Sinne von Probehandeln; vgl. Theorie der De- und Resomatisierung von M. Schur)

Deutung
Im analytischen Prozeß unbewußte Zusammenhänge erhellen

Double-bind-Beziehung
Pathogene Beziehung von Mutter und Kind in der Symbiose, wobei die Mutter gleichzeitig mit widersprüchlichen Botschaften und Forderungen konfrontiert wird (erklärt z. B. verbal ihre Liebe, stößt das Kind nonverbal zurück). „Beziehungsfallen" werden als existentielle Bedrohung empfunden; Kind wird in einer dauernd als unsicher und gefährlich erlebten Symbiose festgehalten

Durcharbeiten
Eine Form psychischer Arbeit in Zusammenhang mit dem Deuten des Psychoanalytikers, um verdrängte Elemente akzeptieren zu können

Elektrakomplex
(Elektra plant den Mord an der Mutter, um den getöteten Vater zu rächen); weiblicher Ödipuskomplex mit überstarker Bindung und unterdrückter Liebe einer Tochter zu ihrem Vater

Erogene Zone
Bestimmte Körperregionen, die funktionell der Sitz eines sexuellen Reizes sind (sensorisch, oral, anal, urogenital, Brustzone)

Fehlleistung
Handlung, deren angestrebtes Ziel nicht erreicht, sondern durch ein anderes ersetzt wird: Kompromißbildung zwischen bewußter Intention und einer Verdrängung

Fixierung
Die Libido bleibt auf einer Entwicklungsstufe (organisiert) stehen (oral, anal-sadistisch, phallisch); Stillstand oder Regression, Weiterentwicklung der Objektbeziehung nicht möglich

Ambivalenz
Gleichzeitige Anwesenheit einander entgegengesetzter Strebungen, Haltungen, Gefühle

anaklitisch
Emotionale Anlehnung an einen anderen Menschen; „Anlehnungstyp der Objektwahl"; enthalten im Begriff „anaklitische Depression" (R. Spitz). Folgezustand bei partiellem Entzug affektiver Zufuhr, bereits im Säuglingsalter

Analytische Intervention
Konfrontation, Klarifikation, Deutung, Durchsprechen (Durcharbeiten)

Angstäquivalent
Körperliche Funktionsstörungen, die den Angstanfall begleiten bzw. ersetzen können (z. B. Herzklopfen, Schweißausbruch, Atemnot, Durchfall)

Apparat, psychischer
Die Fähigkeit des Psychischen, eine determinierte Energie weiterzuleiten und umzuformen; Differenzierung des Psychischen in Systeme und Instanzen

Besetzung
Bindung psychischer Energie an eine Vorstellung, an ein Objekt, an den Körper

Borderlinesymptomatik
Psychische Störungen aus dem Grenzbereich zwischen Neurose und Psychose, einhergehend mit multiplen Phobien, chronischer, frei-flottierender Angst, Zwangssymptomen, multiplen, bizarren Konversionssymptomen, dissoziativen Reaktionen

(Traum- und Dämmerzustände, Derealisationen), Depressionen mit ohnmächtiger Wut oder Gefühlen der Hilflosigkeit, polymorph-perverser Sexualität, vorübergehendem Verlust der Impulskontrolle (z. B. Drogensucht, Alkoholismus, episodische Freßsucht, Kleptomanie). Versuch, innere Konflikte durch Externalisierung zu kontrollieren, um drohende Desintegration des Ich zu verhindern

Gegenübertragung
Gesamtheit der unbewußten Reaktionen des Analytikers auf den Analysanden und dessen Übertragung auf den Analytiker

Gleichzeitigkeitskorrelat
Wechselbeziehung zwischen Psyche und Soma in Form einer Abhängigkeit vom Gleichzeitigkeitscharakter (eine psychosomatische Modellvorstellung)

Grundregel
Der Analysand wird aufgefordert, alles auszusprechen, was er denkt und empfindet

Ich-Funktionen
Aktivitäten des Ich in der Auseinandersetzung mit der inneren und äußeren Realität im Dienste der Selbsterhaltung und Selbstverwirklichung (z. B. Realitätsprüfung, Kontrolle der Wahrnehmung, rationales Denken, Befriedigung und Abwehr von Triebbedürfnissen)

Ich-Grenze
Markiert die Unterscheidung von Ich und Nicht-Ich

Ich-Ideal
Vorbild (der Eltern), an das das Subjekt sich anzugleichen sucht

Ich-Libido
Die Libido nimmt die eigene Person zum Objekt

Ich-Spaltung
Koexistenz zweier psychischer Haltungen im Innern des Ich in bezug auf die äußere Realität und die innere Vorstellung; Folge der Desintegration kann partieller Realitätsverlust sein

Identitätsdiffusion
Verlust des Gefühls der eigenen Identität (Flucht in wechselnde Identitäten, die sich wechselseitig aufheben können)

Instanzenmodell (Strukturmodell)
Ich: System jener komplexen Motive, die den Kontakt herstellen (über Wahrnehmung, Gedächtnis, willkürliche Motorik); das denkende, planende System, eingekeilt zwischen Triebforderungen des Es und den Verboten des Über-Ich;
Es: Hauptreservoir der psychischen Energie; arbeitet nur nach dem Lust- und Unlustprinzip;
Über-Ich: System aller Motive, die aus der Familie oder der Sozietät genommen sind; Vertretung aller moralischen Beschränkungen; Anwalt des Strebens nach Vervollkommnung

Klarifikation
Detailliertere Darstellung des durch Konfrontation angesprochenen Phänomens

Komplex
Organisierte Gesamtheit von teilweise oder ganz unbewußten, stark affektbesetzten Vorstellungen und Erinnerungen

Konflikt
Im Subjekt stehen sich gegensätzliche innere Forderungen gegenüber (z. B. Konflikt zwischen Wunsch und Abwehr, zwischen Trieben, zwischen den Instanzen)

Konfrontation
Diese lenkt die gemeinsame Aufmerksamkeit vom Analytiker und Analysanden auf ein bestimmtes (manifestes) Phänomen

Konversion
Umsetzung eines psychischen Konflikts in ein körperliches Symptom (bei „organischem Entgegenkommen", S. Freud); Symptom hat symbolischen Charakter; typischer Vorgang der Symptombildung bei der Hysterie; Modell psychosomatischer Krankheitsentstehung

Körper-Ich
Psychische Repräsentanz als Ausgangspunkt der Ich-Entwicklung; Erleben des Körpers als unverwechselbare kohärente Einheit; erste Unterscheidung von Ich und Nicht-Ich, von Innen und Außen

Körperschema
Komplexes dynamisch-historisches Gebilde, in das alle Erfahrungen, die an und mit dem Körper gemacht werden, einfließen; unbewußtes Bild vom eigenen Körper mit enger Beziehung zur Mobilität, zu den vegetativen Funktionen und der Zuordnung der Körperorgane

Körpersprache
Körperlicher Ausdruck bewußter und unbewußter psychischer Vorgänge (Gestik, Mimik, Haltung, vegetative Vorgänge, Motorik); kommunikative Vorgänge

Latenzzeit
Zeit zwischen Untergang der infantilen Sexualität (6. Lebensjahr) bis zum Beginn der Pubertät (Stillstand der Sexualentwicklung)

Lehranalyse
Analyse des zukünftigen Analytikers; Kernstück der Ausbildung (zur Psychoanalyse und Psychosomatik)

Libido
Die jeden Trieb begleitende psychische Energie

Masochismus
Sexuelle Perversion; Leiden an bzw. durch sich selbst

Narzißmus
- primärer: früher Zustand, in dem das Kind sich selbst mit seiner ganzen Libido besetzt;
- sekundärer: Die Libido wird vom Objekt zurückgenommen auf die eigene Person

Neurose, vegetative
Psychogene Organkrankheiten ohne symbolische Bedeutung

Objekt
Person oder Gegenstand, durch welche(n) ein Trieb sein Ziel erreichen, sich befriedigen kann

Objektlibido
Die Libido ist auf ein äußeres Objekt gerichtet

Ödipuskomplex
Gesamtheit von Liebes- und feindseligen Wünschen, die das Kind seinen Eltern gegenüber empfindet, speziell: fehlende oder unvollständige Bindung des Sohnes an die Mutter (vgl. Elektrakomplex)

Organneurose
Begriff zur Bezeichnung einer psychogenen Organerkrankung

Primärprozeß
Ursprüngliche Organisationsform psychischer Vorgänge, charakteristisch für die Dynamik des Unbewußten; unterliegt dem Lust-Unlust-Prinzip, strebt nach unmittelbarer Wunscherfüllung; zu

den Mechanismen zählen: Symbolisierung, Verkehrung ins Gegenteil, Verschiebung, Verdichtung

„PSYCHBEGRIFFE“

Psych-a-gogik
Sammelname für jede seelische Führung, insbesondere bei der Resozialisation verhaltensgestörter Kinder

Psych-a-sthenie
Persönlichkeitsstörung, die mit verminderter seelischer Spannung, Antriebsschwäche, depressiven Verstimmungen einhergeht

Psych-i-atrie
Seelenheilkunde; sucht die geistig-seelischen Abnormitäten zu erkennen und zu heilen, benutzt die Erkenntnisse der Psychopathologie; Hauptbereich: Erforschung der Psychosen

Psych-o-analyse
Verfahren zur Untersuchung und Heilung von psychogenen Störungen (Neurosen); zu einer psychologischen Theorie des Unbewußten und seiner Beziehung zum Bewußten ausgebaut

Psych-o-biologie
Auffassung geistig-seelischer Vorgänge als biologische Nerven-Gehirn-Funktionen (Lungwitz)

Psych-o-hygiene
Lehre von der Erhaltung der Gesundheit, besonders im seelisch-geistigen und sozialen Bereich

Psych-o-logie
Wissenschaft vom Seelenleben, von Formen und Gesetzmäßigkeiten des Erlebens und Verhaltens und ihrer Deutung in bezug auf das sie hervorbringende Subjekt (unter Aussparung des Unbewußten)

Psych-o-m
Seelischer Zustand als Folge eines bestimmten, evtl. krankhaften Körperzustands

Psych-o-metrie
Quantitative Messung psychischer Funktionen

Psych-o-pathie
Anlagebedingte Abweichung des Gefühls, des Trieb- und Willensbereichs der Persönlichkeit von einer angenommenen Durchschnittsbreite

Psych-o-pathologie
Allgemeine Wissenschaft von den psychotischen, psychosomatischen und neurotischen abnormen seelischen Zuständen

Psych-o-se
Geistesstörung mit Persönlichkeitszerfall; Denken verzerrt; Wirklichkeit und Unwirklichkeit können nicht unterschieden werden (Wahn); keine wirksame Beziehung zu anderen Menschen, zur Arbeit. Zu unterscheiden von *Neurose:* Psychische Störungen ohne nachweisbare organische Ursache: sozial angepaßt, Persönlichkeit erhalten; mißlungene Verarbeitungs- und Lösungsversuche unbewußter frühkindlicher (Trieb-Abwehr-) Konflikte.

Psych-o-somatik
Ganzheitliche, seelisch-körperliche Betrachtungs- und Heilungsweise, welche mit psychogenen Erkrankungen (z. T. mit Organschäden oder -funktionsstörungen einhergehend) auch die emotionalen und sozialen Ursachen sowie die gesamte Persönlichkeit (einschließlich des Unbewußten) und das Lebensschicksal berücksichtigt

Psych-o-therapie
Heilbehandlung mit seelischen Mitteln

Resomatisierung
Regressive Entdifferenzierung der psychischen Funktionen aufgrund unbewußter Konflikte (körperliche Allgemeinreaktion anstelle von Probehandeln; s. auch Desomatisierung)

Sekundärprozeß
Modus der psychischen Vorgänge, soweit sie den Bedingungen der Realitätsprüfung gehorchen

Simultangeschehen, psychosomatisches
Wechselseitiger Zusammenhang zwischen psychischen und somatischen Vorgängen

Symbiose
Lebenssituation des Kleinkindes mit extremer Abhängigkeit von der mütterlichen Fürsorge (Nähe, Wärme, Nahrung, emotionale Zuwendung)

Trauma
Erlebnis, auf welches das Individuum nicht in adäquater Weise reagieren kann; es wird aus dem Bewußtsein verdrängt, wodurch es zu dauerhaften pathogenen Wirkungen kommen kann

Trieb
Dynamischer Prozeß, der den Organismus auf ein Ziel hinstreben läßt

Triebentmischung
Regressiver Vorgang einer Entdifferenzierung des Lebens- und Todestriebes (im Gegensatz zur Triebmischung bei gelingender psychischer Entwicklung)

Übergangsobjekt
Materielles Objekt, das es dem Kind erlaubt, den Übergang zwischen der ersten oralen Beziehung und der wirklichen Objektbeziehung zu vollziehen (Ersatzmutterobjekt)

Übertragung
Projektion frühkindlicher Einstellungen und Gefühle auf den Analytiker, besonders aktualisiert im analytischen Prozeß

Übertragungsneurose
Künstliche Neurose. In der Wiederholung unbewußter Konflikte werden im analytischen Prozeß frühkindliche Handlungen und Gewohnheiten reaktiviert

Unbewußtes
Alle psychischen Inhalte, die sich nicht im Bewußtsein befinden; die Gesamtheit aller verdrängten Inhalte, z. B. derjenigen, die durch spezielle Mechanismen des Primärvorgangs (Verdichtung, Verschiebung) beherrscht werden und sich z. T. im Traum, in Fehlleistungen, im kulturellen Erbe wiederfinden

Verdichtung
Psychische Leistung, durch die verschiedene, aber ähnliche Ereignisse, Erinnerungen, Vorstellungen zu einer Vorstellung zusammenschmelzen

Vorbewußtes
Teil des psychischen Systems, welches die latenten, momentan nicht bewußten psychischen Inhalte enthält, die mit geringer Mühe (z. B. Hinwendung) ins Bewußtsein gehoben werden können

Widerstand
Alles, was sich in einer psychoanalytischen Behandlung dem Analysanden (dem Zugang zu seinem Unbewußten) entgegenstellt

Wiederholungszwang
Zwanghafte Wiederholung traumatisierender Erfahrungen

Zensur
Funktion, die bestrebt ist, den unbewußten Wünschen und den sich daraus ableitenden Bildungen den Zugang zum System „Vorbewußt/Unbewußt“ zu untersagen.

Literatur

Laplanche J, Pontalis JB (1972) Das Vokabular der Psychoanalyse. Suhrkamp, Frankfurt

Peters UH (1984) Wörterbuch der Psychiatrie und medizinischen Psychologie. Urban & Schwarzenberg, München

Schultz-Hencke H (1972) Die psychoanalytische Begriffswelt. Verlag für Medizinische Psychologie im Verlag Vandenhoeck & Ruprecht, Göttingen

Sachverzeichnis